The Rehabilitation Medicine Volume

Interpretation
of Clinical Pathway
and Therapeutic Drugs

2022年版

临床路径治疗药物释义

INTERPRETATION OF CLINICAL PATHWAY AND THERAPEUTIC DRUGS

康复医学科分册

《临床路径治疗药物释义》专家组 编

中国协和医科大学出版社
北 京

图书在版编目（CIP）数据

临床路径治疗药物释义·康复医学科分册/《临床路径治疗药物释义》专家组编．—北京：中国协和医科大学出版社，2022.7
ISBN 978-7-5679-2012-5

Ⅰ.①临… Ⅱ.①临… Ⅲ.①康复医学-用药法 Ⅳ.①R452

中国版本图书馆 CIP 数据核字（2022）第 119894 号

临床路径治疗药物释义·康复医学科分册

编　　者：《临床路径治疗药物释义》专家组
责任编辑：许进力　王朝霞
丛书总策划：张晶晶　冯佳佳
本书策划：刘　雪　张晶晶

出版发行：中国协和医科大学出版社
（北京市东城区东单三条 9 号　邮编 100730　电话 010-65260431）
网　　址：www.pumcp.com
经　　销：新华书店总店北京发行所
印　　刷：北京天恒嘉业印刷有限公司

开　　本：787mm×1092mm　1/16
印　　张：28
字　　数：750 千字
版　　次：2022 年 7 月第 1 版
印　　次：2022 年 7 月第 1 次印刷
定　　价：164.00 元

ISBN 978-7-5679-2012-5

康复医学科临床路径及相关释义编审专家名单

（按姓氏笔画排序）

王宁华　北京大学第一医院
王兴林　中国人民解放军总医院第一医学中心
王梅芳　北京大学国际医院
田　峻　武汉大学中南医院
刘宏亮　陆军军医大学第一附属医院（重庆西南医院）
刘爱民　北京协和医院
许　莹　西安交通大学第一附属医院
许　涛　华中科技大学同济医学院附属同济医院
牟　翔　第四军医大学西京医院
李　玲　中国人民解放军总医院第一附属医院
李建华　浙江大学医学院附属邵逸夫医院
李建军　中国康复研究中心北京博爱医院
励建安　南京医科大学第一附属医院
吴　毅　复旦大学附属华山医院
何成奇　四川大学华西医院
怀　娟　山东大学齐鲁医院
张长杰　中南大学湘雅二医院
张志强　中国医科大学附属盛京医院
陈丽霞　北京协和医院
罗杰峰　广西医科大学第二附属医院
岳寿伟　山东大学齐鲁医院
周谋望　北京大学第三医院
胡昔权　中山大学第三医院
秦安京　首都医科大学附属复兴医院
袁　华　第四军医大学西京医院
顾　新　北京医院
倪朝民　安徽省立医院
黄晓琳　华中科技大学同济医学院附属同济医院
黄碧波　首都医科大学附属复兴医院
谢　青　上海交通大学附属瑞金医院
廖维靖　武汉大学中南医院

《临床路径治疗药物释义》编审专家名单

编写指导专家

金有豫　首都医科大学
孙忠实　中国人民解放军总医院第六医学中心
李大魁　北京协和医院
王汝龙　首都医科大学附属北京友谊医院
孙春华　北京医院
贡联兵　中国人民解放军第 305 医院
李玉珍　北京大学人民医院
王育琴　首都医科大学宣武医院
汤致强　中国医学科学院肿瘤医院
郭代红　中国人民解放军总医院第一医学中心
胡　欣　北京医院
史录文　北京大学医学部
翟所迪　北京大学第三医院
赵志刚　首都医科大学附属北京天坛医院
梅　丹　北京协和医院
崔一民　北京大学第一医院

编　委（按姓氏笔画排序）

丁玉峰　华中科技大学同济医学院附属同济医院
卜书红　南方医科大学南方医院
马满玲　哈尔滨医科大学附属第一医院
王伟兰　中国人民解放军总医院第一医学中心
王咏梅　首都医科大学附属北京佑安医院
王晓玲　首都医科大学附属北京儿童医院
方建国　华中科技大学同济医学院附属同济医院
史亦丽　北京协和医院
吕迁洲　复旦大学附属中山医院
朱　珠　北京协和医院
朱　曼　中国人民解放军总医院第一医学中心
刘丽宏　首都医科大学附属北京朝阳医院
刘丽萍　中国人民解放军总医院第五医学中心
刘皋林　上海交通大学附属第一人民医院
孙路路　首都医科大学附属北京世纪坛医院

杜　光　华中科技大学同济医学院附属同济医院
杜广清　首都医科大学附属北京康复医院
李　静　煤炭总医院
李国辉　中国医学科学院肿瘤医院
李雪宁　复旦大学附属中山医院
杨会霞　清华大学第二附属医院
杨莉萍　北京医院
吴建龙　深圳市第二人民医院
沈　素　首都医科大学附属北京友谊医院
张　渊　上海交通大学附属第六人民医院
张相林　中日友好医院
张艳华　北京大学肿瘤医院
陆奇志　广西壮族自治区江滨医院
陆瑶华　上海交通大学附属第六人民医院
陈瑞玲　首都医科大学附属北京天坛医院
林　阳　首都医科大学附属北京安贞医院
周　颖　北京大学第一医院
屈　建　安徽省立医院
侯　宁　山东省立医院
侯连兵　南方医科大学南方医院
徐小薇　北京协和医院
郭海飞　北京大学第六医院
陶　玲　中山大学附属第三医院
蔡　芸　中国人民解放军总医院第一医学中心

《临床路径治疗药物释义·康复医学科分册》参编专家名单

（按姓氏笔画排序）

丁玉峰	卜书红	马满玲	王宁华	王伟兰	王汝龙	王兴林	王咏梅
王育琴	王晓玲	王梅芳	方建国	田　峻	史亦丽	史录文	史录文
吕迁洲	朱　珠	朱　曼	刘丽宏	刘丽萍	刘宏亮	刘皋林	刘爱民
汤致强	许　莹	许　涛	孙忠实	孙春华	孙路路	牟　翔	贡联兵
杜　光	杜广清	李　玲	李　静	李大魁	李玉珍	李国辉	李建华
李建军	李雪宁	杨会霞	杨莉萍	励建安	吴　毅	吴建龙	何成奇
沈　素	怀　娟	张　渊	张长杰	张志强	张相林	张艳华	陆奇志
陆瑶华	陈丽霞	陈瑞玲	林　阳	罗杰峰	岳寿伟	金有豫	周　颖
周谋望	屈　建	赵志刚	胡　欣	胡昔权	侯　宁	侯连兵	秦安京
袁　华	顾　新	倪朝民	徐小薇	郭代红	郭海飞	黄晓琳	黄碧波
梅　丹	崔一民	陶　玲	谢　青	蔡　芸	廖维靖	翟所迪	

序 一

随着日益增长的康复需求促进了康复医学的迅猛发展，尤其是《“健康中国2030”规划纲要》出台，康复产业更加成为行业关注的焦点，康复医学发展临床路径化的重要性也更加凸显；同时，人们对康复医学的认识及康复治疗的标准化、规范化也要求康复治疗过程中药学服务与时俱进。

目前，康复医学蓬勃生机，但康复药学服务尚处在萌芽状态，国外尚没有对康复药学的针对性研究，国内对康复药学服务技能培训既无经验可循，也无完善的服务内容和标准，服务模式亟待不断地总结和研究。

一方面，开展与康复相结合并为康复患者提供相适宜的药学监护服务，加强康复药学建制，规范康复药学服务模式及内容和标准，既有刚性需求，也有划时代的意义。

另一方面，康复医学实践离不开康复药学监护服务，全面的患者康复的药学监护需要利用药学手段结合康复治疗技术，即开展以康复医学为临床基础，以康复医学的学科内容为主导，以指导维护人体功能、消除人体不适、减少或弥补人体功能障碍或缺失为目的而提供药学支持和帮助的实践药学学科服务即康复药学，它是康复医学临床治疗路径化的重要保障。康复药学强调药物治疗的目的是功能康复，学科的专业性和独立性决定药学服务需要发挥辅助、康复、适当和全面药学监护的特点，其服务手段是基于以指导有关功能障碍的预防、诊断、评估、治疗、训练、处理等医学内容为基础而提供辅助、适度的药学监护服务的。学科发展即需要临床实践支持，也需要业内专家把握方向和提供相应的专业技术指导，更需要规范化的专业参考书支持。

《临床路径治疗药物释义·康复医学科分册》的编撰既规范了康复医学治疗路径，为康复治疗过程中治疗药物使用提供参考；也为医保节约费用，即避免重复和过度，又避免不达标而延误康复治疗最佳时机诠释了本领域完整的知识体系和理论研究；更重要的是为开展康复药学监护服务的药学工作者提供参考。

总之，本书的意义和作用主要体现在以下五个方面：

1. 释义功能，起到解读的作用。
2. 查询功能，起到工具书的作用。
3. 标准化功能，起到规范治疗的作用。
4. 整合功能，起到协调、合作的作用。
5. 引领功能，起到前沿、创新的作用。

本书编写及审稿倾注了医学、康复药学、药理学专家、康复治疗师等同道专家的辛勤汗水和缜密思路；治疗药物表单确认得到了首都医科大学附属北京康复医院医学专家公维军教授、刘爱贤主任、杨华清主任等的大力支持，也体现了多学科领域的合作与协作，为本书的临床使用提供了重要保障，在此一并表示感谢。

当然，由于本书是康复医学临床路径治疗药物释义新一版，编撰过程中存在一定不足，如因受入路径需要康复的疾病受限表单药物未涉及疾病康复治疗的各个领域，因受康复医学迅猛发展和社会需求膨胀以及受人工智能化时代“互联网+”等因素的影响，其存在的不足期待得到每一位阅读者的批评指正，您的意见和建议必将成为本书再版时重要的修改参考，望不吝赐教，将万分感谢！

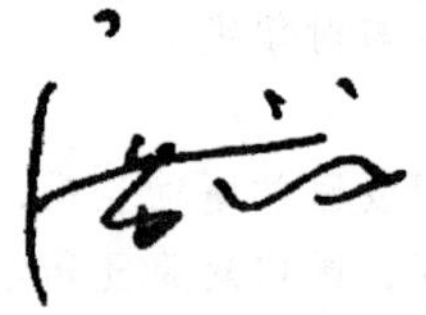

中国康复医疗机构联盟主席

于首都医科大学附属北京康复医院

序 二

顺应习总书记的讲话：没有全民健康，就没有全面小康。

今天，健康的主题尤显其重要意义。以病、伤、残患者康复及未病亚健康康复人群的医学应用研究为主的康复医学正在迅猛发展，将为全民健康提供更规范、系统的医疗保障；顺应康复标准化治疗的发展，以康复医学学科为临床基础，以合理用药为主导，以指导维护人体功能、消除人体不适、减少或弥补人体功能障碍或缺失为目的，提供整体、综合药学支持和帮助的实践药学学科即康复药学研究将顺应临床路径建设，助力《临床路径治疗药物释义·康复医学科分册》的编撰。

本书是集国内具有知名康复医疗机构、发展突出的康复科及社区康复工作突出的药学及部分医学专家共同整理完成。

康复医学的发展，引领康复药学的研究方向。

康复药学则是以康复医学学科为临床基础，以合理用药为主导，围绕5个正确即“正确的病人、正确的药品、正确的剂量、正确的给药途径、正确的给药时间”进行研究。

建立符合中国国情的康复药学，对于医院药学事业的健康发展具有举足轻重的重要意义。建制康复药学既有刚性需求，也有很多尚需研究完善的方面，既有共性可循，更需要个性化深度研究，只有这样才能随着康复医学的发展逐步做好康复患者的药学服务。

因此，康复药学服务能恰当地反映学科的兼容性和跨科性，反映康复治疗路径内多学科专业人员的广泛性和互补性。

康复药学的服务手段亦是以康复医学为基础的。“康复药学”的名称体现了药学学科分支的专属性，是对具有功能障碍的病、伤、残者（包括先天性功能已经丧失者），提供针对康复治疗时的药学专业知识与技能。药学分科的专业性和独立性决定康复药学具有发挥辅助、康复、适当（适度）和全面的药学服务的特点。过去的大药学或临床药学则显得不够突出并难以凸显应有的作用，最重要的是不利于显示康复的地位。康复药学强调药物治疗的目的是功能上的恢复，既需要体现医学的任务，以适应康复医学学科发展的需要，也需要鲜明、准确地反映药学学科的作用、特点和任务。围绕“功能康复”这个目标，为多个学科的专业技术人员及需要康复的患者在康复工作的整个过程中提供药学服务。

北京康复医院对首都市民的康复责任重担在肩，康复药学中心对康复药学学科建设担负着重要使命。

今天我们依托《临床路径治疗药物释义·康复医学科分册》，初探康复药学学科研究，相信有大家的参与和支持，一定能为康复药学工作的发展提供帮助！

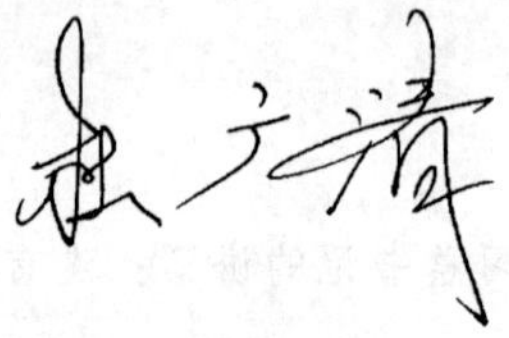

首都医科大学附属北京康复医院

前言

临床路径是由医院管理人员、医师、护师、药师、医技师等多学科专家共同参与，针对特定病种或病例组合的诊疗流程，整合检查、检验、诊断、治疗和护理等多种诊疗措施而制定的标准化、表格化的诊疗规范。开展临床路径工作是实现医疗保健优化、系统化、标准化和全程质量管理的重要途径。

为更好地贯彻国务院办公厅医药卫生体制改革的有关精神，帮助各级医疗机构开展临床路径管理，保证临床路径工作顺利开展，受国家卫生和计划生育委员会委托，中国医学科学院承担了组织编写《临床路径释义》的工作。在此基础上，中国协和医科大学出版社组织国内临床药学、药理学等领域的专家共同编写了《临床路径治疗药物释义》，就临床路径及相关释义中涉及药物的部分进行了补充释义和拓展阅读。

参加本书编写的专家大多数亲身经历了医院临床路径试点工作。他们根据临床路径各病种的具体特点，设计了便于临床医师在诊疗过程中查阅的药品表单，对药物信息进行了系统、简明阐述。全书涵盖了药品的政策和学术来源，并在临床路径及相关释义中，对“治疗方案选择”“选择用药方案”“术前、术中、术后”用药、“医师表单医嘱用药”等项下涉及相关药物的信息进行了归纳整理。

随着医药科技的不断进步，临床路径将根据循证医学的原则动态修正；与此同时，不同地域的不同医疗机构也应根据自身情况，合理制定适合本地区、本院实际情况的临床路径。因时间和条件限制，书中的不足之处在所难免，欢迎同行诸君批评指正。

编　者

2022年5月

目录

第一篇

康复医学科临床路径及相关释义

Interpretation of Clinical Pathway

第一章

颅脑损伤恢复期康复临床路径释义

【医疗质量控制指标】

指标一、所有住院颅脑损伤患者在住院期间至少进行一次以上的康复评定。

指标二、康复评定需在国际功能、残疾和健康分类（International Classification of Functioning, Disability and Health，ICF）框架下3个层面来进行，即组织器官、日常生活能力和社会参与。

指标三、颅脑损伤患者如评定存有功能障碍，应尽早制定康复干预方案，进行康复治疗。

一、颅脑损伤编码

疾病名称及编码：颅内损伤后遗症（ICD-10：T90.5）

二、临床路径检索方法

T90.5

三、国家医疗保障疾病诊断相关分组（CHS-DRG）

MDCB　神经系统疾病及功能障碍

BZ1　神经系统其他疾患

四、颅脑损伤恢复期康复临床路径标准住院流程

（一）适用对象

第一诊断为颅脑损伤，已行手术治疗或无手术治疗指征，生命体征稳定。

释义

■ 第一诊断为颅脑损伤，已行手术治疗或无手术治疗指征，生命体征稳定（ICD-10：T90.5）。

■ 本路径适用对象为临床诊断为颅脑损伤后恢复期的患者，如合并脑梗死、脑积水、脑出血等并发症，需进入其他相应路径。

（二）诊断依据

根据《临床诊疗指南·物理医学与康复分册》（中华医学会编著，人民卫生出版社，2005）、《临床诊疗指南·神经病学分册》（中华医学会编著，人民卫生出版社，2006）。

释义

■ 本路径的制订主要参考国内权威参考书籍和诊疗指南。

■ 明确的颅脑损伤病史和急性期治疗过程。

■ 患者存在颅脑损伤后常见的临床表现，如运动、感觉、言语、认知、吞咽、情绪、情感、精神、心理、膀胱、直肠等功能障碍，部分损伤程度严重的可存在较长时间的意识障碍等，并对患者日常生活能力和社会参与构成不同程度的限制。

■ 影像检查：头颅CT、MRI或X线片可证实颅脑损伤改变。

1. 临床表现：
（1）意识障碍。
（2）运动功能障碍。
（3）感觉功能障碍。
（4）言语功能障碍。
（5）吞咽功能障碍。
（6）认知功能障碍。
（7）精神、情感、心理障碍。
（8）膀胱及肠功能障碍。
（9）日常生活功能障碍。
（10）脑神经损伤。

释义

■ 临床表现可包括如下：

（1）意识障碍：主要包括植物状态、微小意识状态、闭锁状态等。

（2）运动功能障碍：包括偏瘫、双下肢瘫痪、单肢瘫痪、共济失调、平衡障碍等。

（3）感觉功能障碍：包括异常感觉、感觉过敏、感觉减退、感觉消失。

（4）言语障碍：包括失语（涵盖运动性失语、感觉性失语、混合型失语、命名性失语、传导性失语症等）和构音障碍等。

（5）吞咽障碍：包括口咽部感觉运动功能障碍或运动不协调等所致吞咽障碍。

（6）认知障碍：包括注意力、理解力、记忆力、计算力、定时定向能力、空间想象力等，均属于大脑皮质的高级活动范畴。

（7）精神、情感、心理障碍：包括抑郁状态、狂躁状态、双相障碍、焦虑症等。

（8）膀胱及直肠功能障碍：包括神经源性膀胱和神经源性肠。

（9）日常生活功能障碍：包括进食、洗澡、修饰、穿衣、控制大小便、如厕、床椅转移、上下楼梯等功能障碍。

2. 影像检查：头颅CT、MRI或X线片可证实颅脑损伤改变。

释义

■ 颅底X线可快速明确是否存在颅底骨折。

■ 头颅CT为脑外伤首选影像学检查，可见直接撞击侧和对冲侧的脑实质损伤的高密度影（硬膜外血肿或硬膜下血肿），部分可伴有颅骨骨折或颅骨缺损，同时可伴有蛛网膜下腔出血、脑出血等；能快速通过脑室大小、环池清晰度以及中线有否偏移来判断是否存在颅内压增高，甚至脑疝的形成。

■ 头颅 MRI 较 CT 对脑实质分辨率更高，能精确的显示微小形态结构的变化，特别是后颅凹脑干损伤的变化。主要用于恢复期及后遗症期观察脑实质病灶的变化。

（三）康复评定

根据《临床诊疗指南·物理医学与康复分册》（中华医学会编著，人民卫生出版社，2005）、《康复医学（第 6 版）》（黄晓琳、燕铁斌主编，人民卫生出版社，2018）、《脑外伤、脑出血术后和脑卒中早期康复诊疗原则》（卫办医政发〔2013〕25 号）。

1. 一般情况，包括生命体征，饮食、睡眠和大小便等基本情况。

释义

■ 生命体征：包括体温、心率、呼吸、血压等。

■ 饮食：包括主动饮食或被动饮食，饮食量较发病前的变化等。

■ 睡眠：包括睡眠情况，是否需要用药助眠等。

■ 大小便：包括大小便频率是否如常，有无便秘或腹泻，是否长期应用药物排便排尿等。

2. 康复专科评定，入院后 3 天内进行初期评定，住院期间根据功能变化情况进行 1 次中期评定（大约住院 2 周左右），出院前进行末期评定。评定内容包括：

（1）意识状态的评定。
（2）运动功能的评定。
（3）感觉功能的评定。
（4）言语功能的评定。
（5）吞咽功能的评定。
（6）认知功能的评定。
（7）精神、情感、心理状态的评定。
（8）膀胱及直肠功能的评定。
（9）日常生活功能的评定。

释义

■ 康复专科评定内容常包括意识、运动、感觉、言语、吞咽、认知、情绪、情感、精神、心理、膀胱、直肠和日常生活功能等功能评定。

（1）意识状态评定：可根据格拉斯哥昏迷量表（Glasgow coma scale，GCS）评分和昏迷时间来进行评定。轻度脑损伤 GCS 评分为 13~15 分，伤后昏迷时间 30 分钟内；中度脑损伤 GCS 评分为 9~12 分，伤后昏迷时间 30 分钟至 6 小时；重度脑损伤 GCS 评分为 3~8 分，伤后昏迷时间在 6 小时以上，或在伤后 24 小时内出现意识恶化并昏迷在 6 小时以上。

（2）运动功能评定：包括肌力评定、肌张力评定、关节活动度评定、平衡功能评定，以及上下肢的运动功能评定（Fugl-Meyer运动评分）。

（3）感觉功能评定：触压觉，痛温觉，以及本体感觉等。

（4）言语功能评定：常用包括Frenchay构音障碍评定量表、中国康复研究中心构音障碍评定法，西方失语症成套测验（western aphasia battery，WAB）、汉语失语成套测验（aphasia battery in Chinese，ABC）、波士顿诊断性失语症检查法等。

（5）吞咽功能评定：常包括洼田饮水试验、标准吞咽功能评价量表（standardized swallowing assessment，SSA）、Gugging吞咽功能评估表（Gugging Swallowing Screen，GUSS）、吞咽造影录像检查（video fluoroscopic swallowing study，VFSS）及纤维喉镜吞咽功能检查。

（6）认知功能评定：包括简易精神状态检查量表（Mini-Mental State Examination，MMSE）、蒙特利尔认知评估（Montreal Cognitive Assessment，MoCA）、洛文斯坦因作业疗法认知评定（Loeweistein occupational therapy cognitive assessment，LOTCA）及韦克斯勒记忆量表。可根据患者粗评的结果对具体功能进行评估。

（7）精神、情感、心理状态的评定：常包括焦虑自评量表（self-rating anxiety scale，SAS）、抑郁自评量表（self-rating depression scale，SDS）、汉密尔顿抑郁量表（Hamilton depression scale，HAMD）以及汉密尔顿焦虑量表（Hamilton anxiety scale，HAMA）等。

（8）膀胱及直肠功能的评定：包括泌尿系超声、残余尿检查、尿流动力学检查等。

（9）日常生活功能的评定：包括Barthel指数、功能独立性评定（functional independence measure，FIM）、健康调查量表36（short form 36，SF-36）。

（四）治疗方案的选择

根据《临床诊疗指南·物理医学与康复分册》（中华医学会编著，人民卫生出版社，2005）、《康复医学（第6版）》（黄晓琳、燕铁斌主编，人民卫生出版社，2018）。

1. 临床常规治疗。

2. 康复治疗：

（1）体位摆放与处理。

（2）意识障碍处理。

（3）运动治疗。

（4）作业治疗。

（5）物理因子治疗。

（6）认知功能训练。

（7）言语治疗。

（8）吞咽治疗。

（9）矫形器具及其他辅助器具装配与训练。

（10）心理行为治疗。

（11）中医治疗。

（12）痉挛处理。

释义

■ 体位摆放与处理：宣教内容包括健侧卧位、患侧卧位以及仰卧位的体位摆放，转移时的注意事项等，必要时可以应用床垫、支具等帮助保护偏瘫侧肢体。良好的体位摆放能够一定程度上帮助患者防止肢体静脉血栓、水肿、压疮、肩痛、痉挛、挛缩、坠积性肺炎等。

■ 意识障碍处理：在保持一般情况稳定的情况下，应用脑兴奋药物，增加各种刺激（包括被动肢体活动，针灸强痛刺激，声、光以及触觉刺激等），改善意识状态。

■ 运动障碍处理：包括偏瘫肢体功能训练、关节松动训练、平衡训练、站立床训练、踏车训练、等速肌力训练、减重下的步行训练等。

■ 作业治疗：包括日常生活能力训练和手功能训练等。

■ 物理因子治疗：常包括低频电刺激防止肌肉萎缩，气压治疗防止静脉血栓，中频治疗改善膀胱功能以及改善组织粘连挛缩，微波治疗改善软组织损伤或无菌性炎症，红外线以及激光改善局部循环和疼痛。

■ 认知功能训练：常包括注意力训练、记忆力训练、执行功能训练、思维训练、知觉训练等。认知损伤的治疗可以在认知功能训练的基础上辅以药物治疗，如石杉碱甲注射液及口服制剂、多奈哌齐、脑苷肌肽等，能够促进颅脑损伤修复及改善脑器质性病变引起的认知障碍。

■ 言语治疗：常用的失语症治疗包括听理解训练、命名训练、阅读朗读训练、书写训练以及交流效果促进法等。常用的构音障碍治疗包括呼吸训练、放松训练、构音训练（构音器官活动训练）等。

■ 吞咽治疗：常包括吞咽器官运动训练（手法口咽肌按摩）、感觉促进综合训练（吞咽冰刺激治疗）、摄食训练（增稠剂吞咽训练治疗）、吞咽电刺激治疗、球囊扩张等。

■ 矫形器具及其他辅助器具装配与训练：常包括踝足矫形器（改善足下垂内翻）、肩托（预防肩关节半脱位）、膝关节支具（防止膝关节过伸和伸直欠充分）、分指板和分指器（防止指间以及掌指关节挛缩）等装配和训练。

■ 心理行为治疗：针对患者的情绪问题如焦虑、抑郁等进行治疗。

■ 中医治疗：常包括针灸、推拿等，改善身体内环境，防止肌肉萎缩等。

■ 痉挛处理：包括自体牵伸、拮抗肌肌力训练、支具牵伸、口服降肌张力药物治疗以及肉毒毒素注射降肌张力治疗。

3. 常见并发症的处理：
（1）感染的治疗。
（2）深静脉血栓的治疗。
（3）压疮的治疗。
（4）异位骨化的治疗。
（5）其他并发症的治疗，如骨质疏松、关节挛缩。

释义

■ 感染的治疗：包括查体并完善相关检查（三大常规、X 线胸片），明确感染来源后，留微生物检查培养。给予相关对症处理同时，经验性抗菌药物应用，待微生物检查药敏结果后可调整用药。如出现颅内感染或其他严重感染，需请相关科室会诊，协助诊疗。

■ 深静脉血栓的治疗：通过血管超声以及 D-二聚体检查明确诊断，并预约肺部 CTA 检查排除肺栓塞，同时根据检查结果选择抗凝药物治疗，定期检测凝血指标，防止过度抗凝引起出血，同时患肢制动，防止血栓掉落引起更严重的并发症。

■ 压疮的治疗：入院后进行健康宣教包括肢位摆放、定时翻身减压、应用气垫床（必要时压疮坐垫）等。对压疮分级评估后，应定时换药，必要时应用促上皮生长药物加速压疮愈合，并可应用激光或红外线照射加速伤口干燥。如创口过大和过深，可外科治疗。

■ 异位骨化的治疗：入院后进行健康宣教，重点强调应避免牵拉患肢，以免造成患肢的损伤，加重异位骨化。对于异位骨化患者应给予非甾体抗炎药配合超声波、红外线、中频等治疗，以软化软组织、改善疼痛以及改善关节活动度。如异位骨化组织对关节活动度影响显著或造成局部血管、神经受压，可待异位骨化组织成熟时行骨科手术后继续康复治疗。

■ 其他并发症的治疗：如针对骨质疏松可在条件允许的情况下，尽早负重，增加承重骨应力，从而改善骨质疏松。如骨质疏松较重，可予补充钙剂以及活性维生素 D 等改善骨质疏松。针对关节挛缩可通过关节牵伸、拮抗肌肌力训练、超声等理疗因子以及支具矫正，如挛缩较重，可外科手术后继续康复治疗。

（五）标准住院日为 21～28 天

释义

■ 颅脑外伤后或术后患者进入恢复期，入院后康复评定以及一般情况检查需 2 天，第 3 天确定短期目标以及相应的治疗计划，开始进行综合性康复治疗。其后每 10 天进行一次康复评定，明确患者是否达到目标，并且制订下一步目标及治疗计划。总住院时间约为 21～28 天。

（六）进入临床路径标准

1. 第一诊断必须符合颅脑损伤。
2. 当患者同时具有其他疾病诊断，但在住院期间控制良好，不需要特殊处理也不影响第一诊断的临床路径流程实施时，可以进入路径。
3. 患者生命体征稳定，神经科临床处理已结束，且存在需要康复治疗的功能障碍。

释义

■ 进入本路径的患者为第一诊断为颅脑外伤，需除外合并急性脑卒中、脑积水等脑外伤后的并发症以及合并多发伤的患者。

■ 入院后常规检查发现有基础疾病，如高血压、冠状动脉粥样硬化性心脏病、糖尿病、肝肾功能不全等，经系统评估后对颅脑外伤诊断治疗无特殊影响者，可进入路径。但可能增加医疗费用，延长住院时间。

（七）住院期间检查项目

1. 必需的检查项目：

（1）血常规、尿常规、粪便常规。

（2）肝肾功能、电解质、血糖、血脂、凝血功能、同型半胱氨酸。

（3）感染性疾病筛查（乙型肝炎、丙型肝炎、梅毒、艾滋病等）。

（4）心电图检查。

2. 根据具体情况可选择的检查项目：

（1）头颅 CT，MRI，CTA、MRA 或 DSA。

（2）心、肺功能检查。

（3）超声检查：心脏、血管、腹部等。

（4）下丘脑-垂体-肾上腺轴相关内分泌激素的评定，诸如血甲状腺、性腺和肾上腺皮质激素的测量。

释义

■ 血常规、尿常规、粪便常规+隐血是最基本的三大常规检查，进入路径的患者均需完成。粪便隐血试验和血红蛋白检测可以了解患者有无急性或慢性失血；肝肾功能、电解质、血糖、凝血功能、心电图、胸部 X 线片、心脏超声、血管超声、腹部超声等可评估有无基础疾病，是否影响住院时间、费用及其治疗预后。

■ 头颅 CT、MRI 检查旨在明确颅脑损伤的严重程度、血肿和水肿的吸收情况、有无继发脑积水及判断患者预后，头颅 MRA、MRV、CTA 或 DSA 旨在明确有无外伤后继发血管病变。可根据病程长短以及脑损伤的严重程度，有无并发症等来选择必要的检查项目。

■ 下丘脑-垂体-肾上腺轴相关内分泌激素的评定主要旨在明确颅脑损伤过程中有无下丘脑-垂体轴的损伤。

（八）出院标准

1. 已达到预期康复目标，功能已进入平台期。

2. 无严重并发症或并发症已得到有效控制。

释义

■ 患者出院前完成必需的检查项目，病情稳定，功能改善已达到入院初制订的短期目标。

■ 患者住院期间无并发症或出现的并发症已经得到有效控制，可通过服药、定期相关科室随访，以及门诊康复治疗进行有效控制。

（九）变异及原因分析

1. 合并其他严重疾病而影响第一诊断者，需退出路径。

2. 辅助检查结果异常，需要复查，导致住院时间延长和住院费用增加。

3. 住院期间病情加重，出现并发症，需要进一步诊治，导致住院时间延长和住院费用增加。

4. 既往合并有其他系统疾病，住院期间既往疾病加重而需要治疗，导致住院时间延长和住院费用增加。

释义

■ 按标准治疗方案，如患者功能障碍改善不明显或加重，或发现其他严重基础疾病需调整药物治疗以及康复方案，或继续其他基础疾病的治疗，则中止本路径；重症颅脑损伤治疗疗程长、治疗费用高者，需退出本路径；出现脑卒中、脑积水、深静脉血栓、肺栓塞、肺炎、尿路感染等并发症时，需转入相应路径。

■ 认可的变异原因主要是指患者入选路径后，在检查及治疗过程中发现患者合并存在事前未预知的、对本路径治疗可能产生影响的情况，需要终止执行路径或延长治疗时间、增加治疗费用。医师需在表单中明确说明。

■ 因患者方面的主观原因导致执行路径出现变异，需医师在表单中予以说明。

五、颅脑损伤护理规范

1. 颅脑损伤恢复期患者住院时应定时接受护理宣教及预防并发症的教育，如压疮、深静脉血栓、肺部感染等。

2. 甄别发生跌倒、坠床和拔管风险高的患者，做出相应标识和给予相应预防措施。

3. 定时巡视病房，密切观察气管切开患者的痰量、颜色及黏稠度等，对于痰多、黏稠患者应强化翻身、拍背、吸痰及雾化等护理操作。

4. 对于意识障碍和生活能力完全依赖的患者应强化口腔护理，防止牙龈炎和口腔真菌感染等。

5. 加强对鼻饲管、胃造瘘管等管饲饮食患者的营养摄入的操作指导和注意事项的宣教。

6. 按照护理常规，定时维护各种留置导管的皮肤入口，譬如消毒和敷料更换。

7. 强化良肢位的摆放，关注留置皮肤颜色及完整性、四肢周径的变化、导尿管的走向和长度等。

8. 密切关注患者、患者照护人的心理情绪变化，并根据情况给予相应干预和支持。

六、颅脑损伤营养治疗规范

1. 恢复期颅脑损伤患者首选肠内营养，如能肠内营养就不选择肠外营养。

2. 对于不能经口进食的恢复期颅脑损伤患者，短期内可选用鼻胃管进行营养的补充，不能耐受鼻胃管喂养或有反流和误吸风险高的患者选择鼻肠管喂养。

3. 长期不能恢复经口进食的患者可以考虑经皮内镜下胃/空肠造瘘术。

4. 根据患者的胃肠消化功能选择不同肠内营养剂型，一般胃肠功能低下患者选择短肽型或氨基酸型营养补充剂，对于胃肠功能较好的患者则可以选用整蛋白型或匀浆膳型。

5. 在管饲饮食时，补充量需从少到多，速度需从慢到快，早期可采用营养输注泵来控制输注速度。

七、颅脑损伤健康宣教

1. 避免抓伤伤口，待伤口愈合后方可洗头。头部外形改变者可以暂时戴帽或假发。

2. 颅骨缺损患者应注意避免局部碰撞，保护缺损部位，可在伤后半年做颅骨缺损修补术。

3. 颅骨骨折患者请勿挖耳、抠鼻，也勿用力屏气排便、咳嗽、打喷嚏，以免鼻窦或乳突气房内气压被压入或吸入颅内，导致气颅或感染。

4. 加强对患者、患者家人和照护者的宣教，涉及康复治疗、护理、心理支持及预后等方面。

八、推荐表单

（一）医师表单

颅脑损伤恢复期康复临床路径医师表单

适用对象：第一诊断为颅脑损伤，已行或未行手术治疗

患者姓名：	性别：　　年龄：　　门诊号：	住院号：
住院日期：　　年　月　日	出院日期：　　年　月　日	标准住院日：21~28 天

时间	住院第 1 天
主要诊疗工作	□ 采集病史，体格检查 □ 上级医师查房与入院病情康复评定 □ 完善辅助检查 □ 评估既往辅助检查结果，确定复查时间 □ 确定初步诊断及治疗方案 □ 签订相关医疗文书及项目实施协议 □ 完成首次病程记录，入院记录等病历书写
重点医嘱	**长期医嘱：** □ 康复医学科护理常规 □ 二级护理 □ 基础疾病用药 □ 神经系统用药 □ 其他用药依据病情下达 **临时医嘱：** □ 初期康复评定 □ 血常规、尿常规、粪便常规 □ 肝肾功能、血糖、血脂、电解质、凝血功能、心肌酶谱 □ 乙型肝炎五项、丙型肝炎病毒抗体、人类免疫缺陷病毒抗体、梅毒抗体 □ 心电图、X 线胸片、超声 □ 其他临时医嘱
病情变异记录	□ 无　□ 有，原因： 1. 2.
医师签名	

时间	住院第2天	住院第3天	住院第4~12天
主要诊疗工作	□ 常规血液、尿液、大便取样检查 □ 主治医师查房 □ 追访检查结果 □ 书写病程记录 □ 完成上级医师查房记录 □ 申请相应康复治疗项目并签订治疗知情同意书 □ 继续观察病情变化，并及时与患者家属沟通 □ 康复训练	□ 主任/副主任医师查房 □ 完成上级医师查房记录 □ 向患者及家属介绍病情及相关检查结果 □ 相关科室会诊 □ 复查结果异常的检查 □ 完成初期康复评定并记录 □ 制订近期和远期康复目标，制订康复治疗计划 □ 康复训练	□ 三级医师查房 □ 评定患者神经功能状态及康复训练情况，调整治疗方案和检查项目 □ 完成上级医师查房记录 □ 相关科室会诊 □ 复查结果异常的检查 □ 康复训练
重点医嘱	**长期医嘱：** □ 康复医学科护理常规 □ 神经营养药物 □ 其他用药依据病情下达 □ 运动疗法 □ 作业治疗 □ 针灸治疗 □ 认知和言语治疗 □ 促醒治疗（昏迷患者） □ 物理因子治疗 **临时医嘱：** □ 康复评定 □ 必要的辅助检查 □ 依据病情需要下达	**长期医嘱：** □ 康复医学科护理常规 □ 神经营养药物 □ 其他用药依据病情下达 □ 运动疗法 □ 作业治疗 □ 针灸治疗 □ 认知和言语治疗 □ 促醒治疗（昏迷患者） □ 物理因子治疗 **临时医嘱：** □ 复查异常实验室检查 □ 必要的辅助检查 □ 初期康复评定 □ 依据病情需要下达	**长期医嘱：** □ 康复医学科护理常规 □ 神经营养药物 □ 其他用药依据病情下达 □ 运动疗法 □ 作业治疗 □ 针灸治疗 □ 认知和言语治疗 □ 促醒治疗（昏迷患者） □ 物理因子治疗 **临时医嘱：** □ 复查异常实验室检查 □ 必要的辅助检查 □ 依据病情需要下达
病情变异记录	□ 无 □ 有，原因： 1. 2.	□ 无 □ 有，原因： 1. 2.	□ 无 □ 有，原因： 1. 2.
医师签名			

时间	住院第 13~19 天	住院第 20~27 天 （出院前日）	住院 21~28 天 （出院日）
主要诊疗工作	□ 三级医师查房 □ 评定患者神经功能状态及康复训练情况 □ 完成上级医师查房记录 □ 向患者及家属介绍病情及相关检查结果 □ 康复训练 □ 完成中期康复评定	□ 三级医师查房 □ 根据中期康复评定调整治疗方案 □ 完成上级医师查房记录 □ 康复训练 □ 完成末期康复评定 □ 完成出院康复指导，交代注意事项	□ 再次向患者及家属介绍出院后注意事项，出院康复指导 □ 患者办理出院手续，出院
重点医嘱	**长期医嘱：** □ 康复医学科护理常规 □ 神经营养药物 □ 其他用药依据病情下达 □ 运动疗法 □ 作业治疗 □ 针灸治疗 □ 认知和言语治疗 □ 促醒治疗（昏迷患者） □ 物理因子治疗 **临时医嘱：** □ 复查异常实验室检查 □ 必要的辅助检查 □ 依据病情需要下达 □ 中期康复评定	**长期医嘱：** □ 康复医学科护理常规 □ 神经营养药物 □ 其他用药依据病情下达 □ 运动疗法 □ 作业治疗 □ 针灸治疗 □ 认知和言语治疗 □ 促醒治疗（昏迷患者） □ 物理因子治疗 **临时医嘱：** □ 复查异常实验室检查 □ 必要的辅助检查 □ 依据病情需要下达 □ 末期康复评定 □ 矫形器制作	**临时医嘱：** □ 通知出院 □ 依据病情给予出院带药及出院康复指导 □ 出院带药
病情变异记录	□ 无　□ 有，原因： 1. 2.	□ 无　□ 有，原因： 1. 2.	□ 无　□ 有，原因： 1. 2.
医师签名			

（二）护士表单

颅脑损伤恢复康复期临床路径护士表单

适用对象：第一诊断为颅脑损伤，已行或未行手术治疗

患者姓名：	性别： 年龄： 门诊号：	住院号：
住院日期： 年 月 日	出院日期： 年 月 日	标准住院日：21~28 天

时间	住院第 1 天	住院第 2 天	住院第 3~12 天
健康宣教	□ 入院宣教 □ 介绍主管医师、护士 □ 介绍环境、设施 □ 介绍住院注意事项 □ 介绍探视和陪伴制度 □ 介绍贵重物品制度	□ 药物以及良肢位摆放等宣教 □ 康复治疗前宣教 □ 合适的衣物 □ 足够的饮食以及液体 □ 所有治疗均以患者出发量力而行 □ 康复治疗期间必须有家属全程陪同，避免意外发生	□ 药物以及良肢位摆放等宣教
护理处置	□ 核对患者，佩戴腕带 □ 建立入院护理病历 □ 协助患者留取各种标本 □ 测量体重	□ 协助医师完成相关化验	□ 检测一般生命体征 □ 执行药物医嘱
基础护理	□ 根据患者日常生活能力给予对应级别护理 □ 晨晚间护理 □ 排泄管理 □ 患者安全管理	□ 日常生活能力给予对应级别护理 □ 晨晚间护理 □ 排泄管理 □ 患者安全管理	□ 日常生活能力给予对应级别护理 □ 晨晚间护理 □ 排泄管理 □ 患者安全管理
专科护理	□ 护理查体 □ 病情观察，包括胃管、导尿管护理 □ 需要时，填写跌倒及压疮防范表 □ 需要时，请家属陪伴 □ 确定饮食种类 □ 心理护理 □ 评价患者日常生活能力	□ 病情观察 □ 包括胃管、导尿管护理 □ 遵医嘱完成相关检查 □ 心理护理	□ 病情观察 □ 包括胃管、导尿管护理 □ 心理护理 □ 10 天再次评价患者日常生活能力
重点医嘱	□ 详见医嘱执行单	□ 详见医嘱执行单	□ 详见医嘱执行单
病情变异记录	□ 无 □ 有，原因： 1. 2.	□ 无 □ 有，原因： 1. 2.	□ 无 □ 有，原因： 1. 2.
护士签名			

时间	住院第 13~19 天	住院第 20~28 天 （出院日）
健康宣教	□ 药物以及良肢位摆放等宣教	□ 出院宣教 □ 随访时间 □ 服药方法 □ 活动休息 □ 指导饮食 □ 指导办理出院手续
护理处置	□ 监测生命体征 □ 执行药物医嘱	□ 办理出院手续 □ 书写出院小结
基础护理	□ 日常生活能力给予对应级别护理 □ 晨晚间护理 □ 排泄管理 □ 患者安全管理	□ 日常生活能力给予对应级别护理 □ 晨晚间护理 □ 排泄管理 □ 患者安全管理
专科护理	□ 病情观察 □ 胃管、导尿管护理 □ 心理护理 □ 20 天再次评价患者日常生活能力	□ 病情观察 □ 胃管、导尿管护理 □ 出院指导 □ 心理护理
重点医嘱	□ 详见医嘱执行单	□ 详见医嘱执行单
病情变异记录	□ 无　□ 有，原因： 1. 2.	□ 无　□ 有，原因： 1. 2.
护士签名		

（三）患者表单

颅脑损伤恢复期临床路径患者表单

适用对象：第一诊断为颅脑损伤，已行或未行手术治疗

患者姓名：	**性别：　　年龄：　　门诊号：**	**住院号：**
住院日期：　　年　月　日	**出院日期：**　　年　月　日	**标准住院日：**21~28 天

时间	入院 1~2 天	3~26 天	27~28 天 （出院）
医患配合	□ 配合询问病史、收集资料，请务必详细告知既往史、用药史、过敏史 □ 配合进行体格检查 □ 配合进行康复评定 □ 有任何不适请告知医师 □ 配合完善相关检查，如采血、留尿、心电图、X 线片 □ 医师与患者及家属介绍病情 □ 设立出院前的功能恢复目标、相关康复治疗计划以及注意事项	□ 积极参与康复治疗中 □ 及时反馈自己的身体情况 □ 规律服药，合理服药	□ 配合进行康复评定 □ 告知患者回家后的功能训练方法以及注意事项，并且确保患者在家中进行这些训练时没有安全隐患
护患配合	□ 配合测量体温、脉搏、呼吸 3 次，血压、体重 1 次 □ 配合完成入院护理评估（简单询问病史、过敏史、用药史） □ 接受入院宣教（环境介绍、病室规定、订餐制度、贵重物品保管等） □ 配合执行探视和陪伴制度 □ 有任何不适请告知护士	□ 配合测量体温、脉搏、呼吸 3 次，询问大便情况 1 次 □ 接受康复宣教 □ 接受饮食宣教 □ 接受药物宣教 □ 有任何不适请告知护士	□ 配合测量体温、脉搏、呼吸 3 次，询问大便情况 1 次 □ 带齐影像资料及用药 □ 接受康复宣教 □ 接受饮食宣教 □ 接受药物宣教 □ 有任何不适请告知护士
饮食	□ 遵医嘱饮食	□ 遵医嘱饮食	□ 遵医嘱饮食
排泄	□ 正常排尿便	□ 正常排尿便	□ 正常排尿便
活动	□ 治疗师或家属陪同下进行活动	□ 治疗师或家属陪同下进行活动	□ 治疗师或家属陪同下进行活动

附：原表单（2016 年版）

颅脑损伤恢复期康复临床路径表单

适用对象：第一诊断为颅脑损伤，已行或未行手术治疗

患者姓名：	性别： 年龄： 门诊号：	住院号：
住院日期： 年 月 日	出院日期： 年 月 日	标准住院日：21~28 天

时间	住院第 1 天
主要诊疗工作	□ 采集病史，体格检查 □ 上级医师查房与入院病情康复评定 □ 完善辅助检查 □ 评估既往辅助检查结果，确定复查时间 □ 确定初步诊断及治疗方案 □ 签订相关医疗文书及项目实施协议 □ 完成首次病程记录，入院记录等病历书写
重点医嘱	**长期医嘱：** □ 康复医学科护理常规 □ 二级护理 □ 基础疾病用药 □ 神经系统用药 □ 其他用药依据病情下达 **临时医嘱：** □ 初期康复评定 □ 血常规、尿常规、粪便常规 □ 肝肾功能、血糖、血脂、电解质、凝血功能、心肌酶谱 □ 乙型肝炎五项、丙型肝炎病毒抗体、人类免疫缺陷病毒抗体、梅毒抗体 □ 心电图、X 线胸片、超声 □ 其他临时医嘱
主要护理工作	□ 入院宣教及护理评估记录 □ 正确体位摆放 □ 正确执行医嘱 □ 观察病情变化
病情变异记录	□ 无 □ 有，原因： 1. 2.
护士签名	
医师签名	

时间	住院第2天	住院第3天	住院第4~12天
主要诊疗工作	□ 常规血液、尿液、大便取样检查 □ 主治医师查房 □ 追访检查结果 □ 书写病程记录 □ 完成上级医师查房记录 □ 申请相应康复治疗项目并签订治疗知情同意书 □ 继续观察病情变化，并及时与患者家属沟通 □ 康复训练	□ 主任/副主任医师查房 □ 完成上级医师查房记录 □ 向患者及家属介绍病情及相关检查结果 □ 相关科室会诊 □ 复查结果异常的检查 □ 完成初期康复评定并记录 □ 制订近期和远期康复目标，制订康复治疗计划 □ 康复训练	□ 三级医师查房 □ 评定患者神经功能状态及康复训练情况，调整治疗方案和检查项目 □ 完成上级医师查房记录 □ 相关科室会诊 □ 复查结果异常的检查 □ 康复训练
重点医嘱	**长期医嘱：** □ 康复医学科护理常规 □ 神经营养药物 □ 其他用药依据病情下达 □ 运动疗法 □ 作业治疗 □ 针灸治疗 □ 认知和言语治疗 □ 促醒治疗（昏迷患者） □ 物理因子治疗 **临时医嘱：** □ 康复评定 □ 必要的辅助检查 □ 依据病情需要下达	**长期医嘱：** □ 康复医学科护理常规 □ 神经营养药物 □ 其他用药依据病情下达 □ 运动疗法 □ 作业治疗 □ 针灸治疗 □ 认知和言语治疗 □ 促醒治疗（昏迷患者） □ 物理因子治疗 **临时医嘱：** □ 复查异常实验室检查 □ 必要的辅助检查 □ 初期康复评定 □ 依据病情需要下达	**长期医嘱：** □ 康复医学科护理常规 □ 神经营养药物 □ 其他用药依据病情下达 □ 运动疗法 □ 作业治疗 □ 针灸治疗 □ 认知和言语治疗 □ 促醒治疗（昏迷患者） □ 物理因子治疗 **临时医嘱：** □ 复查异常实验室检查 □ 必要的辅助检查 □ 依据病情需要下达
主要护理工作	□ 正确执行医嘱 □ 正确体位摆放 □ 观察病情变化 □ 生活与心理护理	□ 正确执行医嘱 □ 正确体位摆放 □ 观察病情变化 □ 生活与心理护理	□ 正确执行医嘱 □ 正确体位摆放 □ 观察病情变化 □ 生活与心理护理
病情变异记录	□ 无 □ 有，原因： 1. 2.	□ 无 □ 有，原因： 1. 2.	□ 无 □ 有，原因： 1. 2.
护士签名			
医师签名			

时间	住院第 13～19 天	住院第 20～27 天 （出院前日）	住院 21～28 天 （出院日）
主要诊疗工作	□ 三级医师查房 □ 评定患者神经功能状态及康复训练情况 □ 完成上级医师查房记录 □ 向患者及家属介绍病情及相关检查结果 □ 康复训练 □ 完成中期康复评定	□ 三级医师查房 □ 根据中期康复评定调整治疗方案 □ 完成上级医师查房记录 □ 康复训练 □ 完成末期康复评定 □ 完成出院康复指导，交代注意事项	□ 再次向患者及家属介绍出院后注意事项，出院康复指导 □ 患者办理出院手续，出院
重点医嘱	**长期医嘱：** □ 康复医学科护理常规 □ 神经营养药物 □ 其他用药依据病情下达 □ 运动疗法 □ 作业治疗 □ 针灸治疗 □ 认知和言语治疗 □ 促醒治疗（昏迷患者） □ 物理因子治疗 **临时医嘱：** □ 复查异常实验室检查 □ 必要的辅助检查 □ 依据病情需要下达 □ 中期康复评定	**长期医嘱：** □ 康复医学科护理常规 □ 神经营养药物 □ 其他用药依据病情下达 □ 运动疗法 □ 作业治疗 □ 针灸治疗 □ 认知和言语治疗 □ 促醒治疗（昏迷患者） □ 物理因子治疗 **临时医嘱：** □ 复查异常实验室检查 □ 必要的辅助检查 □ 依据病情需要下达 □ 末期康复评定 □ 矫形器制作	**临时医嘱：** □ 通知出院 □ 依据病情给予出院带药及出院康复指导 □ 出院带药
主要护理工作	□ 正确执行医嘱 □ 正确体位摆放 □ 观察病情变化 □ 生活与心理护理	□ 正确执行医嘱 □ 正确体位摆放 □ 观察病情变化 □ 出院用药指导 □ 出院护理指导	□ 出院带药服用指导 □ 康复护理指导 □ 告知复诊时间和地点
病情变异记录	□ 无　□ 有，原因： 1. 2.	□ 无　□ 有，原因： 1. 2.	□ 无　□ 有，原因： 1. 2.
护士签名			
医师签名			

第二章

脑出血恢复期康复临床路径释义

【医疗质量控制指标】

指标一、明确发病原因，做好二级预防。

指标二、动态监测血压等危险因素指标，制订综合防治并发症和继发性损害的措施。

指标三、及时对患者进行康复评定，找出其存在的功能障碍。

指标四、明确康复目标，早期开展促醒、认知功能训练等综合康复治疗。

指标五、康复治疗过程中需有患者及其家属的参与。

一、脑出血编码

疾病名称及编码：脑内出血后遗症（ICD-10：I69.1）

二、临床路径检索方法

I69.1

三、国家医疗保障疾病诊断相关分组（CHS-DRG）

MDCB 神经系统疾病及功能障碍

BR1 颅内出血性疾患

四、脑出血恢复期康复临床路径标准住院流程

（一）适用对象

第一诊断为脑出血，已行手术治疗或无手术治疗指征，生命体征稳定。

释义

■ 适用对象编码参见第一部分。

■ 本路径适用对象为临床诊断为脑出血恢复期的患者，如继发脑梗死、肺动脉栓塞、严重感染等并发症，需进入其他相应路径。

（二）诊断依据

根据《临床诊疗指南·物理医学与康复分册》（中华医学会编著，人民卫生出版社，2005）、《临床诊疗指南·神经病学分册》（中华医学会编著，人民卫生出版社，2006）。

1. 临床表现：

（1）意识障碍。

（2）运动功能障碍。

（3）感觉功能障碍。

（4）言语功能障碍。

（5）吞咽功能障碍。

（6）认知功能障碍。

（7）精神、情感、心理障碍。
（8）膀胱及直肠功能障碍。
（9）日常生活功能障碍。
（10）脑神经麻痹。
2. 影像检查：CT 或 MRI 等影像学检查发现脑出血表现。

释义

■ 本路径的制订主要参考国内权威参考书籍和诊疗指南。

■ 病史和临床表现是诊断脑出血的初步依据，多数患者表现为突发一侧运动感觉障碍，可伴有言语和吞咽功能障碍，严重的可出现意识障碍。头颅 CT 检查可见病变区高密度血肿向心性缩小，血肿周围低密度逐渐扩大，边界模糊等，MRI 检查示血肿在 T1WI 和 T2WI 上均为高信号，在 T2WI 上血肿周边出血低信号环可明确诊断脑出血恢复期。部分患者临床表现不典型，如果 CT 检查示病灶内或周边密度均匀的高密度影，中线结构移位等，MRI 检查示血肿逐渐吸收或液化，在 T1WI 上为低信号，在 T2WI 上为高信号，亦可进入路径。

■ 此外，建议增加营养风险评估。

（三）康复评定

根据《临床诊疗指南·物理医学与康复分册》（中华医学会编著，人民卫生出版社，2005）、《康复医学（第 6 版）》（黄晓琳、燕铁斌主编，人民卫生出版社，2018）、《脑外伤、脑出血术后和脑卒中早期康复诊疗原则》（卫办医政发〔2013〕25 号）。
1. 一般情况，包括生命体征，饮食、睡眠和大小便等基本情况。
2. 康复专科评定：入院后 3 天内进行初期评定，住院期间根据功能变化情况进行 1 次中期评定（大约住院 2 周左右），出院前进行末期评定。
（1）意识状态的评定。
（2）运动功能的评定。
（3）感觉功能的评定。
（4）言语功能的评定。
（5）吞咽功能的评定。
（6）认知功能的评定。
（7）精神、情感、心理状态的评定。
（8）膀胱及肠功能的评定。
（9）日常生活活动能力的评定。

释义

■ 康复评定是康复治疗的基础，是客观地、准确地评定功能障碍的原因、性质、部位、范围、严重程度、发展趋势、预后和转归，为制订、修改治疗计划和对康复治疗效果与结局做出客观的评价提供科学依据。康复医疗应该始于评定，终于评定。

■ 康复专科评定在入院后 24 小时内进行初期评定，某些特殊功能评定花费时间长，可在 3 天内完成；住院期间根据功能变化情况进行一次中期评定（大约住院 2 周左右），出院前进行末期评定。

（四）治疗方案的选择

根据《临床诊疗指南·物理医学与康复分册》（中华医学会编著，人民卫生出版社，2005）、《康复医学（第6版）》（黄晓琳、燕铁斌主编，人民卫生出版社，2018）。

1. 临床常规治疗。
2. 康复治疗：
（1）体位摆放与处理。
（2）意识障碍处理。
（3）运动治疗。
（4）作业治疗。
（5）物理因子治疗。
（6）认知功能训练。
（7）言语治疗。
（8）吞咽治疗。
（9）矫形器具及其他辅助器具装配与训练。
（10）心理行为治疗。
（11）中医治疗。
（12）营养支持治疗。
3. 常见并发症的处理：
（1）感染的治疗。
（2）深静脉血栓的治疗。
（3）压疮的治疗。
（4）异位骨化的治疗。
（5）痉挛处理。
（6）其他：如骨质疏松、关节挛缩。

释义

■ 入院后应针对患者的原发病、合并症和并发症进行积极的临床常规治疗，针对患者存在的功能障碍进行相关的康复治疗。此外，系统评价显示，常规治疗联合脑苷肌肽可有效改善患者神经功能缺损，提高患者日常生活能力。

■ 脑出血恢复期康复方案：脑出血恢复期的康复方案是根据患者的病史、临床表现、体格检查、辅助检查、专科功能评估，以及患者及其家属的康复愿望，并综合现有条件、康复近期目标和远期目标，由康复医师领导的康复治疗组共同制订。康复医师、康复治疗师和康复护士应当对患者的现病史、既往史、工作史、家族史、功能状况和兴趣爱好等要有全面的了解，包括现存的危险因素和合并症，为二级预防和有效利用康复治疗相关元素，完善康复方案奠定基础。

【康复治疗选择】

1. 体位摆放与处理：医务人员应当正确认识和处理中枢性损害引起的紧张性反射对肌张力的影响，保持患者休息时良肢位摆放和定时翻身。

2. 意识障碍处理：充分利用各种感觉刺激，尤其是视觉刺激、听觉刺激和本体感觉刺激，注重强化有效刺激。建议在条件允许的情况下增加无创伤脑刺激，TMS或tDCS。

3. 运动治疗：结合患者瘫痪肢体的功能状况和康复近期目标，抓住主要问题，按照先近端后远端、先粗大后精细、先静态后动态的原则，如以提高患者转移能力为突破口，逐步实现从卧位向坐位、站立位到行走的功能转变等。

4. 作业治疗：围绕日常生活活动，为患者制订切实可行的功能训练内容，必要时可以借助康复辅助器具提高其上肢和手功能，改善下肢和步行功能。

5. 物理因子治疗：各种声光电磁热等物理因子合理选择性运用有助于改善患者的肌肉张力和运动感觉功能，减轻疼痛。

6. 认知功能训练：选择有效的针对性活动，并结合日常生活活动和相关运动进行功能训练，包括对事物的认知和二便控制。

7. 言语治疗：根据患者言语功能状况，选择进行口面部发音和发声器官的运动训练，以及听理解和言语表达能力训练；阅读和书写能力训练有助于其语言功能提高。非言语功能训练对于实用交流能力改善有积极意义。

8. 吞咽治疗：吞咽器官运动训练与功能性电刺激相结合有助于提高吞咽治疗的效果。

9. 矫形器具及其他辅助器具装配与训练有助于实用功能的提高。

10. 心理行为治疗是患者主动参与康复治疗的重要环节。

11. 中医治疗：适时选择针灸和医疗体操等中医传统康复治疗有助于偏瘫患者受损功能的改善。根据患者具体情况，可适当配合使用具有化瘀、通脉等作用的中药制剂，如脉血康胶囊等，有效改善患者神经功能。

12. 痉挛处理：积极采用良肢位摆放，适度进行主动运动训练，减少异常体位和过度运动对肌张力的不利影响。酌情选择口服或肌内注射肌松剂可降低异常肌张力，促进运动功能改善。

【注意事项】

1. 循序渐进，持之以恒是取得康复治疗预期成效的基本原则。

2. 防治并发症（呼吸道感染、尿路感染、下肢深静脉血栓形成、肺动脉栓塞、关节挛缩畸形等），注重二级预防，控制危险因素和合并症有利于康复方案的顺利进行。

3. 患者及其家属的主动参与有助于巩固和提高康复治疗效果。

（五）临床路径标准住院日为 21~28 天

释义

■ 入院检查后开始相关临床治疗和康复治疗，总住院时间不超过 28 天符合本路径要求。

（六）进入临床路径标准

1. 第一诊断必须符合脑出血。

2. 当患者同时具有其他疾病诊断，但在住院期间控制良好、不需要特殊处理也不影响第一诊断的临床路径流程实施时，可以进入路径。

3. 患者生命体征稳定，神经科临床处理已结束，且存在需要康复治疗的功能障碍。

释义

■ 进入路径的第一诊断为脑出血恢复期，需排除脑梗死、肺动脉栓塞、严重感染等并发症。

■ 入院后常规检查发现有基础病，如高血压、糖尿病、高脂血症、冠心病等，经系统评估后对脑梗死恢复期诊断治疗无特殊影响者，可进入路径，但可能增加医疗费用，延长住院时间。

（七）住院期间检查项目

1. 必需的检查项目：
（1）血常规、尿常规、粪便常规。
（2）肝肾功能、电解质、血糖、血脂、凝血功能、同型半胱氨酸。
（3）感染性疾病筛查（乙型肝炎、丙型肝炎、梅毒、艾滋病等）。
（4）心电图检查。
2. 根据具体情况可选择的检查项目：
（1）头颅 MRI，CTA、MRA 或 DSA。
（2）心、肺功能检查。
（3）超声检查：心脏、血管、腹部等。

释义

■ 血常规、尿常规、粪便常规是最基本的三大常规检查，进入路径的患者均需完成。肝肾功能、电解质、血糖、血脂、凝血功能、同型半胱氨酸，以及感染性疾病筛查（乙型肝炎、丙型肝炎、梅毒、艾滋病等）和心电图检查可评估有无基础疾病，是否影响住院时间、费用及其治疗。若无禁忌证患者均应行头颅 CT/MRI 检查，必要时可选择进行 CTA、MRA、DSA 检查，以及心、肺功能检查和超声检查（心脏、血管、腹部、胸部等）。

■ 本病需与其他引起偏瘫等功能障碍的疾病相鉴别，如脑梗死、蛛网膜下腔出血等，应行 CT 或 MRI 检查。

（八）出院标准

1. 已达到预期康复目标，功能已进入平台期。
2. 无严重并发症或并发症已得到有效控制。

释义

■ 患者出院前应完成所有必要的检查项目，观察临床表现和受损功能是否改善，已达到预期康复目标，并发症已得到有效控制。

（九）变异及原因分析

1. 合并梗死或再出血或其他严重疾病而影响第一诊断者需退出路径。

2. 辅助检查结果异常，需要复查，导致住院时间延长和住院费用增加。
3. 住院期间病情加重，出现并发症，需要进一步诊治，导致住院时间延长和住院费用增加。
4. 既往合并有其他系统疾病，住院期间既往疾病加重而需要治疗，导致住院时间延长和住院费用增加。

释义

■ 按标准康复治疗方案如患者受损功能改善不明显，发现其他严重基础疾病或严重感染未得到有效控制，需要调整药物治疗或继续其他疾病的治疗，则终止本路径。出现脑梗死、肺动脉栓塞等并发症时，需转入相应路径。

■ 认可的变异原因主要是指患者入选路径后，在检查及治疗过程中发现患者合并存在事先未预知的、对本路径治疗可能产生影响的情况，需要终止执行路径或延长治疗时间、增加治疗费用。医师需要在表单中明确说明。

■ 因患者方面的主观原因导致执行路径出现变异，需医师在表单中予以说明。

五、脑出血护理规范

1. 根据患者的日常生活活动和功能障碍情况，制订相应的康复护理计划，包括气道管理、二便管理等。督促和指导患者进行体位适应性训练（从抬高床头，逐步过渡到床边坐和下床）、体位摆放、呼吸与吞咽功能训练、翻身训练、双上肢上举运动、桥式运动，以及床边患腿站立训练和日常生活活动训练等。
2. 预防肩关节半脱位、压疮等并发症。
3. 预防跌倒、走失等不良事件的发生。
4. 提高患者生活质量和社会参与能力。
5. 实施教育学习的原则：强调残疾者和家属（或照顾者）掌握康复知识和技能。

六、脑出血营养治疗规范

1. 正确指导患者及其家属进行低盐、低脂和糖尿病饮食。
2. 针对吞咽障碍和低蛋白血症患者，制订详细的膳食计划。

七、脑出血健康宣教

1. 鼓励患者及其家属积极参与康复治疗，以及床上和床边自我康复功能训练。
2. 掌握自我监测血压、血糖等危险因素的方法。
3. 保持良好的生活习惯，包括饮食、睡眠、运动、情绪、排尿便等。
4. 出现症状反复或加重等新问题，应及时告知主治医师或到医院就诊。

八、推荐表单

（一）医师表单

脑出血恢复期康复临床路径医师表单

适用对象：第一诊断为脑出血，已行或未行手术治疗

患者姓名：	性别：　年龄：　门诊号：		住院号：
住院日期：　年　月　日	出院日期：　年　月　日		标准住院日：21~28 天

时间	住院第 1 天	住院第 2 天	住院第 3 天
主要诊疗工作	□ 询问病史及体格检查 □ 入院初期康复评定 □ 完成入院录、首次病程记录等病历书写 □ 确定初步诊断及治疗方案 □ 完善常规检查 □ 医患沟通，交代病情、治疗方案及注意事项 □ 签订相关医疗文书及项目实施知情同意书	□ 其他特殊初期康复评定 □ 上级医师查房：根据病情及检查结果调整治疗方案 □ 完成上级医师查房记录 □ 继续观察病情变化，并及时与患者家属沟通 □ 康复功能训练 □ 防治并发症	□ 完成初期康复评定并记录 □ 上级医师查房：根据病情及检查结果调整治疗方案 □ 完成上级医师查房记录 □ 向患者及家属介绍病情及相关检查结果 □ 相关科室会诊 □ 复查结果异常的检查 □ 制订近期和远期康复目标，制订康复治疗计划及个体化二级预防方案 □ 康复功能训练
重点医嘱	**长期医嘱：** □ 康复医学科护理常规 □ 分级护理 □ 基础疾病用药 □ 神经系统用药 **临时医嘱：** □ 康复评定 □ 血常规、尿常规、粪便常规 □ 肝肾功能、血糖、血脂、电解质、凝血功能、心肌酶谱 □ 乙型肝炎五项、丙型肝炎病毒抗体、人类免疫缺陷病毒抗体、梅毒抗体 □ 心电图、X 线胸片、超声 □ 依据病情需要下达其他临时医嘱	**长期医嘱：** □ 康复医学科护理常规 □ 分级护理 □ 基础疾病用药 □ 神经系统用药 □ 运动疗法 □ 作业治疗 □ 吞咽治疗 □ 针灸治疗 □ 认知和言语治疗 □ 促醒治疗（昏迷患者） □ 物理因子治疗 **临时医嘱：** □ 依据病情需要下达必要的辅助检查 □ 其他特殊医嘱	**长期医嘱：** □ 康复医学科护理常规 □ 分级护理 □ 基础疾病用药 □ 神经营养药物 □ 运动疗法 □ 吞咽治疗 □ 针灸治疗 □ 认知和言语治疗 □ 促醒治疗（昏迷患者） □ 物理因子治疗 **临时医嘱：** □ 复查异常实验室检查及必要的辅助检查 □ 完成初期康复评定 □ 依据病情需要下达其他特殊医嘱
病情变异记录	□ 无　□ 有，原因： 1. 2.	□ 无　□ 有，原因： 1. 2.	□ 无　□ 有，原因： 1. 2.
医师签名			

时间	住院第 4~14 天	住院第 15~27 天	住院 28 天（出院日）
主要诊疗工作	□ 三级医师查房 □ 评定患者神经功能状态及康复训练情况，调整治疗方案和检查项目 □ 完成上级医师查房记录 □ 相关科室会诊 □ 复查结果异常的检查 □ 康复训练 □ 完成中期康复评定	□ 三级医师查房 □ 根据中期康复评定调整治疗方案 □ 完成上级医师查房记录 □ 复查结果异常的检查 □ 康复训练 □ 完成末期康复评定 □ 出院前日完成出院康复指导，交代出院注意事项及如何办理出院手续	□ 再次向患者及家属介绍出院后注意事项，出院康复指导 □ 患者办理出院手续
重点医嘱	**长期医嘱：** □ 康复医学科护理常规 □ 分级护理 □ 基础疾病用药 □ 神经营养药物 □ 运动疗法 □ 作业治疗 □ 吞咽治疗 □ 针灸治疗 □ 认知和言语治疗 □ 促醒治疗（昏迷患者） □ 物理因子治疗 **临时医嘱：** □ 复查异常实验室检查 □ 必要的辅助检查 □ 依据病情需要下达 □ 其他特殊医嘱	**长期医嘱：** □ 康复医学科护理常规 □ 分级护理 □ 基础疾病用药 □ 神经营养药物 □ 运动疗法 □ 作业治疗 □ 吞咽治疗 □ 针灸治疗 □ 认知和言语治疗 □ 促醒治疗（昏迷患者） □ 物理因子治疗 **临时医嘱：** □ 复查异常实验室检查 □ 必要的辅助检查 □ 依据病情需要下达 □ 中期康复评定 □ 其他特殊医嘱	**临时医嘱：** □ 通知出院 □ 依据病情给予出院带药 □ 给予出院康复指导
病情变异记录	□ 无　□ 有，原因： 1. 2.	□ 无　□ 有，原因： 1. 2.	□ 无　□ 有，原因： 1. 2.
医师签名			

（二）护士表单

脑出血恢复期康复临床路径护士表单

适用对象：第一诊断为脑出血，已行或未行手术治疗

患者姓名：	性别：　年龄：　门诊号：	住院号：
住院日期：　年　月　日	出院日期：　年　月　日	标准住院日：21~28天

时间	住院第1天	住院第2天	住院第3天
健康宣教	□ 入院宣教 □ 介绍主管医师、护士 □ 介绍环境、设施 □ 介绍住院注意事项 □ 介绍探视和陪伴制度 □ 介绍贵重物品制度 □ 安全宣教	□ 健康宣教 □ 预防压疮 □ 预防肺部感染 □ 预防跌倒 □ 床上及床边主被动活动注意事项宣教 □ 脑出血疾病相关知识	□ 健康宣教 □ 预防压疮 □ 预防肺部感染 □ 预防跌倒 □ 床上及床边主被动活动注意事项宣教 □ 预防脑出血再次发作的相关知识
护理处置	□ 核对患者，佩戴腕带 □ 建立入院护理病历 □ 协助患者留取各种标本 □ 测量体重	□ 遵医嘱完成相关检查	□ 遵医嘱完成相关检查
基础护理	□ 二级护理 □ 晨晚间护理 □ 排泄管理 □ 患者安全管理	□ 分级护理 □ 根据对患者病情的轻、重、缓、急及患者自理能力的评估，给予不同级别的护理	□ 分级护理 □ 根据对患者病情的轻、重、缓、急及患者自理能力的评估，给予不同级别的护理
专科护理	□ 护理评定 □ 正确执行医嘱 □ 正确体位摆放 □ 注意并发症的护理 □ 需要时，填写跌倒及压疮防范表 □ 观察患者病情变化 □ 生活与心理护理	□ 正确执行医嘱 □ 正确体位摆放 □ 注意并发症的护理 □ 需要时，填写跌倒及压疮防范表 □ 观察患者病情变化 □ 生活与心理护理	□ 正确执行医嘱 □ 正确体位摆放 □ 注意并发症的护理 □ 需要时，填写跌倒及压疮防范表 □ 观察患者病情变化 □ 生活与心理护理
重点医嘱	□ 详见医嘱执行单	□ 详见医嘱执行单	□ 详见医嘱执行单
病情变异记录	□ 无　□ 有，原因： 1. 2.	□ 无　□ 有，原因： 1. 2.	□ 无　□ 有，原因： 1. 2.
护士签名			

时间	住院第 4~14 天	住院第 15~27 天	住院第 28 天（出院日）
健康宣教	□ 健康宣教 □ 预防压疮 □ 预防肺部感染 □ 预防跌倒 □ 床上及床边主被动活动注意事项宣教 □ 预防脑出血再次发作的相关知识 □ 需要时，指导辅助器具的使用	□ 健康宣教 □ 预防压疮 □ 预防肺部感染 □ 预防跌倒 □ 床上及床边主被动活动注意事项宣教 □ 预防脑出血再次发作的相关知识 □ 需要时，指导辅助器具的使用 □ 出院前日指导办理出院手续	□ 出院宣教 □ 复诊时间 □ 复诊地点 □ 活动休息 □ 指导饮食 □ 注意安全、预防跌倒 □ 预防脑出血再次发作的相关知识 □ 再次指导办理出院手续
护理处置	□ 遵医嘱完成相关检查	□ 遵医嘱完成相关检查	□ 办理出院手续 □ 发放出院小结
基础护理	□ 分级护理 □ 根据对患者病情的轻、重、缓、急及患者自理能力的评估，给予不同级别的护理	□ 分级护理 □ 根据对患者病情的轻、重、缓、急及患者自理能力的评估，给予不同级别的护理	□ 分级护理 □ 根据对患者病情的轻、重、缓、急及患者自理能力的评估，给予不同级别的护理
专科护理	□ 正确执行医嘱 □ 正确体位摆放 □ 注意并发症的护理 □ 需要时，填写跌倒及压疮防范表 □ 观察患者病情变化 □ 生活与心理护理	□ 正确执行医嘱 □ 正确体位摆放 □ 注意并发症的护理 □ 需要时，填写跌倒及压疮防范表 □ 观察患者病情变化 □ 生活与心理护理	□ 出院带药服用指导 □ 康复护理指导 □ 心理护理
重点医嘱	□ 详见医嘱执行单	□ 详见医嘱执行单	□ 详见医嘱执行单
病情变异记录	□ 无 □ 有，原因： 1. 2.	□ 无 □ 有，原因： 1. 2.	□ 无 □ 有，原因： 1. 2.
护士签名			

（三）患者表单

脑出血恢复期康复临床路径患者表单

适用对象：第一诊断为脑出血，已行或未行手术治疗

患者姓名：	性别： 年龄： 门诊号：	住院号：
住院日期： 年 月 日	出院日期： 年 月 日	标准住院日：21~28 天

时间	入院日	康复治疗前	住院康复治疗期间
医患配合	□ 配合询问病史、收集资料，请务必详细告知既往史、用药史、过敏史 □ 配合进行体格检查 □ 有任何不适请告知医师	□ 配合完善康复治疗前相关检查 □ 配合医师完成入院康复评定 □ 医师与患者及家属介绍病情及康复治疗谈话签字	□ 配合完善相关检查 □ 配合医师进行中期评定
护患配合	□ 配合定时测量生命体征 □ 配合完成入院护理评估（简单询问病史、过敏史、用药史） □ 接受入院宣教（环境介绍、病室规定、订餐制度、贵重物品保管等） □ 配合执行探视和陪伴制度 □ 有任何不适请告知护士	□ 配合定时测量生命体征、每日询问大便情况 □ 配合完成相关检查前准备 □ 接受饮食宣教 □ 接受药物宣教 □ 接受健康宣教 □ 接受康复治疗注意事项宣教	□ 配合定时测量生命体征、每日询问大便情况 □ 配合完成相关检查前准备 □ 接受输液、服药等治疗 □ 配合进行康复护理 □ 配合进行并发症预防 □ 接受健康宣教 □ 配合执行探视及陪伴
饮食	□ 遵医嘱饮食	□ 医嘱饮食	□ 遵医嘱饮食
排泄	□ 正常排尿便 □ 需要时，配合放置导尿管 □ 需要时，配合间歇导尿	□ 正常排尿便 □ 需要时，配合放置导尿管 □ 需要时，配合间歇导尿	□ 正常排尿便 □ 需要时，配合放置导尿管 □ 需要时，配合间歇导尿
活动	□ 监护或指导下活动	□ 监护或指导下活动	□ 监护或指导下活动

时间	出院日
医患配合	□ 接受出院前康复指导 □ 了解复查程序 □ 获取出院诊断书
护患配合	□ 接受出院宣教 □ 办理出院手续 □ 获取出院带药 □ 了解服药方法、作用、注意事项 □ 了解复印病历程序
饮食	□ 遵医嘱饮食
排泄	□ 正常排尿便 □ 需要时，配合放置导尿管 □ 需要时，配合间歇导尿
活动	□ 适度活动，避免疲劳
患者或家属签字	

附：原表单（2016年版）

脑出血恢复期康复临床路径表单

适用对象：第一诊断为脑出血，已行或未行手术治疗

患者姓名：	**性别：** **年龄：** **门诊号：**	**住院号：**	
住院日期： 年 月 日	**出院日期：** 年 月 日	**标准住院日：** 21～28天	

时间	住院第1天
主要诊疗工作	□ 采集病史，体格检查 □ 上级医师查房与入院病情康复评定 □ 完善辅助检查 □ 评定既往辅助检查结果，确定复查时间 □ 确定初步诊断及治疗方案 □ 签订相关医疗文书及项目实施协议 □ 完成首次病程记录，入院记录等病历书写
重点医嘱	**长期医嘱：** □ 康复医学科护理常规 □ 二级护理 □ 血压、血糖监测 □ 基础疾病用药 □ 神经系统用药 □ 其他用药依据病情下达 **临时医嘱：** □ 康复评定 □ 血常规、尿常规、粪便常规 □ 肝肾功能、血糖、血脂、电解质、凝血功能、心肌酶谱 □ 乙型肝炎五项、丙型肝炎病毒抗体、人类免疫缺陷病毒抗体、梅毒抗体 □ 心电图、X线胸片、超声 □ 其他临时医嘱
主要护理工作	□ 入院宣教及护理评定记录 □ 正确体位摆放 □ 正确执行医嘱 □ 观察病情变化
病情变异记录	□ 无 □ 有，原因： 1. 2.
护士签名	
医师签名	

时间	住院第 2 天	住院第 3 天	住院第 4~12 天
主要诊疗工作	□ 主治医师查房 □ 追访检查结果 □ 书写病程记录 □ 完成上级医师查房记录 □ 申请相应康复治疗项目并签订治疗知情同意书 □ 继续观察病情变化，并及时与患者家属沟通 □ 康复训练	□ 主任/副主任医师查房 □ 完成上级医师查房记录 □ 向患者及家属介绍病情及相关检查结果 □ 相关科室会诊 □ 复查结果异常的检查 □ 完成初期康复评定并记录 □ 制订近期和远期康复目标，制订康复治疗计划 □ 康复训练	□ 三级医师查房 □ 评定患者神经功能状态及康复训练情况，调整治疗方案和检查项目 □ 完成上级医师查房记录 □ 相关科室会诊 □ 复查结果异常的化验检查 □ 康复训练
重点医嘱	**长期医嘱：** □ 康复医学科护理常规 □ 神经营养药物 □ 基础疾病用药 □ 其他用药依据病情下达 □ 运动疗法 □ 作业治疗 □ 吞咽治疗 □ 针灸治疗 □ 认知和言语治疗 □ 促醒治疗（昏迷患者） □ 物理因子治疗 **临时医嘱：** □ 必要的辅助检查 □ 依据病情需要下达	**长期医嘱：** □ 康复医学科护理常规 □ 神经营养药物 □ 基础疾病用药 □ 其他用药依据病情下达 □ 运动疗法 □ 作业治疗 □ 吞咽治疗 □ 针灸治疗 □ 认知和言语治疗 □ 促醒治疗（昏迷患者） □ 物理因子治疗 **临时医嘱：** □ 复查异常实验室检查 □ 必要的辅助检查 □ 初期康复评定 □ 依据病情需要下达	**长期医嘱：** □ 康复医学科护理常规 □ 神经营养药物 □ 基础疾病用药 □ 其他用药依据病情下达 □ 运动疗法 □ 作业治疗 □ 吞咽治疗 □ 针灸治疗 □ 认知和言语治疗 □ 促醒治疗（昏迷患者） □ 物理因子治疗 **临时医嘱：** □ 复查异常实验室检查 □ 必要的辅助检查 □ 依据病情需要下达
主要护理工作	□ 正确执行医嘱 □ 正确体位摆放 □ 观察病情变化 □ 生活与心理护理	□ 正确执行医嘱 □ 正确体位摆放 □ 观察病情变化 □ 生活与心理护理	□ 正确执行医嘱 □ 正确体位摆放 □ 观察病情变化 □ 生活与心理护理
病情变异记录	□ 无　□ 有，原因： 1. 2.	□ 无　□ 有，原因： 1. 2.	□ 无　□ 有，原因： 1. 2.
护士签名			
医师签名			

时间	住院第 13~19 天	住院第 20~27 天 （出院前日）	住院 21~28 天 （出院日）
主要诊疗工作	□ 三级医师查房 □ 评定患者神经功能状态及康复训练情况 □ 完成上级医师查房记录 □ 向患者及家属介绍病情及相关检查结果 □ 康复训练 □ 完成中期康复评定	□ 三级医师查房 □ 根据中期康复评定调整治疗方案 □ 完成上级医师查房记录 □ 康复训练 □ 完成末期康复评定 □ 完成出院康复指导，交代注意事项	□ 再次向患者及家属介绍出院后注意事项，出院康复指导 □ 患者办理出院手续，出院
重点医嘱	**长期医嘱：** □ 康复医学科护理常规 □ 神经营养药物 □ 基础疾病用药 □ 其他用药依据病情下达 □ 运动疗法 □ 作业治疗 □ 吞咽治疗 □ 针灸治疗 □ 认知和言语治疗 □ 促醒治疗（昏迷患者） □ 物理因子治疗 **临时医嘱：** □ 复查异常实验室检查 □ 必要的辅助检查 □ 依据病情需要下达 □ 中期康复评定	**长期医嘱：** □ 康复医学科护理常规 □ 神经营养药物 □ 基础疾病用药 □ 其他用药依据病情下达 □ 运动疗法 □ 作业治疗 □ 吞咽治疗 □ 针灸治疗 □ 认知和言语治疗 □ 促醒治疗（昏迷患者） □ 物理因子治疗 **临时医嘱：** □ 复查异常实验室检查 □ 必要的辅助检查 □ 依据病情需要下达 □ 末期康复评定 □ 矫形器制作	**临时医嘱：** □ 通知出院 □ 依据病情给予出院带药及出院康复指导 □ 出院带药
主要护理工作	□ 正确执行医嘱 □ 正确体位摆放 □ 观察病情变化 □ 生活与心理护理	□ 正确执行医嘱 □ 正确体位摆放 □ 观察病情变化 □ 出院用药指导 □ 出院护理指导	□ 出院带药服用指导 □ 康复护理指导 □ 告知复诊时间和地点
病情变异记录	□ 无 □ 有，原因： 1. 2.	□ 无 □ 有，原因： 1. 2.	□ 无 □ 有，原因： 1. 2.
护士签名			
医师签名			

第三章

脑梗死恢复期康复临床路径释义

【医疗质量控制指标】

指标一、脑梗死住院患者早期康复介入率。

指标二、及时对患者进行康复评定，找出其存在的功能障碍。

指标三、脑梗死住院患者平均住院日、住院总费用、康复治疗费用、用药占比等，可作为反映工作效率的指标。

指标四、脑梗死住院患者并发症的发生率。

一、脑梗死编码

疾病名称及编码：脑梗死后遗症（ICD-10：I69.3）

二、临床路径检索方法

I69.3

三、国家医疗保障疾病诊断相关分组（CHS-DRG）

MDCB　神经系统疾病及功能障碍

BZ1　神经系统其他疾患

四、脑梗死恢复期康复临床路径标准住院流程

（一）适用对象

第一诊断为脑梗死（ICD-10：I63.900）（无严重并发症患者）。

释义

■ 适用对象编码参见第一部分。

■ 本路径适用对象为临床诊断为脑梗死恢复期的患者，如继发脑出血、蛛网膜下腔出血、肺动脉栓塞、严重感染等并发症，需进入其他相应路径。

（二）诊断依据

根据《临床诊疗指南·物理医学与康复分册》（中华医学会编著，人民卫生出版社，2005）、《临床诊疗指南·神经病学分册》（中华医学会编著，人民卫生出版社，2006）。

1. 临床表现：

（1）意识障碍。

（2）运动功能障碍。

（3）感觉功能障碍。

（4）言语功能障碍。

（5）吞咽功能障碍。

（6）认知功能障碍。

（7）精神、情感、心理障碍。
（8）膀胱及肠功能障碍。
（9）日常生活功能障碍。
（10）脑神经麻痹。
2. 影像学检查：CT、MRI发现的相应脑病病变。

释义

■ 本路径的制订主要参考国内权威参考书籍和诊疗指南。

■ 病史和临床表现是诊断脑梗死的初步依据，多数患者表现为突发一侧运动、感觉障碍，可伴有言语、认知和吞咽功能障碍，严重的可出现意识障碍。头颅CT检查可见病变区低密度软化灶，边界清楚，患侧脑室扩大等，MRI检查示局部软化灶，明显长T1和T2信号特征可明确诊断脑梗死恢复期。部分患者临床表现不典型，如果CT检查示病灶内或周边密度均匀的高密度影、中线结构移位等，MRI检查示病灶周边或病灶内斑片状短T1信号，需进入其他相应路径。

（三）康复评定

根据《临床诊疗指南·物理医学与康复分册》（中华医学会编著，人民卫生出版社，2005）、《康复医学（第6版）》（黄晓琳、燕铁斌主编，人民卫生出版社，2018）。
1. 一般情况：包括生命体征、睡眠和大小便等基本情况，注意评定患者的意识状态。了解患者总体治疗情况。
2. 康复专科评定：分别于入院后1~3天进行初期康复评定，入院后10~14天进行中期康复评定，出院前进行末期康复评定，评定具体内容如下：
（1）意识障碍的评定。
（2）运动功能的评定。
（3）感觉功能的评定。
（4）言语功能的评定。
（5）吞咽功能的评定。
（6）认知功能的评定。
（7）精神、情感、心理状态的评定。
（8）膀胱及肠功能的评定。
（9）日常生活活动能力的评定。

释义

■ 康复评定是康复治疗的基础，是客观、准确地评定功能障碍的原因、性质、部位、范围、严重程度、发展趋势、预后和转归，为制订、修改治疗计划和对康复治疗效果与结局做出客观的评价提供科学依据。康复医疗应该始于评定，终于评定。

■ 康复专科评定在入院后24小时内进行初期评定，某些特殊功能评定花费时间长，可在3天内完成；住院期间根据功能变化情况进行一次中期评定（大约住院2周左右），出院前进行末期评定。

（四）治疗方案的选择

根据《临床诊疗指南·物理医学与康复分册》（中华医学会编著，人民卫生出版社，2005）、《康复医学（第6版）》（黄晓琳、燕铁斌主编，人民卫生出版社，2018）。

1. 临床常规治疗。
2. 康复治疗：
（1）体位摆放与处理。
（2）意识障碍处理。
（3）运动治疗。
（4）作业治疗。
（5）物理因子治疗。
（6）认知功能训练。
（7）言语治疗。
（8）吞咽治疗。
（9）矫形器具及其他辅助器具装配与训练。
（10）心理行为治疗。
（11）中医治疗。
（12）痉挛处理。
3. 常见并发症的处理：
（1）感染的治疗。
（2）深静脉血栓的治疗。
（3）压疮的治疗。
（4）异位骨化的治疗。
（5）其他：如骨质疏松、关节挛缩等。

释义

■ 入院后应针对患者的原发病、合并症和并发症进行积极的临床常规治疗，针对患者存在的功能障碍进行相关的康复治疗。根据患者神经功能障碍情况，可考虑使用有一定循证医学证据的神经营养药物，如脑苷肌肽、曲克芦丁脑蛋白水解物等，或有助于改善患者预后及功能恢复。

■ 康复方案：脑梗死恢复期的康复方案是根据患者的病史、临床表现、体格检查、辅助检查、专科功能评估以及患者及其家属的康复愿望，并综合现有条件、康复近期目标和远期目标，由康复医师领导的康复治疗组共同制订。康复医师、康复治疗师和康复护士应当对患者的现病史、既往史、工作史、家族史、功能状况和兴趣爱好等要有全面的了解，包括现存的危险因素和合并症，为二级预防和有效利用康复治疗相关元素，完善康复方案奠定基础。

【康复治疗选择】

1. 体位摆放与处理：医务人员应当正确认识和处理中枢性损害引起的紧张性反射对肌张力的影响，保持患者休息时良肢位摆放和定时翻身。

2. 意识障碍处理：充分利用各种感觉刺激，尤其是视觉刺激、听觉刺激和本体感觉刺激，注重强化有效刺激；在排除禁忌证的情况下可酌情考虑予以非侵入性神经调控刺激技术（经颅磁刺激或经颅直流电刺激等）。

3. 运动治疗：结合患者瘫痪肢体的功能状况和康复近期目标，抓住主要问题，按照先近端后远端、先粗大后精细、先静态后动态的原则，如以提高患者转移能力为突破口，逐步实现从卧位向坐位、站立位到行走的功能转变等。

4. 作业治疗：围绕日常生活活动，为患者制订切实可行的功能训练内容，必要时可以借助康复辅助器具提高其上肢和手功能，改善下肢和步行功能。

5. 物理因子治疗：各种声光电磁热等物理因子合理选择性运用有助于改善患者的肌肉张力和运动感觉功能，减轻疼痛。

6. 认知功能训练：选择有效的针对性活动，并结合日常生活活动和相关运动进行功能训练，包括对事物的认知和二便控制。

7. 言语治疗：根据患者言语功能状况，选择进行口面部发音和发声器官的运动训练，以及听理解和言语表达能力训练；阅读和书写能力训练有助于其语言功能提高。非言语功能训练对于实用交流能力改善有积极意义。

8. 吞咽治疗：吞咽器官运动训练与功能性电刺激相结合有助于提高吞咽治疗的效果。

9. 矫形器具及其他辅助器具装配与训练有助于实用功能的提高。

10. 心理行为治疗是患者主动参与康复治疗的重要环节。

11. 中医治疗：适时选择针灸和医疗体操等中医传统康复治疗有助于偏瘫患者受损功能的改善。可适当使用活血通络、化痰活血通络作用的中成药，如血塞通软胶囊（每粒含三七总皂苷60mg）、灯银脑通胶囊、豨莶通栓胶囊等，促进患者神经功能恢复，提高日常生活能力。

12. 痉挛处理：积极采用良肢位摆放，减少异常体位对肌张力的不利影响。酌情选择口服抗痉挛药物或局部肉毒毒素注射治疗以降低异常肌张力，促进运动功能改善。

【注意事项】

1. 循序渐进，持之以恒是取得康复治疗预期成效的基本原则。

2. 防治并发症（呼吸道感染、尿路感染、下肢深静脉血栓形成、肺动脉栓塞、关节挛缩畸形等），注重二级预防，控制危险因素和合并症有利于康复方案的顺利进行。

3. 患者及其家属的主动参与有助于巩固和提高康复治疗效果。

（五）临床路径标准住院日为21~28天

释义

■ 入院检查后开始相关临床治疗和康复治疗，总住院时间不超过28天符合本路径要求。

（六）进入路径标准

1. 第一诊断必须符合ICD-10：I63.900脑梗死疾病编码。

2. 当患者同时具有其他疾病诊断，但在住院期间不需要特殊处理也不影响第一诊断的临床路径流程实施时，可以进入路径。

3. 患者生命体征稳定，神经科临床处理已结束，且存在需要康复治疗的功能障碍。

释义

■ 进入路径的第一诊断为脑梗死恢复期，需排除脑出血、肺动脉栓塞、严重感染等并发症。

■ 入院后常规检查发现有基础病，如高血压、糖尿病、高脂血症、冠心病等，经系统评估后对脑梗死恢复期诊断治疗无特殊影响者，可进入路径，但可能增加医疗费用，延长住院时间。

（七）住院后检查的项目

1. 必需的检查项目：
（1）血常规、尿常规、粪便常规。
（2）肝肾功能、电解质、血糖、血脂、凝血功能、同型半胱氨酸。
（3）感染性疾病筛查（乙型肝炎、丙型肝炎、梅毒、艾滋病等）。
（4）心电图检查。
2. 根据具体情况可选择的检查项目：
（1）头颅 MRI，CTA、MRA 或 DSA。
（2）心、肺功能检查。
（3）超声检查：心脏、血管、腹部等。

释义

■ 血常规、尿常规、粪便常规是最基本的三大常规检查，进入路径的患者均需完成。肝肾功能、电解质、血糖、血脂、凝血功能、同型半胱氨酸，以及感染性疾病筛查（乙型肝炎、丙型肝炎、梅毒、艾滋病等）和心电图检查可评估有无基础疾病，是否影响住院时间、费用及其治疗。若无禁忌证患者均应行头颅 CT/MRI 检查，必要时可选择进行 CTA、MRA、DSA 检查，以及心、肺功能检查和超声检查（心脏、血管、腹部、胸部等）。

■ 本病需与其他引起偏瘫等功能障碍的疾病相鉴别，如脑出血、蛛网膜下腔出血、颅内肿瘤，应行 CT 或 MRI，增强 CI 或 MRI 有助于颅内肿瘤的鉴别诊断。

（八）出院标准

1. 已达到预期康复目标，功能已进入平台期。
2. 无严重并发症或并发症已得到有效控制。

释义

■ 患者出院前应完成所有必要的检查项目，观察临床表现和受损功能是否改善，已达到预期康复目标，并发症已得到有效控制。

（九）变异及原因分析

1. 合并脑梗死后出血或其他严重疾病而影响第一诊断者需退出路径。
2. 辅助检查结果异常，需要其他相关专业处理，或因此导致住院时间延长和住院费用增加。
3. 住院期间病情加重，出现并发症，需要其他相关专业诊治，导致住院时间延长和住院费用增加。
4. 既往合并有其他系统疾病，脑梗死后可能导致既往疾病加重而需要治疗，导致住院时间延长和住院费用增加。

释义

■ 按标准康复治疗方案如患者受损功能改善不明显，发现其他严重基础疾病或严重感染未得到有效控制，需要调整药物治疗或继续其他疾病的治疗，则终止本路径。出现继发性颅内出血、肺动脉栓塞等并发症时，需转入相应路径。

■ 认可的变异原因主要是指患者入选路径后，在检查及治疗过程中发现患者合并存在事先未预知的、对本路径治疗可能产生影响的情况，需要终止执行路径或延长治疗时间、增加治疗费用。医师需要在表单中明确说明。

■ 因患者方面的主观原因导致执行路径出现变异，需医师在表单中予以说明。

五、脑梗死恢复期康复护理规范

1. 基本情况评估。
2. 一般护理评估（意识、认知、进食方式、口腔卫生、胃肠道功能、大小便功能、停留管道情况等）。
3. 营养风险评估与护理。
4. 压疮风险评估与护理。
5. 跌倒风险评估与护理。
6. 心理状态评估与护理。
7. 矫形器佩戴指导与预防器械所致皮损的评估与护理。
8. 轮椅、手杖等助行器使用指导与预防跌倒的评估与护理。
9. ADL评估与指导照护者照护，给予恰当水平的生活帮助与护理。
10. 预防深静脉血栓评估与护理。

入院护理评估包括基本情况、一般护理评估、专科护理评估三个部分。其中，基本情况评估包括患者职业、民族、是否有宗教信仰、受教育程度、入院诊断、现病史、既往病史、过敏史等；一般护理评估包括患者的意识、认知、进食方式、口腔卫生情况、胃肠道情况、二便情况、停留管道情况、语言沟通能力等；专科护理评估包括：营养风险评估、压疮风险评估、跌倒风险评估、心理状态评估、日常生活活动评估等。康复护理侧重于疾病管理和预防、功能评价与指导、并发症预防及处理三方面干预，更注重慢性病的全程管理及帮助患者回归家庭和社会。

六、脑梗死恢复期康复营养治疗规范

1. 脑梗死患者的营养管理小组需包括医师、护士、治疗师、营养师。
2. 患者入院后治疗师需进行吞咽功能的评估，护士应在患者入院24小时内完成营养风险筛查。
3. 对于营养筛查高危的患者，由医师、营养师进行营养状态评估。

4. 医师对患者疾病、并发症、实验室检查结果进行分析，和营养师进行沟通并制订营养干预计划。
5. 营养干预可选择肠内、肠外或肠内肠外相结合的方式。
6. 营养干预的过程中，需不断动态评估血浆蛋白、血糖、电解质等改善情况，是否存在不耐受及喂养中断。停留胃管、鼻空肠管、胃造瘘的患者，注意进行管道护理。

营养治疗的目的是为了保证患者进食安全，避免出现误吸及梗阻；保证患者的营养摄入，纠正营养不良；调整营养状态，促进疾病转归；提高患者生活质量，满足患者进食需求，这需要医师、护士、治疗师、营养师共同参与。

七、脑梗死恢复期康复健康宣教

1. 入院后应针对患者对其疾病认识、危险因素控制、用药依从性等进行健康宣教。
2. 需对疾病发生的危险因素，二级预防的注意事项、再发脑梗的症状等进行健康宣教。
3. 在治疗过程中，针对康复治疗的作用和意义进行宣教。
4. 使用轮椅等辅助器具时，应对辅助器具安全使用进行健康宣教。
5. 出院前需再次对其照顾者照护能力进行评估，就居家照顾注意事项进行宣教。

脑梗死患者的健康宣教贯穿在整个治疗过程，内容包括疾病管理、功能障碍宣教、照护宣教，患者康复阶段不同宣教内容侧重点也有所不同。

八、推荐表单

（一）医师表单

脑梗死恢复期康复临床路径医师表单

适用对象：第一诊断为脑梗死（ICD-10：I63.900）（无并发症患者）

患者姓名：	性别： 年龄： 门诊号：	住院号：
住院日期： 年 月 日	出院日期： 年 月 日	标准住院日：21～28 天

时间	住院第 1 天	住院第 2 天	住院第 3 天
主要诊疗工作	□ 询问病史及体格检查 □ 入院初期康复评定 □ 完成入院录、首次病程记录等病历书写 □ 确定初步诊断及治疗方案 □ 完善常规检查 □ 医患沟通，交代病情、治疗方案及注意事项 □ 签订相关医疗文书及项目实施知情同意书	□ 其他特殊初期康复评定 □ 上级医师查房：根据病情及检查结果调整治疗方案 □ 完成上级医师查房记录 □ 继续观察病情变化，并及时与患者家属沟通 □ 康复功能训练 □ 防治并发症	□ 完成初期康复评定并记录 □ 上级医师查房：根据病情及检查结果调整治疗方案 □ 完成上级医师查房记录 □ 向患者及家属介绍病情及相关检查结果 □ 相关科室会诊 □ 复查结果异常的化验检查 □ 制订近期和远期康复目标，制订康复治疗计划及个体化二级预防方案 □ 康复功能训练
重点医嘱	**长期医嘱：** □ 康复医学科护理常规 □ 分级护理 □ 基础疾病用药 □ 神经营养药物 □ 运动疗法 □ 作业治疗 □ 吞咽治疗 □ 针灸治疗 □ 认知和言语治疗 □ 促醒治疗（昏迷患者） □ 物理因子治疗 **临时医嘱：** □ 日常生活能力评定 □ 酌情进行认知功能评定 □ 血常规、尿常规、肝功能、肾功能、血糖、血脂、血生化、心电图、凝血功能	**长期医嘱：** □ 康复医学科护理常规 □ 分级护理 □ 基础疾病用药 □ 神经营养药物 □ 运动疗法 □ 作业治疗 □ 吞咽治疗 □ 针灸治疗 □ 认知和言语治疗 □ 促醒治疗（昏迷患者） □ 物理因子治疗 **临时医嘱：** □ 依据病情需要下达其他特殊医嘱	**长期医嘱：** □ 康复医学科护理常规 □ 分级护理 □ 基础疾病用药 □ 神经营养药物 □ 运动疗法 □ 作业治疗 □ 吞咽治疗 □ 针灸治疗 □ 认知和言语治疗 □ 促醒治疗（昏迷患者） □ 物理因子治疗 **临时医嘱：** □ 依据病情需要下达其他特殊医嘱
病情变异记录	□ 无 □ 有，原因： 1. 2.	□ 无 □ 有，原因： 1. 2.	□ 无 □ 有，原因： 1. 2.
医师签名			

时间	住院第 4~14 天	住院第 15~27 天	住院第 28 天（出院日）
主要诊疗工作	□ 三级医师查房 □ 中期康复评定 □ 根据病情调整治疗方案 □ 完成上级医师查房记录 □ 复查结果异常的化验检查 □ 向患者及家属介绍病情及相关检查结果 □ 康复功能训练	□ 三级医师查房 □ 根据中期康复评定调整治疗方案 □ 康复功能训练 □ 末期康复评定 □ 出院前日向患者及家属交代出院医嘱及注意事项 □ 如果患者不能出院，在病程记录中说明原因和继续治疗的方案	□ 再次向患者及家属介绍出院医嘱及注意事项 □ 患者办理出院手续
重点医嘱	**长期医嘱：** □ 康复医学科护理常规 □ 分级护理 □ 基础疾病用药 □ 神经营养药物 □ 运动疗法 □ 作业治疗 □ 吞咽治疗 □ 针灸治疗 □ 认知和言语治疗 □ 促醒治疗（昏迷患者） □ 物理因子治疗 **临时医嘱：** □ 异常检查复查 □ 中期康复评定 □ 依据病情需要下达其他特殊医嘱	**长期医嘱：** □ 康复医学科护理常规 □ 分级护理 □ 基础疾病用药 □ 神经营养药物 □ 运动疗法 □ 作业治疗 □ 吞咽治疗 □ 针灸治疗 □ 认知和言语治疗 □ 促醒治疗（昏迷患者） □ 物理因子治疗 **临时医嘱：** □ 明日出院 □ 末期康复评定 □ 出院前康复指导	**临时医嘱：** □ 通知出院 □ 依据病情给予出院带药及建议 □ 给予出院康复指导
病情变异记录	□ 无　□ 有，原因： 1. 2.	□ 无　□ 有，原因： 1. 2.	□ 无　□ 有，原因： 1. 2.
医师签名			

（二）护士表单

脑梗死恢复期康复临床路径护士表单

适用对象：第一诊断为脑梗死（ICD-10：I63.900）（无并发症患者）

患者姓名：	性别：　年龄：　门诊号：	住院号：
住院日期：　年　月　日	出院日期：　年　月　日	标准住院日：21~28天

时间	住院第1天	住院第2天	住院第3天
健康宣教	□ 入院宣教 □ 介绍主管医师、护士 □ 介绍环境、设施 □ 介绍住院注意事项 □ 介绍探视和陪伴制度 □ 介绍贵重物品制度 □ 安全宣教	□ 健康宣教 □ 预防压疮 □ 预防肺部感染 □ 预防跌倒 □ 预防深静脉血栓 □ 康复治疗注意事项宣教 □ 疾病相关知识	□ 健康宣教 □ 预防压疮 □ 预防肺部感染 □ 预防跌倒 □ 预防深静脉血栓 □ 康复治疗注意事项宣教 □ 预防脑梗死再次发作的相关知识
护理处置	□ 核对患者，佩戴腕带 □ 建立入院护理病历 □ 协助患者留取各种标本 □ 测量体重	□ 遵医嘱完成相关检查	□ 遵医嘱完成相关检查
基础护理	□ 正确执行医嘱 □ 分级护理 □ 晨晚间护理 □ 管道护理 □ 二便管理 □ 患者安全管理	□ 分级护理 □ 根据对患者病情的轻、重、缓、急及患者自理能力的评估，给予不同级别的护理	□ 分级护理 □ 根据对患者病情的轻、重、缓、急及患者自理能力的评估，给予不同级别的护理
专科护理	□ 康复护理评定 □ 营养筛查 □ 指导良肢位摆放 □ 注意并发症的护理 □ 跌倒及压疮风险评估 □ 观察患者病情变化 □ 生活与心理护理 □ 照顾者照顾能力评估	□ 正确执行医嘱 □ 指导良肢位摆放 □ 注意并发症的护理 □ 营养及饮食指导 □ 观察患者病情变化 □ 生活与心理护理 □ 照顾者照顾技巧指导	□ 正确执行医嘱 □ 指导良肢位摆放 □ 注意并发症的护理 □ 矫形器佩戴指导及预防器械所致皮损 □ 观察患者病情变化 □ 生活与心理护理 □ 照顾者照顾技巧指导
重点医嘱	□ 详见医嘱执行单	□ 详见医嘱执行单	□ 详见医嘱执行单
病情变异记录	□ 无　□ 有，原因： 1. 2.	□ 无　□ 有，原因： 1. 2.	□ 无　□ 有，原因： 1. 2.
护士签名			

时间	住院第 4~14 天	住院第 15~27 天	住院第 28 天（出院日）
健康宣教	□ 健康宣教 □ 预防压疮 □ 预防肺部感染 □ 预防跌倒 □ 预防深静脉血栓 □ 康复治疗注意事项宣教 □ 预防脑梗死再次发作的相关知识 □ 需要时，指导辅助器具的使用	□ 健康宣教 □ 预防压疮 □ 预防肺部感染 □ 预防跌倒 □ 预防深静脉血栓 □ 康复治疗注意事项宣教 □ 预防脑梗死再次发作的相关知识 □ 需要时，指导辅助器具的使用	□ 出院宣教 □ 复诊时间 □ 复诊地点 □ 活动与休息 □ 指导饮食 □ 注意安全、预防跌倒 □ 预防脑梗死再次发作的相关知识 □ 指导办理出院手续 □ 居家照顾技巧指导
护理处置	□ 遵医嘱完成相关检查	□ 遵医嘱完成相关检查	□ 办理出院手续 □ 书写出院小结
基础护理	□ 分级护理 □ 根据对患者病情的轻、重、缓、急及患者自理能力的评估，给予不同级别的护理	□ 分级护理 □ 根据对患者病情的轻、重、缓、急及患者自理能力的评估，给予不同级别的护理	□ 分级护理 □ 根据对患者病情的轻、重、缓、急及患者自理能力的评估，给予不同级别的护理
专科护理	□ 正确执行医嘱 □ 正确体位摆放 □ 注意并发症的护理 □ 日常生活活动评估与指导照护者照护，给予恰当水平的生活帮助与护理 □ 观察患者病情变化 □ 生活与心理护理 □ 营养干预后评价	□ 正确执行医嘱 □ 正确体位摆放 □ 注意并发症的护理 □ 观察患者病情变化 □ 生活与心理护理 □ 营养及饮食指导	□ 出院带药服用指导 □ 康复护理指导 □ 心理护理
重点医嘱	□ 详见医嘱执行单	□ 详见医嘱执行单	□ 详见医嘱执行单
病情变异记录	□ 无　□ 有，原因： 1. 2.	□ 无　□ 有，原因： 1. 2.	□ 无　□ 有，原因： 1. 2.
护士签名			

（三）患者表单

脑梗死恢复期康复临床路径患者表单

适用对象：第一诊断为脑梗死（ICD-10：I63.900）（无并发症患者）

患者姓名：	**性别：　　年龄：　　门诊号：**	**住院号：**
住院日期：　　年　月　日	**出院日期：**　　年　月　日	**标准住院日：21~28 天**

时间	入院	康复治疗前	住院康复治疗期间
医患配合	□ 配合询问病史、收集资料，请务必详细告知既往史、用药史、过敏史 □ 配合进行体格检查 □ 有任何不适请告知医师	□ 配合完善康复治疗前相关检查 □ 配合医师完成入院康复评定 □ 医师与患者及家属介绍病情及康复治疗谈话签字	□ 配合完善相关检查 □ 配合医师进行中期评定
护患配合	□ 配合定时测量生命体征 □ 配合完成入院护理评估（简单询问病史、过敏史、用药史） □ 接受入院宣教（环境介绍、病室规定、订餐制度、贵重物品保管等） □ 配合执行探视和陪伴制度 □ 有任何不适请告知护士 □ 配合护士进行照顾者能力评估 □ 配合护士进行跌倒、压疮等并发症风险评估	□ 配合定时测量生命体征、每日询问大便情况 □ 配合完成相关检查前准备 □ 接受饮食宣教 □ 接受药物宣教 □ 接受健康宣教 □ 接受康复治疗注意事项宣教 □ 接受护士对照顾者照顾能力指导 □ 接受护士进行跌倒、压疮等并发症风险的护理措施	□ 配合定时测量生命体征、每日询问大便情况 □ 配合完成相关检查前准备 □ 接受输液、服药等治疗 □ 配合进行康复护理 □ 配合进行并发症预防 □ 接受健康宣教 □ 配合执行探视及陪伴 □ 接受护士对照顾者居家照顾能力指导 □ 接受护士居家跌倒、压疮健康宣教
饮食	□ 遵医嘱饮食 □ 接受营养风险筛查	□ 遵医嘱饮食 □ 接受营养干预	□ 遵医嘱饮食
排泄	□ 正常排尿便 □ 需要时，配合放置导尿管 □ 需要时，配合间歇导尿	□ 正常排尿便 □ 需要时，配合放置导尿管 □ 需要时，配合间歇导尿	□ 正常排尿便 □ 需要时，配合放置导尿管 □ 需要时，配合间歇导尿
活动	□ 监护或指导下活动	□ 监护或指导下活动	□ 监护或指导下活动

时间	出院
医患配合	□ 接受出院前康复指导 □ 了解复诊程序 □ 获取出院诊断书
护患配合	□ 接受出院宣教 □ 了解办理出院手续 □ 了解获取出院带药 □ 了解服药方法、作用、注意事项 □ 了解复印病历程序
饮食	□ 遵医嘱饮食
排泄	□ 正常排尿便 □ 需要时，配合放置导尿管 □ 需要时，配合间歇导尿
活动	□ 适度活动，避免疲劳
患者或家属签名	

附：原表单（2016年版）

脑梗死恢复期康复临床路径表单

适用对象：第一诊断为脑梗死（ICD-10：I63.900）（无并发症患者）

患者姓名：	性别： 年龄： 门诊号：	住院号：
住院日期： 年 月 日	出院日期： 年 月 日	标准住院日：21~28天

时间	住院第1天	住院第2天	住院第3天
主要诊疗工作	□ 询问病史及体格检查 □ 入院康复评定、预后评定 □ 完成病历书写 □ 初步确定诊断及治疗方案 □ 医患沟通，交代病情、治疗方案及注意事项	□ 上级医师查房：根据病情及检查结果调整治疗方案 □ 入院病情评定 □ 防治并发症	□ 上级医师查房：根据病情调整治疗方案 □ 初期康复评定 □ 形成个体化二级预防方案
重点医嘱	**长期医嘱：** □ 康复医学科护理常规 □ 二级护理 □ 基础疾病用药 □ 神经营养药物 □ 运动疗法 □ 吞咽治疗 □ 针灸治疗 □ 认知和言语治疗 □ 促醒治疗（昏迷患者） □ 物理因子治疗 **临时医嘱：** □ 日常生活能力评定 □ 酌情进行认知功能评定 □ 血常规、尿常规、肝功能、肾功能、血糖、血脂、血生化、心电图、凝血功能	**长期医嘱：** □ 康复医学科护理常规 □ 分级护理 □ 基础疾病用药 □ 神经营养药物 □ 运动疗法 □ 吞咽治疗 □ 针灸治疗 □ 认知和言语治疗 □ 促醒治疗（昏迷患者） □ 物理因子治疗 **临时医嘱：** □ 依据病情需要下达 □ 其他特殊医嘱	**长期医嘱：** □ 康复医学科护理常规 □ 分级护理 □ 基础疾病用药 □ 神经营养药物 □ 运动疗法 □ 吞咽治疗 □ 针灸治疗 □ 认知和言语治疗 □ 促醒治疗（昏迷患者） □ 物理因子治疗 **临时医嘱：** □ 依据病情需要下达 □ 其他特殊医嘱
主要护理工作	□ 入院宣教及护理评定 □ 正确执行医嘱 □ 正确体位摆放 □ 观察患者病情变化 □ 生活与心理护理	□ 健康宣教 □ 正确执行医嘱 □ 正确体位摆放 □ 观察患者病情变化 □ 生活与心理护理	□ 健康宣教 □ 正确执行医嘱 □ 正确体位摆放 □ 观察患者病情变化 □ 生活与心理护理
病情变异记录	□ 无 □ 有，原因： 1. 2.	□ 无 □ 有，原因： 1. 2.	□ 无 □ 有，原因： 1. 2.
护士签名			
医师签名			

时间	住院第 4~19 天	住院第 20~27 天 （出院前日）	住院第 21~28 天 （出院日）
主要诊疗工作	□ 根据病情调整治疗方案 □ 康复效果评定 □ 完成上级医师查房记录 □ 中期康复评定 □ 形成个体化二级预防方案	□ 通知患者及其家属明天出院 □ 末期康复评定 □ 向患者交代出院后注意事项 □如果患者不能出院，在病程记录中说明原因和继续治疗的方案	□ 再次向患者及家属介绍出院或转院注意事项 □ 患者办理出院手续
重点医嘱	**长期医嘱：** □ 康复医学科护理常规 □ 分级护理 □ 基础疾病用药 □ 神经营养药物 □ 运动疗法 □ 吞咽治疗 □ 针灸治疗 □ 认知和言语治疗 □ 促醒治疗（昏迷患者） □ 物理因子治疗 **临时医嘱：** □ 异常检查复查 □ 依据病情需要下达 □ 其他特殊医嘱	**长期医嘱：** □ 康复医学科护理常规 □ 分级护理 □ 基础疾病用药 □ 神经营养药物 □ 运动疗法 □ 吞咽治疗 □ 针灸治疗 □ 认知和言语治疗 □ 促醒治疗（昏迷患者） □ 物理因子治疗 **临时医嘱：** □ 明日出院 □ 末期康复评定 □ 出院前康复指导	**出院医嘱：** □ 通知出院 □ 依据病情给予出院带药及建议 □ 给予出院康复指导
主要护理工作	□ 正确体位摆放 □ 正确执行医嘱 □ 观察患者病情变化 □ 心理和生活护理	□ 正确体位摆放 □ 正确执行医嘱 □ 观察患者病情变化 □ 指导患者办理出院手续	□ 出院带药服用指导 □ 康复护理指导 □ 出院者告知复诊时间和地点
病情变异记录	□ 无　□ 有，原因： 1. 2.	□ 无　□ 有，原因： 1. 2.	□ 无　□ 有，原因： 1. 2.
护士签名			
医师签名			

第四章

人工髋关节置换术后康复临床路径释义

【医疗质量控制指标】

指标一、是否进行了具体的康复评定，包括一般临床评定和康复专科评定，康复评定应包括初期评定、中期评定和出院前终末评定。

指标二、是否实施了真正的康复治疗。

指标三、是否发生了并发症，如关节感染、下肢深静脉血栓。

指标四、康复治疗后的功能改善情况。

一、人工髋关节置换编码

1. 原编码：

疾病名称及编码：人工髋关节置换术（ICD-9-CM-3：81.51-81.52）

2. 修改编码：

疾病名称及编码：人工髋关节（ICD-10：Z96.601）

二、临床路径检索方法

Z96.601

三、国家医疗保障疾病诊断相关分组（CHS-DRG）

MDCI　肌肉、骨骼疾病及功能障碍

IZ1　肌肉骨骼系统植入物/假体的康复照护

四、人工髋关节置换术康复临床路径标准住院流程

（一）适用对象

已行人工髋关节置换术（ICD-9-CM-3：81.51-81.52）。

释义

■ 本路径的试用对象为已行人工髋关节置换术，术后3周以内的患者。术后出现肺栓塞等严重并发症或合并症的患者不列入其中。

（二）诊断依据

根据《临床诊疗指南·物理医学与康复分册》（中华医学会编著，人民卫生出版社，2005）、《康复医学（第6版）》（黄晓琳、燕铁斌主编，人民卫生出版社，2018）。

1. 临床表现：

（1）下肢运动功能障碍。

（2）站立/步行功能障碍。

（3）日常生活活动能力障碍。

2. 影像学检查：X线片显示人工髋关节。

释义

■ 本路径的制订主要参考国内权威参考书籍。

■ 临床症状是诊断人工髋关节置换术后的初步依据，多数患者术后早期表现为手术侧下肢运动功能障碍，不能独立站立及步行，影响日常生活活动；X线片可明确显示髋关节术后表现，可见人工髋关节假体。

（三）康复评定

分别于入院后1~3天进行初期康复评定，入院后9~11天进行中期康复评定，出院前进行末期康复评定。

1. 一般临床情况评定。

2. 康复专科评定：

（1）伤口情况评定。

（2）下肢围度评定。

（3）下肢血液循环状况评定。

（4）髋关节关节活动度评定。

（5）下肢肌力评定。

（6）转移/负重能力评定。

（7）步态评定。

（8）日常生活活动能力评定。

释义

■ 康复评定是康复诊疗的重要内容之一，要贯穿整个康复过程，因此包括初次评定、中期评定和终末评定。

■ 康复评定的内容包括一般临床评定和康复专科评定，对于髋关节置换术后，专科评定主要包括伤口情况评定、下肢围度评定、下肢血液循环状况评定、关节活动度评定、下肢肌力评定、转移/负重能力评定、步态评定和日常生活活动能力评定等，这些内容囊括了患者局部的结构、下肢功能和社会参与能力等。

（四）治疗方案的选择

根据《临床诊疗指南·物理医学与康复分册》（中华医学会编著，人民卫生出版社，2005）、《康复医学（第6版）》（黄晓琳、燕铁斌主编，人民卫生出版社，2018）。

1. 一般临床治疗。

2. 康复治疗：

（1）安全活动指导与健康教育。

（2）物理因子治疗。

（3）肌力训练。

（4）关节活动度训练。

（5）转移能力训练。

（6）下肢负重训练。

（7）步行训练，包括助行器选择与使用训练。
（8）日常生活活动能力训练。
3. 常见并发症处理：
（1）感染处理。
（2）血栓处理。
（3）出现骨折、假体脱落、神经损伤等严重并发症和严重合并症时需专科会诊与转诊。

释义

■ 一般临床治疗包括合并其他疾病的治疗和手术伤口的换药、拆线等骨科处理。

■ 康复治疗内容与康复评定内容是相对应的，包括健康教育、理疗（促进伤口愈合、减轻疼痛等）、肌力和关节活动度训练、转移和负重训练、步行训练，以及日常生活活动能力训练等。具体如下：

1. 术后第一阶段（术后1周内）：

阶段康复目标：独立转移（床-椅子-厕所）；使用助行器、腋杖或手杖在平地上独立步行；独立进行基本的日常生活活动；独立进行家庭康复治疗；了解人工髋关节置换术后康复过程中可能出现的问题及对策。

（1）注意事项：

1）必须掌握禁忌动作：髋关节屈曲超过90°，内收超过中线，内旋超过中立位（后外侧入路）。

2）避免手术侧卧位。

3）仰卧、健侧卧位时双膝之间放置垫枕。

4）仰卧位时避免将垫枕置于膝关节下方以防止髋关节屈曲性挛缩。

5）如果同时行截骨术的患者，应减轻负重至20%~30%体重。

（2）康复治疗内容：

1）体位摆放：抬高患肢，双膝间夹枕。

2）体位转移：仰卧位到侧卧位、侧卧位到坐位、坐位到立位转移。

3）肌力及关节活动范围训练，包括股四头肌及臀肌的等长收缩、踝泵，仰卧位屈髋练习（＜45°），坐位伸膝及屈髋练习（＜90°）练习，站立位髋关节后伸、外展及膝关节屈曲练习。

4）助行器-腋杖-手杖辅助下的渐进性步行练习。

5）立位平衡及本体感觉训练。

6）复习并指导注意事项。

7）评估日常生活中辅助装置的需要情况（如穿袜器等）。

8）冰敷。

2. 术后第二阶段（术后第2~6周）：

阶段康复目标：最大限度地减轻疼痛及肿胀；无辅助装置下独立步行，步态正常；髋关节后伸0°~15°；独立进行日常生活活动。

（1）注意事项：

1）避免髋关节屈曲超过90°，内收超过中线，内旋超过中立位（后外侧入路）。

2）避免久坐（＞1小时）。

3）避免疼痛下进行治疗性训练及功能性活动。

4）在上下台阶练习顺利完成之前不要双腿交替爬楼梯。

（2）康复治疗内容：

1）继续前期肌力、关节活动度、平衡及本体感觉训练。

2）髋关节周围肌肉力量强化训练，主要包括髋关节前屈、后伸、外展、外旋及内旋（不能进行等张训练的方向可以先在中立位进行等长训练）。

3）步态训练。

4）前向上台阶练习（从 10cm、15cm 到 20cm）。

5）日常生活活动训练，包括穿脱裤子、袜子、捡拾地上的物品等。

6）水疗法（非必需）。

7）冰敷。

3. 术后第三阶段（术后第 7~12 周）：

阶段康复目标：双腿交替上下台阶；独立完成穿脱裤子及鞋袜；定时起立行走时间、单腿站立时间等功能测试结果达到相应年龄组正常范围；恢复特殊的功能性活动。

（1）注意事项：

1）避免在疼痛下进行日常生活活动和治疗性训练。

2）监控患者活动量，避免再损伤。

康复治疗内容：

3）继续髋关节周围肌肉力量练习，方法逐渐过渡至渐进性抗阻训练。

4）继续步态练习、前向上台阶练习。

5）开始前向下台阶练习（从 10cm、15cm 到 20cm）。

6）水疗法。

7）特定活动训练（根据患者生活及工作需求）。

■ 常见并发症包括伤口感染以及下肢深静脉血栓，应予相应治疗；出现骨折、假体脱落、神经损伤等严重并发症和严重合并症时需专科会诊与转诊。

（五）标准住院日 14~21 天

释义

■ 髋关节置换患者一般在术后 2 周时手术伤口已愈合拆线，经过一段时间康复指导和治疗后已能够具备独立翻身、坐起、转移、辅助下步行等基本日常生活活动能力，并且学会了基本的康复锻炼方法和注意事项，这种情况下可以开具出院康复计划转到下一级医院或社区家庭继续康复治疗，定期回三级医院复诊。因此将标准住院日定为 14~21 天比较合理。

（六）进入路径标准

1. 骨科已行人工髋关节置换术（ICD-9-CM-3：81.51-81.52），无严重术后并发症和严重合并症。

2. 当患者同时患有其他疾病，但在住院期间不需要特殊处理也不影响第一诊断的临床路径流程实施时，可以进入路径。

释义

■ 进入本路径的患者第一诊断为人工髋关节置换术后，并且无严重术后并发症和合并症。

■ 入院后常规检查发现有基础疾病，如高血压、冠状动脉粥样硬化性心脏病、糖尿病、肝肾功能不全等，经系统评估后对髋关节置换术后康复治疗无特殊影响者，可进入路径。但可能增加医疗费用，延长住院时间。

（七）住院期间辅助检查项目

1. 必须检查的项目：

（1）血常规、尿常规、粪便常规。

（2）肝肾功能、电解质、血糖、血脂、凝血功能。

（3）感染性疾病筛查（乙型肝炎、丙型肝炎、梅毒、艾滋病等）。

（4）心电图、X线胸片。

（5）髋关节X线片。

（6）下肢静脉血管超声。

（7）D-二聚体。

2. 根据具体情况可选择的检查项目：心肌酶谱、肺功能、超声心动图等。

释义

■ 血常规、尿常规、粪便常规；肝肾功能、电解质、血糖、血脂、凝血功能、感染性疾病筛查（乙型肝炎、丙型肝炎、梅毒、艾滋病等），以及心电图、X线胸片为常规检查，以了解患者的一般情况。

■ 髋关节X线片为术后康复治疗前常规的检查项目，有助于了解手术及患者目前局部的状况；下肢静脉血管超声和D-二聚体检查可以明确患者下肢有无深静脉血栓发生及发生的风险高低。

■ 心肌酶谱、X线胸片、肺功能、超声心动图等检查为根据患者具体情况而进行的检查项目。

（八）出院标准

1. 无手术相关感染。

2. 下肢功能改善或进入平台期。

释义

■ 经过2~3周的康复治疗，如果患者无手术相关感染发生，且下肢功能改善或进入平台期，此时患者已经基本掌握了下一阶段康复治疗的要点和注意事项，可以出院转到下一级康复机构或社区及家庭进行康复治疗。

（九）变异及原因分析

1. 出现严重并发症和合并症，需要转入其他专科治疗。

2. 辅助检查结果异常，需要复查，导致住院时间延长和住院费用增加。

3. 住院期间病情加重，出现并发症，需要进一步诊治，导致住院时间延长和住院费用增加。

4. 既往合并有其他系统疾病，如腰椎间盘突出症可能导致既往疾病加重而需要治疗，导致住院时间延长和住院费用增加。

释义

■ 变异的主要原因为出现严重并发症或合并症需要专科治疗，或病情加重导致住院时间延长和住院费用增加。医师需在表单中明确说明。

■ 因患者方面的主观原因导致执行路径出现变异，需医师在表单中予以说明。

五、人工髋关节置换术康复护理规范

1. 评估患者自理能力及髋关节周围皮肤有无红、肿、热等感染体征。

2. 根据患者的具体康复情况实施个性化的康复训练。

3. 告知患者在康复训练及日常生活中，为了防止髋关节脱位，遵循如下原则：

（1）屈髋不能超过 90°，或上身向前弯不要超出 90°。

（2）髋关节内收不能超过中线，或膝关节或踝关节不要交叉。

（3）髋关节不能外旋，卧位及翻身时宜保持患腿外展位。

（4）坐位时不要向侧方弯腰。

4. 观察下肢静脉血栓的早期表现，下肢有无水肿、疼痛、皮肤颜色、温度改变等，指导患者踝泵练习。

5. 评估及观察患者疼痛程度，与医师沟通，遵医嘱给予镇痛药物。

6. 指导患者保护关节，避免重体力劳动、奔跑、登山等运动，避免关节过度磨损和关节松动。

六、人工髋关节置换术康复营养治疗规范

1. 康复期间均衡膳食，饮食宜高蛋白、低脂，避免体重增加加重关节负担，多摄入富含粗纤维、果胶等食物促进胃肠蠕动。

2. 如术中术后失血较多，适量进食富含铁离子食物，补充叶酸及其他 B 族维生素。

七、人工髋关节置换术康复健康宣教

1. 养成良好的生活习惯。手术后可以骑单车、行走、游泳等，但不鼓励跑、跳等剧烈运动及长距离行走、爬山等运动，应禁止做高撞击和接触性运动。

2. 注意预防跌跤和受伤。

（1）避免在不好的天气外出，避免湿滑的路面。

（2）家里的过道保持整齐，避免过道上堆放障碍物。

（3）床边安装电灯开关，夜间起床需保证照明。

（4）穿防滑底的鞋子，卫生间铺防滑垫。

3. 积极预防感染，如出现扁桃体炎、皮肤感染、肺部感染、泌尿系感染等尽早就诊，积极使用抗菌药物。

4. 术后定期复查，一般术后 6 周、3 个月、半年、1 年回院复诊。以后每 1 年复诊 1 次。

5. 如出现下列情况需尽快就诊：

（1）关节局部红肿热痛或出现小洞口有液体流出。

（2）感觉关节活动没有以往正常或受限。

（3）出现整个下肢的肿胀疼痛或出现关节畸形。

（4）外伤后出现变形和疼痛。

6. 家庭改造，蹲厕改坐厕，替换过矮的沙发或座椅，避免长时间处于大角度屈髋体位。

八、推荐表单

（一）医师表单

人工髋关节置换术康复临床路径医师表单

适用对象：已行人工髋关节置换术（ICD-9-CM-3：81.51-81.52）

患者姓名：	性别：　　年龄：　　住院号：	门诊号：
住院日期：　　年　月　日	出院日期：　　年　月　日	标准住院日：14~21 天

时间	住院第 1 天	住院第 2 天	住院第 3 天
主要诊疗工作	□ 询问病史及体格检查 □ 完成病历书写 □ 开检查单 □ 上级医师查房与初期康复评定	□ 主治医师查房，完成相关病历书写 □ 根据检查结果，排除康复治疗禁忌证 □ 拟定康复治疗方案 □ 签署康复治疗知情同意书、自费项目协议书等 □ 向患者及家属交代病情及康复治疗方案 □ 必要时请相关科室会诊	□ 上级医师查房，根据情况调整具体治疗方案 □ 进一步明确康复治疗方案
重点医嘱	**长期医嘱：** □ 康复医学科护理常规 □ 二级护理 □ 患者既往基础用药 □ 体位摆放 **临时医嘱：** □ 血常规、尿常规、粪便常规、肝肾功能、电解质、血糖 □ 心电图 □ 髋关节 X 线片 □ X 线胸片、肺功能、超声心动（根据患者情况选择）	**长期医嘱：** □ 康复医学科护理常规 □ 二级护理 □ 患者既往基础用药 □ 体位摆放 □ 物理因子治疗 □ 肌力训练 □ 关节活动度训练 □ 转移能力训练 □ 负重训练 **临时医嘱：** □ 请相关科室会诊	**长期医嘱：** □ 康复医学科护理常规 □ 二级护理 □ 患者既往基础用药 □ 体位摆放 □ 物理因子治疗 □ 肌力训练 □ 关节活动度训练 □ 转移能力训练 □ 负重训练 **临时医嘱：** □ 其他特殊医嘱
病情变异记录	□ 无　□ 有，原因： 1. 2.	□ 无　□ 有，原因： 1. 2.	□ 无　□ 有，原因： 1. 2.
医师签名			

时间	住院第 4~19 天	住院第 13~20 天 （出院前日）	住院第 14~21 天 （出院日）
主要诊疗工作	□ 中期康复评定 □ 完成病程 □ 根据患者情况，随时调整治疗方案	□ 末期康复评定 □ 指导出院后康复训练方案：如体位摆放、活动禁忌、负重时间、步态训练的注意事项等	□ 再次向患者及家属介绍出院后注意事项，出院后治疗及家庭保健 □ 患者办理出院手续，出院
重点医嘱	**长期医嘱：** □ 康复医学科护理常规 □ 二级护理 □ 患者既往基础用药 □ 体位摆放 □ 物理因子治疗 □ 作业治疗 □ 肌力训练 □ 关节活动度训练 □ 转移能力训练 □ 负重训练 **临时医嘱：** □ 其他特殊医嘱	**长期医嘱：** □ 康复医学科护理常规 □ 二级护理 □ 患者既往基础用药 □ 体位摆放 □ 物理因子治疗 □ 作业治疗 □ 肌力训练 □ 关节活动度训练 □ 转移能力训练 □ 负重训练 **出院医嘱：** □ 明日出院 □ 2 周后门诊复诊	**出院医嘱：** □ 通知出院 □ 依据病情给予出院康复指导
病情变异记录	□ 无 □ 有，原因： 1. 2.	□ 无 □ 有，原因： 1. 2.	□ 无 □ 有，原因： 1. 2.
医师签名			

（二）护士表单

人工髋关节置换术康复临床路径护士表单

适用对象：已行人工髋关节置换术（ICD-9-CM-3：81.51-81.52）

患者姓名：	**性别：　　年龄：**	**住院号：**	**门诊号：**
住院日期：　　年　　月　　日	**出院日期：**　　年　　月　　日		**标准住院日：** 14~21 天

时间	住院第 1 天	住院第 2 天	住院第 3 天
健康宣教	□ 入院宣教 □ 介绍主管医师、护士 □ 介绍环境、设施 □ 介绍住院注意事项 □ 介绍探视和陪伴制度 □ 介绍贵重物品制度 □ 介绍每日康复治疗流程	□ 为患者解读康复治疗项目的含义及每项治疗前后注意事项，以及治疗后可能出现的情况及应对方式 □ 告知患者三级医师查房的时间 □ 告知患者在各项康复治疗中配合治疗师 □ 主管护士与患者沟通，消除患者紧张情绪	□ 给予患者及家属心理支持 □ 再次明确探视陪伴须知
护理处置	□ 核对患者，佩戴腕带 □ 建立入院护理病历 □ 协助患者留取各种标本 □ 测量体重	□ 为患者安排每天康复治疗的日程	□ 再次确定患者的康复治疗日程
基础护理	□ 二级护理 □ 晨晚间护理 □ 患者安全管理	□ 二级护理 □ 晨晚间护理 □ 患者安全管理	□ 二级护理 □ 晨晚间护理 □ 患者安全管理
专科护理	□ 护理查体 □ 病情观察 □ 肢体及关节肿胀、皮肤温度、疼痛情况 □ 需要时，填写跌倒及压疮防范表 □ 需要时，请家属陪伴 □ 确定饮食种类 □ 心理护理	□ 病情观察 □ 肢体及关节肿胀、皮肤温度、疼痛情况 □ 遵医嘱完成相关检查 □ 心理与生活护理 □ 指导患者功能锻炼	□ 病情观察 □ 肢体及关节肿胀、皮肤温度、疼痛情况 □ 心理与生活护理 □ 指导患者功能锻炼
重点医嘱	□ 详见医嘱执行单	□ 详见医嘱执行单	□ 详见医嘱执行单
病情变异记录	□ 无　□ 有，原因： 1. 2.	□ 无　□ 有，原因： 1. 2.	□ 无　□ 有，原因： 1. 2.
护士签名			

时间	住院第 4~19 天	住院第 13~20 天 （出院前日）	住院第 14~21 天 （出院日）
健康宣教	□ 给予患者及家属心理支持 □ 再次明确探视陪伴须知	□ 给予患者及家属心理支持	□ 出院宣教 □ 家庭康复方案 □ 复查时间 □ 服药方法 □ 活动休息 □ 指导饮食 □ 指导办理出院手续
护理处置	□ 根据患者的个体情况，随时为其调整康复治疗日程	□ 根据患者的个体情况，随时为其调整康复治疗日程	□ 办理出院手续 □ 书写出院小结
基础护理	□ 二级护理 □ 晨晚间护理 □ 患者安全管理	□ 二级护理 □ 晨晚间护理 □ 患者安全管理	□ 二级护理 □ 晨晚间护理 □ 患者安全管理
专科护理	□ 病情观察 □ 肢体及关节肿胀、皮肤温度、疼痛情况 □ 心理与生活护理 □ 指导患者功能锻炼	□ 病情观察 □ 肢体及关节肿胀、皮肤温度、疼痛情况 □ 心理与生活护理 □ 指导患者功能锻炼	□ 病情观察 □ 肢体及关节肿胀、皮肤温度、疼痛情况 □ 心理与生活护理 □ 出院指导 □ 根据家庭康复方案为患者答疑
重点医嘱	□ 详见医嘱执行单	□ 详见医嘱执行单	□ 详见医嘱执行单
病情变异记录	□ 无　□ 有，原因： 1. 2.	□ 无　□ 有，原因： 1. 2.	□ 无　□ 有，原因： 1. 2.
护士签名			

（三）患者表单

人工髋关节置换术康复临床路径患者表单

适用对象：已行人工髋关节置换术（ICD-9-CM-3：81.51-81.52）

患者姓名：	**性别：　　年龄：　　住院号：**	**门诊号：**
住院日期：　　年　月　日	**出院日期：**　　年　月　日	**标准住院日：** 14~21 天

时间	住院第 1 天	住院第 2 天	住院第 3 天
医患配合	□ 配合询问病史、收集资料，请务必详细告知既往史、用药史、过敏史 □ 配合进行体格检查 □ 有任何不适请告知医师	□ 配合各级医师查房	□ 配合各级医师查房 □ 向主管医师汇报康复治疗过程中出现的任何不适反应
护患配合	□ 配合测量体温、脉搏、呼吸（3 次）、血压、体重（1 次） □ 配合完成入院护理评估（简单询问病史、过敏史、用药史） □ 接受入院宣教（环境介绍、病室规定、订餐制度、贵重物品保管等） □ 配合执行探视和陪伴制度 □ 有任何不适请告知护士	□ 配合测量体温、脉搏、呼吸、血压、询问大便情况（1 次） □ 配合完成各项检查、化验 □ 接受饮食宣教 □ 接受药物宣教 □ 配合护士完成康复治疗日程	□ 对康复治疗日程有任何问题及时向主管护士汇报，以便调整日程
治疗师与患者配合	□ 配合完成入院治疗师评估（简单询问病史、术前/术后康复治疗史、功能查体等）	□ 配合治疗师进行每天的康复治疗 □ 康复治疗中有任何不适随时向主管治疗师报告	□ 配合治疗师进行每天的康复治疗 □ 康复治疗中有任何不适随时向主管治疗师报告
饮食	□ 遵医嘱饮食	□ 遵医嘱饮食	□ 遵医嘱饮食
康复治疗	□ 体位摆放 □ 关节活动范围练习 □ 肌力训练 □ 转移训练 □ 在可耐受的疼痛范围内进行负重及步态训练 □ 日常生活活动训练 □ 冰敷 □ 其他理疗	□ 体位摆放 □ 关节活动范围练习 □ 肌力训练 □ 转移训练 □ 在可耐受的疼痛范围内进行负重及步态训练 □ 日常生活活动训练 □ 冰敷 □ 其他理疗	□ 体位摆放 □ 关节活动范围练习 □ 肌力训练 □ 转移训练 □ 在可耐受的疼痛范围内进行负重及步态训练 □ 日常生活活动训练 □ 冰敷 □ 其他理疗

时间	住院第 4~19 天	住院第 13~20 天 （出院前日）	住院第 14~21 天 （出院日）
医患配合	□ 配合各级医师查房 □ 向主管医师汇报康复治疗过程中出现的任何不适反应	□ 配合各级医师查房 □ 向主管医师汇报康复治疗过程中出现的任何不适反应	□ 接受出院前指导 □ 了解复查程序 □ 获取出院诊断书
护患配合	□ 对康复治疗日程有任何问题及时向主管护士汇报，以便调整日程	□ 对康复治疗日程有任何问题及时向主管护士汇报，以便调整日程	□ 接受出院宣教 □ 办理出院手续 □ 获取出院带药 □ 了解服药方法、作用、注意事项 □ 了解复印病历程序
治疗师与患者配合	□ 配合治疗师进行每天的康复治疗 □ 康复治疗中有任何不适随时向主管治疗师报告	□ 配合治疗师进行每天的康复治疗 □ 康复治疗中有任何不适随时向主管治疗师报告	□ 掌握家庭康复方案的项目及内容
饮食	□ 遵医嘱饮食	□ 遵医嘱饮食	□ 遵医嘱饮食
康复治疗	□ 体位摆放 □ 关节活动范围练习 □ 肌力训练 □ 转移训练 □ 在可耐受的疼痛范围内进行负重及步态训练 □ 日常生活活动训练 □ 冰敷 □ 其他理疗	□ 体位摆放 □ 关节活动范围练习 □ 肌力训练 □ 转移训练 □ 在可耐受的疼痛范围内进行负重及步态训练 □ 日常生活活动训练 □ 冰敷 □ 其他理疗	□ 详见家庭康复方案

附：原表单（2016 年版）

人工髋关节置换术康复临床路径表单

适用对象：已行人工髋关节置换术（ICD-9-CM-3：81.51-81.52）

患者姓名：	性别： 年龄： 住院号：	门诊号：
住院日期： 年 月 日	出院日期： 年 月 日	标准住院日：14~21 天

时间	住院第 1 天	住院第 2 天	住院第 3 天
主要诊疗工作	□ 询问病史及体格检查 □ 完成病历书写 □ 开检查单 □ 上级医师查房与初期康复评定	□ 主治医师查房，完成相关病历书写 □ 根据检查结果，排除康复治疗禁忌证 □ 拟定康复治疗方案 □ 签署康复治疗知情同意书、自费项目协议书等 □ 向患者及家属交代病情及康复治疗方案 □ 必要时请相关科室会诊	□ 上级医师查房，根据情况调整具体治疗方案 □ 进一步明确康复治疗方案
重点医嘱	**长期医嘱：** □ 康复医学科护理常规 □ 二级护理 □ 饮食 □ 患者既往基础用药 □ 体位摆放 **临时医嘱：** □ 血常规、尿常规、粪便常规 □ 肝肾功能、电解质、血糖 □ 心电图 □ 髋关节 X 线片 □ X 线胸片、肺功能、超声心动（根据患者情况选择）	**长期医嘱：** □ 康复医学科护理常规 □ 二级护理 □ 饮食 □ 患者既往基础用药 □ 体位摆放 □ 物理因子治疗 □ 肌力训练 □ 关节活动度训练 □ 转移能力训练 □ 负重训练 **临时医嘱：** □ 请相关科室会诊	**长期医嘱：** □ 康复医学科护理常规 □ 二级护理 □ 饮食 □ 患者既往基础用药 □ 体位摆放 □ 物理因子治疗 □ 肌力训练 □ 关节活动度训练 □ 转移能力训练 □ 负重训练 **临时医嘱：** □ 其他特殊医嘱
主要护理工作	□ 入院介绍（病房环境、设施等） □ 入院护理评定	□ 观察患者病情变化并及时报告医师 □ 心理与生活护理 □ 指导患者功能锻炼	□ 观察患者病情变化并及时报告医师 □ 心理与生活护理 □ 指导患者功能锻炼
病情变异记录	□ 无 □ 有，原因： 1. 2.	□ 无 □ 有，原因： 1. 2.	□ 无 □ 有，原因： 1. 2.
护士签名			
医师签名			

时间	住院第 4~19 天	住院第 13~20 天 （出院前日）	住院第 14~21 天 （出院日）
主要诊疗工作	□ 中期康复评定 □ 完成病程 □ 根据患者情况，随时调整治疗方案	□ 末期康复评定 □ 指导出院后康复训练方案：如体位摆放、活动禁忌、负重时间、步态训练的注意事项等	□ 再次向患者及家属介绍出院后注意事项，出院后治疗及家庭保健 □ 患者办理出院手续，出院
重点医嘱	**长期医嘱：** □ 康复医学科护理常规 □ 二级护理 □ 饮食 □ 患者既往基础用药 □ 体位摆放 □ 物理因子治疗 □ 肌力训练 □ 关节活动度训练 □ 转移能力训练 □ 负重训练 **临时医嘱：** □ 其他特殊医嘱	**长期医嘱：** □ 康复医学科护理常规 □ 二级护理 □ 饮食 □ 患者既往基础用药 □ 体位摆放 □ 物理因子治疗 □ 肌力训练 □ 关节活动度训练 □ 转移能力训练 □ 负重训练 **出院医嘱：** □ 明日出院 □ 2 周后门诊复诊	**出院医嘱：** □ 通知出院 依据病情给予出院康复指导
主要护理工作	□ 观察患者病情变化并及时报告医师 □ 心理与生活护理 □ 指导患者功能锻炼	□ 观察患者病情变化并及时报告医师 □ 心理与生活护理 □ 指导患者功能锻炼	□ 指导患者办理出院手续 □ 出院宣教
病情变异记录	□ 无 □ 有，原因： 1. 2.	□ 无 □ 有，原因： 1. 2.	□ 无 □ 有，原因： 1. 2.
护士签名			
医师签名			

第五章
人工膝关节置换术后康复临床路径释义

【医疗质量控制指标】

指标一、是否进行了康复评定，包括一般临床评定和康复专科评定，康复评定应包括初期评定、中期评定和出院前终末评定。

指标二、是否实施了正规的康复治疗。

指标三、是否发生了并发症，如关节感染、下肢深静脉血栓。

一、人工膝关节置换编码

1. 原编码：

疾病名称及编码：人工膝关节置换术（ICD-9-CM-3：81.54）

2. 修改编码：

疾病名称及编码：人工膝关节（ICD-10：Z96.602）

二、临床路径检索方法

Z96.602

三、国家医疗保障疾病诊断相关分组（CHS-DRG）

MDCI　肌肉、骨骼疾病及功能障碍

IZ1　肌肉骨骼系统植入物/假体的康复照护

四、人工膝关节置换术康复临床路径标准住院流程

（一）适用对象

已行人工膝关节置换术（ICD-9-CM-3：81.54）。

释义

■ 路径的试用对象为已行人工膝关节置换术，术后3周以内的患者。术后出现肺栓塞等严重并发症或合并症的患者不列入其中。

（二）诊断依据

根据《临床诊疗指南·物理医学与康复分册》（中华医学会编著，人民卫生出版社，2005）、《康复医学（第6版）》（黄晓琳、燕铁斌主编，人民卫生出版社，2018）。

1. 临床表现：

（1）下肢运动功能障碍。

（2）站立/步行功能障碍。

（3）日常生活活动能力障碍。

2. 影像学检查：X线片显示人工膝关节。

释义

■ 本路径的制订主要参考国内权威参考书籍。

■ 临床表现是诊断人工膝关节置换术后的初步依据，多数患者术后早期表现为手术侧下肢运动功能障碍，不能独立站立及步行，影响日常生活活动；X线片可明确显示膝关节术后表现，可见人工膝关节假体。

（三）康复评定

分别于入院后1~3天进行初期康复评定，入院后9~11天进行中期康复评定，出院前进行末期康复评定。

1. 一般临床情况评定。
2. 康复专科评定：

（1）伤口情况评定。
（2）下肢围度评定。
（3）下肢血液循环状况评定。
（4）膝关节关节活动度评定。
（5）下肢肌力评定。
（6）转移/负重能力评定。
（7）步态评定。
（8）日常生活活动能力评定。

释义

■ 康复评定是康复诊疗的重要内容之一，贯穿整个康复过程，一般包括初次评定、中期评定和终末评定，以供适时调整康复方案。

■ 康复评定内容包括一般临床检查和康复专科评定，人工膝关节置换术后的专科评定主要包括伤口情况评估、下肢围度评定、下肢血液循环状况评定、关节活动度评定、下肢肌力评定、转移/负重能力评定、步态评定和日常生活活动能力评定等，这些内容囊括了患者伤口局部情况、下肢功能、个体功能和社会参与能力等。

（四）治疗方案的选择

根据《临床诊疗指南·物理医学与康复分册》（中华医学会编著，人民卫生出版社，2005）、《康复医学（第6版）》（黄晓琳、燕铁斌主编，人民卫生出版社，2018）。

1. 一般临床治疗。
2. 康复治疗：

（1）安全活动指导与健康教育。
（2）物理因子治疗。
（3）肌力训练。
（4）关节活动度训练。
（5）转移能力训练。
（6）下肢负重训练。
（7）步行训练，包括助行器选择与使用训练。

（8）日常生活活动能力训练。

3. 常见并发症处理：

（1）感染治疗。

（2）血栓处理。

（3）出现骨折、假体脱落、神经损伤等严重并发症和严重合并症时需专科会诊与转诊。

释义

■ 一般临床治疗包括其他伴随疾病如高血压病等的治疗，以及手术伤口的换药、折线等骨科处理。

■ 康复治疗内容与康复评定内容是相对应的，包括健康教育、理疗（促进伤口愈合、减轻疼痛等）、肌力和关节活动度训练、转移和负重训练、步行训练，以及日常生活活动能力训练等。

■ 常见并发症包括伤口感染、下肢深静脉血栓、骨折、假体松动、神经损伤等，可根据情况选择康复诊治、专科会诊或转诊。

■ 推荐康复方案：

（1）术后第一阶段（术后1周内）：

1）阶段康复目标：主动坐位屈膝角度≥90°；主动仰卧位伸膝角度≤10°；独立转移（床-椅子-卫生间）；使用助行器、腋杖或手杖在平地上独立步行；独立进行基本的日常生活活动；独立进行家庭康复治疗；了解人工膝关节置换术后康复过程中可能出现的问题及对策。

2）注意事项：①避免长时间坐、站立及行走；②避免疼痛下进行步行和关节活动度练习。

3）康复治疗内容：①体位摆放：抬高患肢；②关节活动度练习，包括床边坐位屈膝练习及踝下垫毛巾卷进行被动伸膝练习，也可以进行连续被动活动训练；③肌力训练，主要包括：股四头肌、臀肌和腘绳肌等长训练，直腿抬高练习，坐位屈髋伸膝练习等；④转移训练：床-椅、椅子-卫生间之间的转移；⑤在可耐受的疼痛范围内进行渐进负重及步态训练；⑥日常生活活动训练；⑦冰敷。

（2）术后第二阶段（术后第2~6周）：

1）阶段康复目标：主动屈膝角度≥110°；主动伸膝角度=0°；最大限度地控制疼痛及肿胀；独立向前迈上10cm高的台阶；独立进行家庭康复治疗；有/无辅助工具下恢复正常步态；独立进行日常生活活动。

2）注意事项：①如果跛行不要进行无辅助步行；②避免长时间坐、站及行走；③避免在疼痛下进行治疗性训练和功能性活动；④在上下台阶练习顺利完成之前不要双腿交替爬楼梯。

3）康复治疗内容：①体位摆放：抬高患肢；②关节活动度练习，具体包括：髌骨松动；利用毛巾卷或俯卧垂腿方式进行被动伸膝练习；利用坐位抱腿或足跟滑板、靠墙滑板等方式进行被动屈膝练习；主动屈伸膝关节练习，可以功率自行车辅助；③肌力训练：双下肢闭链肌力练习等，可以以电刺激或肌电生物反馈辅助；④平衡/本体感觉练习：单腿静态站立，双腿重心转移；⑤转移训练：进出澡盆/浴室，上下车等；⑥步态训练：可以借助辅助器具；⑦向前上台阶练习，台阶高度由5cm逐渐增加至10cm、15cm。

(3) 术后第三阶段（术后第 7~12 周）：

1）阶段康复目标：主动关节活动范围接近正常；起立时双腿负重对称；独立进行日常生活活动，包括穿脱裤子、系鞋带和穿袜子等；独立上 15~20cm 高的台阶；独立下 10~15cm 高的台阶；股四头肌/腘绳肌力量、控制和柔韧性达到最大，足以满足较高水平日常生活活动的需求；关节功能测试结果达到相应年龄组正常范围。

2）注意事项：①如果步态跛行或伴有明显的疼痛，就不要进行上下楼梯练习；②得到手术医师许可才能进行跑、跳等体育运动。

3）康复治疗内容：①继续进行前一阶段的肌力训练、关节活动度训练及平衡、步态训练；②肌力训练强度逐渐增加，可进行静蹲/靠墙蹲起；③向前上/下台阶练习，台阶高度由 5cm 开始，逐渐增高至 10cm、15cm、20cm。

（五）标准住院日 14~21 天

释义

■ 膝关节置换术后患者，一般在术后 2 周时手术伤口已愈合拆线，经过一段时间康复指导和治疗后已能够具备独立翻身、坐起、转移、辅助下步行等基本日常生活活动能力，并且学会了基本的康复锻炼方法和注意事项，这种情况下可以开具出院康复计划转到下一级医院、社区或者回家继续康复治疗，定期回三级医院复诊。因此将标准住院日定为 14~21 天。

（六）进入路径标准

1. 骨科已行人工关节置换术（ICD-9-CM-3：81.54），无严重术后并发症和严重合并症。
2. 当患者同时具有其他疾病诊断，但在住院期间不需要特殊处理也不影响第一诊断的临床路径流程实施时，可以进入路径。

释义

■ 进入本路径的患者第一诊断为人工膝关节置换术后，并且无严重的术后并发症或合并症。

■ 入院后常规检查发现有其他基础疾病，如高血压、冠状动脉粥样硬化性心脏病、糖尿病、肝肾功能不全等，经系统评估后对人工膝关节置换术后康复治疗无特殊影响者，可进入路径。但可能增加医疗费用，延长住院时间。

（七）住院期间辅助检查项目

1. 必须检查的项目：
(1) 血常规、尿常规、粪便常规。
(2) 肝肾功能、电解质、血糖、血脂、凝血功能。
(3) 感染性疾病筛查（乙型肝炎、丙型肝炎、梅毒、艾滋病等）。

（4）心电图、X线胸片。
（5）膝关节X线片。
（6）下肢静脉血管超声。
（7）D-二聚体。
2. 根据具体情况可选择的检查项目：心肌酶谱、肺功能、超声心动图等。

释义

■ 血常规、尿常规、粪便常规；肝肾功能、电解质、血糖、血脂、凝血功能、感染性疾病筛查（乙型肝炎、丙型肝炎、梅毒、艾滋病等），以及心电图、X线胸片为常规检查，以了解患者的一般情况。

■ 膝关节X线片是术后康复治疗前的常规检查项目，有助于了解手术及患者目前局部的状况；下肢静脉血管超声和D-二聚体检查有助于判断患者有无下肢深静脉血栓以及进行相关风险预测。

■ 心肌酶谱、X线胸片、肺功能、超声心动图等检查是根据患者具体情况而进行的检查项目。

（八）出院标准

1. 无手术相关感染。
2. 下肢功能改善或进入平台期。

释义

■ 经过2~3周的康复治疗，如果患者无手术相关感染发生，且下肢功能改善或进入平台期，此时患者已经基本掌握了下一阶段康复治疗的要点和注意事项，那么就可以出院转到下一级康复机构或社区及家庭进行康复治疗。

（九）变异及原因分析

1. 出现严重并发症和合并症，需要转入其他专科治疗。
2. 辅助检查结果异常，需要复查，导致住院时间延长和住院费用增加。
3. 住院期间病情加重，出现并发症，需要进一步诊治，导致住院时间延长和住院费用增加。
4. 既往合并有其他系统疾病，腰椎间盘突出症可能导致既往疾病加重而需要治疗，导致住院时间延长和住院费用增加。

释义

■ 变异的主要原因是出现了严重并发症或合并症，需要进行专科治疗，或病情加重导致住院时间延长和住院费用增加。医师需在表单中明确说明。

■ 因患者方面的主观原因导致执行路径出现变异，需医师在表单中予以说明。

五、人工膝关节置换术康复护理规范

1. 评估膝关节周围疼痛、肿胀情况，膝关节活动度、活动转移能力及患者自理能力。

2. 膝关节功能锻炼后给予局部冰敷，每次冰敷时间小于20分钟，同时观察局部皮肤情况，防止冻伤。
3. 协助并指导患者增强肌力和关节活动度的训练，若患肢肿胀、疼痛明显则应减少活动量，并根据患者的具体康复情况实施个性化的康复训练。
4. 观察并及时发现并发症的情况，如膝关节周围感染、下肢深静脉血栓等。
5. 评估及观察患者疼痛程度，遵医嘱给予镇痛药物。
6. 协助并指导患者正确使用拐杖和助行器并预防跌倒。
7. 指导患者适当控制体重，避免提重物，登山等活动，尽量减少膝关节的磨损。

六、人工膝关节置换术康复营养治疗规范

1. 康复期间均衡膳食，饮食宜高蛋白、低脂，避免体重增加加重关节负担，多摄入富含粗纤维、果胶等食物促进胃肠蠕动。
2. 如术中术后失血较多，适量进食富含铁离子食物，补充叶酸及其他B族维生素。

七、人工膝关节置换术康复健康宣教

1. 养成良好的生活习惯。手术后可以骑单车、平地行走、游泳、打高尔夫球等，但不鼓励跑、跳等剧烈运动及长距离行走、爬山等运动，应禁止做接触性和对抗性运动。
2. 注意预防跌倒和受伤：
（1）避免在不好的天气外出，避免湿滑的路面。
（2）家里的过道保持整齐，避免过道内有障碍物。
（3）床边安装电灯开关，夜间起床需保证照明。
（4）穿防滑底的鞋子，卫生间铺防滑垫。
3. 积极预防感染，如出现感染应尽早就诊，积极使用抗菌药物。
4. 术后定期复查，一般术后1个月、3个月、半年、1年回院复诊，以后每年复诊1次。
5. 如出现下列情况需尽快就诊：
（1）关节局部红肿热痛或出现皮肤破损有液体从关节内流出。
（2）感觉关节活动没有过去正常或受限。
（3）出现整个下肢的肿胀疼痛或出现关节畸形。
（4）外伤后出现关节变形和疼痛。

八、推荐表单

（一）医师表单

人工膝关节置换术康复临床路径医师表单

适用对象：已行人工膝关节置换术（ICD-9-CM-3：81.54）（无并发症患者）

患者姓名：	性别：　　年龄：　　住院号：	门诊号：
住院日期：　　年　月　日	出院日期：　　年　月　日	标准住院日：14~21 天

时间	住院第 1 天	住院第 2 天	住院第 3 天
主要诊疗工作	□ 询问病史及体格检查 □ 完成病历书写 □ 开检查单 □ 上级医师查房与初期康复评定	□ 主治医师查房，完成相关病历书写 □ 根据检查结果，排除康复治疗禁忌证 □ 拟定康复治疗方案 □ 签署康复治疗知情同意书、自费项目协议书等 □ 向患者及家属交代病情及康复治疗方案 □ 必要时请相关科室会诊	□ 上级医师查房，根据情况调整具体治疗方案 □ 进一步明确康复治疗方案
重点医嘱	**长期医嘱：** □ 康复医学科护理常规 □ 二级护理 □ 饮食 □ 患者既往基础用药 □ 体位摆放 **临时医嘱：** □ 血常规、尿常规、粪便常规 □ 肝肾功能、电解质、血糖 □ 心电图 □ 膝关节 X 线片 □ X 线胸片、肺功能、超声心动图（根据患者情况选择）	**长期医嘱：** □ 康复医学科护理常规 □ 二级护理 □ 饮食 □ 患者既往基础用药 □ 体位摆放 □ 物理因子治疗 □ 肌力训练 □ 关节活动度训练 □ 转移能力训练 □ 负重训练 **临时医嘱：** □ 请相关科室会诊	**长期医嘱：** □ 康复医学科护理常规 □ 二级护理 □ 饮食 □ 患者既往基础用药 □ 体位摆放 □ 物理因子治疗 □ 肌力训练 □ 关节活动度训练 □ 转移能力训练 □ 负重训练 **临时医嘱：** □ 其他特殊医嘱
病情变异记录	□ 无　□ 有，原因： 1. 2.	□ 无　□ 有，原因： 1. 2.	□ 无　□ 有，原因： 1. 2.
医师签名			

时间	住院第 4~19 天	住院第 13~20 天 （出院前日）	住院第 14~21 天 （出院日）
主要诊疗工作	□ 中期康复评定 □ 完成病程 □ 根据患者情况，随时调整治疗方案	□ 末期康复评定 □ 指导出院后康复训练方案：如体位摆放、活动禁忌、负重时间、步态训练的注意事项等	□ 再次向患者及家属介绍出院后注意事项，出院后治疗及家庭保健 □ 患者办理出院手续，出院
重点医嘱	**长期医嘱：** □ 康复医学科护理常规 □ 二级护理 □ 饮食 □ 患者既往基础用药 □ 体位摆放 □ 物理因子治疗 □ 肌力训练 □ 关节活动度训练 □ 转移能力训练 □ 负重训练 **临时医嘱：** □ 其他特殊医嘱	**长期医嘱：** □ 康复医学科护理常规 □ 二级护理 □ 饮食 □ 患者既往基础用药 □ 体位摆放 □ 物理因子治疗 □ 肌力训练 □ 关节活动度训练 □ 转移能力训练 □ 负重训练 **出院医嘱：** □ 明日出院 □ 2 周后门诊复诊	**出院医嘱：** □ 通知出院 □ 依据病情给予出院康复指导
病情变异记录	□ 无 □ 有，原因： 1. 2.	□ 无 □ 有，原因： 1. 2.	□ 无 □ 有，原因： 1. 2.
医师签名			

（二）护士表单

人工膝关节置换术康复临床路径护士表单

适用对象：已行人工膝关节置换术（ICD-9-CM-3：81.54）（无并发症患者）

患者姓名：	**性别：　　年龄：　　住院号：**	**门诊号：**
住院日期：　　年　月　日	**出院日期：**　　年　月　日	**标准住院日：**14~21 天

时间	住院第 1 天	住院第 2 天	住院第 3 天
健康宣教	□ 入院宣教 □ 介绍主管医师、护士 □ 介绍环境、设施 □ 介绍住院注意事项 □ 介绍探视和陪伴制度 □ 介绍贵重物品制度 □ 介绍每日康复治疗流程	□ 为患者解读康复治疗项目的含义及每项治疗前后注意事项，以及治疗后可能出现的情况及应对方式 □ 告知患者三级医师查房的时间 □ 告知患者在各项康复治疗中配合治疗师 □ 主管护士与患者沟通，消除患者紧张情绪	□ 给予患者及家属心理支持 □ 再次明确探视陪伴须知
护理处置	□ 核对患者，佩戴腕带 □ 建立入院护理病历 □ 协助患者留取各种标本 □ 测量体重	□ 为患者安排每天康复治疗的日程	□ 再次确定患者的康复治疗日程
基础护理	□ 二级护理 □ 晨晚间护理 □ 患者安全管理	□ 二级护理 □ 晨晚间护理 □ 患者安全管理	□ 二级护理 □ 晨晚间护理 □ 患者安全管理
专科护理	□ 护理查体 □ 病情观察 □ 肢体及关节肿胀、皮肤温度、疼痛情况 □ 需要时，填写跌倒及压疮防范表 □ 需要时，请家属陪伴 □ 确定饮食种类 □ 心理护理	□ 病情观察 □ 肢体及关节肿胀、皮肤温度、疼痛情况 □ 遵医嘱完成相关检查 □ 心理与生活护理 □ 指导患者功能锻炼	□ 病情观察 □ 肢体及关节肿胀、皮肤温度、疼痛情况 □ 心理与生活护理 □ 指导患者功能锻炼
重点医嘱	□ 详见医嘱执行单	□ 详见医嘱执行单	□ 详见医嘱执行单
病情变异记录	□ 无　□ 有，原因： 1. 2.	□ 无　□ 有，原因： 1. 2.	□ 无　□ 有，原因： 1. 2.
护士签名			

时间	住院第 4~19 天	住院第 13~20 天 （出院前日）	住院第 14~21 天 （出院日）
健康宣教	□ 给予患者及家属心理支持 □ 再次明确探视陪伴须知	□ 给予患者及家属心理支持	□ 出院宣教 □ 家庭康复方案 □ 复查时间 □ 服药方法 □ 活动休息 □ 指导饮食 □ 指导办理出院手续
护理处置	□ 根据患者的个体情况，随时为其调整康复治疗日程	□ 根据患者的个体情况，随时为其调整康复治疗日程	□ 办理出院手续 □ 书写出院小结
基础护理	□ 二级护理 □ 晨晚间护理 □ 患者安全管理	□ 二级护理 □ 晨晚间护理 □ 患者安全管理	□ 二级护理 □ 晨晚间护理 □ 患者安全管理
专科护理	□ 病情观察 □ 肢体及关节肿胀、皮肤温度、疼痛情况 □ 心理与生活护理 □ 指导患者功能锻炼	□ 病情观察 □ 肢体及关节肿胀、皮肤温度、疼痛情况 □ 心理与生活护理 □ 指导患者功能锻炼	□ 病情观察 □ 肢体及关节肿胀、皮肤温度、疼痛情况 □ 心理与生活护理 □ 出院指导 □ 根据家庭康复方案为患者答疑
重点医嘱	□ 详见医嘱执行单	□ 详见医嘱执行单	□ 详见医嘱执行单
病情变异记录	□ 无 □ 有，原因： 1. 2.	□ 无 □ 有，原因： 1. 2.	□ 无 □ 有，原因： 1. 2.
护士签名			

（三）患者表单

人工膝关节置换术康复临床路径患者表单

适用对象：已行人工膝关节置换术（ICD-9-CM-3：81.54）（无并发症患者）

患者姓名：	**性别：　　年龄：　　住院号：**	**门诊号：**
住院日期：　　年　月　日	**出院日期：**　　年　月　日	**标准住院日：** 14~21 天

时间	住院第 1 天	住院第 2 天	住院第 3 天
医患配合	□ 配合询问病史、收集资料，请务必详细告知既往史、用药史、过敏史 □ 配合进行体格检查 □ 有任何不适请告知医师	□ 配合各级医师查房	□ 配合各级医师查房 □ 向主管医师汇报康复治疗过程中出现的任何不适反应
护患配合	□ 配合测量体温、脉搏、呼吸（3 次）、血压、体重（1 次） □ 配合完成入院护理评估（简单询问病史、过敏史、用药史） □ 接受入院宣教（环境介绍、病室规定、订餐制度、贵重物品保管等） □ 配合执行探视和陪伴制度 □ 有任何不适请告知护士	□ 配合测量体温、脉搏、呼吸、血压，询问大便情况（1 次） □ 配合完成各项检查 □ 接受饮食宣教 □ 接受药物宣教 □ 配合护士完成康复治疗日程	□ 对康复治疗日程有任何问题及时向主管护士汇报，以便调整日程
治疗师与患者配合	□ 配合完成入院治疗师评估（简单询问病史、术前/术后康复治疗史、功能查体等）	□ 配合治疗师进行每天的康复治疗 □ 康复治疗中有任何不适随时向主管治疗师报告	□ 配合治疗师进行每天的康复治疗 □ 康复治疗中有任何不适随时向主管治疗师报告
饮食	□ 遵医嘱饮食	□ 遵医嘱饮食	□ 遵医嘱饮食
康复治疗	□ 体位摆放 □ 关节活动范围练习 □ 肌力训练 □ 转移训练 □ 在可耐受的疼痛范围内进行负重及步态训练 □ 日常生活活动训练 □ 冰敷 □ 其他理疗	□ 体位摆放 □ 关节活动范围练习 □ 肌力训练 □ 转移训练 □ 在可耐受的疼痛范围内进行负重及步态训练 □ 日常生活活动训练 □ 冰敷 □ 其他理疗	□ 体位摆放 □ 关节活动范围练习 □ 肌力训练 □ 转移训练 □ 在可耐受的疼痛范围内进行负重及步态训练 □ 日常生活活动训练 □ 冰敷 □ 其他理疗

时间	住院第 4~19 天	住院第 13~20 天 （出院前日）	住院第 14~21 天 （出院日）
医患配合	□ 配合各级医师查房 □ 向主管医师汇报康复治疗过程中出现的任何不适反应	□ 配合各级医师查房 □ 向主管医师汇报康复治疗过程中出现的任何不适反应	□ 接受出院前指导 □ 了解复查程序 □ 获取出院诊断书
护患配合	□ 对康复治疗日程有任何问题及时向主管护士汇报，以便调整日程	□ 对康复治疗日程有任何问题及时向主管护士汇报，以便调整日程	□ 接受出院宣教 □ 办理出院手续 □ 获取出院带药 □ 了解服药方法、作用、注意事项 □ 了解复印病历程序
治疗师与患者配合	□ 配合治疗师进行每天的康复治疗 □ 康复治疗中有任何不适随时向主管治疗师报告	□ 配合治疗师进行每天的康复治疗 □ 康复治疗中有任何不适随时向主管治疗师报告	□ 掌握家庭康复方案的项目及内容
饮食	□ 遵医嘱饮食	□ 遵医嘱饮食	□ 遵医嘱饮食
康复治疗	□ 体位摆放 □ 关节活动范围练习 □ 肌力训练 □ 转移训练 □ 在可耐受的疼痛范围内进行负重及步态训练 □ 日常生活活动训练 □ 冰敷 □ 其他理疗	□ 体位摆放 □ 关节活动范围练习 □ 肌力训练 □ 转移训练 □ 在可耐受的疼痛范围内进行负重及步态训练 □ 日常生活活动训练 □ 冰敷 □ 其他理疗	□ 详见家庭康复方案

附：原表单（2016 版）

人工膝关节置换术康复临床路径表单

适用对象：已行人工膝关节置换术（ICD-9-CM-3：81.54）

患者姓名：	性别：　　年龄：　　住院号：	门诊号：
住院日期：　　年　月　日	出院日期：　　年　月　日	标准住院日：14~21 天

时间	住院第 1 天	住院第 2 天	住院第 3 天
主要诊疗工作	□ 询问病史及体格检查 □ 完成病历书写 □ 开检查单 □ 上级医师查房与初期康复评定	□ 主治医师查房，完成相关病历书写 □ 根据相关检查结果，排除康复治疗禁忌证 □ 拟定康复治疗方案 □ 签署康复治疗知情同意书、自费项目协议书等 □ 向患者及家属交代病情及康复治疗方案 □ 必要时请相关科室会诊	□ 上级医师查房，根据情况调整具体治疗方案 □ 进一步明确康复治疗方案
重点医嘱	**长期医嘱：** □ 康复医学科护理常规 □ 二级护理 □ 饮食 □ 患者既往基础用药 □ 体位摆放 **临时医嘱：** □ 血常规、尿常规、粪便常规 □ 肝肾功能、电解质、血糖 □ 心电图 □ 膝关节 X 线片 □ X 线胸片、肺功能、超声心动图（根据患者情况选择）	**长期医嘱：** □ 康复医学科护理常规 □ 二级护理 □ 饮食 □ 患者既往基础用药 □ 体位摆放 □ 物理因子治疗 □ 肌力训练 □ 关节活动度训练 □ 转移能力训练 □ 负重训练 **临时医嘱：** □ 请相关科室会诊	**长期医嘱：** □ 康复医学科护理常规 □ 二级护理 □ 饮食 □ 患者既往基础用药 □ 体位摆放 □ 物理因子治疗 □ 肌力训练 □ 关节活动度训练 □ 转移能力训练 □ 负重训练 **临时医嘱：** □ 其他特殊医嘱
主要护理工作	□ 入院介绍（病房环境、设施等） □ 入院护理评定	□ 观察患者病情变化并及时报告医师 □ 心理与生活护理 □ 指导患者功能锻炼	□ 观察患者病情变化并及时报告医师 □ 心理与生活护理 □ 指导患者功能锻炼
病情变异记录	□ 无　□ 有，原因： 1. 2.	□ 无　□ 有，原因： 1. 2.	□ 无　□ 有，原因： 1. 2.
护士签名			
医师签名			

时间	住院第 4~19 天	住院第 13~20 天 (出院前日)	住院第 14~21 天 (出院日)
主要诊疗工作	□ 中期康复评定 □ 完成病程 □ 根据患者情况，随时调整治疗方案	□ 末期康复评定 □ 指导出院后康复训练方案：如体位摆放、活动禁忌、负重时间、步态训练的注意事项等	□ 再次向患者及家属介绍出院后注意事项，出院后治疗及家庭保健 □ 患者办理出院手续，出院
重点医嘱	**长期医嘱：** □ 康复医学科护理常规 □ 二级护理 □ 饮食 □ 患者既往基础用药 □ 体位摆放 □ 物理因子治疗 □ 肌力训练 □ 关节活动度训练 □ 转移能力训练 □ 负重训练 **临时医嘱：** □ 其他特殊医嘱	**长期医嘱：** □ 康复医学科护理常规 □ 二级护理 □ 饮食 □ 患者既往基础用药 □ 体位摆放 □ 物理因子治疗 □ 肌力训练 □ 关节活动度训练 □ 转移能力训练 □ 负重训练 **出院医嘱：** □ 明日出院 □ 2 周后门诊复诊	**出院医嘱：** □ 通知出院 □ 依据病情给予出院康复指导
主要护理工作	□ 观察患者病情变化并及时报告医师 □ 心理与生活护理 □ 指导患者功能锻炼	□ 观察患者病情变化并及时报告医师 □ 心理与生活护理 □ 指导患者功能锻炼	□ 指导患者办理出院手续 □ 出院宣教
病情变异记录	□ 无 □ 有，原因： 1. 2.	□ 无 □ 有，原因： 1. 2.	□ 无 □ 有，原因： 1. 2.
护士签名			
医师签名			

第六章

手外伤康复临床路径释义

【医疗质量控制指标】

指标一、手外伤治疗的主要目标是恢复手功能，准确记录康复评定结果是手外伤治疗方案制订的依据和基础，是反映康复治疗效果的重要过程指标之一。

指标二、手外伤治疗的主要目标是恢复手功能、提高日常生活活动能力，手功能改善率是反映康复治疗效果的重要指标之一。

指标三、手外伤治疗的主要目标是恢复手功能、提高日常生活活动能力，日常生活活动能力改善率是反映康复治疗效果的重要指标之一。

一、肢体骨折编码

疾病名称及编码：腕和手水平骨折后遗症（ICD-10：T92.2）
陈旧性手部关节韧带损伤（ICD-10：T92.301）
陈旧性手部神经损伤（ICD-10：T92.402）
创伤后手指屈曲畸形（ICD-10：T92.503）
陈旧性手压伤（ICD-10：T92.603）
陈旧性手其他损伤后遗症（ICD-10：T92.801）

二、临床路径检索方法

T92.2/T92.301/ T92.402/ T92.503/ T92.603/ T92.801

三、国家医疗保障疾病诊断相关分组（CHS-DRG）

MDCX　影响健康因素及其他就医情况

XR2　其他康复治疗

四、手外伤康复临床路径标准住院流程

（一）适用对象

手外伤患者。

释义

■ 适用对象编码参见第一部分。

■ 本路径适用对象为临床诊断为手外伤（或手外伤术后），且近期已无需手术治疗的患者。如有其他内科疾病急性发作则需进入其他相应路径。

（二）诊断依据

1. 手部外伤史。
2. 手部功能障碍。
3. 影像学和电诊断学检查。

释义

■ 手外伤康复是在手外科的诊断和处理的基础上，针对手功能障碍的各种因素，例如瘢痕、挛缩、粘连、肿胀、关节僵硬、肌肉萎缩、感觉丧失或异常等。采取相应的物理因子疗法、运动疗法、作业疗法以及手夹板、辅助器具等手段，使损伤手恢复最大限度的功能，以适应日常生活活动、工作和学习。

■ 临床表现为手部疼痛、局部肿胀、畸形等。查体手部压痛或叩击痛，运动障碍或感觉障碍、肌萎缩、关节僵硬等。如有骨关节损伤需进行X线检查，肌肉麻痹需做神经电生理检查。

（三）康复评定

分别于入院后1~3天进行初期康复评定，入院后4~15天进行中期康复评定，出院前进行末期康复评定。

1. 患者一般情况：包括意识、生命体征、睡眠和大小便等基本情况。了解患者总体治疗情况。
2. 康复专科评定：评定受伤手疼痛、肿胀情况，神经功能和循环功能，在不影响组织愈合的前提下评定关节活动度和肌力等。

释义

■ 患者一般情况可包括：意识清醒，查体配合，生命体征平稳（血压、心率、体温、氧饱和度均处于正常范围），睡眠和大小便应基本正常。还需了解患者既往是否有影响患手功能障碍的疾病，以及此次入院前患手的具体治疗情况，包括做了什么手术，或接受过何种治疗等。

■ 康复专科评定包括：

1. 疼痛评定：视觉模拟评定法，数字评分法，面部表情量表法，简化麦吉尔疼痛问卷表。
2. 肿胀评定：全手体积测定（排水法和红外测量法），手指围度测量。
3. 交感神经功能检查：出汗功能检查，温水浸泡起皱实验。
4. 感觉功能评定：除了常见的用棉花或大头针测定触觉痛觉外，还可做温度觉试验、Weber两点辨别觉试验、手指皮肤皱褶试验、皮肤定位觉、皮肤图形辨别觉、实体觉、运动觉和位置觉试验、蒂内尔征检查、Moberg拾物试验。
5. 关节活动度测量：分别测量掌指关节、近侧指间关节、远侧指间关节的主动/被动关节活动度。
6. 肌力测试：包括徒手肌力检查，捏力计检查手的握力，拇指分别与示指、中指、环指、小指的捏力，拇指与示、中指同时的捏力，以及拇指与示指桡侧的侧捏力。
7. 手功能评定：Jebsen手功能测定，Purdue钉板测试，Carroll上肢功能测试等。

（四）治疗方案的选择

根据《临床诊疗指南·物理医学与康复分册》（中华医学会编著，人民卫生出版社，2005）、

《康复医学（第6版）》（黄晓琳、燕铁斌主编，人民卫生出版社，2018）。

1. 体位摆放。

释义

■ 手的休息位：腕关节背伸10°~15°，轻微尺偏，手指的掌指关节及指间关节呈半屈曲状态，从示指到小指，越向尺侧屈曲越多，各指尖端指向舟骨结节；拇指轻度外展，指腹接近示指远节指间关节的桡侧。尤其是在肌腱修复中该位置非常重要。

■ 手的功能位：腕背伸20°~25°；拇指处于外展对掌位，掌指及指间关节微屈；其他手指略微分开，掌指关节及近端指间关节半屈曲，远侧指间关节微屈曲。

■ 在不同类型的手外伤中，需要不同的姿势固定，帮助手功能的恢复。在非训练期，上肢摆放会影响治疗效果，故康复宣教要包括此项内容。

■ 屈肌腱修复术后：用背侧石膏托或低温热塑材料制作夹板固定伤手，维持腕屈曲20°~30°，掌指关节屈曲45°~60°，指间关节伸直。

■ 伸肌腱修复术后：使用掌侧夹板，固定腕关节30°~40°伸直位，另外用掌侧夹板防止掌指关节屈曲。

■ 正中神经修复术后：腕关节屈曲位固定3周，在4~6周中逐渐伸展腕关节至正常位置。

■ 尺神经修复术后：佩戴掌指关节阻挡夹板，预防环指、小指爪形指畸形。

■ 桡神经修复术后：使用腕关节固定夹板，维持腕关节伸直，掌指关节伸直，拇指外展位，预防伸肌过牵。

2. 物理因子治疗。

释义

■ 包括各种频率电疗、超声波、红外线、激光、蜡疗、冷疗等，改善疼痛，促进水肿吸收，减轻炎症，松解软组织，加速肌腱神经修复。

3. 关节活动度训练。

释义

■ 在情况允许下，尽早开始活动，控制水肿，改善关节活动度，预防关节的挛缩畸形。各种损伤的手部姿势固定有时限，需分清。除关节活动度训练外，还可以增加辅助器具辅助牵引。不同类型的手外伤，训练方法不同，详述如下：

（1）屈肌腱修复术后：术后1~2周早期活动，利用橡皮筋牵引被动屈曲指间关节，在夹板范围内主动伸展指间关节，禁止主动屈曲指间关节和被动伸指间关节。

（2）屈肌腱松解术后：术后24小时去除敷料后，即主动活动掌指关节、近端指间关节、远端指间关节，使其屈伸达最大范围。术后2~3周开始功能性活动练习。术后6周，开始抗阻练习。

(3) 伸肌腱修复术后：术后第1~3周，在夹板控制范围内练习主动屈指被动伸指，禁止被动屈指和主动伸指。

4. 肌力训练。

释义

■ 在情况允许下，尽早开始活动，控制水肿，改善关节活动度，预防关节的挛缩畸形。在增加肌力的同时，还需要增加肌耐力，减少疲劳度。

■ 屈肌腱修复术后：术后第4周，允许伤指主动屈曲。术后第6周，轻度功能性活动，术后第7周抗阻训练，术后第8周强化抗阻训练以增强肌力和肌耐力。

■ 屈肌腱松解术后：术后24小时敷料去除后，即开始主动屈伸练习。

■ 伸肌腱修复术后：术后第6周，去除夹板开始主动伸指练习，术后第7周，开始抗阻训练。

5. 日常生活活动能力训练。

释义

■ 所有康复治疗均已恢复日常生活能力为目的，故日常生活能力的训练非常重要，需根据患者手外伤情况，制订个体化的治疗方案，循序渐进，早日让患者回归生活。

■ 屈肌腱修复术后：术后第12周，主动完成日常生活活动能力训练。

■ 不同类型手外伤的具体康复方案。

(五) 标准住院日14~21天

释义

■ 手外伤患者，入院后康复评定以及一般情况检查2天，第3天确定短期目标以及相应的治疗计划，开始进行综合性康复治疗。其后每10天进行1次康复评定，明确患者是否达到目标，并且制订下一步目标及治疗计划。总住院时间约为14~21天。

(六) 进入路径标准

1. 手外伤。

2. 当患者同时具有其他疾病诊断，但在住院期间不需要特殊处理也不影响第一诊断的临床路径流程实施时，可以进入路径。

释义

■ 进入本路径的患者为第一诊断为手外伤，且近期已无需手术治疗的患者。如有其他内科疾病急性发作则需进入其他相应路径。如合并中枢神经系统损伤的也需进入其他相应路径。

■ 入院后常规检查发现有基础疾病，如高血压、冠状动脉粥样硬化性心脏病、糖尿病、肝肾功能不全等，经系统评估后对手外伤诊断治疗无特殊影响者，可进入路径。但可能增加医疗费用，延长住院时间。

（七）住院期间的辅助检查项目

1. 必须检查的项目：

（1）血常规、尿常规、粪便常规。

（2）肝肾功能、电解质、血糖、血脂、感染性疾病筛查（乙型肝炎、丙型肝炎、梅毒、艾滋病等）。

（3）心电图。

2. 根据具体情况可选择的检查项目：患手 X 线片、肌电图、局部超声检查、凝血功能、心肌酶谱、X 线胸片、肺功能、超声心动图等。

释义

■ 血常规、尿常规、粪便常规+隐血是最基本的三大常规检查，进入路径的患者均需完成。大便隐血试验和血红蛋白检测可以了解患者有无急性或慢性失血；肝肾功能、电解质、血糖、凝血功能、心电图、X 线胸片、超声心动、肺功能、腹部超声等可评估有无基础疾病，是否影响住院时间、费用及其治疗预后。

■ 患手 X 线片，能明确患者目前手部骨折部位生长情况。肌电图，了解患者神经损伤情况。

（八）出院标准

1. 伤口愈合：伤口无感染征象（或可在门诊处理的伤口情况）。

2. 手功能恢复达到平台期。

释义

■ 患者出院前完成必需的检查项目，病情稳定，功能改善已达到入院初制订的短期目标。

■ 患者住院期间无并发症或出现的并发症已经得到有效控制，可通过服药，定期相关科室随访以及门诊康复治疗进行有效控制。

（九）变异及原因分析

1. 并发症：本病可伴有其他损伤，应当严格掌握入选标准。部分患者因伴有骨折、血管损伤、神经损伤等需延期治疗，如合并神经血管损伤需要一期探查或二期治疗等。

2. 合并症：老年患者易有合并症，如骨质疏松、糖尿病、心脑血管疾病等，伤口愈合或肌腱固定愈合较慢，住院时间延长。

释义

■ 按标准治疗方案如患者功能障碍改善不明显或加重，或发现其他严重基础疾病，需调整药物治疗以及康复方案或继续其他基础疾病的治疗，则终止本路径；合并中枢神经系统损伤患者，需退出本路径；出现脑梗死、深静脉血栓、肺栓塞、肺炎、尿路感染等并发症时，需转入相应路径。

■ 认可的变异原因主要是指患者入选路径后，在检查及治疗过程中发现患者合并存在事前未预知的、对本路径治疗可能产生影响的情况，需要终止执行路径或延长治疗时间、增加治疗费用。医师需在表单中明确说明。

■ 因患者方面的主观原因导致执行路径出现变异，需医师在表单中予以说明。

五、手外伤康复护理规范

1. 在不影响创伤愈合的情况下，鼓励患者早期进行康复训练。包括有外固定的部位和未固定的关节。

2. 手损伤疼痛多比较敏感，多与患者聊天，鼓励患者看有益的电视等，转移患者对疼痛的注意力，以帮助缓解疼痛，鼓励患者从消极的情绪中解脱出来。

3. 鼓励患者按摩患肢，如有瘢痕增生，指导患者在瘢痕处揉捏按摩，以促进瘢痕转化，松解粘连。

4. 对于手功能损伤严重的患者，引导患者使用辅助器具，提高日常生活自理能力。

六、手外伤康复营养治疗规范

1. 除伴有高血压、糖尿病、痛风等疾病需注意低盐饮食、控制碳水化合物摄入量、低嘌呤饮食等相应饮食注意事项外，无特殊禁忌。

2. 早期及恢复期鼓励多摄入优质蛋白，为促进创伤修复提供营养支持。

七、手外伤康复健康宣教

1. 早期进行功能训练，自我按摩患肢，尤其瘢痕增生处肢体，遵医嘱进行物理因子治疗，重视日常生活活动能力训练。

2. 戒烟，多参与社交活动，保持良好心态。

3. 有感觉功能减退或丧失的患者，应给予安全教育：

（1）避免过热、过冷、锐器物品。

（2）避免使用小把柄的工具。

（3）抓握用品不宜过度用力。

（4）使用工具的部位经常更换；经常检查受压部位的皮肤情况。

八、推荐表单

（一）医师表单

手外伤康复临床路径医师表单

适用对象：第一诊断为手外伤（无并发症患者）

患者姓名：	**性别：　　年龄：　　门诊号：**	**住院号：**
住院日期：　　年　月　日	**出院日期：**　　年　月　日	**标准住院日：**14~21 天

时间	住院第 1 天	住院第 2 天	住院第 3 天
主要诊疗工作	□ 采集病史，体格检查 □ 上级医师查房与入院病情康复评定 □ 完善辅助检查 □ 评估既往辅助检查结果，确定复查时间 □ 确定初步诊断及治疗方案 □ 签订相关医疗文书及项目实施协议 □ 完成首次病程记录，入院记录等病历书写	□ 常规血液，尿液，大便取样检查 □ 主治医师查房 □ 追访检查结果 □ 书写病程记录 □ 完成上级医师查房记录 □ 申请相应康复治疗项目并签订治疗知情同意书 □ 继续观察病情变化，并及时与患者家属沟通 □ 康复训练	□ 主任/副主任医师查房 □ 完成上级医师查房记录 □ 向患者及家属介绍病情及相关检查结果 □ 相关科室会诊 □ 复查结果异常的化验检查 □ 完成初期康复评定并记录 □ 制订近期和远期康复目标，制订康复治疗计划 □ 康复训练
重点医嘱	**长期医嘱：** □ 康复医学科护理常规 □ 二级护理 □ 基础疾病用药 □ 其他用药依据病情下达 □ 体位摆放 **临时医嘱：** □ 初期康复评定 □ 血常规、尿常规、粪便常规 □ 肝肾功能、血糖、血脂、电解质、凝血功能、心肌酶谱 □ 乙型肝炎五项、丙型肝炎病毒抗体、人类免疫缺陷病毒抗体、梅毒抗体 □ 心电图、X 线胸片、超声 □ 其他临时医嘱	**长期医嘱：** □ 康复医学科护理常规 □ 二级护理 □ 饮食 □ 患者基础用药 □ 体位摆放 □ 物理因子治疗 □ 肌力训练 □ 关节活动度训练 **临时医嘱：** □ 康复评定 □ 必要的辅助检查 □ 依据病情需要下达	**长期医嘱：** □ 康复医学科护理常规 □ 二级护理 □ 饮食 □ 患者基础用药 □ 体位摆放 □ 物理因子治疗 □ 肌力训练 □ 关节活动度训练 **临时医嘱：** □ 复查异常实验室检查 □ 必要的辅助检查 □ 初期康复评定 □ 依据病情需要下达
病情变异记录	□ 无　□ 有，原因： 1. 2.	□ 无　□ 有，原因： 1. 2.	□ 无　□ 有，原因： 1. 2.
医师签名			

时间	住院第 4~15 天	住院第 16~20 天	住院第 21 天 （出院日）
主要诊疗工作	□ 三级医师查房 □ 评定患者手功能状态及康复训练情况，调整治疗方案和检查项目 □ 完成上级医师查房记录 □ 相关科室会诊 □ 复查结果异常的检查 □ 康复训练	□ 末期康复评定 □ 指导出院后康复训练方案：如体位摆放、主动抗阻训练过程等	□ 再次向患者及家属介绍出院后注意事项，出院后治疗及家庭保健 □ 患者办理出院手续，出院
重点医嘱	**长期医嘱：** □ 康复医学科护理常规 □ 二级护理 □ 饮食 □ 患者既往基础用药 □ 体位摆放 □ 物理因子治疗 □ 肌力训练 □ 关节活动度训练 □ 感知觉训练 □ 日常生活活动训练 **临时医嘱：** □ 复查异常实验室检查 □ 必要的辅助检查 □ 依据病情需要下达	**长期医嘱：** □ 康复医学科护理常规 □ 二级护理 □ 饮食 □ 患者既往基础用药 □ 体位摆放 □ 物理因子治疗 □ 肌力训练 □ 关节活动度训练 □ 感知觉训练 □ 日常生活活动训练 **出院医嘱：** □ 明日出院 □ 2 周后门诊复诊	**出院医嘱：** □ 通知出院 □ 依据病情给予出院康复指导
病情变异记录	□ 无 □ 有，原因： 1. 2.	□ 无 □ 有，原因： 1. 2.	□ 无 □ 有，原因： 1. 2.
医师签名			

（二）护士表单

手外伤康复临床路径护士表单

适用对象：第一诊断为手外伤（无并发症患者）

患者姓名：	性别：　　年龄：　　门诊号：	住院号：
住院日期：　　年　月　日	出院日期：　　年　月　日	标准住院日：14~21天

时间	住院第1天	住院第2天	住院第3~14天
健康宣教	□ 入院宣教 □ 介绍主管医师、护士 □ 介绍环境、设施 □ 介绍住院注意事项 □ 介绍探视和陪伴制度 □ 介绍贵重物品管理制度	□ 药物以及体位摆放等宣教 □ 康复治疗前宣教 □ 合适的衣物 □ 足够的饮食以及液体 □ 所有治疗均以患者出发量力而行 □ 康复治疗期间须有家人全程陪同，避免意外发生	□ 药物以及体位摆放等宣教
护理处置	□ 核对患者，佩戴腕带 □ 建立入院护理病历 □ 协助患者留取各种标本 □ 测量体重	□ 协助医师完成相关实验室检查	□ 检测一般生命体征 □ 执行药物医嘱
基础护理	□ 根据患者日常生活能力给予对应级别护理 □ 晨晚间护理 □ 排泄管理 □ 患者安全管理	□ 日常生活能力给予对应级别护理 □ 晨晚间护理 □ 排泄管理 □ 患者安全管理	□ 日常生活能力给予对应级别护理 □ 晨晚间护理 □ 排泄管理 □ 患者安全管理
专科护理	□ 护理查体 □ 病情观察（手肿胀，伤口愈合等） □ 需要时，填写跌倒及压疮防范表 □ 需要时，请家属陪伴 □ 确定饮食种类 □ 心理护理 □ 评价患者日常生活能力	□ 病情观察（手肿胀，伤口愈合等）并及时报告医师 □ 遵医嘱完成相关检查 □ 心理护理 □ 指导患者功能锻炼	□ 病情观察（手肿胀，伤口愈合等）并及时报告医师 □ 遵医嘱完成相关检查 □ 心理护理 □ 指导患者功能锻炼
重点医嘱	□ 详见医嘱执行单	□ 详见医嘱执行单	□ 详见医嘱执行单
病情变异记录	□ 无　□ 有，原因： 1. 2.	□ 无　□ 有，原因： 1. 2.	□ 无　□ 有，原因： 1. 2.
护士签名			

时间	住院第 14~21 天	住院第 21 天 （出院日）
健康宣教	□ 药物以及体位摆放等宣教	□ 出院宣教 □ 随访时间 □ 服药方法 □ 活动休息 □ 指导饮食 □ 指导办理出院手续
护理处置	□ 检测一般生命体征 □ 执行药物医嘱	□ 办理出院手续
基础护理	□ 日常生活能力给予对应级别护理 □ 晨晚间护理 □ 排泄管理 □ 患者安全管理	□ 日常生活能力给予对应级别护理 □ 晨晚间护理 □ 排泄管理 □ 患者安全管理
专科护理	□ 病情观察（手肿胀，伤口愈合等）并及时报告医师 □ 遵医嘱完成相关检查 □ 心理护理 □ 指导患者功能锻炼	□ 指导患者办理出院手续 □ 出院宣教
重点医嘱	□ 详见医嘱执行单	□ 详见医嘱执行单
病情变异记录	□ 无 □ 有，原因： 1. 2.	□ 无 □ 有，原因： 1. 2.
护士签名		

（三）患者表单

手外伤康复临床路径患者表单

适用对象：第一诊断为手外伤（无并发症患者）

患者姓名：	性别： 年龄： 门诊号：	住院号：
住院日期： 年 月 日	出院日期： 年 月 日	标准住院日：21~28 天

时间	入院 1~2 天	3~20 天	20~21 天（出院）
医患配合	□ 配合询问病史、收集资料，请务必详细告知既往史、用药史、过敏史 □ 配合进行体格检查 □ 配合进行康复评定 □ 有任何不适请告知医师 □ 配合完善相关检查，如采血、留尿、心电图、X 线胸片 □ 医师向患者及家属介绍病情 □ 设立出院前的功能恢复目标、相关康复治疗计划以及注意事项	□ 积极参与康复治疗中 □ 及时反馈自己的身体情况 □ 规律服药，合理服药	□ 配合进行康复评定 □ 告知患者回家后的功能训练方法以及注意事项，并且确保患者在家中进行这些训练时没有安全隐患
护患配合	□ 配合测量体温、脉搏、呼吸（3 次）、血压、体重（1 次） □ 配合完成入院护理评估（简单询问病史、过敏史、用药史） □ 接受入院宣教（环境介绍、病室规定、订餐制度、贵重物品保管等） □ 配合执行探视和陪伴制度 □ 有任何不适请告知护士	□ 配合测量体温、脉搏、呼吸（3 次）、询问大便情况（1 次） □ 接受康复宣教 □ 接受饮食宣教 □ 接受药物宣教	□ 配合测量体温、脉搏、呼吸（3 次）、询问大便情况（1 次） □ 带齐影像资料及用药 □ 接受康复宣教 □ 接受饮食宣教 □ 接受药物宣教 □ 有任何不适请告知护士
饮食	□ 遵医嘱饮食	□ 遵医嘱饮食	□ 遵医嘱饮食
排泄	□ 正常排尿便	□ 正常排尿便	□ 正常排尿便
活动	□ 治疗师或家属陪同下进行活动	□ 治疗师或家属陪同下进行活动	□ 治疗师或家属陪同下进行活动

附：原表单（2016年版）

手外伤康复临床路径表单

适用对象：手外伤患者

患者姓名：	性别： 年龄： 门诊号：	住院号：
住院日期： 年 月 日	出院日期： 年 月 日	标准住院日：14~21天

时间	住院第1天	住院第2天	住院第3天
主要诊疗工作	□ 询问病史及体格检查 □ 完成病历书写 □ 开检查单 □ 上级医师查房与初期康复评定	□ 主治医师查房，完成相关病历书写 □ 根据相关检查结果，排除康复治疗禁忌证 □ 拟定康复治疗方案 □ 签署康复治疗知情同意书、自费项目协议书等 □ 向患者及家属交代病情及康复治疗方案 □ 必要时请相关科室会诊	□ 上级医师查房，观察患肢远端感觉运动情况等，根据情况调整具体治疗方案 □ 进一步明确康复治疗方案
重点医嘱	**长期医嘱：** □ 康复医学科护理常规 □ 二级护理 □ 饮食 □ 患者基础用药 □ 体位摆放 **临时医嘱：** □ 血常规、尿常规、粪便常规 □ 肝肾功能、电解质、血糖 □ 心电图 □ 患手X线片、肌电图、局部超声检查（根据病情选择） □ X线胸片、肺功能、超声心动图（根据患者情况选择）	**长期医嘱：** □ 康复医学科护理常规 □ 二级护理 □ 饮食 □ 患者基础用药 □ 体位摆放 □ 物理因子治疗 □ 肌力训练 □ 关节活动度训练 **临时医嘱：** □ 请相关科室会诊	**长期医嘱：** □ 康复医学科护理常规 □ 二级护理 □ 饮食 □ 患者基础用药 □ 体位摆放 □ 物理因子治疗 □ 肌力训练 □ 关节活动度训练 **临时医嘱：** □ 其他特殊医嘱
主要护理工作	□ 入院介绍（病房环境、设施等） □ 入院护理评定	□ 观察患者病情变化并及时报告医师 □ 心理与生活护理 □ 指导患者功能锻炼	□ 观察患者病情变化并及时报告医师 □ 心理与生活护理 □ 指导患者功能锻炼
病情变异记录	□ 无 □ 有，原因： 1. 2.	□ 无 □ 有，原因： 1. 2.	□ 无 □ 有，原因： 1. 2.
护士签名			
医师签名			

时间	住院第 4~15 天	住院第 16~20 天 （出院前日）	住院第 21 天 （出院日）
主要诊疗工作	□ 中期康复评定 □ 根据患者情况，随时调整治疗方案	□ 末期康复评定 □ 指导出院后康复训练方案：如体位摆放、主动抗阻训练过程等	□ 再次向患者及家属介绍出院后注意事项，出院后治疗及家庭保健 □ 患者办理出院手续，出院
重点医嘱	**长期医嘱：** □ 康复医学科护理常规 □ 二级护理 □ 饮食 □ 患者既往基础用药 □ 体位摆放 □ 物理因子治疗 □ 肌力训练 □ 关节活动度训练 □ 感知觉训练 □ 日常生活活动训练 **临时医嘱：** □ 其他特殊医嘱	**长期医嘱：** □ 康复医学科护理常规 □ 二级护理 □ 饮食 □ 患者既往基础用药 □ 体位摆放 □ 物理因子治疗 □ 肌力训练 □ 关节活动度训练 □ 感知觉训练 □ 日常生活活动训练 **出院医嘱：** □ 明日出院 □ 2 周后门诊复诊	**出院医嘱：** □ 通知出院 □ 依据病情给予出院康复指导
主要护理工作	□ 观察患者病情变化并及时报告医师 □ 心理与生活护理 □ 指导患者功能锻炼	□ 观察患者病情变化并及时报告医师 □ 心理与生活护理 □ 指导患者功能锻炼	□ 指导患者办理出院手续 □ 出院宣教
病情变异记录	□ 无　□ 有，原因： 1. 2.	□ 无　□ 有，原因： 1. 2.	□ 无　□ 有，原因： 1. 2.
护士签名			
医师签名			

第七章
肢体骨折术后康复临床路径释义

【医疗质量控制指标】

指标一、有效预防并发症、预防二次残疾。

指标二、有功能评定、康复方案、效果评定。

指标三、不同阶段选择合理康复方案。

指标四、康复训练安全防护措施。

一、肢体骨折编码

疾病名称及编码：臂骨骨折后遗症（ICD-10：T92.100）
陈旧性肩胛骨骨折（ICD-10：T92.101）
陈旧性肱骨骨折（ICD-10：T92.103）
陈旧性尺桡骨骨折（ICD-10：T92.104）
陈旧性尺骨骨折（ICD-10：T92.105）
陈旧性桡骨骨折（ICD-10：T92.106）
腕和手水平骨折后遗症（ICD-10：T92.2）
股骨骨折后遗症（ICD-10：T93.1）
下肢其他骨折的后遗症（ICD-10：T93.2）
陈旧性多部位骨折（ICD-10：T94.0）

二、临床路径检索方法

T92.100/T92.101/T92.103/T92.104/T92.105/T92.106/T92.2/T93.1/T93.2/T94.0

三、国家医疗保障疾病诊断相关分组（CHS-DRG）

MDCX　影响健康因素及其他就医情况

XR2　其他康复治疗

四、肢体骨折术后康复临床路径标准住院流程

（一）适用对象

第一临床诊断为肢体骨折术后，且已行手术治疗。

释义

■ 适用对象编码参见第一部分。

■ 本路径适用对象为临床诊断为肢体骨折的患者，并且已行手术治疗。如未进行手术治疗，需进入其他相应路径。

（二）诊断依据

根据《临床诊疗指南·物理医学与康复分册》（中华医学会编著，人民卫生出版社，2005），

《康复医学（第 6 版）》（黄晓琳、燕铁斌主编，人民卫生出版社，2018）。
1. 临床表现：
（1）疼痛。
（2）肿胀。
（3）运动障碍。
（4）感觉障碍。
2. 影像学检查：X 线检查是确定骨折部位、程度及骨折类型的常规检查。

释义

■ 本路径的制订主要参考国内权威参考书籍和诊疗指南。

■ 病史和临床症状是诊断肢体骨折的初步依据，多数患者表现为骨折部位疼痛、肿胀、运动及感觉障碍等症状。X 线检查可明确诊断骨折部位、程度及类型。部分患者临床表现不典型，如 X 线检查支持骨折，亦可进入路径。

（三）康复评定

根据《临床诊疗指南・物理医学与康复分册》（中华医学会编著，人民卫生出版社，2005），《康复医学（第 6 版）》（黄晓琳、燕铁斌主编，人民卫生出版社，2018）。入院后 3 天内进行初期康复评定，住院期间根据功能变化情况，于 4~5 天，进行一次中期评定，出院前进行末期评定。
评定内容包括：
1. 骨折愈合情况。
2. 关节活动范围的评定。
3. 肌力评定。
4. 肢体长度及围度的评定。
5. 感觉功能的评定。
6. 日常生活活动能力的评定。

释义

■ 本病确诊后即应开始初期康复评定，了解患者功能状态。通过评定发现问题，针对问题制订康复目标和康复计划。在功能发生改变或者康复一段时间后，进行中期评定，再次发现现存问题，并评估疗效，进一步指导康复方案，出院前进行末期评定，对康复疗效进行评定，指导预后及转归。

■ 根据骨折术后特点，针对可能存在的功能障碍进行评定，包括骨折是否愈合。运动系统包括骨折相关关节的活动度，肌肉力量的评定，肢体长度及围度。肢体感觉是否存在障碍，以及患者日常生活活动能力是否受限。

（四）治疗方案的选择

根据《临床诊疗指南・物理医学与康复分册》（中华医学会编著，人民卫生出版社，2005），《康复医学（第 6 版）》（黄晓琳、燕铁斌主编，人民卫生出版社，2018）。
1. 物理因子治疗。

2. 运动疗法。
3. 手法治疗。
4. 作业治疗。
5. 矫形器与其他辅助器具的装配与使用。

释义

■ 通过康复评定，发现问题，制订康复目标和康复计划，选择精准的治疗方案。

■ 肢体骨折术后可选的康复治疗包括物理因子治疗（电、磁、声、光、热等，主要针对疼痛、肿胀等症状，以及促进手术切口及骨折愈合，防止瘢痕增生及关节粘连等）；运动疗法（根据评定结果选择肌力训练、平衡训练、步态训练等）；手法治疗（关节松动术、按摩手法治疗等）；作业治疗（主要针对上肢功能障碍及手功能障碍，进行日常生活动作训练等）；有的肢体骨折术后需要佩戴矫形器，如踝足矫形支具、手功能矫形支具等，或其他辅助器具，如轮椅、助行器、拐杖等，在康复治疗过程中需教会患者正确使用方法。

（五）标准住院日

标准住院日为 14~21 天。

释义

■ 肢体骨折术后患者入院后，1~3 天进行康复评定，评定后确定康复目标及康复方案，治疗 10~14 天，再次进行康复评定，观察是否已达康复目标，评定康复疗效、调整康复方案，出院前再次进行康复评定，观察康复疗效并判断预后及转归，总住院时间不超过 21 天符合本路径要求。

（六）进入临床路径标准

1. 第一诊断必须符合肢体骨折术后，骨科明确诊断，且已行手术治疗。
2. 病情稳定，有康复治疗需求。
3. 当患者同时具有其他疾病诊断，但在住院期间不需要特殊处理也不影响第一诊断的临床路径流程实施时，可以进入路径。

释义

■ 进入本路径的患者为第一诊断为肢体骨折术后，需明确诊断骨折并已行手术治疗。

■ 患者病情稳定，无生命体征不稳，或急危重症等危及患者生命的情况，且明确需做康复治疗。

■ 入院后常规检查发现有基础疾病，如高血压、高脂血症、糖尿病等，经系统评估后对肢体骨折术后治疗无特殊影响者，可进入路径。但可能增加医疗费用，延长住院时间。

（七）住院期间检查项目（可根据患者近 1 个月内的检查化验结果进行选择）

1. 必查项目：
（1）血常规、尿常规、粪便常规。
（2）肝肾功能、电解质、血糖、凝血功能。
（3）相应部位血管彩超。
（4）胸片及相关部位 X 线检查。
（5）心电图检查。
2. 可选项目：肌电图检查。

释义

■ 血常规、尿常规、粪便常规是最基本的三大常规检查，所有进入路径的患者均需完成；此外，肝肾功能、电解质、血糖、凝血功能等检查可评估患者的基础情况，判断患者是否有基础疾病。骨折相关部位血管彩超，评估患者血流情况，是否存在血栓、动脉硬化等影响康复因素。心电图、X 线胸片可评估患者心肺有无基础疾病，骨折相关部位的 X 线检查，骨折愈合情况，内固定的稳固情况等。根据检查结果判断是否影响住院时间、费用及其康复治疗预后。

■ 骨折如果涉及神经损伤，可行肌电图检查，明确神经损伤的程度及范围，指导康复方案的选择及调整。

（八）康复方案

根据《临床诊疗指南·物理医学与康复分册》（中华医学会编著，人民卫生出版社，2005）、《康复医学（第 6 版）》（黄晓琳、燕铁斌主编，人民卫生出版社，2018）。
1. 临床常规治疗。
2. 康复治疗：
（1）体位摆放。
（2）物理因子治疗。
（3）运动疗法。
（4）手法治疗。
（5）矫形器与其他辅助器具的使用。
（6）作业治疗。

释义

■ 肢体骨折术后需进行临床常规治疗，如抗感染、营养、预防静脉血栓等。

■ 肢体骨折术后患者根据骨折部位的不同，选择不同的体位，以防止并发症的发生；选择电、磁、声、光、热等物理因子治疗，以缓解疼痛、改善循环、消除肿胀、促进骨折愈合、预防关节粘连等；肢体骨折术后采用主被动运动、肌力训练、耐力训练等运动疗法，促进患者运动功能恢复；采用按摩或关节松动等手法治疗，促进循环，牵张纤维粘连等。肢体骨折术后必要时需采用矫形器固定患肢，或使用轮椅、助行器、拐杖等辅助器具；针对骨折患者的具体功能障碍，从日常生活活动和手工操作性劳动等活动中，选出一些有助于患者功能恢复的作业治疗。

（九）出院标准

1. 临床病情稳定。

2. 肢体功能逐步恢复良好，理解并掌握患肢安全活动方法。

释义

■ 患者出院前应明确临床病情已稳定，无严重心肺功能障碍或生命体征不稳定危及生命的因素存在。

■ 患者出院前进行康复评定，肢体功能恢复良好，且患者已理解并掌握患肢安全活动的方法。

（十）变异及原因分析

1. 既往严重基础疾病而影响或其他损伤严重，影响第一诊断者需退出路径。

2. 住院期间出现再次骨折、骨折长期不愈合，内固定脱落、骨化性肌炎及出现严重并发症，需要进一步诊治或转科治疗，需退出路径。

3. 病程较长，关节挛缩严重，可导致住院时间延长和住院费用增加。

释义

■ 如患者发现其他严重基础疾病，或严重的其他损伤，需调整治疗或继续其他基础疾病的治疗，治疗以基础疾病或其他严重损伤为主，肢体骨折术后已不作为第一诊断，则退出本路径。

■ 指患者入选路径后，在治疗过程中患者出现新的严重的病情变化或其他严重并发症，在事前未预知的、对本路径治疗可能产生影响的情况，需进一步诊治或转科治疗相应疾病，则要退出路径。

■ 患者入选路径后，因患者方面的主观原因导致执行路径出现变异，需要延长治疗时间、增加治疗费用，医师需在表单中明确说明。

五、肢体骨折术后康复护理规范

1. 基础护理：按等级护理要求完成基础护理项目，给予生活照顾。

2. 观察患者生命体征。

3. 疼痛护理，采用舒适体位，必要时服用解热镇痛类药物。

4. 安全管理：防跌倒摔伤。

5. 饮食及二便指导。

六、肢体骨折术后康复营养治疗规范

1. 对于卧床患者，进食清淡易消化食物，如小米粥，非卧床患者，正常饮食，可进食高热量、高蛋白、高维生素、高纤维、易消化食物。

2. 加强营养摄入、补钙、预防骨质疏松，但应控制体重增加。

七、肢体骨折术后康复健康宣教

1. 指导患者有计划地进行功能训练，锻炼肌肉力量，预防肌肉萎缩。

2. 锻炼平衡功能，防跌倒。
3. 增加营养，促进骨折愈合。
4. 定期复查，发现患肢血液循环、感觉、运动异常，请及时就医。
5. 保持心情愉悦，按时作息，劳逸适度。
6. 骨折内固定患者根据复查时骨折愈合情况，确定内固定取出时间。

八、推荐表单

（一）医师表单

肢体骨折术后康复临床路径医师表单

适用对象：第一诊断为肢体骨折术后，且已行骨科手术治疗

患者姓名：	性别：　　年龄：　　门诊号：	住院号：
住院日期：　　年　月　日	出院日期：　　年　月　日	标准住院日：14~21 天

时间	住院第 1 天	住院第 2 天	住院第 3 天
主要诊疗工作	□ 询问病史及体格检查 □ 早期康复评定 □ 开出辅助检查项目 □ 开出饮食要求 □ 阅读 X 线片、CT 等影像学资料，评估骨折愈合情况 □ 做出初步诊断 □ 筛查是否适合康复治疗 □ 签订相关医疗文书及项目实施协议 □ 完成首次病程记录和入院记录	□ 主治医师查房 □ 书写病程记录 □ 完成上级医师查房记录 □ 完成初期康复评价记录 □ 观察病情变化，并及时与患者家属沟通病情及预后 □ 根据患者功能情况，制订康复计划（物理疗法等） □ 开始康复训练	□ 主任/副主任医师查房 □ 根据患者病情调整治疗方案和检查项目 □ 完成上级医师查房记录 □ 向患者及家属介绍病情及相关检查结果 □ 相关科室会诊 □ 复查结果异常的实验室检查 □ 继续康复训练
重点医嘱	**长期医嘱：** □ 康复医学科护理常规 □ 二级护理 □ 饮食 □ 评估手术切口愈合情况 □ 物理因子治疗 **临时医嘱：** □ 血常规、尿常规、粪便常规；肝功能、肾功能、血脂（含同型半胱氨酸）、凝血系列（含国际标准化比值） □ 乙型肝炎五项、丙型肝炎病毒抗体、人类免疫缺陷病毒抗体、梅毒抗体 □ 心电图、骨折处 X 线片、CT	**长期医嘱：** □ 康复医学科护理常规 □ 二级护理 □ 饮食 □ 根据病情选择补充钙质的药物 □ 其他用药依据病情下达 □ 运动疗法 □ 关节松动训练 □ 物理因子治疗 **临时医嘱：** □ 复查结果异常的实验室检查指标 □ 申请康复治疗 □ 初期康复评定	**长期医嘱：** □ 康复医学科护理常规 □ 二级护理 □ 饮食 □ 根据病情选择补充钙质的药物 □ 其他用药依据病情下达 □ 运动疗法 □ 关节松动训练 □ 物理因子治疗 **临时医嘱：** □ 依据病情需要下达
病情变异记录	□ 无　□ 有，原因： 1. 2.	□ 无　□ 有，原因： 1. 2.	□ 无　□ 有，原因： 1. 2.
医师签名			

时间	住院第 4~15 天	住院第 16~20 天 （出院前日）	住院第 21 天 （出院日）
主要诊疗工作	□ 主治医师查房（3 次/周） □ 主任/副主任医师查房（2 次/周） □ 书写病程记录 □ 完成上级医师查房记录 □ 继续观察病情变化，并及时与患者家属沟通 □ 康复治疗 □ 完成中期康复评定，调整康复治疗方案 □ 完成中期康复评定 □ 根据患者康复评定情况，调整治疗方案和检查项目	□ 三级医师查房 □ 康复医学科查体，评估骨折愈合情况及功能变化情况 □ 根据患者康复评定情况，调整治疗方案和检查项目 □ 书写病程记录 □ 完成上级医师查房记录 □ 向患者及家属介绍病情及相关检查结果 □ 康复治疗 □ 完成末期康复评定	□ 三级医师查房 □ 康复医学科查体，评估骨折愈合情况及功能变化情况 □ 书写病程记录 □ 根据患者病情拟定出院后治疗方案和需要定期复查项目 □ 出院前康复指导 □ 办理出院手续
重点医嘱	**长期医嘱：** □ 康复医学科护理常规 □ 二级护理 □ 饮食 □ 根据病情选择补充钙质的药物 □ 其他用药依据病情下达运动疗法 □ 关节松动训练 □ 物理因子治疗 **临时医嘱：** □ 中期康复评定 □ 依据病情需要下达	**长期医嘱：** □ 康复医学科护理常规 □ 二级护理 □ 饮食 □ 根据病情选择补充钙质的药物 □ 其他用药依据病情下达 **临时医嘱：** □ 复查血常规、生化及其他异常实验室检查 □ 依据病情需要下达 □ 末期康复评定	**出院医嘱：** □ 通知出院 □ 依据病情给予出院带药及出院康复指导 □ 出院带药
病情变异记录	□ 无　□ 有，原因： 1. 2.	□ 无　□ 有，原因： 1. 2.	□ 无　□ 有，原因： 1. 2.
医师签名			

（二）护士表单

肢体骨折术后康复临床路径护士表单

适用对象：第一诊断为肢体骨折术，且已行骨科手术治疗

患者姓名：	**性别：　年龄：　门诊号：**	**住院号：**
住院日期： 年　月　日	**出院日期：** 年　月　日	**标准住院日：** 14~21天

时间	住院第1天	住院第2天	住院第3天
健康宣教	□ 入院宣教 □ 介绍主管医师、护士 □ 介绍环境、设施 □ 介绍住院注意事项 □ 介绍探视和陪伴制度 □ 介绍贵重物品制度	□ 相关药物宣教 □ 根据评估结果，给予指导（疾病、饮食、功能锻炼等）	□ 根据评估结果，给予指导（疾病、饮食、功能锻炼等）
护理处置	□ 核对患者，佩戴腕带 □ 建立入院护理病历 □ 协助患者留取各种标本 □ 测量生命体征	□ 正确执行医嘱 □ 协助完成相关检查，告知检查的时间、地点、意义及注意事项	□ 正确执行医嘱 □ 关注异常检查结果并报告给主管医师
基础护理	□ 二级护理 □ 晨晚间护理 □ 排泄护理 □ 患者安全管理	□ 二级护理 □ 晨晚间护理 □ 排泄护理 □ 患者安全管理	□ 二级护理 □ 晨晚间护理 □ 排泄护理 □ 患者安全管理
专科护理	□ 护理查体：感觉运动、末梢血运、足背动脉搏动等 □ 护理评估：生活自理情况、心理评估、疼痛评估、风险评估等 □ 体位摆放	□ 每日护理评估 □ 心理与生活护理	□ 每日护理评估 □ 心理与生活护理
重点医嘱	□ 详见医嘱执行单	□ 详见医嘱执行单	□ 详见医嘱执行单
病情变异记录	□ 无　□ 有，原因： 1. 2.	□ 无　□ 有，原因： 1. 2.	□ 无　□ 有，原因： 1. 2.
护士签名			

时间	住院第 4~15 天	住院第 16~20 天 （出院前日）	住院第 21 天 （出院日）
健康宣教	□ 根据评估结果，给予指导（疾病、饮食、功能锻炼等）	□ 告知日常生活注意事项（防摔倒、骨质疏松治疗等）	□ 出院宣教 告知复诊时间和地点 服药方法 活动休息 指导饮食 指导办理出院手续
护理处置	□ 正确执行医嘱	□ 正确执行医嘱	□ 办理出院手续 □ 书写出院小结
基础护理	□ 二级护理 □ 晨晚间护理 □ 排泄护理 □ 患者安全管理	□ 二级护理 □ 晨晚间护理 □ 排泄护理 □ 患者安全管理	□ 二级护理 □ 晨晚间护理 □ 排泄护理 □ 患者安全管理
专科护理	□ 每日护理评估 □ 心理与生活护理	□ 指导患者办理出院手续 □ 出院康复指导	□ 康复护理指导
重点医嘱	□ 详见医嘱执行单	□ 详见医嘱执行单	□ 详见医嘱执行单
病情变异记录	□ 无　□ 有，原因： 1. 2.	□ 无　□ 有，原因： 1. 2.	□ 无　□ 有，原因： 1. 2.
护士签名			

（三）患者表单

肢体骨折术后康复临床路径患者表单

适用对象：第一诊断为肢体骨折术，且已行骨科手术治疗

患者姓名：	**性别：** **年龄：** **门诊号：**	**住院号：**
住院日期： 年 月 日	**出院日期：** 年 月 日	**标准住院日：** 14~21 天

时间	住院第 1 天	住院第 2 天	住院第 3 天
医患配合	□ 配合询问病史、收集资料、配合体格检查 □ 配合康复评定 □ 配合进行辅助检查 □ 签订相关医疗文书及项目实施协议	□ 配合主治医师查房 □ 了解康复治疗方案 □ 了解康复计划（物理治疗等） □ 配合康复训练	□ 配合主任/副主任医师查房 □ 了解病情及相关检查结果 □ 配合复查结果异常的检查 □ 配合康复训练
护患配合	□ 配合测量生命体征 □ 接受入院宣教（环境介绍、病室规定、订餐制度、贵重物品保管等） □ 配合执行探视和陪伴制 □ 有任何不适请告知护士 □ 配合完成入院护理评估	□ 配合测量生命体征 □ 配合完成检查 □ 配合护理评估 □ 配合活动安全、避免跌倒 □ 配合执行探视及陪伴 □ 配合输液、服药等治疗	□ 配合测量生命体征 □ 配合完成异常检查的复查 □ 配合护理评估 □ 配合活动安全、避免跌倒 □ 配合执行探视及陪伴 □ 配合输液、服药等治疗
饮食	□ 遵医嘱饮食	□ 遵医嘱饮食	□ 遵医嘱饮食
排泄	□ 正常排尿便	□ 正常排尿便	□ 正常排尿便
活动	□ 遵医嘱活动	□ 遵医嘱活动	□ 遵医嘱活动

时间	住院第 4~15 天	住院第 16~20 天 （出院前日）	住院第 21 天 （出院日）
医患配合	□ 配合主治医师查房（3 次/周） □ 配合主任/副主任医师查房（2 次/周） □ 配合中期康复评定 □ 了解病情变化 □ 配合康复治疗 □ 了解调整的治疗方案 □ 配合相关项目检查	□ 配合三级医师查房 □ 配合查体 □ 配合康复方案的调整 □ 配合相关项目检查 □ 了解病情变化及相关检查结果 □ 配合康复治疗 □ 配合完成末期康复评定	□ 配合三级医师查房 □ 配合查体 □ 了解出院后治疗方案和需要定期复查项目 □ 配合并了解康复指导 □ 配合办理出院手续
护患配合	□ 配合测量生命体征 □ 配合护理评估 □ 配合活动安全、避免跌倒 □ 配合执行探视及陪伴 □ 配合输液、服药等治疗	□ 配合测量生命体征 □ 配合护理评估 □ 配合活动安全、避免跌倒 □ 配合执行探视及陪伴 □ 配合输液、服药等治疗 □ 知道日常生活注意事项	□ 接受出院宣教 □ 办理出院手续 □ 获取出院带药 □ 知道服药方法、作用、注意事项 □ 知道复印病历程序 □ 知道复诊时间、地点
饮食	□ 遵医嘱饮食	□ 遵医嘱饮食	□ 遵医嘱饮食
排泄	□ 正常排尿便	□ 正常排尿便	□ 正常排尿便
活动	□ 遵医嘱活动	□ 遵医嘱活动	□ 遵医嘱活动

附：原表单（2016年版）

肢体骨折术后康复临床路径表单

适用对象：第一诊断为肢体骨折术，且已行骨科手术治疗

患者姓名：	性别：　年龄：　门诊号：	住院号：
住院日期：　年　月　日	出院日期：　年　月　日	标准住院日：14~21天

时间	住院第1天	住院第2天	住院第3天
主要诊疗工作	□ 询问病史及体格检查 □ 早期康复评定 □ 开出辅助检查项目 □ 开出饮食要求 □ 阅读X线片、CT等影像学资料，评估骨折愈合情况 □ 做出初步诊断 □ 筛查是否适合康复治疗 □ 签订相关医疗文书及项目实施协议 □ 完成首次病程记录和入院记录	□ 主治医师查房 □ 书写病程记录 □ 完成上级医师查房记录 □ 完成初期康复评价，制订康复治疗方案 □ 完成初期康复评价记录 □ 观察病情变化，并及时与患者家属沟通病情及预后 □ 根据患者功能情况，制订康复计划（物理治疗等） □ 开始康复训练	□ 主任/副主任医师查房 □ 根据患者病情调整治疗方案和检查项目 □ 完成上级医师查房记录 □ 向患者及家属介绍病情及相关检查结果 □ 相关科室会诊 □ 复查结果异常的检查 □ 继续康复训练
重点医嘱	**长期医嘱：** □ 康复医学科护理常规 □ 二级护理 □ 饮食 □ 评估手术切口愈合情况 □ 物理因子治疗 **临时医嘱：** □ 血常规、尿常规、粪便常规 □ 肝功能、肾功能、血脂（含同型半胱氨酸）、凝血系列（含国际标准化比值） □ 乙型肝炎五项、丙型肝炎病毒抗体、人类免疫缺陷病毒抗体、梅毒抗体 □ 心电图、骨折处X线片、CT	**长期医嘱：** □ 康复医学科护理常规 □ 二级护理 □ 饮食 □ 根据病情选择补充钙质的药物 □ 其他用药依据病情下达 □ 运动疗法 □ 关节松动训练 □ 物理因子治疗 **临时医嘱：** □ 复查结果异常的化验指标 □ 申请康复治疗 □ 初期康复评定	**长期医嘱：** □ 康复医学科护理常规 □ 二级护理 □ 饮食 □ 根据病情选择补充钙质的药物 □ 其他用药依据病情下达 □ 运动疗法 □ 关节松动训练 □ 物理因子治疗 **临时医嘱：** □ 依据病情需要下达
主要护理工作	□ 体位摆放 □ 入院宣教及护理评定	□ 正确执行医嘱 □ 每日护理评估 □ 心理与生活护理	□ 正确执行医嘱 □ 每日护理评定 □ 心理与生活护理
病情变异记录	□ 无　□ 有，原因： 1. 2.	□ 无　□ 有，原因： 1. 2.	□ 无　□ 有，原因： 1. 2.
护士签名			
医师签名			

时间	住院第4~15天	住院第16~20天 （出院前日）	住院第21天 （出院日）
主要诊疗工作	□ 主治医师查房（3次/周） □ 主任/副主任医师查房（2次/周） □ 书写病程记录 □ 完成上级医师查房记录 □ 继续观察病情变化，并及时与患者家属沟通 □ 康复治疗 □ 完成中期康复评定，调整康复治疗方案 □ 完成中期康复评定 □ 根据患者康复评定情况，调整治疗方案和检查项目	□ 三级医师查房 □ 康复医学科查体，评估骨折愈合情况及功能变化情况 □ 根据患者康复评定情况，调整治疗方案和检查项目 □ 书写病程记录 □ 完成上级医师查房记录 □ 向患者及家属介绍病情及相关检查结果 □ 康复治疗 □ 完成末期康复评定	□ 三级医师查房 □ 康复医学科查体，评估骨折愈合情况及功能变化情况 □ 书写病程记录 □ 根据患者病情拟定出院后治疗方案和需要定期复查项目 □ 出院前康复指导 □ 办理出院手续
重点医嘱	**长期医嘱：** □ 康复医学科护理常规 □ 二级护理 □ 饮食 □ 根据病情选择补充钙质的药物 □ 其他用药依据病情下达运动疗法 □ 关节松动训练 □ 物理因子治疗 **临时医嘱：** □ 中期康复评定 □ 依据病情需要下达	**长期医嘱：** □ 康复医学科护理常规 □ 二级护理 □ 饮食 □ 根据病情选择补充钙质的药物 □ 其他用药依据病情下达 **临时医嘱：** □ 复查血常规、生化及其他异常检查 □ 依据病情需要下达 □ 末期康复评定	**出院医嘱：** □ 通知出院 □ 依据病情给予出院带药及出院康复指导 □ 出院带药
主要护理工作	□ 正确执行医嘱 □ 每日护理评定 □ 心理与生活护理	□ 指导患者办理出院手续 出院康复指导	□ 出院带药服用指导 □ 康复护理指导 □ 告知复诊时间和地点
病情变异记录	□ 无　□ 有，原因： 1. 2.	□ 无　□ 有，原因： 1. 2.	□ 无　□ 有，原因： 1. 2.
护士签名			
医师签名			

第八章
腰椎间盘突出症康复临床路径释义

【医疗质量控制指标】

指标一、诊断需结合病史、临床表现和影像学检查。

指标二、根据康复评定结果选择适当的康复治疗方案。

指标三、对非手术治疗无效的重度腰椎间盘突出症患者，考虑外科手术治疗。

指标四、重视患者健康教育，避免症状反复发作。

一、腰椎间盘突出症编码

1. 原编码：

疾病名称及编码：腰椎间盘突出（ICD-10：M51.202）

2. 修改编码：

疾病名称及编码：腰椎间盘突出伴脊髓病（ICD-10：M51.003）
腰椎间盘脱出伴坐骨神经痛（ICD-10：M51.101）
腰椎间盘突出（ICD-10：M51.202）

二、临床路径检索方法

M51.003/ M51.101/M51.202

三、国家医疗保障疾病诊断相关分组（CHS-DRG）

MDCI　肌肉、骨骼疾病及功能障碍

IU2　颈腰背疾患

四、腰椎间盘突出症康复临床路径标准住院流程

（一）适用对象

第一诊断为腰椎间盘突出症（ICD-10：M51.202）。

释义

■ 适用对象编码参见第一部分。

■ 本路径适用对象为临床诊断为腰椎间盘突出症的患者，如合并严重椎管狭窄、椎管占位等并发症，需进入其他相应路径。

（二）诊断依据

根据《临床诊疗指南·物理医学与康复分册》（中华医学会编著，人民卫生出版社，2005），《康复医学（第6版）》（黄晓琳、燕铁斌主编，人民卫生出版社，2018）。

1. 临床表现：

（1）腰背部及下肢疼痛。

（2）运动功能障碍。

（3）神经功能障碍。
（4）日常生活活动能力障碍。
2. 影像学检查：腰椎 X 线平片、CT 扫描或 MRI 检查。

释义

■ 本路径的制订主要参考国内权威书籍和诊疗指南。

■ 病史和临床表现是诊断腰椎间盘突出症的初步依据。典型表现是腰痛伴下肢神经根性疼痛、下肢麻木感、腰椎活动受限。咳嗽、打喷嚏或腹部用力时症状加重，卧床休息症状减轻。多数患者具有腰扭伤和/或腰痛病史，以后腰痛可缓解，而下肢痛明显，或两者同时存在。较多患者疼痛可反复发作，间歇期可无任何症状，伴随发作次数的增加而程度加重、持续时间延长，且发作间隔时间缩短。出现腰椎曲度异常、腰部活动受限、压痛与放射痛、运动和感觉异常及腱反射的改变。严重者影响患者的日常生活活动能力，有的可发生大小便异常、鞍区麻木、足下垂等。X 线检查可提示腰椎曲度、椎间隙变化。CT 检查可见椎间盘突出及椎管狭窄情况，MRI 可显示椎间盘髓核突出及压迫硬膜囊或神经根等情况，同时可鉴别椎管内占位等疾病。

（三）康复评定

分别于入院后 1~3 天进行初期康复评定，入院后 7~8 天进行中期康复评定，出院前进行末期康复评定，内容包括：
1. 临床一般情况评定。
2. 康复专科评定：
（1）疼痛评定。
（2）腰椎及下肢活动范围评定。
（3）肌力评定。
（4）神经功能评定。
（5）日常生活活动能力评定。

释义

■ 临床一般情况评定，包括意识、生命体征、睡眠和大小便等基本情况。了解患者总体情况。

■ 康复专科评定：疼痛评定可采用视觉模拟评分法、简化麦吉尔疼痛问卷等评定方法；评定患者的姿势、有无脊柱侧弯和骨盆不对称、腰椎和下肢各关节活动范围、腹肌、背肌及下肢肌力、肌张力、步态等项目；评定感觉障碍的区域及腱反射异常；对各种日常生活活动能力进行评定。常用评定量表包括 Oswestry 功能障碍指数问卷表、魁北克腰痛障碍评分量表、腰椎日本骨科协会评分等。特异性检查包括直腿抬高试验及加强试验、股神经牵拉试验等。

（四）治疗方案的选择

根据《临床诊疗指南·物理医学与康复分册》（中华医学会编著，人民卫生出版社，2005）、《康复医学（第 6 版）》（黄晓琳、燕铁斌主编，人民卫生出版社，2018）。

1. 临床一般治疗。
2. 康复治疗：
（1）物理因子治疗。
（2）腰椎牵引。
（3）手法治疗。
（4）运动治疗。
（5）矫形器等辅助器具装配。
（6）注射治疗。
（7）中医治疗。
（8）日常生活活动能力训练。
（9）健康教育。

释义

■ 本病确诊后即应开始综合性康复治疗，包括物理因子治疗、运动疗法、中医治疗等，目的在于缓解临床症状，提高患者日常生活活动能力，使其回归家庭与社会。

■ 临床一般治疗包括患者基础疾病的处理，体位摆放、卧床休息等。

■ 康复治疗：包括物理因子治疗、腰椎牵引、手法、运动治疗、矫形器等辅助器具装配、注射治疗、中医治疗、日常生活活动能力训练、健康教育等。

■ 腰椎间盘突出症康复治疗方案：

1. 卧床休息：急性发作期，应短时间卧床休息。绝对卧床最好不超过3天，不主张长期卧床。患者卧床休息一个阶段后，随着症状改善，应尽可能下床做简单的日常生活活动。

2. 腰围制动：佩戴腰围可以限制腰椎的运动，以保证损伤组织可以局部充分休息。腰围佩戴时间一般不超过1个月，在佩戴期间，做一定强度的腰腹部肌力训练。

3. 腰椎牵引：是治疗腰椎间盘突出症的有效方法。根据牵引力的大小和作用时间的长短，将牵引分为慢速牵引和快速牵引。

（1）慢速牵引：即小重量持续牵引，包括自体牵引（重力牵引）、骨盆牵引、双下肢皮牵引等，特点是作用时间长，而施加的重量小，作用缓慢，其不良反应较少。

（2）快速牵引：用于治疗轻中度的腰椎间盘突出症。常用的是三维多功能牵引，该牵引器由计算机控制，在治疗时可完成3个基本动作：水平牵引、腰椎屈曲或伸展、腰椎旋转。牵引时定牵引距离，不定牵引重量，牵引作用时间短，0.5~2秒，多在牵引的同时加中医的正骨手法。

牵引后处理：牵引后为减轻牵引的疼痛加剧反应和促进病情的好转，可行骶裂孔注射小剂量地塞米松及营养神经药物。腰腿痛重者静脉快速滴注甘露醇以减轻神经根水肿。

4. 物理因子治疗根据患者的症状、体征、病程等特点选用高频电疗、低中频电疗、直流电药物离子导入、光疗、蜡疗、磁疗等治疗。

（1）高频电疗法：常用的有超短波、短波及微波等疗法。

(2) 直流电离子导入疗法：可用中药、维生素 B 类药物、碘离子等进行导入，作用极置于腰骶部疼痛部位，非作用极置于患侧肢体。

(3) 石蜡疗法：利用加热后的石蜡敷贴于患处，常用腰骶部盘蜡法。

(4) 中频电疗法：电极于腰骶部并置或腰骶部、患侧下肢斜对置，根据不同病情选择相应处方。

(5) 红外线疗法：红外线灯于腰骶部照射。

5. 药物治疗：常用的药物有非甾体抗炎药、神经营养药物（如谷维素、维生素 B_1、维生素 B_{12}）、肌肉松弛剂及各类中药等。

6. 经皮阻滞疗法：常用骶裂孔注射阻滞疗法，该疗法是将药液经骶裂孔注射至硬膜外腔，药液在椎管内上行至患部神经根处发挥治疗作用。所用药物包括维生素 B_1、维生素 B_{12}、利多卡因、地塞米松和生理盐水，30~50ml，3~5 日 1 次，一般注射 1~3 次。

7. 中医传统治疗：

(1) 推拿治疗常用的治疗手法有：肌肉松弛类、牵伸类、被动整复类。应根据病情轻重、病变部位、病程、体质等选择适宜的手法，并确定其施用顺序、力量大小、动作缓急等。

(2) 针灸治疗：针灸常用穴为肾俞、环跳、承扶、殷门、委中、阳陵泉等。备用穴为腰夹脊、承山、昆仑、悬钟、阿是穴等，每日或隔日 1 次。以疏导经气、通经活络为治疗原则。

8. 运动疗法：腰椎间盘突出症患者应积极配合运动治疗，主要是核心肌群训练，以提高腰背肌肉力量，改变和纠正异常力线，增强韧带弹性，活动椎间关节，维持脊柱稳定性。

(1) 早期训练方法：包括五点支撑法、三点支撑法等。

(2) 恢复期训练方法：包括体前屈、后伸练习，体侧弯练习，弓步行走，后伸腿练习，蹬足练习，伸腰练习，悬腰练习等。

9. 手法治疗：手法治疗是国外物理治疗师治疗腰痛的常用方法。手法的主要作用为缓解疼痛，改善脊柱的活动度。各种手法治疗都各成体系，有独特的操作方法。以 Maitland 的脊柱关节松动术和 Mckenzie 脊柱力学治疗法最为常用。Maitland 松动术的主要手法有脊柱中央后前按压、脊柱中央后前按压并右侧屈、脊柱中央后前按压、横向推压棘突、腰椎旋转、纵向运动、腰椎屈曲、直腿抬高和腰椎牵伸等。Mckenzie 在脊柱力学诊断治疗中将脊柱疾患分为姿势综合征（posture syndrome）、功能不良综合征（dysfunction syndrome）和间盘移位综合征（derangement syndrome）。其相应的治疗原则是姿势综合征需矫正姿势、功能不良综合征出现力学变形时用屈曲或伸展原则。椎间盘后方移位时，若伸展使疼痛向心化或减轻，则用伸展原则；椎间盘前方移位时，若屈曲使疼痛向心化或减轻，则用屈曲原则。神经根粘连用屈曲原则。

10. 手术治疗指征：对非手术治疗无效的重度腰椎间盘突出症患者，以及出现足下垂或明显马尾神经损伤表现（大小便功能障碍）的患者，考虑外科手术治疗。

（五）标准住院日为 10~14 天

释义

■ 怀疑腰椎间盘突出症的患者入院后，完善检查 1~2 天，尽早开始康复治疗，治疗 7~14 天，主要观察临床症状的缓解情况，总住院时间 10~14 天符合本路径要求。

（六）进入路径标准

1. 第一诊断必须符合 ICD-10：M51.202。
2. 如患有其他疾病，但住院期间不需要特殊处理，也不影响第一诊断的临床路径流程实施时，可以进入路径。

释义

■ 进入本路径的患者为第一诊断为腰椎间盘突出症。

■ 入院后常规检查发现有基础疾病，如高血压、冠状动脉粥样硬化性心脏病、糖尿病、肝肾功能不全等，经系统评估后对腰椎间盘突出症诊断治疗无特殊影响者，可进入路径。但可能增加医疗费用，延长住院时间。

（七）住院后检查的项目

1. 必需的检查项目：
（1）血常规、尿常规、粪便常规。
（2）肝肾功能、电解质、血糖。
（3）感染性疾病筛查（乙型肝炎、丙型肝炎、艾滋病、梅毒等）。
（4）腰椎正侧位 X 片。
（5）X 线胸片、心电图。
2. 根据患者病情及具体情况可选择的检查项目：
（1）X 线腰椎动力位片、左右斜位片。
（2）腰椎 MRI 或 CT。
（3）肌电图检查。
3. 有相关疾病者必要时请相关科室会诊。

释义

■ 血常规、尿常规、粪便常规是最基本的三大常规检查，进入路径的患者均需完成。肝肾功能、电解质、血糖、凝血功能、心电图、X 线胸片、感染性疾病筛查可评估有无基础疾病，是否影响住院时间、费用及其治疗预后；无禁忌证患者均应行腰椎 X 线检查。

■ X 线作为常规检查，一般拍摄腰椎正侧位片，若怀疑脊椎不稳可以加拍屈/伸动力位片和双斜位片。推荐进行腰椎 CT 或 MRI 检查。CT 能更好地显示脊柱骨性结构的细节，还能观察椎间小关节和黄韧带的情况。MRI 能清楚地显示出人体解剖结构的图像，对于腰椎间盘突出症的诊断有极大帮助，并可鉴别是否存在椎管内其他占位性病变。肌电图有助于腰椎间盘突出的诊断，并可以推断神经受损的节段。

（八）出院标准

1. 症状、体征明显缓解或消失。
2. 功能恢复进入平台期。

释义

■ 患者出院前应完成必须检查项目，且经过康复治疗后，观察临床症状是否减轻或消失。

（九）变异及原因分析

1. 腰椎间盘突出症病情严重，康复治疗无效，需转入相关专科治疗。
2. 辅助检查结果异常，需要复查，导致住院时间延长和住院费用增加。
3. 住院期间病情加重，出现并发症，需要进一步诊治，导致住院时间延长和住院费用增加。
4. 既往合并有其他系统疾病，腰椎间盘突出症可能导致既往疾病加重而需要治疗，导致住院时间延长和住院费用增加。

释义

■ 按标准治疗方案如患者腰痛缓解不明显，发现其他严重基础疾病，需治疗或继续其他基础疾病的治疗，则终止本路径；腰痛持续不能缓解，腰椎间盘突出严重，治疗疗程长、治疗费用高者，需退出本路径。

■ 认可的变异原因主要是指患者入选路径后，在检查及治疗过程中发现患者合并存在事前未预知的、对本路径治疗可能产生影响的情况，需要终止执行路径或延长治疗时间、增加治疗费用。医师需在表单中明确说明。

■ 因患者方面的主观原因导致执行路径出现变异，需医师在表单中予以说明。

五、腰椎间盘突出症康复护理规范

1. 急性期卧床休息，指导轴线翻身，避免腰椎过度扭曲；指导腰围佩戴。
2. 对于严重的影响大小便功能的腰椎间盘突出症患者，指导大小便训练。
3. 评估患者的心理状态，及时对焦虑、恐慌等不良情绪进行干预疏导，鼓励积极配合治疗，增强治疗信心。
4. 药物护理：按照医嘱合理的指导患者进行用药，告知家属督促患者按时按量用药，并且对不良反应发生情况和对应措施进行说明。

六、腰椎间盘突出症康复营养治疗规范

1. 戒除烟酒。

2. 均衡饮食，丰富营养，多食用富含钙质、维生素类食物。
3. 积极控制体重，减少腰椎负荷。

七、腰椎间盘突出症康复健康宣教

1. 保持正确的姿势：不要长时间维持同一姿势。避免久坐，若需久坐时应以靠垫支撑下背，并使用高背座椅。常弯腰劳动者，应定时挺腰、挺胸活动，使用宽腰带。治疗后患者在一定时期内佩戴腰围，当应同时加强腰背肌训练。平躺时脊椎所受的压力最小。卧床休息时应选用木板床，使腰部自然伸直，可于膝下垫一个枕头。
2. 日常生活中注意保护背部：如需弯腰取物，应采用屈髋、屈膝下蹲方式。弯腰提重物是腰部最吃力的动作，腰背不适时应尽量避免。避免急速前弯及旋转、身体过度向后仰等可能会伤害背部的动作。转身时，不要只扭转上半身，应尽量整个身体旋转。适当的运动可以改善及预防腰痛的症状，例如游泳、举哑铃、步行、慢跑等运动。注意腰背部保暖。

八、推荐表单

（一）医师表单

腰椎间盘突出症康复临床路径医师表单

适用对象：第一诊断为腰椎间盘突出症（ICD-10：M51.202）

患者姓名：	**性别：　　年龄：　　门诊号：**	**住院号：**
住院日期：　　年　月　日	**出院日期：**　　年　月　日	**标准住院日：**10~14天

时间	住院第1天	住院第2天	住院第3天
主要诊疗工作	□ 询问病史及体格检查 □ 完成病历书写 □ 开检查单 □ 上级医师查房与初期康复评定	□ 上级医师查房 □ 继续进行相关检查 □ 根据相关检查结果，排除康复治疗禁忌证 □ 口服非甾体抗炎药 □ 必要时请相关科室会诊	□ 根据病史、体检、X线平片、CT/MRI等，确定治疗方案 □ 根据患者情况，行物理因子治疗 □ 完成上级医师查房记录等病历书写 □ 签署康复治疗知情同意书、自费项目协议书等 □ 向患者及家属交代病情及康复治疗方案
重点医嘱	**长期医嘱：** □ 康复医学科护理常规 □ 二级护理 □ 饮食 □ 患者既往基础用药 □ 卧床休息 **临时医嘱：** □ 血常规、尿常规、粪便常规 □ 肝肾功能、电解质、血糖 □ 心电图 □ 腰椎X线平片、CT/MRI □ X线胸片、肺功能、超声心动图（根据患者情况选择）	**长期医嘱：** □ 康复医学科护理常规 □ 二级护理 □ 饮食 □ 患者既往基础用药 □ 非甾体抗炎药 □ 物理因子治疗 □ 卧床休息 **临时医嘱：** □ 请相关科室会诊	**长期医嘱：** □ 康复医学科护理常规 □ 二级护理 □ 饮食 □ 患者既往基础用药 □ 非甾体抗炎药 □ 物理因子治疗 □ 卧床休息 **临时医嘱：** □ 根据患者病情，选择腰椎快速牵引/慢速牵引 □ 局部注射治疗（根据患者情况选择）
病情变异记录	□ 无　□ 有，原因： 1. 2.	□ 无　□ 有，原因： 1. 2.	□ 无　□ 有，原因： 1. 2.
医师签名			

时间	住院第 4~8 天	住院第 9~13 天 （出院前日）	住院第 10~14 天 （出院日）
主要诊疗工作	□ 上级医师查房与中期康复评定 □ 完成病程 □ 注意疼痛及神经功能变化 □ 向患者及家属交代病情及注意事项	□ 上级医师查房，末期康复评定明确是否出院 □ 完成出院记录、病案首页、出院证明书等 □ 指导出院后康复训练方法，向患者交代出院后的注意事项，如日常生活中注意保护腰椎，避免引发腰痛复发的因素，返院复诊的时间、地点，发生紧急情况时的处理等 □ 如果患者不能出院，在病程记录中说明原因和继续治疗的方案	□ 再次向患者及家属介绍出院后注意事项，出院后治疗及家庭保健 □ 患者办理出院手续，出院
重点医嘱	**长期医嘱：** □ 康复医学科护理常规 □ 二级护理 □ 既往基础用药 □ 物理因子治疗 □ 手法治疗 □ 运动疗法 □ 针灸治疗 □ 非甾体抗炎药 □ 激素 □ 神经营养药物 □ 脱水（根据情况） **临时医嘱：** □ 其他特殊医嘱	**长期医嘱：** □ 康复医学科护理常规 □ 二级护理 □ 基础疾病用药 □ 依据病情下达 □ **出院医嘱：** □ 出院带药：神经营养药物、抗炎镇痛药 □ 明日出院 □ 2 周后门诊复查 □ 如有不适，随时来诊	□ **出院医嘱：** □ 通知出院 □ 依据病情给予出院带药及出院康复指导 □ 出院带药
病情变异记录	□ 无 □ 有，原因： 1. 2.	□ 无 □ 有，原因： 1. 2.	□ 无 □ 有，原因： 1. 2.
医师签名			

（二）护士表单

腰椎间盘突出症康复临床路径护士表单

适用对象：第一诊断为腰椎间盘突出症（ICD-10：M51.202）

患者姓名：	性别：　年龄：　门诊号：	住院号：
住院日期：　年　月　日	出院日期：　年　月　日	标准住院日：10~14 天

时间	住院第 1 天	住院第 2 天	住院第 3 天
健康宣教	□ 入院宣教 □ 介绍主管医师、护士 □ 介绍环境、设施 □ 介绍住院注意事项 □ 介绍探视和陪伴制度 □ 介绍贵重物品制度	□ 药物宣教 □ 康复治疗前宣教 □ 协助静脉采血 □ 告知患者配合检查及康复治疗 □ 宣教牵引前准备及治疗后注意事项 □ 主管护士与患者沟通，消除患者紧张情绪	□ 告知患者配合康复治疗 □ 指导患者活动注意事项
护理处置	□ 核对患者，佩戴腕带 □ 建立入院护理病历 □ 协助患者留取各种标本 □ 测量体重	□ 协助医师完成治疗前的相关实验室检查 □ 牵引治疗前准备（根据医嘱）	□ 协助医师为需要的患者完成牵引治疗/局部注射治疗 □ 指导患者适当卧床休息
基础护理	□ 二级护理 □ 晨晚间护理 □ 患者安全管理	□ 二级护理 □ 晨晚间护理 □ 患者安全管理	□ 二级护理 □ 晨晚间护理 □ 患者安全管理
专科护理	□ 护理查体 □ 病情观察 □ 需要时，填写跌倒及压疮防范表 □ 需要时，请家属陪伴 □ 腰椎间盘突出症护理知识宣教 □ 心理护理	□ 病情观察 □ 遵医嘱完成相关检查 □ 心理护理	□ 病情观察 □ 腰椎间盘突出症护理知识宣教 □ 心理护理
重点医嘱	□ 详见医嘱执行单	□ 详见医嘱执行单	□ 详见医嘱执行单
病情变异记录	□ 无　□ 有，原因： 1. 2.	□ 无　□ 有，原因： 1. 2.	□ 无　□ 有，原因： 1. 2.
护士签名			

时间	住院第 4~8 天	住院第 9~13 天 （出院前日）	住院第 10~14 天 （出院日）
健康宣教	□ 告知患者配合康复治疗	□ 指导出院后康复训练方法，向患者交代出院后的注意事项，如日常生活中注意保护腰椎，避免引发腰痛复发的因素，返院复诊的时间、地点，发生紧急情况时的处理等	□ 再次向患者及家属介绍出院后注意事项，出院后治疗及家庭保健 □ 指导患者办理出院手续，出院
护理处置	□ 指导患者遵医嘱完成康复治疗 □ 指导患者适当卧床休息	□ 协助医师为需要的患者完成牵引治疗/局部注射治疗 □ 指导患者适当卧床休息	□ 协助医师为需要的患者完成牵引治疗/局部注射治疗 □ 指导患者适当卧床休息
基础护理	□ 二级护理 □ 晨晚间护理 □ 患者安全管理	□ 二级护理 □ 晨晚间护理 □ 患者安全管理	□ 二级护理 □ 晨晚间护理 □ 患者安全管理
专科护理	□ 病情观察 □ 遵医嘱完成相关检查及治疗 □ 心理护理	□ 病情观察 □ 遵医嘱完成相关检查及治疗 □ 心理护理	□ 病情观察 □ 疼痛的观察 □ 心理护理
病情变异记录	□ 无 □ 有，原因： 1. 2.	□ 无 □ 有，原因： 1. 2.	□ 无 □ 有，原因： 1. 2.
护士签名			

（三）患者表单

腰椎间盘突出症康复临床路径患者表单

适用对象：第一诊断为腰椎间盘突出症（ICD-10：M51.202）

患者姓名：	性别：　　年龄：　　门诊号：	住院号：
住院日期：　　年　月　日	出院日期：　　年　月　日	标准住院日：10~14 天

时间	住院第 1 天	住院第 2 天	住院第 3 天
医患配合	□ 配合询问病史、收集资料，请务必详细告知既往史、用药史、过敏史 □ 配合进行体格检查 □ 有任何不适请告知医师 □ 医师与患者及家属介绍病情及康复治疗前签字	□ 配合完善相关检查，如采血、留尿、心电图、X 线胸片 □ 医师与患者及家属介绍病情及康复治疗前签字	□ 配合完善相关检查 □ 配合医师完成必要的牵引治疗、注射治疗等
护患配合	□ 配合测量体温、脉搏、呼吸（3 次），血压、体重（1 次） □ 配合完成入院护理评估（简单询问病史、过敏史、用药史） □ 接受入院宣教（环境介绍、病室规定、订餐制度、贵重物品保管等） □ 配合执行探视和陪伴制度 □ 有任何不适请告知护士	□ 配合接受生命体征的测量 □ 接受牵引前宣教 □ 接受饮食宣教 □ 接受药物宣教	□ 配合接受生命体征的测量 □ 配合缓解疼痛 □ 接受牵引治疗宣教 □ 接受饮食宣教 □ 接受药物宣教 □ 有任何不适请告知护士
治疗师与患者配合	□ 物理治疗师介绍接受物理因子治疗的时间、场地 □ 针灸治疗师介绍接受针灸治疗的时间、场地 □ 物理治疗师介绍接受运动疗法的时间、场地	□ 接受物理治疗 □ 接受针灸治疗 □ 接受运动疗法、核心肌群训练指导	□ 接受物理治疗 □ 接受针灸治疗 □ 接受运动疗法、核心肌群训练指导
饮食	□ 遵医嘱饮食	□ 遵医嘱饮食	□ 遵医嘱饮食
排泄	□ 正常排尿便	□ 正常排尿便	□ 正常排尿便
活动	□ 适当卧床休息	□ 适当卧床休息	□ 适当卧床休息 □ 适度核心肌群功能锻炼

时间	住院第4~8天	住院第9~13天 （出院前日）	住院第10~14天 （出院日）
医患配合	□ 配合体格检查及康复评定 □ 配合医师完成必要的药物治疗、注射治疗等 □ 有任何不适请告知医师	□ 配合体格检查及康复评定 □ 接受出院前指导 □ 指导复查程序 □ 配合医师完成必要的药物治疗、注射治疗等	□ 接受出院前指导 □ 了解复查程序 □ 获取出院诊断书
护患配合	□ 配合接受生命体征的测量 □ 接受牵引前宣教 □ 接受饮食宣教 □ 接受药物宣教	□ 配合接受生命体征的测量 □ 接受牵引前宣教 □ 接受饮食宣教 □ 接受药物宣教	□ 接受出院宣教 □ 办理出院手续 □ 获取出院带药 □ 了解服药方法、作用、注意事项 □ 了解复印病历程序
治疗师与患者配合	□ 接受物理治疗 □ 接受针灸治疗 □ 接受运动疗法、核心肌群训练指导	□ 接受物理治疗 □ 接受针灸治疗 □ 接受运动疗法、核心肌群训练指导	□ 接受物理治疗 □ 接受针灸治疗 □ 接受运动疗法、核心肌群训练指导
饮食	□ 遵医嘱饮食	□ 遵医嘱饮食	□ 遵医嘱饮食
排泄	□ 正常排尿便	□ 正常排尿便	□ 正常排尿便
活动	□ 适当卧床休息 □ 适度核心肌群功能锻炼	□ 适度核心肌群功能锻炼	□ 适度核心肌群功能锻炼

附：原表单（2016 年版）

腰椎间盘突出症康复临床路径表单

适用对象：第一诊断为腰椎间盘突出症（ICD-10：M51.202）

患者姓名：	性别：　年龄：　门诊号：	住院号：
住院日期：　年　月　日	出院日期：　年　月　日	标准住院日：10~14 天

时间	住院第 1 天	住院第 2 天	住院第 3 天
主要诊疗工作	□ 询问病史及体格检查 □ 完成病历书写 □ 开检查单 □ 上级医师查房与初期康复评定	□ 上级医师查房 □ 继续进行相关检查 □ 根据相关检查结果，排除康复治疗禁忌证 □ 口服非甾体抗炎药 □ 必要时请相关科室会诊	□ 根据病史、体检、X 线平片、CT/MRI 等，确定治疗方案 □ 根据患者情况，行物理因子治疗 □ 完成上级医师查房记录等病历书写 □ 签署康复治疗知情同意书、自费项目协议书等 □ 向患者及家属交代病情及康复治疗方案
重点医嘱	**长期医嘱：** □ 康复医学科护理常规 □ 二级护理 □ 饮食 □ 患者既往基础用药 □ 卧床休息 **临时医嘱：** □ 血常规、尿常规、粪便常规 □ 肝肾功能、电解质、血糖 □ 心电图 □ 腰椎 X 线平片、CT/MRI □ X 线胸片、肺功能、超声心动图（根据患者情况选择）	**长期医嘱：** □ 康复医学科护理常规 □ 二级护理 □ 饮食 □ 患者既往基础用药 □ 非甾体抗炎药 □ 物理因子治疗 □ 卧床休息 **临时医嘱：** □ 请相关科室会诊	**长期医嘱：** □ 康复医学科护理常规 □ 二级护理 □ 饮食 □ 患者既往基础用药 □ 非甾体抗炎药 □ 物理因子治疗 □ 卧床休息 **临时医嘱：** □ 根据患者病情，选择腰椎快速牵引/慢速牵引 □ 局部注射治疗（根据患者情况选择）
主要护理工作	□ 入院宣教及入院护理评定 □ 心理和生活护理	□ 宣教 □ 观察患者病情变化 □ 心理和生活护理	□ 宣教、牵引前准备 □ 观察治疗后反应
病情变异记录	□ 无　□ 有，原因： 1. 2.	□ 无　□ 有，原因： 1. 2.	□ 无　□ 有，原因： 1. 2.
护士签名			
医师签名			

时间	住院第4~8天	住院第9~13天 （出院前日）	住院第10~14天 （出院日）
主要诊疗工作	□ 上级医师查房与中期康复评定 □ 完成病程 □ 注意疼痛及神经功能变化 □ 向患者及家属交代病情及注意事项	□ 上级医师查房，末期康复评定明确是否出院 □ 完成出院记录、病案首页、出院证明书等 □ 指导出院后康复训练方法，向患者交代出院后的注意事项，如日常生活中注意保护腰椎，避免引发腰痛复发的因素，返院复诊的时间、地点，发生紧急情况时的处理等 □ 如果患者不能出院，在病程记录中说明原因和继续治疗的方案	□ 再次向患者及家属介绍出院后注意事项，出院后治疗及家庭保健 □ 患者办理出院手续，出院
重点医嘱	**长期医嘱：** □ 康复医学科护理常规 □ 二级护理 □ 既往基础用药 □ 物理因子治疗 □ 手法治疗 □ 运动疗法 □ 针灸治疗 □ 非甾体抗炎药 □ 激素 □ 神经营养药物 □ 脱水（根据情况） **临时医嘱：** □ 其他特殊医嘱	**长期医嘱：** □ 康复医学科护理常规 □ 二级护理 □ 基础疾病用药 □ 依据病情下达 **出院医嘱：** □ 出院带药：神经营养药物、抗炎镇痛药 □ 明日出院 □ 2周后门诊复查 □ 如有不适，随时来诊	□ **出院医嘱：** □ 通知出院 □ 依据病情给予出院带药及出院康复指导 □ 出院带药
主要护理工作	□ 正确执行医嘱 □ 随时观察患者病情变化 □ 心理与生活护理	□ 指导患者办理出院手续 □ 出院康复指导	□ 出院带药服用指导 □ 康复护理指导 □ 告知复诊时间和地点
病情变异记录	□ 无 □ 有，原因： 1. 2.	□ 无 □ 有，原因： 1. 2.	□ 无 □ 有，原因： 1. 2.
护士签名			
医师签名			

第九章

周围神经损伤康复临床路径释义

【医疗质量控制指标】

指标一、诊断需结合病史、临床表现和电生理及/或影像学检查。

指标二、对临床诊断的病例和确诊的病例，根据损伤的部位、程度及手术修复的状况，确定康复治疗方案。

指标三、康复治疗提供周围神经损伤再生的血供，防治肌肉萎缩、关节僵硬及挛缩。

一、周围神经损伤编码

1. 原编码：

疾病名称及编码：周围神经损伤（ICD-10：K25.7/K26.7/K27.7）

2. 修改编码：

疾病名称及编码：陈旧性躯干神经损伤（ICD-10：T91.802）

陈旧性上肢神经损伤（ICD-10：T92.4）

陈旧性下肢神经损伤（ICD-10：T93.4）

二、临床路径检索方法

T91.802/T92.4/T93.4

三、国家医疗保障疾病诊断相关分组（CHS-DRG）

MDCD　神经系统疾病及功能障碍

XR2　其他康复治疗

四、周围神经损伤临床路径标准住院流程

（一）适用对象

第一诊断为周围神经损伤。

释义

■ 第一诊断为周围神经损伤，神经修复术患者。

■ 适用对象编码参见第一部分。

■ 第一诊断为周围神经损伤，神经修复术（松解术、吻合术、移植术、移位术及神经植入术）（ICD-10：K25.7/K26.7/K27.7）患者。

■ 本路径适用对象为临床诊断为周围神经损伤，神经修复术（松解术、吻合术、移植术、移位术及神经植入术）患者，如合并颅脑损伤、血管破裂、需要手术的骨折与关节脱位等合并症，需进入其他相应路径。

（二）诊断依据

1. 临床表现：

（1）运动功能障碍。
（2）感觉功能障碍。
2. 肌电图检查证据。

释义

■ 本路径的制订主要参考《临床诊疗指南·物理医学与康复分册》（李晶主编，中华医学会编著，人民卫生出版社，2005），《康复医学》（南登崑主编，人民卫生出版社，2011，第4版），《外科学（八年制教材）》（陈孝平主编，人民卫生出版社，2010，第2版），《物理医学与康复科诊疗常规》（李晶主编，北京市卫生局编著，中国协和医科大学出版社，2001）。

■ 诊断依据：

1. 有外伤，神经修复术史。

2. 临床表现：运动、感觉功能障碍。

3. 肌电图和/或影像学检查，如超声或MRI检查提示周围神经损伤。

■ 病史，临床症状及检查是诊断周围神经损伤，神经修复术（松解术、吻合术、移植术、移位术及神经植入术）的重要依据，患者主要表现为运动及感觉障碍，自主神经功能障碍，肌无力或瘫痪，肌张力低与肌肉萎缩，感觉减退、麻木、疼痛或超敏，关节僵硬、挛缩。临床检查神经反射减弱或消失，病理征阴性。典型的临床表现，通过病史、临床症状及检查可以明确诊断。部分患者临床表现不典型，肌电图或影像学，如超声或MRI检查支持周围神经损伤，亦可进入路径。

（三）康复评定

根据《临床诊疗指南·物理医学与康复分册》（中华医学会编著，人民卫生出版社，2005），《康复医学（第6版）》（黄晓琳、燕铁斌主编，人民卫生出版社，2018）。入院后3天内进行初期评定，住院期间根据功能变化情况，住院期间进行1次中期评定，出院前进行末期评定。评定内容包括：
1. 运动功能评定。
2. 感觉功能评定。
3. 反射检查。
4. 自主神经检查。
5. 周围神经电生理检查/神经干叩击试验（蒂内尔征）。
6. 患肢周径评定。
7. 日常生活活动能力评定。

释义

■ 入院后1~3天进行初期康复评定，入院后根据功能变化情况进行中期康复评定，出院前进行末期康复评定。内容包括：

1. 临床一般情况评定：生命体征，肝肾功能等。

2. 康复专科评定：神经损伤部位、程度及恢复状况等。

■ 康复专科评定应包括肌力评定、感觉障碍评定、疼痛评定、关节活动度评定、自主神经症状评定、患肢周径评定、反射检查、神经干叩击试验、日常生活活动能力评定、神经损伤部位评定如局部有无硬结、溃破等。按周围神经损伤后其病理改变程度分为：神经功能失用、轴索中断及神经断裂。肌力评定是确定周围神经损伤程度的重要依据，临床检查完全瘫痪的部位，发现Ⅰ级或Ⅱ级肌力的存在是确定支配该肌神经为部分损伤的主要依据。

（四）治疗方案的选择

根据《临床诊疗指南·物理医学与康复分册》（中华医学会编著，人民卫生出版社，2005）、《康复医学（第6版）》（黄晓琳、燕铁斌主编，人民卫生出版社，2018）。

1. 临床常规治疗。

2. 康复治疗：

（1）受累肢体各关节功能位的维护。

（2）受累肢体各关节的主、被动运动。

（3）物理因子治疗。

（4）肌力训练。

（5）作业治疗。

（6）感觉训练。

释义

■ 根据《临床诊疗指南·物理医学与康复分册》（李晶主编，中华医学会编著，人民卫生出版社，2005，第1版），《物理医学与康复科诊疗常规》（李晶主编，北京市卫生局编著，中国协和医科大学出版社，2001），《康复医学》（南登崑主编，人民卫生出版社，2011，第4版），《外科学（八年制教材）》（陈孝平主编，人民卫生出版社，2010，第2版）等国内、外诊疗指南。

1. 基本治疗：包括调整生活方式、注意饮食、药物治疗等。

2. 康复治疗：康复运动治疗，神经肌肉电刺激、作业疗法，患肢的适度固定，神经损伤部位及合并其他病变的康复治疗等。

■ 本病确诊后即应开始进行系统的康复治疗，目的：增加受损神经血供，促进神经再生，防治受损神经纤维化，增加肌力，防治肌肉萎缩及关节僵硬。

■ 基本治疗包括调整生活方式，如臂丛神经损伤或神经修复术后，注意防止肢体的重量对神经或手术部位产生的牵拉性损伤，不能做肢体的挥甩性运动等，训练时少量多次。注意饮食，多食富有蛋白、维生素的食品，戒烟戒酒。神经水肿明显，可以使用脱水药物。伤口有感染，用物理因子如紫外线、脉冲微波等治疗，感染明显适度抗菌药物治疗。神经局部疼痛剧烈，没有感染症状，有效改善局部血液循环，防治缺血性神经疼痛是镇痛的重要方面，必要时用镇痛药物。酌情补充维生素等。

■ 康复治疗主要包括康复运动治疗，神经肌肉电刺激、物理因子治疗、作业疗法等，具体治疗方案参见标准康复治疗方案。

■ 周围神经损伤康复方案：

【康复评定】

确定神经损伤的部位、程度及恢复状况，指导康复治疗。

1. 运动功能评定：

（1）肌力评定：采用6级分级标准。肌力评定是确定周围神经损伤程度的重要依据，临床仔细检查完全瘫痪的部位，发现Ⅰ级或Ⅱ级肌力的存在是确定支配该肌神经为部分性损伤的主要依据。

肌力评价的6级标准：

0级：无可见的肌肉收缩。

Ⅰ级：肌肉有收缩，不能运动肢体。

Ⅱ级：肢体在没有重力全关节范围内运动。

Ⅲ级：肢体抗重力全关节范围内运动，不能抗阻力。

Ⅳ级：抗部分阻力运动。

Ⅴ级：正常。

（2）关节活动范围测定：测量关节活动时达到的最大弧度，分为主动关节及被动关节活动度。

（3）患肢周径测量：用尺或容积仪测量受累肢体周径，并与健侧肢体相对应的部位比较。

2. 感觉功能评定：包括触觉、痛觉、温度觉、实体觉、位置觉等，在有痛觉的区域，可行两点辨别觉检查。感觉障碍表现为：消失、减退、过敏或异常。

3. 反射检查及病理征：有助于鉴别上、下运动神经元病变，并进行双侧对比。

4. 自主神经检查：检查皮温，潮红，干燥无汗等，颈部神经损伤或臂丛神经损伤应检查霍纳征（颈部交感神经或第七颈椎至第一胸椎椎体旁沟的交感神经损伤）：同侧瞳孔缩小、面部潮红、上眼睑下垂、眼球内陷、发汗减少。

5. 神经干叩击试验（蒂内尔征）可判断神经损伤部位、程度、了解再生神经的生长情况。

6. 日常生活活动能力评定。

7. 神经损伤部位评定如局部有无硬结、溃破等。

【康复治疗】

康复治疗原则：增加受损神经血供，促进神经再生，防治受损神经纤维化，增加肌力，防止肌肉萎缩及关节强直、挛缩。

1. 患肢悬吊或固定：周围神经损伤或神经修复术后未完全愈合特别是臂丛神经损伤或术后，肢体的重量有可能牵拉损伤神经，采用肢体悬吊或适度固定的方式，防止肢体挥甩性损伤神经或手术部位。

2. 运动治疗：肌力0～Ⅰ级以被动运动为主；肌力Ⅱ级以上主动-辅助运动为主；Ⅲ级以上肌力应采用主动运动及渐进性抗阻力运动。通过肌肉泵的作用，增加受损神经血供，有助于神经修复，降低神经纤维化，同时增加肌力，防治肌肉萎缩。关节运动的范围尽可能达到关节正常活动的范围。运动应轻柔、避免暴力引起的牵拉伤，运动时应让患者感觉到作用的力量即本体觉刺激。

3. 神经肌肉电刺激：应采用低频宽脉宽波输出的神经肌肉康复仪刺激受累的部位，电极应置于受损神经支配的肌肉运动点上及支配的神经上；神经病变重、肌肉萎缩明显地将电极直接置于肌腹上，刺激强度应达到肉眼可见的微弱肌肉收缩。受累肌肉均应治疗，如全臂丛神经损伤，刺激冈上肌、冈下肌、三角肌，患侧上肢应采用屈、伸肌交替刺激肌肉收缩的方式。关节强直的采用神经肌肉康复仪交替刺激肢体屈、伸侧肌肉收缩，一次刺激时间不宜过长，避免肌肉过度疲劳，每日2~4次。在神经肌肉电刺激的同时应鼓励患者随电刺激进行相应的肌肉收缩与舒张运动。

4. 作业疗法：在运动达到Ⅱ级以上肌力后，根据神经损伤的部位制订相应的作业疗法方案，训练患侧神经损伤的运动功能，增加肌力。加强日常生活活动能力训练。

5. 损伤部位及合并其他病变的康复：损伤部位的硬结、纤维组织增生、淤血及灼性神经痛等。超声、神经肌肉电刺激、磁疗等有助于消除局部纤维硬结；神经肌肉电刺激、磁疗、紫外线有助于淤血的吸收；肢体肿胀经临床或超声检查排除静脉血栓后，神经肌肉电刺激治疗，促进肢体的血液循环，并注意抬高患肢促进肢体静脉回流，有助于消肿；适量的紫外线皮肤照射增加皮肤维生素D的合成，防治骨质疏松及镇痛等。

6. 康复教育：对患者进行周围神经损伤知识及康复治疗的教育，增加患者恢复的信心。

【注意事项】

1. 运动治疗对于神经吻合术、移植术、移位术及神经植入术后的患者，早期应小幅度运动，以不牵拉损伤吻合口为宜。

2. 电刺激治疗时应选用宽脉宽低频，从目前研究证明低频比低频调制的中频疗效好。如采用输出电压高低频电设备或低频调制的中频电治疗应注意电流过强引起的电灼伤。

3. 对阳光或紫外线过敏的患者不宜采用紫外线照射。

4. 运动疗法及神经肌肉电刺激一次治疗时间不宜过长，防止由于肌肉疲劳产酸，引起局部不适，应采用多次治疗为宜。

（五）标准住院日

标准住院日为14~21天。

释义

■ 标准住院日建议为14~30天。周围神经损伤，神经修复术（松解术、吻合术、移植术、移位术及神经植入术）患者入院后1~2天进行临床评定及制订康复方案，入院后应及时进行康复治疗，康复治疗6~15天应观察患者的恢复情况。没有变化应查明原因调整康复治疗方案，总住院时间不超过30天符合本路径要求。

（六）进入临床路径标准

1. 第一诊断必须符合周围神经损伤，神经修复术。
2. 当患者同时具有其他疾病诊断，但在住院期间不需要特殊处理也不影响第一诊断的临床路径流程实施时，可以进入路径。
3. 患者生命体征稳定，骨科或神经科临床处理已结束，且存在需要康复治疗的功能障碍。

释义

■ 进入本路径的患者为第一诊断为周围神经损伤，神经修复术（松解术、吻合术、移植术、移位术及神经植入术），需除外合并颅脑损伤、血管破裂、需要手术的骨折与关节脱位等。

■ 入院后常规检查发现有基础疾病，如高血压、冠状动脉粥样硬化性心脏病、糖尿病、肝肾功能不全等，经系统评估后对周围神经损伤，神经修复术（松解术、吻合术、移植术、移位术及神经植入术）诊断康复治疗无特殊影响者，可进入路径。但可能增加医疗费用，延长住院时间。

（七）住院期间检查项目

1. 必查项目：肌电图检查。
2. 可选择的检查项目：
（1）血常规、尿常规、粪便常规。
（2）肝肾功能、电解质、血糖。
（3）心电图检查。
（4）X 线胸片及相关部位 X 线检查。

释义

■ 必须完成的检查：

1. 血常规、尿常规、粪便常规+隐血。

2. 肝肾功能、电解质、血糖、凝血功能、感染性疾病筛查（乙型肝炎、丙型肝炎、艾滋病、梅毒等）。

3. 心电图、X 线胸片。

■ 根据患者病情需要进行的检查项目：

1. 受损神经的超声或 MRI 检查。

2. 影像学检查如 MRI、X 线片或 CT 等：排除神经根压迫损伤；排除颅内血肿、骨折、钙化及关节损伤等合并的疾病。

3. 强度-时间曲线检查。

4. 肌电图检查。

5. 血管超声。

■ 需要手术或患有其他科相关疾病的应请相关科室会诊。

■ 血常规、尿常规、粪便常规+隐血是最基本的三大常规检查，进入路径的患者均需完成。便隐血试验和血红蛋白检测可以进一步了解患者有无贫血及胃肠道出血；肝肾功能、电解质、血糖、凝血功能、心电图、X 线胸片可评估有无基础疾病，是否影响住院时间、费用及其治疗预后；血型、Rh 因子、感染性疾病筛查用于输血前准备及避免感染性疾病的传播。

■ 本病需要确定神经损伤的部位及程度，损伤程度是否为完全性损伤；损伤部位在脊髓前角细胞、神经根、神经丛、神经干、神经分支及末梢。B 超，MRI 检查，CT 检查，强度-时间曲线检查及肌电图检查等有助于判断。本病合并其他疾病如颅内血肿、脑损伤、血管破裂、骨折、关节脱位或损伤、钙化等，影像学检查 CT、MRI、B 超或 X 线片等检查有助于鉴别诊断；血管超声有助于了解局部血管、血栓及血流情况。

（八）标准康复治疗方案

康复治疗的原则：增加受损神经血供，促进神经再生，防治受损神经纤维化，增加肌力，防止肌肉萎缩及关节强直。

1. 避免损伤：肢体的重量有可能牵拉损伤神经或手术部位，应采用适度的肢体悬吊或固定。
2. 增加受损神经血供，防治肌肉萎缩、关节强直及挛缩：运动治疗及神经肌肉电刺激是有效的治疗方法，每日 2~4 次。患侧肌力达到Ⅱ级以上可以进行作业疗法，训练患侧损伤的神经引起的运动障碍。加强日常生活活动能力训练。
3. 损伤局部硬结及灼性神经痛：超声、神经肌肉电刺激、磁疗等有助于促进局部纤维硬结吸收、镇痛；损伤部位破溃：脉冲微波、红外线及紫外线照射等有助于促进愈合；紫外线皮肤照射增加皮肤维生素 D 的合成，防治骨质疏松及镇痛。
4. 康复治疗无效，确诊神经为完全性损伤需要手术，退出本路径，转入相应临床路径。

释义

■ 周围神经损伤，神经修复术（松解术、吻合术、移植术、移位术及神经植入术）后的神经缺血及神经支配区域的肌肉运动障碍是导致神经恢复障碍的主要原因。周围神经再生是靠神经的微小血管血供提供营养，而这些血管与神经周围的筋膜及肌肉相连接，神经损伤后失去了肌肉的运动，肌肉泵的作用消失，肌肉及筋膜的血供减少，导致神经缺血，表现局部疼痛，纤维化及硬结的形成。运动疗法及神经肌肉电刺激，可以刺激肌肉运动，增加肌肉泵的作用，增加患侧的血液循环及神经的血供，提供神经再生的营养，有助于神经再生。此外，还可使用有助于促进神经修复与再生的药物予以治疗，如选用脑苷肌肽，可增加受损的神经元活力，参与神经细胞新生、供能及再生的过程，同时锻炼肌肉及运动关节，防治肌肉萎缩及关节强直。

■ 如判断周围神经损伤是否为完全性损伤困难时，建议先做一段时间的康复治疗，观察肌力是否有变化，如有微弱的变化，提示神经部分性损伤。

■ 神经损伤部位有明显的硬结及纤维化，神经再生的环境差，需要做手术时，应先进行物理因子及康复治疗，促进纤维硬结吸收后再判定是否需要再手术治疗。

（九）出院标准

1. 临床病情稳定。
2. 功能恢复进入平台期。

释义

■ 肌力或感觉好转，疼痛减轻或消失。

■ 患者出院前应完成所有必须检查项目，且已进行了康复评定并开始了康复治疗，观察临床症状是否减轻或消失，出院前应进行康复评定并制订后续的康复治疗方案或建议。

（十）变异及原因分析

1. 既往患有严重基础性疾病或其他损伤严重，影响第一诊断者需退出路径。

2. 住院期间再次神经损伤或出现严重并发症，需要进一步诊治或转科治疗，需退出路径。
3. 病程较长，保守治疗无效，可导致住院时间延长和住院费用增加。

释义

■ 变异原因分析：
1. 临床症状改善不明显，调整康复治疗方案，导致住院时间延长。
2. 重度及多部位神经损伤，需要进一步诊治，导致住院时间延长。
3. 合并颅内血肿、骨折、关节脱位等疾病，退出本路径，转入相应临床路径。

■ 按标准康复治疗方案如患者肌力或疼痛改善不明显，发现其他严重基础疾病，需要继续其他基础疾病的治疗，则终止本路径；重度及多部位神经损伤，治疗疗程长、治疗费用高者，需退出本路径；发现颅内血肿、骨折、关节脱位等合并疾病，需要进一步诊治，需转入相应路径。

■ 认可的变异原因主要是指患者入选路径后，在检查及治疗过程中发现患者合并存在事前未预知的、对本路径治疗可能产生影响的情况，需要终止执行路径或延长治疗时间、增加治疗费用。医师需在表单中明确说明。

五、周围神经损伤临床康复护理规范

1. 周围神经损伤的患者，特别是臂丛神经损伤及术后，上肢应进行相应的固定。防止患侧肢体由于不能运动，人体运动时的惯性特别是挥甩性运动引起肢体牵拉伤，二次损伤神经。
2. 周围神经损伤的患者，部分伴有皮肤挫伤及骨折，开发性骨折，需要保护好伤口，骨折进行固定，防止骨折断端损伤周围神经。
3. 周围神经损伤患处感觉缺失，防止因皮肤感觉减退引起压疮、烫伤等。佩戴支具的患者，注意支具佩戴指导，正确佩戴支具并注意佩戴和放松时间，防止支具所致皮损的发生。
4. 下肢周围神经损伤，出现足下垂，膝关节伸屈障碍等，行走时注意防止关节运动障碍引起的扭伤。
5. 保持适度的身体运动，防止因运动明显减少引起的全身功能衰退。
6. 周围神经损伤患者有不同程度的肌力减退或完全丧失，积极主动及被动进行患肢的关节及肌肉运动功能的锻炼，防治肌肉萎缩，关节强直、挛缩。
7. 膈神经损伤的患者出现呼吸困难或气管切开，保持呼吸道通畅，及时清理呼吸道的分泌物，定时翻身拍背，避免误吸呼吸道分泌物，湿化气道。吸氧患者注意使用氧气的安全。

六、周围神经损伤临床康复营养治疗规范

平衡饮食，注意补充富含蛋白、氨基酸、不饱和脂肪酸、维生素及矿物质等食物。

七、周围神经损伤临床康复健康宣教

1. 运动避免暴力引起外伤，运动前先进行热身运动。
2. 避免局部受压时间过长。
3. 不要酗酒，避免昏睡后局部受压过长，损伤神经。
4. 使用锐器工具时，注意防止意外割伤神经。
5. 改善心理状态：指导患者减轻或解除因神经损伤带来的焦虑、忧虑等不良情绪。

八、推荐表单

（一）医师表单

周围神经损伤临床康复路径医师表单

适用对象：周围神经损伤，神经修复术（松解术、吻合术、移植术、移位术及神经植入术）

患者姓名：	**性别：　　年龄：　　门诊号：**	**住院号：**
住院日期：　　年　月　日	**出院日期：**　　年　月　日	**标准住院日：**14~30 天

时间	住院第 1 天	住院第 2~13 天	住院第 14~30 天（出院日）
主要诊疗工作	□ 询问病史及体格检查，按要求完成病历书写 □ 评估有无急性并发症（颅内血肿、骨折、关节脱位等） □ 初步诊断 □ 康复评定 □ 制订康复治疗方案 □ 辅助检查 □ 安排完善常规检查	□ 上级医师查房 □ 明确下一步诊疗康复方案 □ 完成上级医师查房记录及日常病历记录 □ 向患者或家属交代病情 □ 完成康复治疗方案 □ 物理因子及康复治疗 □ 对患者进行有关神经损伤康复的宣教 □ 观察肌力、感觉等变化，特别注意肌力变化 □ 依据患者病情调整康复治疗方案和检查项目 □ 必要时请相关科室会诊	□ 上级医师查房，确定患者可以出院 □ 完成上级医师查房记录、出院记录、出院证明书和病历首页的填写 □ 通知出院 □ 向患者及家属交代出院后注意事项，康复治疗方法，预约复诊时间 □ 如果患者不能出院，在病程记录中说明原因和继续康复治疗的方案
重点医嘱	**长期医嘱：** □ 康复医学护理常规 □ 二级护理（依病情调整级别） □ 饮食 □ 药物治疗（酌情） □ 脱水（酌情） □ 镇痛（酌情） □ 维生素（酌情） □ 康复运动治疗 □ 肌力训练 □ 神经肌肉电刺激 □ 物理因子治疗 □ 作业疗法 **临时医嘱：** □ 康复评定 □ 血常规、尿常规、粪便常规+隐血 □ 肝肾功能、电解质、血糖、凝血功能、感染性疾病筛查 □ 心电图、X 线胸片 □ 依据病情检查：B 超、MRI、CT、X 线片、肌电图等	**长期医嘱：** □ 康复医学护理常规 □ 二级护理（依病情调整级别） □ 饮食 □ 药物治疗（酌情） □ 脱水（酌情） □ 镇痛（酌情） □ 维生素（酌情） □ 康复运动治疗 □ 肌力训练 □ 神经肌肉电刺激 □ 物理因子治疗 □ 作业疗法 **临时医嘱：** □ 康复评定 □ 复查异常实验室检查 □ 依据病情检查	**临时医嘱：** □ 今日出院 □ 出院康复治疗方案 □ 门诊随诊

续 表

时间	住院第1天	住院第2-13天	住院第14-30天（出院日）
病情变异记录	□无 □有，原因： 1. 2.	□无 □有，原因： 1. 2.	□无 □有，原因： 1. 2.
医师签名			

（二）护士表单

周围神经损伤临床康复路径护士表单

适用对象：周围神经损伤，神经修复术（松解术、吻合术、移植术、移位术及神经植入术）

患者姓名：	性别：　　年龄：　　门诊号：	住院号：
住院日期：　　年　月　日	出院日期：　　年　月　日	标准住院日：14~30 天

时间	住院第 1 天	住院第 2~13 天	住院第 14~30 天（出院日）
健康宣教	□ 入院宣教 □ 介绍主管医师、护士 □ 介绍环境、设施 □ 介绍住院注意事项 □ 介绍探视和陪伴制度 □ 介绍贵重物品管理制度 □ 介绍康复治疗流程及位置	□ 康复评定及康复治疗宣教 □ 饮食宣教 □ 药物宣教 □ 特殊检查前宣教，如 MRI 或肌电图	□ 出院宣教 □ 康复治疗方法及注意事项 □ 饮食宣教 □ 药物宣教 □ 指导办理出院手续
护理处置	□ 核对患者，佩戴腕带 □ 建立入院护理病历 □ 协助患者留取各种标本 □ 测量体重	□ 根据医嘱的相关检查 □ 根据医嘱嘱患者到物理因子及康复治疗室 □ 根据医嘱发放相关药物	□ 办理出院手续 □ 书写出院小结
基础护理	□ 级别护理 □ 晨晚间护理 □ 患侧受伤部位管理 □ 协助或指导进食 □ 患者安全管理	□ 级别护理 □ 晨晚间护理 □ 患侧受伤部位管理 □ 协助或指导进食 □ 患者安全管理	□ 级别护理 □ 晨晚间护理 □ 患者安全管理
专科护理	□ 护理查体及护理评定 □ 体位摆放 □ 病情观察 □ 需要时，填写跌倒及压疮防范表放 □ 需要时，请家属陪伴 □ 确定饮食种类 □ 心理护理	□ 病情观察 □ 体位摆放 □ 遵医嘱完成相关检查 □ 护理评定 □ 心理与生活护理	□ 出院指导
重点医嘱	□ 详见医嘱执行单	□ 详见医嘱执行单	□ 详见医嘱执行单
病情变异记录	□ 无　□ 有，原因： 1. 2.	□ 无　□ 有，原因： 1. 2.	□ 无　□ 有，原因： 1. 2.
护士签名			

（三）患者表单

周围神经损伤临床康复路径患者表单

适用对象：周围神经损伤，神经修复术（松解术、吻合术、移植术、移位术及神经植入术）

患者姓名：	性别： 年龄： 门诊号：	住院号：
住院日期： 年 月 日	出院日期： 年 月 日	标准住院日：14~30天

时间	住院第1天	住院第2~13天	住院第14~30天（出院日）
医患配合	□ 配合询问病史、收集资料，请务必详细告知既往史、创伤史、手术史、用药史、过敏史 □ 配合进行体格检查及康复评定 □ 有任何不适请告知医师	□ 配合完善康复评定及康复治疗相关检查，如采血、留尿、心电图、X线胸片、肌电图、MRI等 □ 医师与患者及/或家属介绍病情、保护患侧避免损伤及相关检查，必要时请患者签字	□ 接受出院前康复指导 □ 知道复查程序 □ 获取出院诊断书
护患配合	□ 配合测量体温、脉搏、呼吸（3次）、血压、体重（1次） □ 配合完成入院护理评估（简单询问病史、创伤史、手术史、过敏史、用药史） □ 接受入院宣教（环境介绍、病室规定、订餐制度、贵重物品保管等） □ 配合执行探视和陪伴制度 □ 有任何不适请告知护士	□ 配合测量体温、脉搏、呼吸（3次）、询问大便情况（1次） □ 接受康复治疗的宣教 □ 接受保护患侧避免损伤的宣教 □ 接受药物宣教	□ 接受出院康复宣教 □ 办理出院手续 □ 获取出院带药 □ 了解服药方法、作用、注意事项 □ 知道复印病历程序
康复运动物理因子	□ 遵医嘱物理因子及康复治疗	□ 遵医嘱物理因子及康复运动治疗	□ 遵医嘱康复运动及物理因子治疗
饮食	□ 遵医嘱饮食	□ 遵医嘱饮食	□ 遵医嘱饮食
排泄	□ 正常排尿便	□ 正常排尿便	□ 正常排尿便
活动	□ 活动时避免对患侧损伤	□ 活动时避免对患侧损伤	□ 活动时避免对患侧损伤

附：原表单（2016 年版）

周围神经损伤恢复期康复临床路径表单

适用对象：周围神经损伤，神经修复术（松解术、吻合术、移植术、移位术及神经植入术）（无并发症患者）

患者姓名：	性别：　　年龄：　　门诊号：	住院号：
住院日期：　　年　月　日	出院日期　　年　月　日	标准住院日：14~21 天

时间	住院第 1 天	住院第 2 天	住院第 3 天
主要诊疗工作	□ 询问病史及体格检查 □ 上级医师查房与入院康复评定 □ 开出辅助检查项目 □ 签订相关医疗文书及项目实施协议 □ 初步确定诊断及治疗方案 □ 安全告知 □ 神经营养药物治疗 □ 完成首次病程记录和入院记录	□ 主治医师查房 □ 书写病程记录 □ 完成上级医师查房记录 □ 继续观察病情变化，并及时与患者家属沟通 □ 制订康复计划：开始进行物理因子治疗、康复训练	□ 主任/副主任医师查房 □ 根据患者病情调整治疗方案和检查项目 □ 完成上级医师查房记录 □ 向患者及家属介绍病情及相关检查结果 □ 相关科室会诊 □ 复查结果异常的检查 □ 继续物理因子治疗、康复训练
重点医嘱	**长期医嘱：** □ 康复医学科护理常规 □ 二级护理 □ 营养神经药物 □ 减轻神经水肿、消除炎性反应药物 □ 其他用药依据病情下达 □ 物理因子治疗 **临时医嘱：** □ 复查异常检查 □ 进行初期康复评定	**长期医嘱：** □ 康复医学科护理常规 □ 二级护理 □ 营养神经药物 □ 减轻神经水肿、消除炎性反应药物 □ 其他用药依据病情下达 □ 物理因子治疗 □ 肌力训练 □ 日常生活活动训练 **临时医嘱：** □ 复查异常实验室检查 □ 依据病情需要下达	**长期医嘱：** □ 康复医学科护理常规 □ 二级护理 □ 营养神经药物 □ 减轻神经水肿、消除炎性反应药物 □ 其他用药依据病情下达 □ 物理因子治疗 □ 肌力训练 □ 日常生活活动训练 **临时医嘱：** □ 复查异常实验室检查 □ 依据病情需要下达
主要护理工作	□ 体位摆放 □ 入院宣教及护理评定	□ 体位摆放 □ 正确执行医嘱 □ 每日护理评定 □ 心理与生活护理	□ 体位摆放 □ 正确执行医嘱 □ 每日护理评定 □ 心理与生活护理
病情变异记录	□ 无　□ 有，原因： 1. 2.	□ 无　□ 有，原因： 1. 2.	□ 无　□ 有，原因： 1. 2.
护士签名			
医师签名			

时间	住院第 4~15 天	住院第 16~20 天 （出院前日）	住院第 21 天 （出院日）
主要诊疗工作	□ 三级医师查房 □ 书写病程记录 □ 完成上级医师查房记录 □ 继续观察病情变化，并及时与患者家属沟通病情 □ 完成中期康复评定，根据评定结果，调整并落实康复治疗计划 □ 完成中期康复评定 □ 根据病情酌请相关科室会诊	□ 三级医师查房 □ 根据患者病情调整治疗方案和检查项目 □ 书写病程记录 □ 完成上级医师查房记录 □ 向患者及家属介绍病情及相关检查结果 □ 康复训练 □ 完成末期康复评定，调整并落实康复治疗计划 □ 完成末期康复评价记录	□ 向患者及家属介绍患者出院后注意事项 □ 对患者进行出院康复指导 □ 患者办理出院手续
重点医嘱	**长期医嘱：** □ 康复医学科护理常规 □ 二级护理 □ 营养神经药物 □ 减轻神经水肿、消除炎性反应药物 □ 其他用药依据病情下达 □ 物理因子治疗 □ 肌力训练 □ 日常生活活动训练 **临时医嘱：** □ 中期康复评定医嘱 □ 复查异常实验室检查 □ 依据病情需要下达	**长期医嘱：** □ 康复医学科护理常规 □ 二级护理 □ 营养神经药物 □ 减轻神经水肿、消除炎性反应药物 □ 其他用药依据病情下达 □ 物理因子治疗 □ 肌力训练 □ 日常生活活动训练 **临时医嘱：** □ 复查肌电图 □ 依据病情需要下达 □ 末期康复评定医嘱	**出院医嘱：** □ 通知出院 □ 依据病情给予出院带药及康复指导
主要护理工作	□ 体位摆放 □ 正确执行医嘱 □ 每日护理评定 □ 心理与生活护理	□ 指导患者办理出院手续 □ 出院康复指导	□ 出院带药服用指导 □ 康复护理指导 □ 告知复诊时间和地点
病情变异记录	□ 无 □ 有，原因： 1. 2.	□ 无 □ 有，原因： 1. 2.	□ 无 □ 有，原因： 1. 2.
护士签名			
医师签名			

第十章

脊髓损伤恢复期康复临床路径释义

【医疗质量控制指标】

指标一、应结合病史、临床表现、影像学检查等做出诊断。

指标二、制订康复方案时，应综合考虑患者的既往史、现况、可用资源，未来期望等多方面因素，同时应将患者家属的相关状况纳入考量。

指标三、患者住院期间及离院后，应根据相关标准按时对其康复状况进行专科评定。

指标四、长期积极防治压疮、感染、营养不良、深静脉血栓等并发症。

指标五、帮助患者熟悉自行及在他人帮助下完成各种日常活动的方法，以求最大限度地恢复患者的生活能力，充分建立其对未来生活的希望和信心。

一、脊髓损伤编码

疾病名称及编码：脊髓损伤后遗症（ICD-10：T91.3）

二、临床路径检索方法

T91.3

三、国家医疗保障疾病诊断相关分组（CHS-DRG）

MDCB　神经系统疾病及功能障碍

BY3　脊髓伤病及功能障碍

四、脊髓损伤恢复期康复临床路径标准住院流程

（一）适用对象

第一诊断为脊髓损伤（ICD-10：T09.300）。

释义

■ 适用对象编码参见第一部分。

■ 本路径适用对象为临床诊断为脊髓损伤、急性期后进入恢复期的患者，如继发严重肺部感染、肺不张、吞咽困难、压疮、急性期下肢深静脉血栓等并发症，需进入其他相应路径。

（二）诊断依据

根据《临床诊疗指南·物理医学与康复分册》（中华医学会编著，人民卫生出版社，2005）、《临床诊疗指南·神经病学分册》（中华医学会编著，人民卫生出版社，2006）。

1. 临床表现：

（1）运动功能障碍。

（2）感觉功能障碍。

（3）自主神经障碍。

（4）疼痛。
（5）呼吸功能障碍。
（6）循环功能障碍。
（7）吞咽功能障碍。
（8）二便功能障碍。
（9）心理障碍。
（10）日常生活活动能力障碍等。
（11）参与能力障碍。
2. 影像学检查：CT、MRI发现的相应脊髓病变或损伤表现。

释义

■ 本路径的制订主要参考国内权威参考书籍和诊疗指南。

■ 病史和临床表现是诊断脊髓损伤的初步依据，多数患者表现双侧下肢和/或上肢运动、感觉障碍，同时伴有二便障碍。CT检查对于脊髓损伤的诊断意义不大，MRI检查示局部软化灶，长T1和T2明显信号特征可明确诊断脊髓损伤恢复期。

（三）康复评定

根据《临床诊疗指南·物理医学与康复分册》（中华医学会编著，人民卫生出版社，2005）、《康复医学（第6版）》（黄晓琳、燕铁斌主编，人民卫生出版社，2018）、《脊髓损伤功能分类标准（ASIA）》（2011年，美国脊髓损伤学会）。入院后3天内进行初期评定，住院期间根据功能变化情况2周左右进行一次中期评定，出院前进行末期评定。

1. 一般情况：包括生命体征，大小便等基本情况、有无合并症及并发症、了解患者总体治疗情况。

2. 康复专科评定：损伤程度分类、损伤平面与功能预后、神经损伤平面评定、躯体功能分类，包括运动功能评定、感觉功能评定、疼痛评定、循环功能、呼吸功能、吞咽功能、膀胱与肠功能评定、心理评定、日常生活活动能力及职业能力、社会参与能力评定。

释义

■ 康复评定是康复治疗的基础，是客观地、准确地评定功能障碍的原因、性质、部位、范围、严重程度、发展趋势、预后和转归，为制订、修订治疗计划和对康复治疗效果与结局做出客观的评价提供科学依据。康复医疗应该始于评定，终于评定。

■ 康复专科评定在入院后24小时内进行初期评定，某些特殊功能评定花费时间长，可在3天内完成；住院期间根据功能变化情况进行一次中期评定（大约住院2周左右），出院前进行末期评定。

（四）治疗方案的选择

根据《临床诊疗指南·物理医学与康复分册》（中华医学会编著，人民卫生出版社，2005）、《康复医学（第6版）》（黄晓琳、燕铁斌主编，人民卫生出版社，2018）。

1. 临床常规治疗。
2. 康复治疗：

（1）体位摆放与处理。
（2）呼吸训练。
（3）运动与作业活动训练。
（4）感觉训练。
（5）物理因子治疗。
（6）佩戴矫形器具及其他辅助器具训练。
（7）神经源性膀胱处理。
（8）神经源性肠处理。
（9）痉挛处理。
（10）疼痛处理。
（11）心理治疗。
（12）中医治疗。
3. 常见并发症的处理：
（1）感染的治疗。
（2）深静脉血栓的治疗。
（3）压疮的治疗。
（4）异位骨化的治疗。
（5）其他并发症的防治：如骨质疏松症、关节严重挛缩、直立性低血压等的康复。
上述并发症，根据需要请专科会诊治疗，必要时转科行专科诊疗。

释义

■ 入院后应针对患者的原发病、合并症和并发症进行积极的临床常规治疗，针对患者存在的功能障碍进行相关的康复治疗。合理选用神经保护药物，促进脊髓损伤患者神经功能修复，如可透过血脑屏障的脑苷肌肽等。

■ 康复方案：脊髓损伤恢复期的康复方案是根据患者的病史、临床表现、体格检查、辅助检查、专科功能评估，以及患者及其家属的康复愿望，并综合现有条件、康复近期目标和远期目标，由康复医师领导的康复治疗组（团队）共同制订。康复医师、康复治疗师和康复护士应当对患者的现病史、既往史、工作史、家族史、功能状况、康复预期、心理状态和兴趣爱好等要有全面的了解，包括现存的危险因素和合并症，为二级预防和有效利用康复治疗相关元素，完善康复方案奠定基础。

■ 康复治疗选择：

1. 体位摆放与处理：医务人员应当正确认识和处理中枢性损害引起的紧张性反射对肌张力的影响，保持患者休息时的正确肢位摆放和定时翻身以防止压疮。

2. 呼吸训练：评估患者呼吸模式、肺功能，必要时可行纤支镜检查，行痰培养（包括真菌）及药敏检查，可行呼吸肌功能训练（腹部压沙袋、呼吸肌 PT 训练、咳嗽训练、排痰等训练）。

3. 运动与作业活动训练：

（1）运动治疗：结合患者瘫痪肢体的功能状况和康复近期目标，抓住主要问题，以任务导向性训练、重复强化等康复治疗原则，如提高患者转移能力，包括从卧位向坐位，站立平衡，以及行走的功能训练等。同时动作宜轻柔，防止异位骨化形成。

（2）作业治疗：围绕日常生活活动，为患者制订切实可行的功能训练内容，必要时可以借助康复辅助器具提高其上肢和手功能。

4. 感觉训练：针对感觉降低进行增强感觉刺激等方法，而针对感觉敏感或高敏状态采用感觉脱敏疗法。

5. 物理因子治疗：各种声光电磁热等物理因子合理选择性运用有助于改善患者的肌肉张力和运动感觉功能，减轻疼痛。同时水疗可改善患者的肌力、肌张力、平衡能力。

6. 矫形器具及其他辅助器具装配与训练有助于实用功能的提高。

7. 神经源性膀胱处理：尿流动力学可以评估神经源性膀胱状态，对于逼尿肌、膀胱内压、逼尿肌-括约肌协同、膀胱容积等异常均应予以处理，定期复查尿常规、尿培养加药敏试验及泌尿系彩超。间歇导尿仍然是目前最科学的方式。对于年轻男性患者预防附睾炎的发生。

8. 神经源性肠处理：建议清淡饮食、少吃多餐，开塞露协助规律排便。腹部手法排便促进肠蠕动，必要时可使用胃肠动力药及肠道益生菌。

9. 痉挛处理：注意体位和肢体的摆放，行全范围主、被动关节活动，关节活动手法宜轻柔。痉挛严重可予以药物、水疗、按摩、理疗等。

局灶性痉挛也可应用肉毒毒素注射技术。对于口服药物效果不好的严重痉挛也可巴氯芬鞘内给药。对于保守治疗无效的严重痉挛，可以考虑手术治疗，如选择性神经根切断术或选择性周围神经切断术。

10. 疼痛处理：判断疼痛的性质、程度和持续时间。对于肌肉骨骼伤害性疼痛，寻找致伤原因（如过度使用或不良姿势或肌腱炎），可采用药物治疗（非甾体抗炎药等）、物理治疗（牵伸、纠正不良姿势、提供运动技能等）、物理因子治疗等。对神经病理性疼痛，通过查体、影像学、电生理等资料明确病因，了解有无神经卡压，是否残留椎管内占位、神经粘连，明确有无手术适应证；根据疼痛程度按照阶梯治疗和多学科合作原则予以镇痛药和抗抑郁药等治疗。

11. 中医治疗：适时选择针灸、按摩和医疗体操等中医传统康复治疗有助于脊髓损伤患者受损功能的改善。

12. 心理治疗：心理行为治疗是患者主动参与康复治疗的重要环节，可辅以音乐治疗。

■ 注意事项：

1. 循序渐进，持之以恒是取得康复治疗预期成效的基本原则。

2. 防治并发症（呼吸道感染、尿路感染、下肢深静脉血栓形成、肺动脉栓塞、关节严重挛缩畸形等），注重二级预防，控制危险因素和合并症有利于康复方案的顺利进行。

3. 患者及其家属的主动参与有助于巩固和提高康复治疗效果。

（五）标准住院日

标准住院日为21~28天。

释义

■ 入院检查后开始相关临床治疗和康复治疗，总住院时间不超过28天符合本路径要求。

（六）进入临床路径标准

1. 第一诊断必须符合 ICD10：T09.300 脊髓损伤编码。
2. 经急性期完成临床药物治疗和/或手术治疗后，生命体征相对稳定，但有持续性神经功能障碍，或出现影响功能活动的并发症，影响生活自理和回归家庭、社会，并符合卫生部《脑卒中等 8 个常见病种（手术）康复医疗双向转诊标准（试行）》（卫办医政函〔2013〕259 号）。
（1）生命体征平稳。
（2）骨科或神经外科专科处理结束，脊柱基本稳定。
（3）脊髓损伤相关临床实验室检查指标基本正常或平稳。
（4）接受系统康复诊疗后仍存在功能障碍，需继续住院康复治疗。无严重肺部感染、呼吸功能障碍、泌尿系感染、压疮、下肢深静脉血栓形成等并发症，或以上并发症已得到较好控制。
3. 当患者同时具有其他疾病诊断，但在住院期间不需要特殊处理也不影响第一诊断的临床路径流程实施时，可以进入路径。

释义

■ 进入路径的第一诊断为脊髓损伤恢复期，需排除继发严重肺部感染、肺不张、吞咽困难、压疮、急性期下肢深静脉血栓。

■ 入院后常规检查发现有基础病，如高血压、糖尿病、高脂血症、冠心病等，并发症如压疮、自主神经过反射、直立性低血压、肺部感染、电解质紊乱经系统评估后对脊髓损伤恢复期诊断治疗无特殊影响者，可进入路径，但可能增加医疗费用，延长住院时间。

（七）住院期间辅助检查项目

1. 必需的检查项目：
（1）血常规、尿常规、粪便常规。
（2）肝肾功能、电解质、血糖、凝血功能。
（3）感染性疾病筛查（乙型肝炎、丙型肝炎、梅毒、艾滋病等）。
（4）胸片及相关部位 X 线片检查。
2. 根据具体情况可选择的检查项目：
（1）脊柱 X 线、脊髓 CT、MRI。
（2）肌电图、盆底电生理。
（3）双下肢/髋关节 X 线片，或骨密度。
（4）尿液分析、尿液培养及药敏试验。
（5）尿量、残余尿量，膀胱压力与容量，尿动力学检查。
（6）心、肺功能检查。
（7）腹部、泌尿系统、血管超声检查。

释义

■ 血常规、尿常规、粪便常规是最基本的三大常规检查，进入路径的患者均需完成。肝肾功能、电解质、血糖、血脂、凝血功能（含 D-二聚体），以及感染性疾病筛查（乙型肝炎、丙型肝炎、梅毒、艾滋病等）和心电图检查、骨盆正位X线片可评估有无基础疾病，是否影响住院时间、费用及其治疗。若无禁忌证患者均应行脊柱脊髓CT/MRI检查、诱发电位和肌电图、尿流动力学和盆底电生理，必要时可选择进行CTA、MRA、DSA检查，以及心、肺功能检查和超声检查（心脏、血管、腹部、胸部等）。

■ 本病需与其他引起四肢及二便障碍等功能障碍的疾病相鉴别，如马尾神经损伤等，应行MRI，增强CT或MRI有助于椎管内疾病的鉴别诊断。

（八）康复医学科出院标准

1. 生命体征和临床病情稳定。
2. 已达到预期康复目标，或者功能改善进入平台期。

释义

■ 患者出院前应完成所有必要的检查项目，观察临床表现和受损功能是否改善，已达到预期康复目标，并发症已得到有效控制。

（九）变异及原因分析

1. 合并其他严重疾病而影响第一诊断者需退出路径。
2. 辅助检查结果异常，需要复查，导致住院时间延长和住院费用增加。
3. 住院期间病情加重，出现并发症，需要进一步诊治，导致住院时间延长和住院费用增加。
4. 既往合并有其他系统疾病，可能导致既往疾病加重而需要治疗，导致住院时间延长和住院费用增加。

释义

■ 按标准康复治疗方案如患者受损功能改善不明显，发现其他严重基础疾病或严重感染未得到有效控制，需要调整药物治疗或继续其他疾病的治疗，则终止本路径。出现坠积性肺炎、肺动脉栓塞等并发症时，需转入相应路径。

■ 认可的变异原因主要是指患者入选路径后，在检查及治疗过程中发现患者合并存在事先未预知的、对本路径治疗可能产生影响的情况，需要终止执行路径或延长治疗时间、增加治疗费用。医师需要在表单中明确说明。

■ 因患者方面的主观原因导致执行路径出现变异，需要医师在表单中予以说明。

五、脊髓损伤恢复期康复护理规范

1. 康复护理人员应对患者进行全面评估，严密观察患者病情变化，进行全面护理。
2. 基本护理：观察患者身体、心理对康复治疗的反应，及时反馈信息给康复医师等康复团队成员，协调各项康复治疗时间，床上体位变换，安全转移指导，病房康复训练支持与指导等。

3. 并发症的护理：

（1）呼吸系统：注意患者呼吸情况，采取吸痰、体位变换、雾化吸入等措施及时清除呼吸道分泌物，减少坠积性肺炎发生；并指导患者进行呼吸功能训练。

（2）泌尿系统：选择合理的膀胱排空方式，规范留置尿管、间歇导尿等操作，预防泌尿系感染等发生；指导患者进行定时排尿等行为训练，指导患者做好排尿日记，做好尿失禁护理。

（3）皮肤系统：评估导致压疮（压力性皮肤损伤）的危险因素，制订预防护理计划；对已发生的压疮采取解除压迫、换药、物理治疗等治疗方法促进痊愈。

（4）循环系统：注意观察双下肢皮肤颜色、温度、腿围变化，采取被动活动、按摩、分级弹力袜等预防深静脉血栓形成；已经发生深静脉血栓形成的患者，给予抬高患肢等非药物治疗和抗凝治疗；尤其胸6以上脊髓损伤患者，注意观察血压变化，掌握直立性低血压、自主神经过反射的识别与处理。

（5）消化系统：注意观察患者腹胀、食欲缺乏、便失禁等症状，指导合理饮食、定时排便等行为训练，指导选择恰当的排便方式及时疏通肠道，避免诱发肠梗阻、自主神经过反射等并发症。

六、脊髓损伤恢复期康复营养治疗规范

1. 采用营养不良风险工具定期评估患者的营养状态，如脊髓损伤营养筛查量表（spinal nutrition screening tool，SNST）、微营养评估法（short-form mini nutritional assessment，MNA-SF）、营养不良通用筛查量表（malnutrition universal screening tool，MUST）等，并确定营养风险因素。

2. 治疗食欲缺乏，改良食谱、进食环境，进餐时给予适当帮助，必要时增加肠内营养制剂强化营养支持；存在口腔疾病、吞咽障碍时，及时请口腔科等会诊治疗。

3. 经口途径无法满足营养需求时，可考虑使用鼻胃管；经口途径不安全/需要额外添加人工营养超过4周者，可考虑行经皮内镜胃造瘘。

4. 调整饮食结构，预防营养过剩、心血管代谢综合征等并发症。

5. 评估全身能量消耗量，维持能量代谢均衡。

七、脊髓损伤恢复期康复健康宣教

1. 入院时健康教育：向患者及家属讲解脊髓损伤的基本知识，包括预防二次损伤及早期康复的意义，做好饮食相关指导。

2. 并发症预防的健康教育：督促患者和家属学会预防和识别各种并发症。

3. 康复训练相关宣教：促使患者及家属认识康复训练的重要性，调动患者参与康复训练的积极性，协调安排康复训练时间，帮助患者进行日常生活动作训练。

4. 安全教育：向患者及家属或陪护讲解床椅转移、轮椅使用过程中的安全注意事项。

5. 心理健康教育：主动与患者及家属沟通，及时发现心理问题，给予鼓励、安慰增强康复信心，增强患者表达与克服心理问题的勇气。

6. 出院时的健康教育：帮助制订出院后康复训练计划，告知出院后继续坚持康复训练的必要性，确认患者及家属掌握皮肤、膀胱、肠道的管理计划及各并发症的预防知识；向患者及家属讲解出院带药的保存方法和服用方法。

八、推荐表单

（一）医师表单

脊髓损伤恢复期康复临床路径医师表单

适用对象：第一诊断为脊髓损伤恢复期（ICD-10：T09.300）

患者姓名：	性别：　年龄：　门诊号：	住院号：
住院日期：　年　月　日	出院日期：　年　月　日	标准住院日：21~28 天

时间	住院第 1 天
主要诊疗工作	□ 询问病史及体格检查 □ 完成病历书写 □ 完善辅助检查 □ 上级医师查房与入院康复评定 □ 初步确定诊断及治疗方案 □ 安全告知 □ 签订相关医疗文书及项目实施协议
重点医嘱	**长期医嘱：** □ 康复护理常规；一级或二级护理 □ 饮食 □ 基础药物治疗及合并症用药，其他用药 □ 间歇导尿［频次（　）］/保留导尿 **临时医嘱：** □ 血常规、尿常规、粪便常规 □ 肝肾功能、血糖、血脂、电解质、凝血功能 □ 乙型肝炎五项、丙型肝炎病毒抗体、人类免疫缺陷病毒抗体、梅毒抗体 □ 心电图、损伤部位 X 线 □ 肌电图 □ 脊髓 CT 或脊髓 MRI（平扫+增强） □ 请相关科室会诊
病情变异记录	□ 无　□ 有，原因： 1. 2.
医师签名	

时间	住院第 2 天	住院第 3 天	住院第 4~7 天
主要诊疗工作	□ 上级医师查房 □ 继续进行相关检查 □ 根据相关检查结果，排除康复治疗禁忌证 □ 入院病情评估与康复评定 □ 开始康复治疗	□ 上级医师查房 □ 完成康复评定，调整康复治疗方案 □ 向患者及家属交代病情及相关治疗方案、检查结果 □ 复查结果异常的检查 □ 康复治疗 □ 防治并发症	□ 上级医师查房 □ 修订系统康复治疗方案 □ 相关科室会诊 □ 完善临床检验 □ 康复治疗 □ 防治并发症
重点医嘱	**长期医嘱：** □ 康复医学科护理常规 □ 运动疗法 □ 作业治疗 □ 中医治疗 □ 呼吸训练 □ 物理因子治疗 □ 药物治疗 **临时医嘱：** □ 复查异常实验室检查 □ 拟定初期康复评价 □ 依据病情需要下达	**长期医嘱：** □ 康复医学科护理常规 □ 运动疗法 □ 作业治疗 □ 中医治疗 □ 呼吸训练 □ 物理因子治疗 □ 药物治疗 **临时医嘱：** □ 复查异常实验室检查 □ 依据病情需要下达	**长期医嘱：** □ 康复医学科护理常规 □ 运动疗法 □ 作业治疗 □ 中医治疗 □ 呼吸训练 □ 物理因子治疗 □ 药物治疗 **临时医嘱：** □ 复查异常实验室检查 □ 依据病情需要下达 □ 初期康复评定医嘱
病情变异记录	□ 无　□ 有，原因： 1. 2.	□ 无　□ 有，原因： 1. 2.	□ 无　□ 有，原因： 1. 2.
医师签名			

时间	住院第 8~19 天	住院第 20~27 天 （出院前日）	住院第 21~28 天 （出院日）
主要诊疗工作	□ 各级医师查房 □ 观察病情变化，完善康复评定，调整康复治疗方案 □ 拟定中期康复评价 □ 完成中期康复评价、调整康复治疗方案 □ 落实康复治疗 □ 相关科室会诊	□ 上级医师查房，末期康复评定明确是否出院 □ 完成出院记录、病案首页、出院证明书等 □ 指导出院后康复训练方法，向患者交代出院后的注意事项 □ 如果患者不能出院，在病程记录中说明原因和继续治疗的方案	□ 再次向患者及家属介绍出院后注意事项，出院后治疗及家庭保健 □ 患者办理出院手续，出院
重点医嘱	**长期医嘱：** □ 康复医学科护理常规 □ 运动疗法 □ 作业治疗 □ 针灸治疗 □ 呼吸训练 □ 物理因子治疗 □ 药物治疗 **临时医嘱：** □ 拟定中期康复评定 □ 依据病情需要下达	**长期医嘱：** □ 康复医学科护理常规 □ 二级护理 □ 基础疾病用药 □ 依据病情下达 **出院医嘱：** □ 出院前康复指导 □ 出院带药：神经营养药物 □ 明日出院 □ 门诊复查时间	**出院医嘱：** □ 通知出院 □ 依据病情给予出院带药及出院康复指导 □ 出院带药
病情变异记录	□ 无 □ 有，原因： 1. 2.	□ 无 □ 有，原因： 1. 2.	□ 无 □ 有，原因： 1. 2.
医师签名			

（二）护士表单

脊髓损伤恢复期康复临床路径护士表单

适用对象：第一诊断为脊髓损伤恢复期（ICD-10：T09.300）

患者姓名：	**性别：　　年龄：　　门诊号：**	**住院号：**
住院日期：　　年　月　日	**出院日期：**　　年　月　日	**标准住院日：**21~28 天

时间	住院第 1 天
主要护理工作及健康宣教	护理： □ 监测生命体征 □ 动脉、静脉取血 □ 入院护理评估（日常生活能力、并发症、危险因素等）并记录 □ 加强营养和饮食护理 □ 床旁康复护理指导 □ 根据排尿、排便状况，给予相应护理 □ 护送患者到相关科室检查，如脊柱影像学检查等 入院宣教： □ 介绍病房环境、设施、设备以及主管医师、责任护士、护士长 □ 告知患者的权利、义务与院内、科内规章制度 □ 指导患者做好康复治疗前的物质、心理准备 □ 指导家属或其他陪护人员正确体位摆放、体位转换及安全教育 □ 指导患者做好入院常规检查前的准备，告知相关注意事项 □ 向患者及家属进行用药宣教
病情变异记录	□ 无　□ 有，原因： 1. 2.
护士签名	

时间	住院第 2 天	住院第 3 天	住院第 4~7 天
主要护理工作	□ 正确执行医嘱 □ 每日护理评估 □ 心理与生活护理	□ 正确执行医嘱 □ 每日护理评估 □ 心理与生活护理	□ 正确执行医嘱 □ 每日护理评估 □ 心理与生活护理
病情变异记录	□ 无 □ 有，原因： 1. 2.	□ 无 □ 有，原因： 1. 2.	□ 无 □ 有，原因： 1. 2.
护士签名			

时间	住院第 8~19 天	住院第 20~27 天 （出院前日）	住院第 21~28 天 （出院日）
主要护理工作	□ 正确执行医嘱 □ 每日护理评估 □ 心理与生活护理	□ 指导患者办理出院手续 □ 出院康复指导	□ 出院带药服用指导 □ 康复护理指导 □ 告知复诊时间和地点
病情变异记录	□ 无 □ 有，原因： 1. 2.	□ 无 □ 有，原因： 1. 2.	□ 无 □ 有，原因： 1. 2.
护士签名			

（三）患者表单

脊髓损伤恢复期康复临床路径患者表单

适用对象：第一诊断为脊髓损伤恢复期（ICD-10：T09.300）

患者姓名：	**性别：　　年龄：　　门诊号：**	**住院号：**
住院日期：　　年　月　日	**出院日期：**　　年　月　日	**标准住院日：**21～28天

时间	入院	康复治疗前	住院康复治疗期间
医患配合	□ 配合询问病史、收集资料，请务必详细告知既往史、用药史、过敏史 □ 配合进行体格检查 □ 有任何不适请告知医师	□ 配合完善康复治疗前相关检查，如采血、留尿、心电图、X线胸片等 □ 配合医师完成入院康复评定 □ 医师与患者及家属介绍病情及康复治疗谈话签字	□ 配合完善相关检查 □ 配合医师进行中期评定
护患配合	□ 配合定时测量生命体征 □ 配合完成入院护理评估（简单询问病史、过敏史、用药史） □ 接受入院宣教（环境介绍、病室规定、订餐制度、贵重物品保管等） □ 配合执行探视和陪伴制度 □ 有任何不适请告知护士	□ 配合定时测量生命体征、每日询问大小便情况 □ 配合完成相关检查前准备 □ 接受饮食宣教 □ 接受药物宣教 □ 接受健康宣教 □ 接受康复治疗注意事项宣教	□ 配合定时测量生命体征、每日询问大小便情况 □ 配合完成相关检查前准备 □ 接受药物、理疗、手法、针灸、牵引、运动疗法、封闭等康复和治疗项目 □ 配合进行康复护理 □ 配合进行并发症预防 □ 接受健康宣教 □ 配合执行探视及陪伴
饮食	□ 遵医嘱饮食	□ 遵医嘱饮食	□ 遵医嘱饮食
排泄	□ 学习尿便管理	□ 学习尿便管理	□ 学习尿便管理
活动	□ 卧床休息为主	□ 卧床休息为主	□ 遵医嘱逐步恢复正常活动

时间	出院
医患配合	□ 配合医师进行末期评定 □ 接受出院前康复指导 □ 了解复诊程序 □ 获取出院诊断书
护患配合	□ 接受出院宣教 □ 了解办理出院手续 □ 了解获取出院带药 □ 了解服药方法、作用、注意事项 □ 了解复印病历程序
饮食	□ 遵医嘱饮食
排泄	□ 学习尿便管理
活动	□ 适度活动，避免疲劳
患者或家属签名	

附：原表单（2016 年版）

脊髓损伤恢复期康复临床路径表单

适用对象：第一诊断为脊髓损伤恢复期（ICD-10：T09.300）

患者姓名：	性别：　　年龄：　　门诊号：	住院号：
住院日期：　　年　月　日	出院日期：　　年　月　日	标准住院日：21~28 天

时间	住院第 1 天
主要诊疗工作	□ 询问病史及体格检查 □ 完成病历书写 □ 完善辅助检查 □ 上级医师查房与入院康复评定 □ 初步确定诊断及治疗方案 □ 安全告知 □ 签订相关医疗文书及项目实施协议
重点医嘱	**长期医嘱：** □ 康复护理常规；一级或二级护理 □ 饮食 □ 基础药物治疗及合并症用药、其他用药 **临时医嘱：** □ 血常规、尿常规、粪便常规 □ 肝肾功能、血糖、血脂、电解质、凝血功能 □ 乙型肝炎五项、丙型肝炎病毒抗体、人类免疫缺陷病毒抗体、梅毒抗体 □ 心电图、损伤部位 X 线 □ 肌电图 □ 脊髓 CT 或脊髓 MRI（平扫+增强） □ 请相关科室会诊
主要护理工作及健康宣教	□ 入院宣教：介绍病房环境、设施和设备 □ 入院护理评估 □ 定时测量体温
病情变异记录	□ 无　□ 有，原因： 1. 2.
护士签名	
医师签名	

时间	住院第 2 天	住院第 3 天	住院第 4~7 天
主要诊疗工作	□ 上级医师查房 □ 继续进行相关检查 □ 根据相关检查结果，排除康复治疗禁忌证 □ 入院病情评估与康复评定 □ 开始康复治疗	□ 上级医师查房 □ 完成康复评定，调整康复治疗方案 □ 向患者及家属交代病情及相关治疗方案、检查结果 □ 复查结果异常的检查 □ 康复治疗 □ 防治并发症	□ 上级医师查房 □ 修订系统康复治疗方案 □ 相关科室会诊 □ 完善临床检验 □ 康复治疗 □ 防治并发症
重点医嘱	**长期医嘱：** □ 康复医学科护理常规 □ 运动疗法 □ 作业治疗 □ 中医治疗 □ 呼吸训练 □ 物理因子治疗 □ 药物治疗 **临时医嘱：** □ 复查异常实验室检查 □ 拟定初期康复评价 □ 依据病情需要下达	**长期医嘱：** □ 康复医学科护理常规 □ 运动疗法 □ 作业治疗 □ 中医治疗 □ 呼吸训练 □ 物理因子治疗 □ 药物治疗 **临时医嘱：** □ 复查异常实验室检查 □ 依据病情需要下达	**长期医嘱：** □ 康复医学科护理常规 □ 运动疗法 □ 作业治疗 □ 中医治疗 □ 呼吸训练 □ 物理因子治疗 □ 药物治疗 **临时医嘱：** □ 复查异常实验室检查 □ 依据病情需要下达 □ 初期康复评定医嘱
主要护理工作	□ 正确执行医嘱 □ 每日护理评估 □ 心理与生活护理	□ 正确执行医嘱 □ 每日护理评估 □ 心理与生活护理	□ 正确执行医嘱 □ 每日护理评估 □ 心理与生活护理
病情变异记录	□ 无 □ 有，原因： 1. 2.	□ 无 □ 有，原因： 1. 2.	□ 无 □ 有，原因： 1. 2.
护士签名			
医师签名			

时间	住院第 8~19 天	住院第 20~27 天 （出院前日）	住院第 21~28 天 （出院日）
主要诊疗工作	□ 各级医师查房 □ 观察病情变化，完善康复评定，调整康复治疗方案 □ 拟定中期康复评价 □ 完成中期康复评价，调整康复治疗方案 □ 落实康复治疗 □ 相关科室会诊	□ 上级医师查房，末期康复评定明确是否出院 □ 完成出院记录、病案首页、出院证明书等 □ 指导出院后康复训练方法，向患者交代出院后的注意事项 □ 如果患者不能出院，在病程记录中说明原因和继续治疗的方案	□ 再次向患者及家属介绍出院后注意事项，出院后治疗及家庭保健 □ 患者办理出院手续，出院
重点医嘱	**长期医嘱：** □ 康复医学科护理常规 □ 运动疗法 □ 作业治疗 □ 针灸治疗 □ 呼吸训练 □ 物理因子治疗 □ 药物治疗 **临时医嘱：** □ 拟定中期康复评定 □ 依据病情需要下达	**长期医嘱：** □ 康复医学科护理常规 □ 二级护理 □ 基础疾病用药 □ 依据病情下达 **出院医嘱：** □ 出院前康复指导 □ 出院带药：神经营养药物 □ 明日出院 □ 门诊复查时间	**出院医嘱：** □ 通知出院 □ 依据病情给予出院带药及出院康复指导 □ 出院带药
主要护理工作	□ 正确执行医嘱 □ 每日护理评估 □ 心理与生活护理	□ 指导患者办理出院手续 □ 出院康复指导	□ 出院带药服用指导 □ 康复护理指导 □ 告知复诊时间和地点
病情变异记录	□ 无　□ 有，原因： 1. 2.	□ 无　□ 有，原因： 1. 2.	□ 无　□ 有，原因： 1. 2.
护士签名			
医师签名			

第十一章

颈椎病康复临床路径释义

【医疗质量控制指标】

指标一、诊断需结合临床表现和影像学检查。

指标二、治疗方案需根据康复评定结果进行选择。

指标三、脊髓型颈椎病脊髓受压症状明显者，宜及早手术治疗。

指标四、应重视患者健康教育，避免症状反复发作。

一、颈椎病编码

疾病名称及编码：椎动脉型颈椎病（ICD-10：M47.001）

脊髓型颈椎病（ICD-10：M47.101）

神经根型颈椎病（ICD-10：M47.201）

交感神经型颈椎病（ICD-10：M47.202）

颈椎病（ICD-10：M47.801）

混合型颈椎病（ICD-10：M47.802）

二、临床路径检索方法

M47.001/ M47.101/ M47.201/ M47.202/ M47.801/ M47.802

三、国家医疗保障疾病诊断相关分组（CHS-DRG）

MDCI　肌肉、骨骼疾病及功能障碍

IU2　颈腰背疾患

四、颈椎病（非手术治疗）临床路径标准住院流程

（一）适用对象

第一诊断为颈椎病。

释义

■ 适用对象编码参见第一部分。

■ 本路径适用对象为临床诊断“颈椎病”的患者，如合并严重椎管占位等并发症，需进入其他相应路径。

（二）诊断依据

根据《临床诊疗指南·物理医学与康复分册》（中华医学会编著，人民卫生出版社，2005）、《临床诊疗指南·骨科分册》（中华医学会编著，人民卫生出版社，2009）、《外科学（第9版）》（陈孝平、汪建平主编，人民卫生出版社）、《康复医学（第6版）》（黄晓琳、燕铁斌主编，人民卫生出版社，2018）。

1. 临床表现：

（1）颈背上肢疼痛。
（2）运动功能障碍。
（3）神经功能障碍。
（4）日常生活活动能力障碍。
2. 影像学检查：颈椎 X 线平片，CT 扫描或 MRI 检查。

释义

■ 本路径的制订主要参考国内正式出版专著和诊疗指南。

■ 病史和临床表现是诊断颈椎病的初步依据，不同临床分型的颈椎病其症状及体征不尽相同。颈型（软组织型）颈椎病症状以颈后疼痛、发僵为主，常于晨起、久坐、长时间伏案、受凉后发作，主要体征为颈椎活动不同程度受限，颈肩背部肌肉紧张、压痛，X 线片常显示颈椎曲度改变；神经根型颈椎病主要表现为颈神经支配区感觉和运动障碍，主要症状为颈肩部疼痛，一侧上肢持续性或间歇性疼痛和/或麻木，主要体征为颈椎活动正常或受限，颈部肌肉张力可增高，受累节段棘突或椎旁压痛，受累神经支配区域感觉及/或肌力减弱，腱反射改变。X 线常显示颈椎曲度改变，椎间隙和椎间孔狭窄，骨质增生等；椎动脉型颈椎病典型症状为转头时突发眩晕、可伴恶心、呕吐，肢体无力，甚至倾倒，但意识清醒，卧床休息症状可消失，主要阳性体征为椎动脉扭转试验阳性，X 线片示钩椎关节增生，颈椎节段性不稳；交感型颈椎病临床症状多样，可为头晕、头痛、颈肩背痛、眼部胀痛、干涩或流泪，视物模糊或彩视，耳鸣或听力下降，面部麻木或半身麻木，凉感，无汗或多汗，心动过速或过缓，心律不齐，心前区疼痛，恶心、呕吐，腹胀，腹泻，失眠，情绪不稳定，对疾病恐惧多虑等，无特定阳性体征，影像检查无特异；脊髓型颈椎病累及颈髓可出现感觉和运动障碍、反射异常，初发症状常为双下肢无力、发紧、沉重，逐渐进展出现足下“踩棉花感”，步态不稳，一般具有脊髓长束受损的体征，如肌力减弱、肌张力增高、四肢腱反射亢进，常有针刺觉及温度觉减退，CT 或 MRI 常显示某节段颈椎间盘突出，相应部位的颈髓受压，有时出现脊髓损伤的高信号区；混合型颈椎病为 2 种或以上颈椎病类型并存，常以某一类型的临床表现为主。CT 检查可见颈椎退行性改变或可存在椎间盘突出及椎管狭窄情况，MRI 对存在椎间盘髓核突出及硬膜囊或神经根受压情况显示更加清晰，同时可鉴别椎管内占位等疾病。

（三）康复评定

分别于入院后 1~3 天进行初期康复评定，入院后 7~8 天进行中期康复评定，出院前进行末期康复评定，评定具体内容如下：
1. 临床一般情况评定。
2. 康复专科评定：
（1）疼痛评定。
（2）颈椎及上肢活动度评定。
（3）肌力评定。
（4）神经功能评定。
（5）日常生活活动能力评定。

释义

■ 临床一般情况评定，包括意识、生命体征、睡眠和大小便等基本情况。了解患者总体治疗情况。

■ 康复专科评定：疼痛评定可采用视觉模拟评分法等评定方法；评定患者的颈椎和上肢关节活动范围、颈肌及四肢肌力、肌张力、步态等项目；评定感觉障碍的区域及腱反射异常；对各种日常生活活动能力进行评定。常用量表包括颈椎功能不良指数，颈椎日本骨科协会评分等。

（四）治疗方案的选择

根据《临床诊疗指南·物理医学与康复分册》（中华医学会编著，人民卫生出版社，2005）、《临床诊疗指南·骨科分册》（中华医学会编著，人民卫生出版社，2009）、《外科学（第9版）》（陈孝平、汪建平主编，人民卫生出版社，2018）、《康复医学（第6版）》（黄晓琳、燕铁斌主编，人民卫生出版社，2018）。

1. 临床常规治疗。
2. 康复治疗：
（1）物理因子治疗。
（2）颈椎牵引。
（3）手法治疗。
（4）运动治疗。
（5）矫形器等辅助器具装配。
（6）注射治疗。
（7）中医治疗。
（8）日常生活活动能力训练。
（9）健康教育。

释义

■ 本病确诊后即应开始综合性康复治疗，包括物理因子治疗、运动疗法、传统医学治疗等，目的在于缓解临床症状，提高患者日常生活活动能力，使其回归家庭与社会。

■ 临床一般治疗包括患者基础疾病的处理，体位摆放、卧床休息等。

■ 康复治疗：包括物理因子治疗、颈椎牵引、手法、运动治疗、矫形器等辅助器具装配、注射治疗、传统医学治疗、日常生活活动能力训练、健康教育等。

■ 颈椎病康复治疗方案：不同类型的颈椎病治疗方案有所不同。由于颈椎病的病因复杂，症状体征各异，治疗方式多种多样，因此在治疗时，应根据不同类型颈椎病的不同病理阶段，选择相应的治疗方案。

1. 卧床休息：适用于症状严重的患者，可减轻颈椎负荷，放松局部肌肉，有利于椎间关节的创伤炎症消退，有利于消除或减轻疼痛。卧床休息要注意枕头的选择与颈部姿势调整。仰卧位可将枕头高度调至10~15cm，将枕头放置于颈后，使头部保持略后仰姿势，侧卧位将枕头调到与肩等高水平，力求在卧位保持颈椎的生理曲度。

2. 物理因子治疗：

(1) 治疗作用：镇痛，消除组织炎症组织水肿，减轻粘连，解除痉挛，改善局部组织与脑，脊髓的血液循环，调节交感神经功能，延缓肌肉萎缩并促使肌肉功能恢复。

(2) 常用的方法：

1) 高频电疗：常用超短波、短波、微波等。急性期剂量宜小，慢性期剂量可酌加。

2) 低频、中频电疗：常用低频、低频调制中频、等幅中频、干扰电等，选取达到镇痛、调节交感神经、促进血液循环、松解粘连、增强肌力等作用的参数，强度多在感觉阈上。

3) 直流电离子导入：可用中药、维生素B类药物、碘离子等进行导入。

4) 磁疗：将环状或板状磁极置于颈部和患肢。

5) 其他物理因子治疗：石蜡疗法、红外线疗法、温热敷疗法、超声波疗法等。

3. 颈椎牵引：

(1) 作用：适用于椎间孔狭窄为主要病因的神经根型颈椎病。通过牵引装置对颈椎加载牵拉力量，从而产生生物力学效应（蠕变），起到治疗作用。通过颈椎牵引调整和恢复椎管内外平衡，消除刺激症状，恢复颈椎正常功能。

(2) 方法：枕颌牵引法，可采用连续牵引法和间断牵引法，牵引角度范围在颈椎屈曲0°~30°，角度越大，牵引力的作用节段越低。牵引力宜从小重量开始，参考值为4~6kg，可逐渐增加至10~15kg，最大重量与患者体质、颈部肌肉状况有关。牵引时间通常每次15~30分钟。

4. 注射疗法：可选取痛点局部注射、星状神经节阻滞、颈段硬膜外注射等方法，常用糖皮质激素和镇痛药物。

5. 手法治疗：

(1) 作用：以颈椎局部解剖和生物力学为基础，针对个体化病变特点应用中医或西式手法，达到改善局部血液循环，减轻疼痛、麻，缓解肌紧张与痉挛，加大椎间隙与椎间孔，整复滑膜嵌顿及小关节半脱位，改善关节活动度的目的。

(2) 治疗方法：

1) 推拿：手法应适当，切忌粗暴。在颈、肩及背部肌肉部位施用揉、拿、捏、推等手法，对神经根型还应包括患侧上肢，椎动脉型和交感型应包括头部。常取的穴位有风池、太阳、印堂、肩井、内关、合谷等。

2) 关节松动术：关节松动术治疗颈椎病手法主要有拔伸牵引、轻柔旋转、松动棘突及横突等。

6. 运动疗法：通过颈背部的肌肉锻炼，增强颈背部肌肉力量以保持颈椎的稳定性；通过颈部功能练习，可恢复及增进颈椎的活动范围，防止僵硬；并可改善颈部血液循环，促进炎症的消退，解除肌痉挛，减轻疼痛，防止肌萎缩。治疗应根据病情不同阶段区别施治。在疾病急性期可在药物治疗或物理因子治疗的同时，进行低强度的主动运动；在慢性期或恢复期应适当增加主动运动的强度。

(1) 牵伸运动：通过颈部各方向最大活动范围终点的牵伸练习，恢复及增加关节活动范围，牵拉短缩的肌肉。

（2）增强肌力训练：通过颈背部的肌肉锻炼，增强颈背部肌肉力量以保持颈椎的稳定性。包括重点针对颈深屈肌肌群的等长训练及针对肩与上肢肌群的动态训练。

（3）协调性训练：通过针对颈部本体感觉的协调性训练，增强颈椎的静态稳定性和动态稳定性，缓解颈部症状，预防复发。

（4）有氧运动：通过心肺运动功能训练提高颈部局部血液循环，改善症状，预防复发。

7. 矫形支具疗法：应用颈围或颈托固定和保护颈椎，矫正颈椎的异常生物力线，防止颈椎过伸、过屈或过度旋转，减轻局部疼痛等症状，避免脊髓和周围神经的进一步损伤。适用于颈椎病临床症状明显时。

8. 药物治疗：药物治疗目的主要是抗炎镇痛，口服药物以非甾体抗炎药为常用药物，还可应用扩张血管药物、解痉类药物、营养神经药物或活血化瘀、疏经活络类中成药等。外用药物可选用各种局部镇痛擦剂或膏贴。

9. 手术治疗指征：脊髓型颈椎病脊髓受压症状明显者，宜及早手术治疗。其他各型颈椎病如果症状严重且反复发作，非手术治疗无效者应考虑手术治疗。

（五）标准住院日为 10～14 天

释义

■ 疑似颈椎病患者入院后，完善检查 1～2 天，尽早开始康复治疗，治疗 7～14 天，主要观察临床症状的缓解情况，总住院时间 10～14 天符合本路径要求。

（六）进入路径标准

1. 第一诊断必须符合颈椎病疾病编码。

2. 当患者同时具有其他疾病，但在住院期间不需要特殊处理也不影响第一诊断的临床路径流程实施时，可以进入路径。

释义

■ 进入本路径患者的第一诊断为颈椎病。

■ 入院后常规检查发现有基础疾病，如高血压、冠状动脉粥样硬化性心脏病、糖尿病、肝肾功能不全等，经系统评估后对颈椎病诊断治疗无特殊影响者，可进入路径。但可能增加医疗费用，延长住院时间。

（七）住院辅助检查项目

1. 必需的检查项目：

（1）血常规、尿常规、粪便常规。

（2）肝肾功能、电解质、血糖。

（3）感染性疾病筛查（乙型肝炎、丙型肝炎、艾滋病、梅毒等）。

（4）颈椎正侧位X片。
（5）X线胸片、心电图。
2. 根据患者病情及具体情况可选择的检查项目：
（1）X线颈椎动力位片、左右斜位片。
（2）颈椎MRI或CT。
（3）肌电图检查。
3. 有相关疾病者必要时请相关科室会诊。

释义

■ 血常规、尿常规、粪便常规是最基本的三大常规检查，进入路径的患者均需完成。肝肾功能、电解质、血糖、凝血功能、心电图、X线胸片、感染性疾病筛查可评估有无基础疾病，是否影响住院时间、费用及其治疗预后；无禁忌证患者均应行颈椎X线检查。

■ X线作为常规检查，一般拍摄颈椎正侧位片，若怀疑脊椎不稳可以加拍颈椎过屈、过伸位片和双斜位片。CT、MRI检查可显示与临床表现相应的椎间盘膨隆或突出、硬膜囊或脊髓受压、椎管及椎动脉孔状态异常等。神经根型颈椎病可进行肌电图检查，以明确受累的节段。

（八）出院标准

1. 症状、体征明显缓解或消失。
2. 功能进入平台期。

释义

■ 患者出院前应完成必须检查项目，且经过康复治疗后，临床症状明显减轻或消失。

（九）变异及原因分析

1. 颈椎病病情加重，康复治疗无效，需转入其他专科治疗。
2. 辅助检查结果异常，需要复查，导致住院时间延长和住院费用增加。
3. 住院期间病情加重，出现并发症，需要进一步诊治，导致住院时间延长和住院费用增加。
4. 既往合并有其他系统疾病，可能导致既往疾病加重而需要治疗，导致住院时间延长和住院费用增加。

释义

■ 按标准治疗方案治疗过程中如发现其他严重基础疾病，需专科治疗，则中止本路径；颈部及肢体症状持续不能缓解，颈椎间盘突出严重，治疗疗程长、治疗费用高者，需退出本路径。

■ 认可的变异原因主要是指患者入选路径后，在检查及治疗过程中发现患者合并存在事前未预知的、对本路径治疗可能产生影响的情况，需要终止执行路径或延长治疗时间、增加治疗费用。医师需在表单中明确说明。

■ 因患者方面的主观原因导致执行路径出现变异，需医师在表单中予以说明。

五、颈椎病康复护理规范

1. 心理护理：了解患者心理状态，及时对患者的焦虑、恐慌等不良情绪进行疏导，增强患者战胜疾病的信心，鼓励患者积极配合治疗。

2. 体位指导：急性期卧床时指导患者及家属进行合理的体位摆放。

3. 药物护理：按照医嘱合理的指导患者进行用药，告知家属督促患者按时按量用药，并且对不良反应发生情况和对应措施进行说明。

六、颈椎病康复营养治疗规范

健康饮食，对食物进行合理的搭配，饮食均衡，食物多样，吃动平衡，维持健康体重，避免因体重过大而增加颈椎的负重。

七、颈椎病康复健康宣教

1. 教育患者正确认识颈椎病，树立战胜疾病的信心。

2. 注意颈部保暖，避免风寒、潮湿，如风扇、空调直接吹向颈部。

3. 保持日常正确体位，避免长时间低头姿势；睡眠时选择合适的枕头，既维持整个脊柱的生理曲度，又能使全身肌肉放松。

4. 避免颈部外伤：乘车时应系好安全带并避免在车上睡觉，以免急刹车因颈部肌肉松弛而损伤颈椎；避免暴力按摩颈部；吸烟的患者应戒烟；避免过度人体震动以减少对椎间盘的冲击。

5. 运动锻炼：每日进行数次颈椎屈伸、左右侧屈运动，维持颈椎关节活动度；加强颈部周围肌肉等长抗阻肌力训练，维持肌肉功能；也可练习五禽戏中的鹿奔和猿摘等颈部活动操。

八、推荐表单

（一）医师表单

颈椎病康复临床路径医师表单

适用对象：第一诊断为颈椎病（颈型、椎动脉型、神经根型、交感神经型、脊髓型、混合型）

患者姓名：	性别： 年龄： 床号：	住院号：
入院日期： 年 月 日	出院日期： 年 月 日	标准住院日：10~14天

时间	住院第1天	住院第2天	住院第3天
主要诊疗工作	□ 询问病史、体格检查、辅助检查，确定诊断，排除康复治疗禁忌证 □ 行初期康复评定，确定康复计划及康复目标 □ 向患者及家属告知病情及注意事项，签署知情同意书 □ 完成病历书写	□ 上级医师查房 □ 完善辅助检查 □ 必要时请相关科室会诊 □ 完成病历书写	□ 上级医师查房 □ 询问病史、体格检查等 □ 进行病情分析及鉴别诊断 □ 根据病情调整康复目标及康复计划 □ 完成病程记录
重点医嘱	**长期医嘱：** □ 康复医学科护理常规 □ 二级护理 □ 饮食 □ 营养神经、非甾体药物 □ 患者既往基础用药 □ 康复治疗（颈椎牵引、物理因子、手法治疗、运动疗法、传统中医治疗、注射疗法、药物治疗、健康教育） **临时医嘱：** □ 初期康复评定 □ 血常规、尿常规、粪便常规、凝血功能 □ 肝肾功能、电解质、血糖 □ 感染性疾病筛查 □ X线胸片、心电图 □ 颈椎正侧位X线片、MRI或CT □ 颈椎动力位X线片（必要时） □ 请相关科室会诊	**长期医嘱：** □ 康复医学科护理常规 □ 二级护理 □ 饮食 □ 营养神经、非甾体抗炎药 □ 患者既往基础用药 □ 康复治疗 **临时医嘱：** □ 临时用药（根据情况） □ 辅助检查（根据情况） □ 请相关科室会诊	**长期医嘱：** □ 康复医学科护理常规 □ 二级护理 □ 饮食 □ 调整用药 □ 调整康复治疗 **临时医嘱：** □ 其他特殊医嘱
病情变异记录	□ 无 □ 有，原因： 1. 2.	□ 无 □ 有，原因： 1. 2.	□ 无 □ 有，原因： 1. 2.
医师签名			

时间	住院第 4~8 天	住院第 9~13 天 （出院前日）	住院第 10~14 天 （出院日）
主要诊疗工作	□ 上级医师查房与中期康复评定 □ 观察康复治疗后病情变化，调整治疗方案 □ 完成病程记录	□ 上级医师查房，行末期康复评定，明确是否出院 □ 完成上级医师查房记录、出院记录、出院指导、诊断证明、病案首页等 □ 指导出院后康复训练方法，向患者交代出院后的注意事项，如日常生活中注意保护颈椎，避免引发颈椎病复发的因素，返院复诊的时间、地点，发生紧急情况时的处理等 □ 如果患者不能出院，在病程记录中说明原因和继续治疗的方案	□ 向患者及家属交代出院注意事项，出院康复指导 □ 患者办理出院手续，出院
重点医嘱	**长期医嘱：** □ 康复医学科护理常规 □ 二级护理 □ 饮食 □ 调整康复治疗 □ 调整用药（根据情况） **临时医嘱：** □ 其他特殊医嘱	**长期医嘱：** □ 康复医学科护理常规 □ 二级护理 □ 饮食 □ 基础疾病用药 **出院医嘱：** □ 出院带药：神经营养药物、抗炎镇痛药 □ 明日出院 □ 2 周后门诊复查 □ 如有不适，随时来诊	**出院医嘱：** □ 出院带药
病情变异记录	□ 无 □ 有，原因： 1. 2.	□ 无 □ 有，原因： 1. 2.	□ 无 □ 有，原因： 1. 2.
医师签名			

（二）护士表单

颈椎病康复临床路径护士表单

适用对象：第一诊断为颈椎病（颈型、椎动脉型、神经根型、交感神经型、脊髓型、混合型）

患者姓名：	**性别：　　年龄：　　床号：**	**住院号：**
入院日期：　　年　月　日	**出院日期：**　　年　月　日	**标准住院日：**10～14天

时间	住院第1天	住院第2天	住院第3天
健康宣教	□ 入院宣教 □ 介绍主管医师、护士 □ 介绍环境、设施 □ 介绍住院注意事项 □ 介绍探视和陪伴制度 □ 介绍贵重物品制度	□ 药物宣教 □ 康复治疗前宣教 □ 介绍康复治疗后注意事项 □ 协助静脉采血 □ 告知患者配合检查及康复治疗 □ 主管护士与患者沟通，消除患者紧张情绪	□ 告知患者配合康复治疗 □ 指导患者活动注意事项
护理处置	□ 核对患者，佩戴腕带 □ 建立入院护理病历 □ 协助患者留取各种标本 □ 测量体重	□ 协助医师完成治疗前的相关实验室检查 □ 协助医师为需要的患者实施药物治疗	□ 协助医师为需要的患者局部注射治疗 □ 指导患者适当卧床休息
基础护理	□ 二级护理 □ 晨晚间护理 □ 患者安全管理	□ 二级护理 □ 晨晚间护理 □ 患者安全管理	□ 二级护理 □ 晨晚间护理 □ 患者安全管理
专科护理	□ 护理查体 □ 病情观察 □ 需要时，填写跌倒及压疮防范表 □ 需要时，请家属陪伴 □ 颈椎病护理知识宣教 □ 心理护理	□ 病情观察 □ 颈椎病护理知识宣教 □ 遵医嘱完成相关检查 □ 心理护理	□ 病情观察 □ 遵医嘱协助完成相关治疗 □ 心理护理
重点医嘱	□ 详见医嘱执行单	□ 详见医嘱执行单	□ 详见医嘱执行单
病情变异记录	□ 无　□ 有，原因： 1. 2.	□ 无　□ 有，原因： 1. 2.	□ 无　□ 有，原因： 1. 2.
护士签名			

时间	住院第 4~8 天	住院第 9~13 天 （出院前日）	住院第 10~14 天 （出院日）
健康宣教	□ 告知患者配合康复治疗	□ 指导出院后康复训练方法，向患者交代出院后的注意事项，如日常生活中注意保护颈椎，避免引发疾病复发的因素，返院复诊的时间、地点，发生紧急情况时的处理等	□ 再次向患者及家属介绍出院后注意事项，出院后治疗及家庭保健 □ 指导患者办理出院手续，出院
护理处置	□ 指导患者遵医嘱完成康复治疗 □ 指导患者适当卧床休息	□ 协助医师为需要的患者完成牵引治疗/局部注射治疗 □ 指导患者适当卧床休息	□ 协助医师为需要的患者完成牵引治疗/局部注射治疗 □ 指导患者适当卧床休息
基础护理	□ 二级护理 □ 晨晚间护理 □ 患者安全管理	□ 二级护理 □ 晨晚间护理 □ 患者安全管理	□ 二级护理 □ 晨晚间护理 □ 患者安全管理
专科护理	□ 病情观察 □ 遵医嘱完成相关检查及治疗 □ 心理护理	□ 病情观察 □ 遵医嘱完成相关检查及治疗 □ 心理护理	□ 病情观察 □ 遵医嘱完成相关检查及治疗 □ 心理护理
病情变异记录	□ 无 □ 有，原因： 1. 2.	□ 无 □ 有，原因： 1. 2.	□ 无 □ 有，原因： 1. 2.
护士签名			

（三）患者表单

颈椎病康复临床路径患者表单

适用对象：第一诊断为颈椎病（颈型、椎动脉型、神经根型、交感神经型、脊髓型、混合型）

患者姓名：	性别：　　年龄：　　床号：	住院号：
入院日期：　　年　月　日	出院日期：　　年　月　日	标准住院日：10~14 天

时间	住院第 1 天	住院第 2 天	住院第 3 天
医患配合	□ 配合询问病史、收集资料，请务必详细告知既往史、用药史、过敏史 □ 配合进行体格检查 □ 有任何不适请告知医师 □ 医师为患者及家属介绍病情及康复治疗前签字	□ 配合完善相关检查，如采血、留尿、心电图、X 线胸片 □ 医师为患者及家属介绍病情及康复治疗前签字	□ 配合完善相关检查 □ 配合医师完成必要的康复治疗等
护患配合	□ 配合测量体温、脉搏、呼吸（3 次）、血压、体重（1 次） □ 配合完成入院护理评估（简单询问病史、过敏史、用药史） □ 接受入院宣教（环境介绍、病室规定、订餐制度、贵重物品保管等） □ 配合执行探视和陪伴制度 □ 有任何不适请告知护士	□ 配合接受生命体征的测量 □ 接受治疗前宣教 □ 接受饮食宣教 □ 接受药物宣教	□ 配合接受生命体征的测量 □ 配合缓解疼痛 □ 接受治疗治疗前宣教 □ 接受饮食宣教 □ 接受药物宣教 □ 有任何不适请告知护士
治疗师与患者配合	□ 物理治疗师介绍接受物理因子治疗的时间、场地 □ 针灸治疗师介绍接受针灸治疗的时间、场地 □ 物理治疗师和作业治疗师介绍接受运动疗法的时间、场地	□ 接受物理因子治疗 □ 接受针灸治疗 □ 接受运动疗法、颈背及肩部、上肢肌肉训练指导	□ 接受物理因子治疗 □ 接受针灸治疗 □ 接受运动疗法、颈背及肩部、上肢肌肉训练指导
饮食	□ 遵医嘱饮食	□ 遵医嘱饮食	□ 遵医嘱饮食
排泄	□ 正常排尿便	□ 正常排尿便	□ 正常排尿便
活动	□ 适当卧床休息	□ 适当卧床休息	□ 适当卧床休息 □ 适度颈背及肩部、上肢肌肉功能锻炼

时间	住院第 4~8 天	住院第 9~13 天 （出院前日）	住院第 10~14 天 （出院日）
医患配合	□ 配合体格检查及康复评定 □ 配合医师完成必要的药物治疗、注射治疗等 □ 有任何不适请告知医师	□ 配合体格检查及康复评定 □ 接受出院前指导 □ 指导复查程序 □ 配合医师完成必要的药物治疗、注射治疗等	□ 接受出院前指导 □ 了解复查程序 □ 获取出院诊断书
护患配合	□ 配合接受生命体征的测量 □ 接受治疗前宣教 □ 接受饮食宣教 □ 接受药物宣教	□ 配合接受生命体征的测量 □ 接受治疗前宣教 □ 接受饮食宣教 □ 接受药物宣教	□ 接受出院宣教 □ 办理出院手续 □ 获取出院带药 □ 了解服药方法、作用、注意事项 □ 了解复印病历程序
治疗师与患者配合	□ 接受物理因子治疗 □ 接受针灸治疗 □ 接受运动疗法、颈背及肩部、上肢肌肉训练指导	□ 接受物理因子治疗 □ 接受针灸治疗 □ 接受运动疗法、颈背及肩部、上肢肌肉训练指导	□ 接受物理因子治疗 □ 接受针灸治疗 □ 接受运动疗法、颈背及肩部、上肢肌肉训练指导
饮食	□ 遵医嘱饮食	□ 遵医嘱饮食	□ 遵医嘱饮食
排泄	□ 正常排尿便	□ 正常排尿便	□ 正常排尿便
活动	□ 适当卧床休息 □ 适度颈背及肩部、上肢肌肉功能锻炼	□ 适度颈背及肩部、上肢肌肉功能锻炼	□ 适度颈背及肩部、上肢肌肉功能锻炼

附：原表单（2016 年版）

颈椎病康复临床路径表单

适用对象：第一诊断为颈椎病（颈型、椎动脉型、神经根型、交感神经型、脊髓型、混合型）

患者姓名：	性别：　年龄：　床号：	住院号：
入院日期：　年　月　日	出院日期：　年　月　日	标准住院日：10~14 天

时间	住院第 1 天	住院第 2 天	住院第 3 天
主要诊疗工作	□ 询问病史、体格检查、辅助检查，确定诊断，排除康复治疗禁忌证 □ 行初期康复评定，确定康复计划及康复目标 □ 向患者及家属告知病情及注意事项，签署知情同意书 □ 完成病历书写	□ 上级医师查房 □ 完善辅助检查 □ 必要时请相关科室会诊 □ 完成病历书写	□ 上级医师查房 □ 询问病史、体格检查等， □ 进行病情分析及鉴别诊断 □ 根据病情调整康复目标 □ 及康复计划 □ 完成病历书写
重点医嘱	**长期医嘱：** □ 康复医学科护理常规 □ 二级护理 □ 饮食 □ 营养神经、非甾体抗炎药 □ 患者既往基础用药 □ 康复治疗（颈椎牵引、物理因子、手法治疗、运动疗法、传统中医治疗、注射疗法、药物治疗、健康教育） **临时医嘱：** □ 初期康复评定 □ 血常规、尿常规、粪便常规、凝血功能 □ 肝肾功能、电解质、血糖 □ 感染性疾病筛查 □ X 线胸片、心电图 □ 颈椎正侧位 X 线片、MRI 或 CT □ 颈椎动力位 X 线片（根据情况） □ 请相关科室会诊	**长期医嘱：** □ 康复医学科护理常规 □ 二级护理 □ 饮食 □ 营养神经、非甾体抗炎药 □ 患者既往基础用药 □ 康复治疗 **临时医嘱：** □ 临时用药（根据情况） □ 辅助检查（根据情况） □ 请相关科室会诊	**长期医嘱：** □ 康复医学科护理常规 □ 二级护理 □ 饮食 □ 调整用药 □ 调整康复治疗 **临时医嘱：** □ 其他特殊医嘱
主要护理工作	□ 入院宣教 □ 入院护理评定	□ 颈椎病护理知识宣教 □ 观察病情变化 □ 心理和生活护理	□ 执行医嘱 □ 观察病情变化 □ 心理和生活护理
病情变异记录	□ 无　□ 有，原因： 1. 2.	□ 无　□ 有，原因： 1. 2.	□ 无　□ 有，原因： 1. 2.
护士签名			
医师签名			
治疗师签名			

时间	住院第4~8天	住院第9~13天 （出院前日）	住院第10~14天 （出院日）
主要诊疗工作	□ 上级医师查房与中期康复评定 □ 观察康复治疗后病情变化，调整治疗方案 □ 完成病历书写	□ 上级医师查房，行末期康复评定，明确是否出院 □ 完成上级医师查房记录、出院记录、出院指导、诊断证明、病案首页等 □ 指导出院后康复训练方法，向患者交代出院后的注意事项，如日常生活中注意保护颈椎，避免引发颈椎病复发的因素，返院复诊的时间、地点，发生紧急情况时的处理等 □ 如果患者不能出院，在病程记录中说明原因和继续治疗的方案	□ 向患者及家属交代出院注意事项，出院康复指导 □ 患者办理出院手续，出院
重点医嘱	**长期医嘱：** □ 康复医学科康复医学科护理常规 □ 二级护理 □ 饮食 □ 调整康复治疗 □ 调整用药（根据情况） **临时医嘱：** □ 其他特殊医嘱	**长期医嘱：** □ 康复医学科康复医学科护理常规 □ 二级护理 □ 饮食 □ 基础疾病用药 **出院医嘱：** □ 出院带药：神经营养药物、抗炎镇痛药 □ 明日出院 □ 2周后门诊复查 □ 如有不适，随时来诊	**出院医嘱：** □ 出院带药
主要护理工作	□ 执行医嘱 □ 观察病情变化 □ 心理和生活护理	□ 指导患者办理出院手续 □ 出院康复指导	□ 出院带药服用指导 康复护理指导 告知复诊时间和地点
病情变异记录	□ 无 □ 有，原因： 1. 2.	□ 无 □ 有，原因： 1. 2.	□ 无 □ 有，原因： 1. 2.
护士签名			
医师签名			
治疗师签名			

第十二章

腰椎滑脱症康复临床路径释义

【医疗质量控制指标】

指标一、X 线平片对腰椎峡部崩裂、腰椎滑脱的诊断和治疗方案的制订十分重要。

指标二、退行性腰椎滑脱或峡部裂性腰椎滑脱，腰腿痛症状明显者，应行手术腰椎管减压，腰椎滑脱复位、内固定和植骨融合术。

指标三、保守治疗无效果时，考虑手术治疗。

一、腰椎滑脱症编码

疾病名称及编码：腰椎滑脱症（ICD-10：M43.006）

二、临床路径检索方法

M43.006

三、国家医疗保障疾病诊断相关分组（CHS-DRG）

MDCI　肌肉、骨骼疾病及功能障碍

IU2　颈腰背疾患

四、腰椎滑脱症康复临床路径标准住院流程

（一）适用对象

第一诊断为腰椎滑脱症（ICD-10：M43.006）。

释义

■ 适用对象编码参见第一部分。

■ 本路径适用对象为临床诊断为腰椎滑脱症的患者，如存在或合并腰椎间盘突出症、腰椎关节突综合征、原发性脊柱侧凸、退变性腰椎管狭窄和脊髓损伤等疾病，需进入其他相应路径。

（二）诊断依据

根据《临床诊疗指南·物理医学与康复分册》（中华医学会编著，人民卫生出版社，2005）。

1. 症状：长期反复腰痛或伴有神经根受压症状。
2. 体征：腰部局部压痛、腰椎后伸活动受限。
3. 影像学检查有相应节段腰椎体滑脱的表现。

释义

■ 本路径的制订主要参考国内权威参考书籍和诊疗指南。

■ 病史和临床症状是诊断腰椎滑脱症的初步依据，多数患者表现为长期反复腰痛

或伴有神经根受压症状，如臀部和大腿放射性疼痛、一侧或双侧下肢麻木、一侧或双侧下肢感觉、运动障碍等。部分患者伴有坐骨神经痛。体格检查可发现腰部后伸活动受限、腰椎前凸增加、患椎棘突压痛以及摇摆步态等。影像学检查侧位 X 线片可见滑脱腰椎椎体前移，并据此评定腰椎滑脱的程度，前移不超过下一椎体的 1/4 为 1°，1/4~1/2 为 2°，1/2~3/4 为 3°，3/4 以上为 4°。

（三）康复评定

分别于入院后 1~3 天进行初期康复评定，入院后 7~8 天进行中期康复评定，出院前进行末期康复评定。内容包括：

1. 临床一般情况评定。
2. 康复专科评定：

（1）疼痛评定。
（2）腰椎及下肢活动范围评定。
（3）肌力评定。
（4）神经功能评定。
（5）行走能力的评定。
（6）日常生活活动能力评定。
（7）社会参与能力评定。

释义

■ 康复评定是康复治疗的基础，是客观地、准确地评定功能障碍的原因、性质、部位、范围、严重程度、发展趋势、预后和转归，为制订、修改治疗计划和对康复治疗效果与结局做出客观的评价提供科学依据。康复医疗应该始于评定，终于评定。

■ 康复专科评定在入院后 24 小时内进行初期评定，某些特殊功能评定花费时间长，可在 1~3 天内完成；住院期间根据功能变化情况进行一次中期评定（大约住院 1 周左右），出院前进行末期评定。

（四）治疗方案的选择

根据《临床诊疗指南·物理医学与康复分册》（中华医学会编著，人民卫生出版社，2005）。

1. 临床一般治疗。
2. 康复治疗：

（1）物理因子治疗。
（2）腰椎牵引（无椎弓峡部裂者、严重腰椎滑脱造成腰椎稳定性下降）。
（3）手法治疗。
（4）运动疗法，包括腰椎稳定功能训练。
（5）腰围等辅助器具装配。
（6）日常生活活动能力训练。
（7）健康教育。

3. 手术。

释义

■ 入院后应针对患者的原发病、合并症和并发症进行积极的临床常规治疗，针对患者存在的疼痛给予镇痛治疗，根据神经受压情况给予脱水及营养神经治疗，功能障碍进行相关的康复治疗。

■ 康复方案

腰椎滑脱症的康复方案是根据患者的病史、临床表现、体格检查、辅助检查、专科功能评估，以及患者及其家属的康复愿望，并综合现有条件、康复目标，由康复医师领导的康复治疗组共同制定。

【康复治疗选择】

1. 物理因子治疗：各种声光电磁热等物理因子合理选择性运用有助于改善患者的肌肉张力和运动感觉功能，减轻疼痛。

2. 腰椎牵引（无椎弓峡部裂者、严重腰椎滑脱造成腰椎稳定性下降）腰椎牵引是利用牵拉力与反牵拉力作用于腰椎，使椎间隙增大，使椎间孔恢复正常的外形，从而解除对神经根的挤压。牵引还可使腰椎得到充分的休息，减少运动的刺激，有利于组织充血、水肿的吸收、消退，还可缓解肌肉痉挛、减轻椎间压力。牵引重量以相当于患者体重的1/2并稍超过为宜。

3. 手法治疗：结合患者肢体的功能状况和康复目标，为患者制订切实可行的功能训练内容，改善下肢和步行能力。如推拿按摩后症状反而加重，则不宜再用此法。

4. 运动疗法，包括腰椎稳定功能训练为患者制定切实可行的功能训练内容，增加腰背肌及腹肌力量，提高腰椎稳定性。

5. 腰围等辅助器具装配：矫形器具，如腰围等有助于增加腰椎稳定性及减轻疼痛。待腰部功能恢复，特别是肌肉力量恢复后方能解除腰围。

6. 日常生活活动能力训练：选择有效的针对性活动，并结合日常生活活动和相关运动进行功能训练，提高日常生活活动能力。

7. 健康教育：日常生活中减少腰部过度旋转、蹲起等活动，减少腰部过度负重。这样可减少腰椎小关节的过度劳损、退行性变性。减轻体重，尤其是减少腹部脂肪堆积。体重过重增加了腰椎的负担及劳损，特别是腹部脂肪堆积，增加了腰椎在骶骨上向前滑脱的趋势。

8. 手术：对腰痛症状持续，或反复发作非手术治疗无效者，考虑行手术治疗，对卡压神经根进行减压。伴有椎间盘突出者，同时摘除突出的椎间盘髓核。

（五）标准住院日为10~14天

释义

■ 入院检查后开始相关临床治疗和康复治疗，总住院时间不超过14天符合本路径要求。

（六）进入路径标准

1. 第一诊断必须符合 ICD-10：M43.006。

2. 如患有其他疾病，但住院期间不需要特殊处理，也不影响第一诊断的临床路径流程实施时，可以进入路径。

释义

■ 进入路径的第一诊断为腰椎滑脱症，需排除腰椎间盘突出症、腰椎关节突综合征、原发性脊柱侧凸、退变性腰椎管狭窄和脊髓损伤。

■ 入院后常规检查发现有基础病，如高血压、糖尿病、高脂血症、冠心病等，经系统评估后对腰椎滑脱症诊断治疗无特殊影响者，可进入路径，但可能增加医疗费用，延长住院时间。

（七）住院后检查的项目

1. 必需的检查项目：

（1）血常规、尿常规、粪便常规。

（2）肝肾功能、电解质、血糖。

（3）感染性疾病筛查（乙型肝炎、丙型肝炎、艾滋病、梅毒等）。

（4）腰椎正侧位 X 线片、斜位 X 线片。

（5）X 线胸片、心电图、腹部彩超。

2. 根据患者病情及具体情况可选择的检查项目：

（1）腰椎 MRI 或 CT。

（2）肌电图检查。

（3）双下肢血管彩色超声。

3. 有相关疾病者必要时请相关科室会诊。

释义

■ 血常规、尿常规、粪便常规是最基本的三大常规检查，进入路径的患者均需完成。肝肾功能、电解质、血糖，以及感染性疾病筛查（乙型肝炎、丙型肝炎、梅毒、艾滋病等）。腰椎正侧位 X 线片、斜位 X 线片，有助于发现峡部裂等腰椎不稳因素，亦能排除腰椎侧弯及腰椎管狭窄。X 线胸片、心电图、腹部彩超检查可评估有无基础疾病，是否影响住院时间、费用及其治疗。

■ 本病需与其他引起下肢感觉运动及二便等功能障碍的疾病相鉴别，如腰椎间盘突出症、腰椎关节突综合征、原发性脊柱侧凸、退变性腰椎管狭窄和脊髓损伤，应行腰椎 CT 或 MRI，下肢肌电图检查。存在下肢运动感觉障碍的患者应行双下肢血管彩色超声检查排除下肢动脉等血管性疾病及下肢静脉血栓等并发症。

（八）出院标准

1. 症状、体征明显缓解或消失。

2. 功能恢复进入平台期。

释义

■ 患者出院前应完成所有必要的检查项目，观察症状、体征是否明显缓解或消失，已达到预期康复目标，或功能恢复进入平台期。

（九）变异及原因分析

1. 腰椎滑脱症病情严重，康复治疗无效，需转入其他专科治疗。
2. 辅助检查结果异常，需要复查，导致住院时间延长和住院费用增加。
3. 住院期间病情加重，出现并发症，需要进一步诊治，导致住院时间延长和住院费用增加。
4. 既往合并有其他系统疾病，腰椎滑脱症可能导致既往疾病加重而需要治疗，导致住院时间延长和住院费用增加。

释义

■ 腰椎滑脱症病情严重，或康复治疗期间病情加重，出现并发症；康复治疗无效，需转入其他专科治疗，需终止本路径，进入其他路径。医师需要在表单中明确说明。

■ 按标准康复治疗方案，如发现其他严重基础疾病，需要调整治疗或继续其他疾病的治疗，则终止本路径。

■ 认可的变异原因主要是指患者入选路径后，在检查及治疗过程中发现患者合并存在事先未预知的、对本路径治疗可能产生影响的情况，需要终止执行路径或延长治疗时间、增加治疗费用。医师需要在表单中明确说明。

■ 因患者方面的主观原因导致执行路径出现变异，需医师在表单中予以说明。

五、腰椎滑脱症康复护理规范

1. 良好的心理状态有利于术后患者的康复。
2. 术后应指导患者进行床上功能锻炼。
3. 腰椎滑脱术后给予椎板后持续乳胶管引流，以防止形成血肿压迫脊髓及血肿机化、粘连。

六、腰椎滑脱症康复营养治疗规范

1. 饮食宜清淡，术前忌食辛辣刺激和易产气的食物。
2. 香烟中尼古丁影响新骨形成，酒精破坏骨骼内钙质的吸收，术前宜戒烟酒，酌情清洁灌肠。

七、腰椎滑脱症康复健康宣教

1. 日常生活中减少腰部过度旋转，蹲起等活动，减少腰部过度负重。
2. 症状较轻者，行保守治疗。
3. 保守治疗无效者，行手术腰椎管减压。
4. 术后应用加速康复外科理念的围术期护理。

八、推荐表单

（一）医师表单

腰椎滑脱症康复临床路径医师表单

适用对象：第一诊断为腰椎滑脱症（ICD-10：M43.006）

患者姓名：	性别：　年龄：　门诊号：		住院号：
住院日期：　年　月　日	出院日期：　年　月　日		标准住院日：10~14 天

时间	住院第 1 天	住院第 2 天	住院第 3 天
主要诊疗工作	□ 询问病史及体格检查 □ 完成病历书写 □ 开检查单 □ 上级医师查房与初期康复评定 □ 签署康复治疗知情同意书、自费项目协议书等 □ 向患者及家属交代病情及康复治疗方案	□ 上级医师查房 □ 继续进行相关检查 □ 根据相关检查结果，排除康复治疗禁忌证 □ 口服非甾体抗炎药 □ 必要时请相关科室会诊 □ 制订康复目标	□ 根据病史、体检、X 线平片、CT/MRI 等，确定治疗方案 □ 根据患者情况，行物理因子治疗 □ 完成上级医师查房记录等病历书写
重点医嘱	**长期医嘱：** □ 康复医学科护理常规 □ 二级护理 □ 饮食 □ 患者既往基础用药 □ 卧床休息 **临时医嘱：** □ 血常规、尿常规、粪便常规 □ 肝肾功能、电解质、血糖 □ 心电图 □ 腰椎 X 线平片、CT/MRI □ X 线胸片、肺功能、超声心动图、双下肢血管彩色超声（根据患者情况选择）	**长期医嘱：** □ 康复医学科护理常规 □ 二级护理 □ 饮食 □ 患者既往基础用药 □ 非甾体抗炎药 □ 物理因子治疗 □ 卧床休息 **临时医嘱：** □ 请相关科室会诊	**长期医嘱：** □ 康复医学科护理常规 □ 二级护理 □ 饮食 □ 患者既往基础用药 □ 非甾体抗炎药 □ 物理因子治疗 □ 卧床休息 **临时医嘱：** □ 根据患者病情，选择腰椎持续牵引 □ 局部注射治疗（根据患者情况选择）
病情变异记录	□ 无　□ 有，原因： 1. 2.	□ 无　□ 有，原因： 1. 2.	□ 无　□ 有，原因： 1. 2.
医师签名			

时间	住院第4~8天	住院第9~13天 （出院前日）	住院第10~14天 （出院日）
主要诊疗工作	□ 上级医师查房与中期康复评定 □ 完成病程 □ 注意疼痛及神经功能变化 □ 向患者及家属交代病情及注意事项	□ 上级医师查房，末期康复评定明确是否出院 □ 完成出院记录、病案首页、出院证明书等 □ 指导出院后康复训练方法，向患者交代出院后的注意事项，如日常生活中注意保护腰椎，避免引发腰痛复发的因素，返院复诊的时间、地点，发生紧急情况时的处理等 □ 如果患者不能出院，在病程记录中说明原因和继续治疗的方案	□ 再次向患者及家属介绍出院后注意事项，出院后治疗及家庭保健 □ 患者办理出院手续，出院
重点医嘱	**长期医嘱：** □ 康复医学科护理常规 □ 二级护理 □ 既往基础用药 □ 物理因子治疗 □ 手法治疗 □ 腰椎稳定功能训练 □ 针灸治疗 □ 非甾体抗炎药 □ 神经营养药物 **临时医嘱：** □ 根据病情需要下达	**长期医嘱：** □ 康复医学科护理常规 □ 二级护理 □ 基础疾病用药 □ 依据病情下达 **出院医嘱：** □ 出院带药：神经营养药物、抗炎镇痛药 □ 佩戴腰围保护1~2个月 □ 明日出院 □ 2周后门诊复查 □ 如有不适，随时来诊	**出院医嘱：** □ 通知出院 □ 依据病情给予出院带药及出院康复指导 □ 出院带药
病情变异记录	□ 无 □ 有，原因： 1. 2.	□ 无 □ 有，原因： 1. 2.	□ 无 □ 有，原因： 1. 2.
医师签名			

（二）护士表单

腰椎滑脱症康复临床路径护士表单

适用对象：第一诊断为腰椎滑脱症（ICD-10：M43.006）

患者姓名：	性别：　　年龄：　　门诊号：	住院号：
住院日期：　　年　　月　　日	出院日期：　　年　　月　　日	标准住院日：10~14 天

时间	住院第 1 天	住院第 2 天	住院第 3 天
主要护理工作	□ 介绍病房环境、设施和设备 □ 入院宣教及入院护理评定 □ 心理和生活护理	□ 宣教 □ 观察患者病情变化 □ 心理和生活护理	□ 宣教、牵引前准备 □ 观察治疗后反应
病情变异记录	□ 无　□ 有，原因： 1. 2.	□ 无　□ 有，原因： 1. 2.	□ 无　□ 有，原因： 1. 2.
护士签名			

时间	住院第 4~8 天	住院第 9~13 天 （出院前日）	住院第 10~14 天 （出院日）
主要护理工作	□ 正确执行医嘱 □ 随时观察患者病情变化 □ 心理与生活护理	□ 指导患者办理出院手续 □ 出院康复指导	□ 出院带药服用指导 □ 康复护理指导 □ 告知复诊时间和地点
病情变异记录	□ 无 □ 有，原因： 1. 2.	□ 无　□ 有，原因： 1. 2.	□ 无　□ 有，原因： 1. 2.
护士签名			

（三）患者表单

腰椎滑脱症康复临床路径患者表单

适用对象：第一诊断为腰椎滑脱症（ICD-10：M43.006）

患者姓名：	性别：　　年龄：　　门诊号：	住院号：
住院日期：　　年　月　日	出院日期：　　年　月　日	标准住院日：10~14 天

时间	入院	康复治疗前	住院康复治疗期间
医患配合	□ 配合询问病史、收集资料，请务必详细告知既往史、用药史、过敏史 □ 配合进行体格检查 □ 有任何不适请告知医师	□ 配合完善康复治疗前相关检查，如采血、留尿、心电图、X 线胸片等 □ 配合医师完成入院康复评定 □ 医师与患者及家属介绍病情及康复治疗谈话签字	□ 配合完善相关检查 □ 配合医师进行中期评定
护患配合	□ 配合定时测量生命体征 □ 配合完成入院护理评估（简单询问病史、过敏史、用药史） □ 接受入院宣教（环境介绍、病室规定、订餐制度、贵重物品保管等） □ 配合执行探视和陪伴制度 □ 有任何不适请告知护士	□ 配合定时测量生命体征、每日询问大小便情况 □ 配合完成相关检查前准备 □ 接受饮食宣教 □ 接受药物宣教 □ 接受健康宣教 □ 接受康复治疗注意事项宣教	□ 配合定时测量生命体征、每日询问大小便情况 □ 配合完成相关检查前准备 □ 接受药物、理疗、手法、针灸、牵引、运动疗法、封闭等康复和治疗项目 □ 配合进行康复护理 □ 配合进行并发症预防 □ 接受健康宣教 □ 配合执行探视及陪伴
饮食	□ 遵医嘱饮食	□ 遵医嘱饮食	□ 遵医嘱饮食
排泄	□ 正常排尿便	□ 正常排尿便	□ 正常排尿便
活动	□ 卧床休息为主	□ 卧床休息为主	□ 遵医嘱逐步恢复正常活动

时间	出院
医患配合	□ 配合医师进行末期评定 □ 接受出院前康复指导 □ 知道复诊程序 □ 获取出院诊断书
护患配合	□ 接受出院宣教 □ 知道办理出院手续 □ 知道获取出院带药 □ 知道服药方法、作用、注意事项 □ 知道复印病历程序
饮食	□ 遵医嘱饮食
排泄	□ 正常排尿便
活动	□ 适度活动，避免疲劳
患者或家属签名	

附：原表单（2017 年版）

腰椎滑脱症康复临床路径表单

适用对象：第一诊断为腰椎滑脱症（ICD-10：M43.006）

患者姓名：	性别：　　年龄：　　门诊号：	住院号：
住院日期：　　年　月　日	出院日期：　　年　月　日	标准住院日：10~14 天

时间	住院第 1 天	住院第 2 天	住院第 3 天
主要诊疗工作	□ 询问病史及体格检查 □ 完成病历书写 □ 开检查单 □ 上级医师查房与初期康复评定 □ 签署康复治疗知情同意书、自费项目协议书等 □ 向患者及家属交代病情及康复治疗方案	□ 上级医师查房 □ 继续进行相关检查 □ 根据相关检查结果，排除康复治疗禁忌证 □ 口服非甾体抗炎药 □ 必要时请相关科室会诊 □ 制订康复目标	□ 根据病史、体检、X 线平片、CT/MRI 等，确定治疗方案 □ 根据患者情况，行物理因子治疗 □ 完成上级医师查房记录等病历书写
重点医嘱	**长期医嘱：** □ 康复医学科护理常规 □ 二级护理 □ 饮食 □ 患者既往基础用药 □ 卧床休息 **临时医嘱：** □ 血常规、尿常规、粪便常规 □ 肝肾功能、电解质、血糖 □ 心电图 □ 腰椎 X 线平片、CT/MRI □ X 线胸片、肺功能、超声心动图、双下肢血管彩色超声（根据患者情况选择）	**长期医嘱：** □ 康复医学科护理常规 □ 二级护理 □ 饮食 □ 患者既往基础用药 □ 非甾体抗炎药 □ 物理因子治疗 □ 卧床休息 **临时医嘱：** □ 请相关科室会诊	**长期医嘱：** □ 康复医学科护理常规 □ 二级护理 □ 饮食 □ 患者既往基础用药 □ 非甾体抗炎药 □ 物理因子治疗 □ 卧床休息 **临时医嘱：** □ 根据患者病情，选择腰椎持续牵引 □ 局部注射治疗（根据患者情况选择）
主要护理工作	□ 介绍病房环境、设施和设备 □ 入院宣教及入院护理评定 □ 心理和生活护理	□ 宣教 □ 观察患者病情变化 □ 心理和生活护理	□ 宣教、牵引前准备 □ 观察治疗后反应
病情变异记录	□ 无　□ 有，原因： 1. 2.	□ 无　□ 有，原因： 1. 2.	□ 无　□ 有，原因： 1. 2.
护士签名			
医师签名			

时间	住院第 4~8 天	住院第 9~13 天 （出院前日）	住院第 10~14 天 （出院日）
主要诊疗工作	□ 上级医师查房与中期康复评定 □ 完成病程 □ 注意疼痛及神经功能变化 □ 向患者及家属交代病情及注意事项	□ 上级医师查房，末期康复评定明确是否出院 □ 完成出院记录、病案首页、出院证明书等 □ 指导出院后康复训练方法，向患者交代出院后的注意事项，如日常生活中注意保护腰椎，避免引发腰痛复发的因素，返院复诊的时间、地点，发生紧急情况时的处理等 □ 如果患者不能出院，在病程记录中说明原因和继续治疗的方案	□ 再次向患者及家属介绍出院后注意事项，出院后治疗及家庭保健 □ 患者办理出院手续，出院
重点医嘱	**长期医嘱：** □ 康复医学科护理常规 □ 二级护理 □ 既往基础用药 □ 物理因子治疗 □ 手法治疗 □ 腰椎稳定功能训练 □ 针灸治疗 □ 非甾体抗炎药 □ 神经营养药物 **临时医嘱：** □ 根据病情需要下达	**长期医嘱：** □ 康复医学科护理常规 □ 二级护理 □ 基础疾病用药 □ 依据病情下达 **出院医嘱：** □ 出院带药：神经营养药物、消炎镇痛药 □ 佩戴腰围保护 1~2 个月 □ 明日出院 □ 2 周后门诊复查 □ 如有不适，随时来诊	**出院医嘱：** □ 通知出院 □ 依据病情给予出院带药及出院康复指导 □ 出院带药
主要护理工作	□ 正确执行医嘱 □ 随时观察患者病情变化 □ 心理与生活护理	□ 指导患者办理出院手续 □ 出院康复指导	□ 出院带药服用指导 □ 康复护理指导 □ 告知复诊时间和地点
病情变异记录	□ 无 □ 有，原因： 1. 2.	□ 无 □ 有，原因： 1. 2.	□ 无 □ 有，原因： 1. 2.
护士签名			
医师签名			

第十三章
腰椎关节突综合征康复临床路径释义

【医疗质量控制指标】

指标一、诊断需结合流行病学史、临床表现和影像学检查。

指标二、对临床诊断病例和确诊病例进行康复评定。

指标三、针对患者存在的功能障碍进行相关的康复治疗。

一、腰椎关节突综合征编码

疾病名称及编码：腰椎关节滑膜嵌顿（ICD-10：M24.907）

腰椎小关节紊乱（ICD-10：M24.908）

腰椎关节突综合征（ICD-10：M24.909）

二、临床路径检索方法

M24.907/M24.908/M24.909

三、国家医疗保障疾病诊断相关分组（CHS-DRG）

MDCI　肌肉、骨骼疾病及功能障碍

IU1　骨病及其他关节病

四、腰椎关节突综合征康复临床路径标准住院流程

（一）适用对象

第一诊断为腰椎关节滑膜嵌顿（ICD-10：M24.907）或腰椎小关节紊乱（ICD-10：M24.908）。

释义

■ 适用对象编码参见第一部分。

■ 本路径适用对象为临床诊断为腰椎关节突综合征的患者，如合并腰椎间盘突出症、腰椎滑脱症、腰椎管狭窄症、强直性脊柱炎等其他腰部病变，需进入其他相应路径。

（二）诊断依据

根据《临床诊疗指南·物理医学与康复分册》（中华医学会编著，人民卫生出版社，2005）。

1. 临床表现：

（1）下腰部疼痛或单（双）侧腰肌酸胀痛。

（2）腰部被动屈曲，出现运动功能障碍。

（3）一般无神经根刺激症状，但直腿抬高试验可阳性。

（4）日常生活活动能力障碍。

2. 影像学检查：腰椎 X 线平片、CT 扫描或 MRI 检查。

释义

■ 本路径的制订主要参考国内权威参考书籍和诊疗指南。

■ 病史和临床表现是诊断腰椎关节突综合征的初步依据。患者多无明显外伤史，腰痛多为局部疼痛，偶尔发生放射性疼痛时可放射至单侧或双侧臀部或大腿，而很少至膝部以下，属于躯体性疼痛，无根性神经定位体征。疼痛与腰部活动有关，随着腰椎伸展、旋转、侧弯等加重，腰椎平躺和屈曲可缓解。常急性发作。影像学检查多无明显阳性发现，主要为排除诊断和鉴别诊断用，部分患者CT检查可显示小关节突早期骨性关节炎表现，如查体和影像学检查提示根性症状、神经损伤定位体征和腰椎间盘突出症等其他疾病的表现情况，需进入其他相应路径。

（三）康复评定

分别于入院后1~3天进行初期康复评定，入院后7~8天进行中期康复评定，出院前进行末期康复评定。内容包括：

1. 临床一般情况评定。
2. 康复专科评定：

（1）疼痛评定。
（2）腰椎关节活动范围评定。
（3）腰背肌、腹肌肌力评定。
（4）步行能力评定。
（5）日常生活活动能力评定。

释义

■ 康复评定是康复治疗的基础，客观地、准确地评定了功能障碍的原因、性质、部位、范围、严重程度、发展趋势、预后和转归，治疗初期、中期和出院前的评定为制订、修改治疗计划和对康复治疗效果与结局做出客观的评价提供科学依据。康复医疗应该始于评定，终于评定。

■ 临床一般情况评定包括意识、生命体征、睡眠和大小便等基本情况。了解患者总体治疗情况。

■ 康复专科评定：康复专科评定在入院后24小时内进行初期评定，某些特殊功能评定花费时间长，可在3天内完成；住院期间根据功能变化情况进行一次中期评定（大约住院1周左右），出院前进行末期评定。

1. 疼痛评定可采用视觉模拟法、简化麦吉尔疼痛问卷等评定方法。

2. 评定患者的姿势、有无脊柱侧弯和骨盆不对称、腰椎和下肢关节活动范围、腹肌、背肌及下肢肌力、肌张力、步态等项目；评定感觉障碍的区域及腱反射异常；通过腰椎关节活动范围评定确定关节活动受限程度，为选择适当的康复治疗方式、方法提供客观依据。

3. 使用Barthel指数和功能独立性评定量表对各种日常生活活动能力进行评定。

（四）治疗方案的选择

根据《临床诊疗指南·物理医学与康复分册》（中华医学会编著，人民卫生出版社，2005）。

1. 临床一般治疗。
2. 康复治疗：
（1）制动。
（2）物理因子治疗。
（3）腰椎牵引。
（4）手法治疗。
（5）运动治疗。
（6）局部封闭治疗。
（7）中医中药治疗。
（8）日常生活活动能力训练。
（9）健康教育。

释义

■ 入院后应针对患者的原发病、合并症和并发症进行积极的临床常规治疗，针对患者存在的功能障碍进行相关的康复治疗。

■ 康复方案：

腰椎关节突综合征的康复方案根据患者的病史、临床表现、体格检查、辅助检查、专科功能评估，以及患者及其家属的康复愿望，并综合现有条件、康复近期目标和远期目标，由康复医师领导的康复治疗小组共同制订。康复医师、康复治疗师和康复护士应当对患者的现病史、既往史、工作史、家族史、功能状况和兴趣爱好等要有全面的了解，包括现存的危险因素和合并症，为二级预防和有效利用康复治疗相关元素、完善康复方案奠定基础。

可通过腰腹带固定制动，超短波疗法治疗和手法治疗可缓解肌肉痉挛，改善关节活动，促进局部血液循环。封闭治疗缓解疼痛。通过日常生活活动能力训练改善腰肌功能。

■ 腰椎关节突综合征康复治疗方案的选择：

1. 制动：卧床休息与支具制动是腰痛康复治疗的常用方法。卧床休息可减轻脊柱应力负载，促进软组织恢复，缓解肌肉痉挛等，从而达到减轻临床症状的目的。早期适度卧床休息 1~3 天。应知晓卧床休息不是腰痛的主要治疗手段。

2. 物理因子治疗：各种声光电磁热等物理因子合理选择性运用有助于改善患者的肌肉张力和运动感觉功能，减轻疼痛。

3. 腰椎牵引：通常有骨盆牵引、自身体重悬吊牵引等方法。根据患者病情，选择腰椎快速（慢速）牵引。

4. 手法：运用各种手法治疗下腰痛常有较好疗效，机制主要是恢复脊柱的力学平衡。

5. 运动治疗：很多研究表明慢性腰痛与躯干肌无力有关，腰痛的患者腰大肌和背肌容积减少，而腰背伸肌无力与腰痛关系更明显，同时腰痛患者常因活动减少致椎旁肌失用性萎缩无力，因此在病情许可时应加强腰椎旁肌尤其是伸肌的训练。

6. 局部封闭治疗：应用激素及局部麻醉药行小关节局部封闭可达到镇痛效果，封闭疗法即是治疗方法也是诊断方法。

7. 中医中药治疗：适时选择针灸和中草药等中医传统康复治疗有助于患者受损功能的改善。这些治疗方法在迅速缓解疼痛，恢复小关节正常序列，消除局部炎症等方面有着独到的疗效。

8. 日常生活活动能力训练：通常在腰痛症状明显缓解后开始，同时需要调整活动姿势避免加重肌肉损伤的运动。

9. 健康教育：通过对患者进行教育，使其了解腰痛的形成因素，帮助其建立正确的生活习惯，减少腰背部的过度使用及受伤害的机会。

【注意事项】

1. 循序渐进，持之以恒是取得康复治疗预期成效的基本原则。
2. 患者及其家属的主动参与有助于巩固和提高康复治疗效果。

（五）进入路径标准

1. 第一诊断必须符合 ICD-10：M24.907 或 M24.908。
2. 如患有其他疾病，但住院期间不需要特殊处理，也不影响第一诊断的临床路径流程实施时，可以进入路径。

释义

■ 进入路径的第一诊断为腰椎关节突综合征，需排除腰椎间盘突出症、腰椎滑脱症、腰椎管狭窄症、强直性脊柱炎等其他腰部病变。

■ 入院后常规检查发现有基础病，如高血压、糖尿病、冠心病、肝肾功能不全等，经系统评估后对腰椎关节突综合征诊断治疗无特殊影响者，可进入路径，但可能增加医疗费用，延长住院时间。

（六）标准住院日为 10~14 天

释义

■ 入院检查后开始相关临床治疗和康复治疗，总住院时间不超过 14 天符合本路径要求。

（七）住院期间的检查项目

1. 必需的检查项目：
（1）血常规、尿常规、粪便常规。
（2）肝肾功能、电解质、血糖。
（3）感染性疾病筛查（乙型肝炎、丙型肝炎、艾滋病、梅毒等）。
（4）腰椎正侧位 X 线片。
（5）X 线胸片、心电图、腹部彩超。
2. 根据患者病情进行的检查项目：
（1）X 线腰椎动力位片、左右斜位片。
（2）腰椎 MRI 或 CT。

（3）肌电图检查。

3. 有相关疾病者必要时请相关科室会诊。

释义

■ 血常规、尿常规、粪便常规是最基本的三大常规检查，进入路径的患者均需完成。肝肾功能、电解质、血糖，以及感染性疾病筛查（乙型肝炎、丙型肝炎、梅毒、艾滋病等）和X线胸片、心电图、腹部彩超检查可评估有无基础疾病，是否影响住院时间、费用及其治疗。若无禁忌证患者均应行腰椎正侧位X线片检查。

■ 本病需与其他引起腰痛和腰部活动受限等功能障碍的疾病相鉴别，如临床表现怀疑腰椎间盘突出症和腰椎管狭窄症，可进一步行CT或MRI结合肌电图检查，以助于确认病因和责任节段；X线腰椎动力位片和左右斜位片有助于发现腰椎不稳和明确腰椎滑脱诊断及其原因。

（八）出院标准

1. 疼痛明显缓解或消失。
2. 腰椎活动度恢复，功能恢复进入平台期。

释义

■ 患者出院前应完成所有必要的检查项目，观察临床表现和受损功能是否改善，已达到预期康复目标，并发症已得到有效控制。

（九）变异及原因分析

1. 腰椎关节突综合征病情严重，康复治疗无效，需转入其他专科治疗。
2. 辅助检查结果异常，需要复查，导致住院时间延长和住院费用增加。
3. 住院期间病情加重，出现并发症，需要进一步诊治，导致住院时间延长和住院费用增加。
4. 既往合并有其他系统疾病，腰椎关节突综合征可能导致既往疾病加重而需要治疗，导致住院时间延长和住院费用增加。

释义

■ 按标准康复治疗方案如患者受损功能改善不明显，发现其他严重基础疾病或严重感染未得到有效控制，需要调整药物治疗或继续其他疾病的治疗，则终止本路径。出现腰椎间盘突出症等并发症时，需转入相应路径。

■ 认可的变异原因主要是指患者入选路径后，在检查及治疗过程中发现患者合并存在事先未预知的、对本路径治疗可能产生影响的情况，需要终止执行路径或延长治疗时间、增加治疗费用。医师需要在表单中明确说明。

■ 因患者方面的主观原因导致执行路径出现变异，需医师在表单中予以说明。

五、腰椎关节突综合征康复护理规范

1. 对患者进行耐心细致的解释工作，使患者树立信心，培养患者的信赖，主动配合医师治疗，提高治疗疗效。

2. 对患者进行心理开导与缓解，指导患者转移注意力，减轻疼痛。

3. 发病早期应卧床休息或支具制动，适时选择针灸或中草药治疗缓解疼痛，改善受损功能。

4. 腰痛症状明显缓解后，进行适度的日常生活活动锻炼，但要避免加重肌肉损伤的运动。

六、腰椎关节突综合征康复营养治疗规范

1. 饮食宜高营养、清淡、易消化。

2. 进食少者，适量补液。

七、腰椎关节突综合征康复健康宣教

1. 教育患者正确认识腰椎关节突出综合征，帮助患者克服对腰痛的恐惧心理及病态行为，树立战胜疾病的信心。

2. 日常生活中注意保护腰部，注意腰背部保暖，避免风寒等。

3. 保持正确的姿势，避免长时间坐位，避免腰椎过度活动，减少腰背部过度使用及受伤害的机会。

八、推荐表单

（一）医师表单

腰椎关节突综合征康复临床路径医师表单

适用对象：第一诊断为腰椎关节突综合征（ICD-10：M24.907 或 M24.908）

患者姓名：	**性别：**　　**年龄：**　　**门诊号：**	**住院号：**
住院日期：　　年　月　日	**出院日期：**　　年　月　日	**标准住院日：** 10~14 天

时间	住院第 1 天	住院第 2 天	住院第 3 天
主要诊疗工作	□ 询问病史及体格检查 □ 完成病历书写 □ 开检查单 □ 上级医师查房与初期康复评定 □ 签署康复治疗知情同意书、自费项目协议书等 □ 向患者及家属交代病情及康复治疗方案	□ 上级医师查房 □ 继续进行相关检查 □ 根据相关检查结果，排除康复治疗禁忌证 □ 口服非甾体抗炎药 □ 必要时请相关科室会诊 □ 制订康复目标	□ 根据病史、体检、X 线平片、CT/MRI 等，确定治疗方案 □ 根据患者情况，行物理因子治疗 □ 完成上级医师查房记录等病历书写
重点医嘱	**长期医嘱：** □ 康复医学科护理常规 □ 二级护理 □ 饮食 □ 患者既往基础用药 □ 卧床休息 **临时医嘱：** □ 血常规、尿常规、粪便常规 □ 肝肾功能、电解质、血糖、感染性疾病筛查 □ X 线胸片、心电图、腹部彩超 □ 腰椎正侧位 X 线片 □ X 线腰椎动力位片、左右斜位片，CT，MRI，肌电图（根据患者情况选择）	**长期医嘱：** □ 康复医学科护理常规 □ 二级护理 □ 饮食 □ 患者既往基础用药 □ 非甾体抗炎药，可加用肌肉松弛剂 □ 物理因子治疗 □ 卧床休息 **临时医嘱：** □ 请相关科室会诊	**长期医嘱：** □ 康复医学科护理常规 □ 二级护理 □ 饮食 □ 患者既往基础用药 □ 非甾体抗炎药，可加用肌肉松弛剂 □ 物理因子治疗 □ 卧床休息 **临时医嘱：** □ 根据患者病情，选择腰椎快速牵引/慢速牵引 □ 局部注射治疗（根据患者情况选择）
病情变异记录	□ 无　□ 有，原因： 1. 2.	□ 无　□ 有，原因： 1. 2.	□ 无　□ 有，原因： 1. 2.
医师签名			

时间	住院第 4~8 天	住院第 9~13 天 （出院前日）	住院第 10~14 天 （出院日）
主要诊疗工作	□ 上级医师查房与中期康复评定 □ 完成病程 □ 注意疼痛及运动功能变化 □ 向患者及家属交代病情及注意事项	□ 上级医师查房，末期康复评定明确是否出院 □ 完成出院记录、病案首页、出院证明书等 □ 指导出院后康复训练方法，向患者交代出院后的注意事项，如日常生活中注意保护腰椎，避免引发腰痛复发的因素，返院复诊的时间、地点，发生紧急情况时的处理等 □ 如果患者不能出院，在病程记录中说明原因和继续治疗的方案	□ 再次向患者及家属介绍出院后注意事项，出院后治疗及家庭保健 □ 患者办理出院手续，出院
重点医嘱	**长期医嘱：** □ 康复医学科护理常规 □ 二级护理 □ 既往基础用药 □ 物理因子治疗 □ 手法治疗 □ 运动疗法 □ 针灸治疗 □ 非甾体抗炎药 □ 激素 □ 脱水（根据情况） **临时医嘱：** □ 根据病情需要下达	**长期医嘱：** □ 康复医学科护理常规 □ 二级护理 □ 基础疾病用药 **出院医嘱：** □ 出院带药：抗炎镇痛药 □ 明日出院 □ 2 周后门诊复查 □ 如有不适，随时来诊	**出院医嘱：** □ 通知出院 □ 依据病情给予出院带药及出院康复指导 □ 出院带药
病情变异记录	□ 无 □ 有，原因： 1. 2.	□ 无 □ 有，原因： 1. 2.	□ 无 □ 有，原因： 1. 2.
医师签名			

（二）护士表单

腰椎关节突综合征康复临床路径护士表单

适用对象：第一诊断为腰椎关节突综合征（ICD-10：M24.907 或 M24.908）

患者姓名：	**性别：　　年龄：　　门诊号：**	**住院号：**
住院日期：　　年　月　日	**出院日期：**　　年　月　日	**标准住院日：**10~14 天

时间	住院第 1 天	住院第 2 天	住院第 3 天
健康宣教	□ 入院宣教 □ 介绍主管医师、护士 □ 介绍环境、设施 □ 介绍住院注意事项 □ 介绍探视和陪伴制度 □ 介绍贵重物品制度 □ 安全宣教	□ 健康宣教 □ 康复治疗注意事项宣教 □ 疾病相关知识 □ 需要时，指导支具的使用	□ 健康宣教 □ 康复治疗注意事项宣教
护理处置	□ 核对患者，佩戴腕带 □ 建立入院护理病历 □ 协助患者留取各种标本 □ 测量体重	□ 遵医嘱完成相关检查	□ 遵医嘱完成相关检查
基础护理	□ 分级护理 □ 晨晚间护理 □ 患者安全管理	□ 分级护理 □ 根据对患者病情的轻、重、缓、急及患者自理能力的评估，给予不同级别的护理	□ 分级护理 □ 根据对患者病情的轻、重、缓、急及患者自理能力的评估，给予不同级别的护理
专科护理	□ 康复护理评定 □ 正确执行医嘱 □ 观察患者病情变化 □ 生活与心理护理	□ 正确执行医嘱 □ 观察患者病情变化 □ 生活与心理护理 □ 物理因子治疗前准备	□ 正确执行医嘱 □ 观察患者病情变化 □ 生活与心理护理 □ 牵引前准备 □ 局部注射治疗前准备（根据患者情况选择）
重点医嘱	□ 详见医嘱执行单	□ 详见医嘱执行单	□ 详见医嘱执行单
病情变异记录	□ 无　□ 有，原因： 1. 2.	□ 无　□ 有，原因： 1. 2.	□ 无　□ 有，原因： 1. 2.
护士签名			

时间	住院第 4~8 天	住院第 9~13 天 （出院前日）	住院第 10~14 天 （出院日）
健康宣教	□ 健康宣教 □ 康复治疗注意事项宣教	□ 健康宣教 □ 康复治疗注意事项宣教 □ 预防腰椎关节突综合征再次发作或加重的相关知识	□ 出院宣教 □ 复诊时间 □ 复诊地点 □ 活动与休息 □ 预防腰椎关节突综合征再次发作或加重的相关知识 □ 指导办理出院手续
护理处置	□ 遵医嘱完成相关检查	□ 遵医嘱完成相关检查	□ 办理出院手续 □ 书写出院小结
基础护理	□ 分级护理 □ 根据对患者病情的轻、重、缓、急及患者自理能力的评估，给予不同级别的护理	□ 分级护理 □ 根据对患者病情的轻、重、缓、急及患者自理能力的评估，给予不同级别的护理	□ 分级护理 □ 根据对患者病情的轻、重、缓、急及患者自理能力的评估，给予不同级别的护理
专科护理	□ 正确执行医嘱 □ 观察患者病情变化 □ 生活与心理护理	□ 正确执行医嘱 □ 观察患者病情变化 □ 生活与心理护理 □ 指导患者办理出院手续 □ 出院康复指导	□ 出院带药服用指导 □ 康复护理指导 □ 心理护理
重点医嘱	□ 详见医嘱执行单	□ 详见医嘱执行单	□ 详见医嘱执行单
病情变异记录	□ 无 □ 有，原因： 1. 2.	□ 无 □ 有，原因： 1. 2.	□ 无 □ 有，原因： 1. 2.
护士签名			

（三）患者表单

腰椎关节突综合征康复临床路径患者表单

适用对象：第一诊断为腰椎关节突综合征（ICD-10：M24.907 或 M24.908）

患者姓名：	性别：　　年龄：　　门诊号：	住院号：
住院日期：　　年　月　日	出院日期：　　年　月　日	标准住院日：10~14 天

时间	入院	康复治疗前	住院康复治疗期间
医患配合	□ 配合询问病史、收集资料，请务必详细告知既往史、用药史、过敏史 □ 配合进行体格检查 □ 有任何不适请告知医师	□ 配合完善康复治疗前相关检查，如采血、留尿、心电图、X 线胸片等 □ 配合医师完成入院康复评定 □ 医师与患者及家属介绍病情及康复治疗谈话签字	□ 配合完善相关检查 □ 配合医师进行中期评定
护患配合	□ 配合定时测量生命体征 □ 配合完成入院护理评估（简单询问病史、过敏史、用药史） □ 接受入院宣教（环境介绍、病室规定、订餐制度、贵重物品保管等） □ 配合执行探视和陪伴制度 □ 有任何不适请告知护士	□ 配合定时测量生命体征、每日询问大小便情况 □ 配合完成相关检查前准备 □ 接受饮食宣教 □ 接受药物宣教 □ 接受健康宣教 □ 接受康复治疗注意事项宣教	□ 配合定时测量生命体征、每日询问大小便情况 □ 配合完成相关检查前准备 □ 接受药物、理疗、手法、针灸、牵引、运动疗法、封闭等康复和治疗项目 □ 配合进行康复护理 □ 配合进行并发症预防 □ 接受健康宣教 □ 配合执行探视及陪伴
饮食	□ 遵医嘱饮食	□ 遵医嘱饮食	□ 遵医嘱饮食
排泄	□ 正常排尿便	□ 正常排尿便	□ 正常排尿便
活动	□ 卧床休息为主	□ 卧床休息为主	□ 遵医嘱逐步恢复正常活动

时间	出院
医患配合	□ 配合医师进行末期评定 □ 接受出院前康复指导 □ 了解复诊程序 □ 获取出院诊断书
护患配合	□ 接受出院宣教 □ 了解办理出院手续 □ 了解获取出院带药 □ 了解服药方法、作用、注意事项 □ 了解复印病历程序
饮食	□ 遵医嘱饮食
排泄	□ 正常排尿便
活动	□ 适度活动，避免疲劳
患者或家属签名	

附：原表单（2017 年版）

腰椎关节突综合征康复临床路径表单

适用对象：第一诊断为腰椎关节突综合征（ICD-10：M24.907 或 M24.908）

患者姓名：	性别：　年龄：　门诊号：	住院号：
住院日期：　年　月　日	出院日期：　年　月　日	标准住院日：10~14 天

时间	住院第 1 天	住院第 2 天	住院第 3 天
主要诊疗工作	□ 询问病史及体格检查 □ 完成病历书写 □ 开化验单及相关检查单 □ 上级医师查房与初期康复评定 □ 签署康复治疗知情同意书、自费项目协议书等 □ 向患者及家属交代病情及康复治疗方案	□ 上级医师查房 □ 继续进行相关检查 □ 根据化验和相关检查结果，排除康复治疗禁忌证 □ 口服非甾体抗炎药 □ 必要时请相关科室会诊 □ 制订康复目标	□ 根据病史、体检、X 线平片、CT/MRI 等，确定治疗方案 □ 根据患者情况，行物理因子治疗 □ 完成上级医师查房记录等病历书写
重点医嘱	**长期医嘱：** □ 康复医学科护理常规 □ 二级护理 □ 饮食 □ 患者既往基础用药 □ 卧床休息 **临时医嘱：** □ 血常规、尿常规、粪便常规 □ 肝肾功能、电解质、血糖 □ 心电图 □ 腰椎 X 线平片、CT/MRI □ X 线胸片、肺功能、超声心动图（根据患者情况选择）	**长期医嘱：** □ 康复医学科护理常规 □ 二级护理 □ 饮食 □ 患者既往基础用药 □ 非甾体抗炎药，可加用肌肉松弛剂 □ 物理因子治疗 □ 卧床休息 **临时医嘱：** □ 请相关科室会诊	**长期医嘱：** □ 康复医学科护理常规 □ 二级护理 □ 饮食 □ 患者既往基础用药 □ 非甾体抗炎药，可加用肌肉松弛剂 □ 物理因子治疗 □ 卧床休息 **临时医嘱：** □ 根据患者病情，选择腰椎快速牵引/慢速牵引 □ 局部注射治疗（根据患者情况选择）
主要护理工作	□ 入院宣教及入院护理评定 □ 心理和生活护理	□ 宣教 □ 观察患者病情变化 □ 心理和生活护理	□ 宣教、牵引前准备 □ 观察治疗后反应
变异	□ 无　□ 有，原因： 1. 2.	□ 无　□ 有，原因： 1. 2.	□ 无　□ 有，原因： 1. 2.
护士签名			
医师签名			

时间	住院第 4~8 天	住院第 9~13 天 （出院前日）	住院第 10~14 天 （出院日）
主要诊疗工作	□ 上级医师查房与中期康复评定 □ 完成病程 □ 注意疼痛及运动功能变化 □ 向患者及家属交代病情及注意事项	□ 上级医师查房，末期康复评定明确是否出院 □ 完成出院记录、病案首页、出院证明书等 □ 指导出院后康复训练方法，向患者交代出院后的注意事项，如日常生活中注意保护腰椎，避免引发腰痛复发的因素，返院复诊的时间、地点，发生紧急情况时的处理等 □ 如果患者不能出院，在病程记录中说明原因和继续治疗的方案	□ 再次向患者及家属介绍出院后注意事项，出院后治疗及家庭保健 □ 患者办理出院手续，出院
重点医嘱	**长期医嘱：** □ 康复医学科护理常规 □ 二级护理 □ 既往基础用药 □ 物理因子治疗 □ 手法治疗 □ 运动疗法 □ 针灸治疗 □ 非甾体抗炎药 □ 激素 □ 脱水（根据情况） **临时医嘱：** □ 根据病情需要下达	**长期医嘱：** □ 康复医学科护理常规 □ 二级护理 □ 基础疾病用药 □ 依据病情下达 **出院医嘱：** □ 出院带药：抗炎镇痛药 □ 明日出院 □ 2 周后门诊复查 □ 如有不适，随时来诊	**出院医嘱：** □ 通知出院 □ 依据病情给予出院带药及出院康复指导 □ 出院带药
主要护理工作	□ 正确执行医嘱 □ 随时观察患者病情变化 □ 心理与生活护理	□ 指导患者办理出院手续 □ 出院康复指导	□ 出院带药服用指导 □ 康复护理指导 □ 告知复诊时间地点
变异	□ 无 □ 有，原因： 1. 2.	□ 无 □ 有，原因： 1. 2.	□ 无 □ 有，原因： 1. 2.
护士签名			
医师签名			

第十四章

截肢后康复临床路径释义

【医疗质量控制指标】

指标一、残肢愈合良好。

指标二、残肢残余运动感觉功能得到改善或恢复。

指标三、基本具备装配临时假肢条件或正式假肢条件。

指标四、安装假肢后能完成简单抓握或短距离负重行走。

一、截肢编码

1. 原编码：

疾病名称及编码：肩和上臂创伤性切断（ICD-10：S48）

前臂创伤性切断（ICD-10：S58）

腕和手创伤性切断（ICD-10：S68）

髋和大腿创伤性切断（ICD-10：S78）

小腿创伤性切断（ICD-10：S88）

踝和足创伤性切断（ICD-10：S98）

2. 修改编码：

疾病名称及编码：四肢后天性缺失（ICD-10：Z89）

二、临床路径检索方法

Z89

三、国家医疗保障疾病诊断相关分组（CHS-DRG）

MDCI　肌肉骨骼疾病及功能障碍

XRI　康复，不伴并发症或合并症

XR2　其他康复，不伴并发症或合并症

四、截肢后康复临床路径标准住院流程

（一）适用对象

第一临床诊断为截肢术后，且已行骨科相应处理，生命体征稳定。肩和上臂创伤性切断（ICD-10：S48），前臂创伤性切断（ICD-10：S58），腕和手创伤性切断（ICD-10：S68），髋和大腿创伤性切断（ICD-10：S78），小腿创伤性切断（ICD-10：S88），踝和足创伤性切断（ICD-10：S98）。

释义

■ 适用对象编码参见第一部分。

■ 本路径适用对象为临床诊断为截肢术后的患者，如合并截肢残端不良等并发症，需进入其他路径。

（二）诊断依据

根据《临床诊疗指南·物理医学与康复分册》（中华医学会编著，人民卫生出版社，2005），《康复医学（第6版）》（黄晓琳、燕铁斌主编，人民卫生出版社，2018）。

1. 临床表现：

（1）疼痛、肿胀。

（2）运动障碍。

（3）感觉障碍。

（4）关节活动受限。

（5）截肢相邻关节挛缩畸形。

2. 影像学检查：X线检查，确定截肢平面及骨残端情况。

释义

■ 本路径的制订主要参考国内权威参考书籍和诊疗指南。

■ 病史和临床表现是截肢的诊断依据，多因创伤或老年病性相关并发症而致。临床表现：①肢体缺失；②残肢疼痛、肿胀；③运动障碍；④感觉障碍；⑤关节活动受限；⑥残肢相邻关节挛缩畸形。如出现残端神经瘤、残端骨刺形成、残端破溃、愈合不良、感染等，需进入其他相应路径。

（三）康复评定

根据《临床诊疗指南·物理医学与康复分册》（中华医学会编著，人民卫生出版社，2005）、《康复医学（第6版）》（黄晓琳、燕铁斌主编，人民卫生出版社，2018）。

入院后3天内进行初期康复评定，住院期间根据功能变化情况，于4~15天进行一次中期评定，出院前进行末期评定。评定内容包括：

1. 全身状况的评定。
2. 残肢的评定：皮肤情况、残肢畸形、残肢长度及周径、残端形状、残端神经瘤情况。
3. 残肢疼痛的评定。
4. 感觉功能的评定。
5. 肌力评定。
6. 关节活动度的评定。
7. 平衡功能评定。
8. 步态分析（适用于下肢截肢患者穿戴假肢后）。
9. 穿戴临时假肢后的评定（适用于穿戴临时假肢后）。
10. 穿戴正式假肢后的评定（适用于穿戴正式假肢后）。
11. 日常生活活动能力的评定及参与评定。

释义

■ 评定内容包括：①全身状况的评定；②残肢的评定：皮肤情况、残肢畸形、残肢长度及周径、残端形状、残端神经瘤情况；③残肢疼痛的评定；④感觉功能的评定；⑤肌力评定；⑥关节活动度的评定；⑦平衡功能评定；⑧穿戴临时假肢后的评定（适用于穿戴临时假肢后）；⑨穿戴正式假肢后的评定（适用于穿戴正式假肢后）；

⑩步态分析（适用于下肢截肢患者穿戴假肢后）；⑪日常生活活动能力的评定及参与评定。

（四）治疗方案的选择

根据《临床诊疗指南·物理医学与康复分册》（中华医学会编著，人民卫生出版社，2005）、《康复医学（第6版）》（黄晓琳、燕铁斌主编，人民卫生出版社，2018）。

1. 体位摆放。
2. 物理因子治疗。
3. 运动疗法。
4. 作业治疗。
5. 安装（临时或正式）假肢后的训练。
6. 康复护理。
7. 心理康复。
8. 并发症的处理。

释义

■ 入院后应针对患者的截肢部位、残肢长度、残存肌力、相关关节活动度等情况进行系统康复评估，根据评估的结果进行相关的康复治疗。

■ 康复方案：

康复方案是根据患者的病史、临床表现、体格检查、辅助检查、专科功能评估，以及患者及其家属的康复愿望，并综合现有条件、康复近期目标和远期目标，由康复医师领导的康复治疗组共同制订。康复医师、康复治疗师和康复护士及康复工程人员应当对患者的现病史、既往史、工作史、家族史、功能状况和兴趣爱好等要有全面的了解，完善康复方案奠定基础，亦为下一步假肢的安装及适配做相应的准备。具体包括：①体位摆放；②物理因子治疗；③残肢塑形；④运动疗法；⑤作业治疗；⑥假肢的制作和适配；⑦安装（临时或正式）假肢后的训练；⑧康复护理；⑨心理康复；⑩并发症的处理。

（五）标准住院日为14~21天

释义

■ 入院检查后开始相关临床治疗和康复治疗，总住院时间不超过21天符合本路径要求。

（六）进入临床路径标准

1. 第一诊断必须符合肢体截肢后，骨科明确诊断。
2. 病情稳定，有康复治疗需求。

3. 当患者同时具有其他疾病诊断，但在住院期间不需要特殊处理也不影响第一诊断的临床路径流程实施时，可以进入路径。

释义

■ 进入路径的第一诊断为截肢术后。

（七）住院期间检查项目（可根据患者近一月内的检查化验结果进行选择）

1. 必查项目：
（1）血常规、尿常规、粪便常规。
（2）肝肾功能、电解质、血糖、凝血功能。
（3）感染性疾病筛查（乙型肝炎、丙型肝炎、梅毒、艾滋病等）。
（4）X 线胸片、心电图检查、腹部彩超。
（5）相关部位 X 线片检查。
2. 可选项目：残肢 MRI 或 CT、肌电图、局部超声检查等。

释义

■ 血常规、尿常规、粪便常规是最基本的三大常规检查，进入路径的患者均需完成。肝肾功能、电解质、血糖、血脂、凝血功能以及感染性疾病筛查（乙型肝炎、丙型肝炎、梅毒、艾滋病等）和心电图检查可评估有无基础疾病，是否影响住院时间、费用及其治疗。若无禁忌证患者均应行截肢后残端及近端关节 X 线检查。

■ 如需进一步了解残端软组织、神经瘤等情况可能需要进行彩超、MRI 等检查，若伴有神经损伤的可进行神经电生理检查。

（八）康复方案

根据《临床诊疗指南·物理医学与康复分册》（中华医学会编著，人民卫生出版社，2005）、《康复医学（第 6 版）》（黄晓琳、燕铁斌主编，人民卫生出版社，2018）。
1. 临床常规治疗。
2. 康复治疗：
（1）术后残端处理：如弹力绷带包扎残端、合理的残肢体位摆放等。
（2）物理因子治疗。
（3）运动疗法。
（4）作业治疗。
（5）安装（临时或正式）假肢后的训练。
（6）康复护理。
（7）心理康复。
（8）并发症处理：如残肢皮肤破溃、残肢关节挛缩、残肢痛等。

释义

■ 患者入院后应完成所有必要的检查项目及康复评定，根据评定的结果进行系统的康复治疗，包括术后残端的塑形、物理治疗、作业疗法、心理疏导，以及各种并发症的预防与处理，并观察临床表现和受损功能是否改善，已达到预期康复目标，可酌情完成临时假肢的安装及训练。

■ 康复治疗：①术后残端处理：如弹力绷带包扎残端、合理的残肢体位摆放等；②物理因子治疗；③运动疗法；④作业治疗；⑤假肢的制作和适配；⑥安装（临时或正式）假肢后的训练；⑦康复护理；⑧心理康复；⑨并发症处理：如残肢皮肤破溃、残肢关节挛缩、残肢痛等。

（九）出院标准

1. 临床病情稳定。
2. 残肢功能逐步恢复良好，理解并掌握患肢安全活动方法。

释义

■ 出院标准：临床病情稳定；残肢术口愈合良好，残肢功能良好；能正确穿戴并安全使用假肢。

（十）变异及原因分析

1. 合并其他严重疾病而影响第一诊断者需退出路径。
2. 住院期间出现残肢术口愈合不良、关节挛缩、骨化性肌炎等或严重并发症，需要进一步诊治或转科治疗，需退出路径。
3. 既往合并有其他系统疾病，可能导致既往疾病加重而需要治疗，导致住院时间延长和住院费用增加。

释义

■ 按标准康复治疗方案如患者受损功能改善不明显，或因伤口愈合不良、感染、严重的神经痛等并发症的出现而影响康复治疗，需转入相应路径。

■ 因患者方面的主观原因导致执行路径出现变异，需医师在表单中予以说明。

五、截肢后康复护理规范

1. 良肢位摆放：大腿截肢后髋关节应保持伸直位，避免在腰下和残肢下方垫枕头，避免在两腿之间放入枕头，以防止髋关节屈曲外展畸形。小腿截肢术后膝关节应维持伸直位，卧位时应伸直膝关节，避免在膝下垫枕头。
2. 残肢弹性绷带包扎塑型：截肢术后或伤口折线后，持续用弹性绷带包扎残肢，以减少残肢肿胀，促进残肢定型。
3. 残肢脱敏，耐压耐磨训练：在手术创面愈合后，应进行残肢皮肤的脱敏和耐压耐磨训练，可用较软的毛巾、棉布反复按摩和按压残端皮肤，增加皮肤耐磨耐压能力。

六、截肢后康复营养治疗规范

饮食宜高蛋白、各种维生素及营养均衡的食物，以有利于患者创面愈合和功能康复。

七、截肢后康复健康宣教

1. 做好残肢卫生：术后残肢皮肤应保持清洁和干燥，每日睡前用温水清洗残肢，再用干毛巾擦干。
2. 介绍假肢基本知识、假肢使用方法及相关注意事项。

八、推荐表单

（一）医师表单

截肢后康复临床路径医师表单

适用对象：第一诊断为肢体截肢后，且已行骨科相应治疗

患者姓名：	性别：　年龄：　门诊号：	住院号：
住院日期：　年　月　日	出院日期：　年　月　日	标准住院日：14~21 天

时间	住院第 1 天	住院第 2 天	住院第 3 天
主要诊疗工作	□ 询问病史及体格检查 □ 早期康复评定 □ 开出辅助检查项目 □ 开出饮食要求 □ 阅读 X 线、CT 或 MRI 等影像学资料 □ 做出初步诊断 □ 筛查是否适合康复治疗 □ 签订相关医疗文书及项目实施协议 □ 完成首次病程记录和入院记录	□ 主治医师查房 □ 完成上级医师首次查房记录 □ 制订近期与远期康复目标 □ 完成初期康复评价，制订康复治疗方案 □ 观察病情变化，并及时与患者家属沟通病情及预后 □ 根据患者功能情况，制订康复计划（物理疗法、作业疗法、心理康复等） □ 安排康复训练	□ 主任/副主任医师查房 □ 根据患者病情调整治疗方案和检查项目 □ 完成上级医师查房记录 □ 向患者及家属介绍病情及相关检查结果 □ 相关科室会诊 □ 复查结果异常的检查 □ 继续康复训练
重点医嘱	**长期医嘱：** □ 康复医学科护理常规 □ 二级护理 □ 饮食 □ 评估残肢基本情况 □ 物理因子治疗 **临时医嘱：** □ 血常规、尿常规、粪便常规 □ 肝功能、肾功能、生化、血脂（含同型半胱氨酸）、凝血系列（含国际标准化比值） □ 乙型肝炎五项、丙型肝炎病毒抗体、人类免疫缺陷病毒抗体、梅毒抗体 □ 心电图、残肢 X 线、CT 或 MRI	**长期医嘱：** □ 康复医学科护理常规 □ 二级护理 □ 饮食 □ 根据病情选择补充钙质或减轻患肢痛的药物 □ 其他用药依据病情下达 □ 运动疗法、作业治疗 □ 根据残肢近端关节评估情况，选择关节松动训练或关节粘连传统松解术 □ 物理因子治疗 **临时医嘱：** □ 复查结果异常的指标 □ 初期康复评定 □ 安排康复治疗	**长期医嘱：** □ 康复医学科护理常规 □ 二级护理 □ 饮食 □ 根据病情选择补充钙质或减轻患肢痛的药物 □ 其他用药依据病情下达 □ 运动疗法、作业治疗 □ 根据残肢近端关节评估情况，选择关节松动训练或关节粘连传统松解术 □ 物理因子治疗 **临时医嘱：** □ 依据病情需要下达
病情变异记录	□ 无　□ 有，原因： 1. 2.	□ 无　□ 有，原因： 1. 2.	□ 无　□ 有，原因： 1. 2.
医师签名			

时间	住院第4~15天	住院第16~20天 （出院前日）	住院第21天 （出院日）
主要诊疗工作	□ 主治医师查房（3次/周） □ 主任/副主任医师查房（2次/周） □ 书写病程记录 □ 完成上级医师查房记录 □ 继续观察病情变化，并及时与患者家属沟通 □ 康复治疗 □ 完成中期康复评定 □ 根据患者康复评定情况，调整治疗方案和检查项目	□ 三级医师查房 □ 康复医学科查体，评估残肢愈合情况及功能变化情况。注：如该段时间内安装假肢，需对（临时或正式）假肢的使用情况进行评估 □ 根据患者康复评定情况，调整治疗方案和检查项目 □ 书写病程记录 □ 完成上级医师查房记录 □ 向患者及家属介绍病情及相关检查结果 □ 继续康复治疗 □ 完成末期康复评定	□ 三级医师查房 □ 康复医学科查体，评估残肢愈合情况及功能变化情况。注：如已安装假肢，需对（临时或正式）假肢的使用情况进行评估 □ 书写病程记录 □ 根据患者病情拟定出院后治疗方案和需要定期复查项目 □ 出院前康复指导 □ 办理出院手续
重点医嘱	**长期医嘱：** □ 康复医学科护理常规 □ 二级护理 □ 饮食 □ 根据病情选择补充钙质或减轻患肢痛的药物 □ 其他用药依据病情下达 □ 运动疗法、作业治疗 □ 关节松动训练或关节粘连传统松解术 □ 物理因子治疗 **临时医嘱：** □ 中期康复评定 □ 依据病情需要下达	**长期医嘱：** □ 康复医学科护理常规 □ 二级护理 □ 饮食 □ 根据病情选择补充钙质或减轻患肢痛的药物 □ 其他用药依据病情下达 **临时医嘱：** □ 复查血常规、生化及其他异常实验室检查 □ 依据病情需要下达 □ 末期康复评定	**出院医嘱：** □ 通知出院 □ 依据病情给予出院带药及出院康复指导 □ 出院带药
病情变异记录	□ 无 □ 有，原因： 1. 2.	□ 无 □ 有，原因： 1. 2.	□ 无 □ 有，原因： 1. 2.
医师签名			

（二）护士表单

截肢后康复临床路径护士表单

适用对象：第一诊断为肢体截肢后，且已行骨科相应治疗

患者姓名：	性别：　　年龄：　　门诊号：	住院号：
住院日期：　　年　月　日	出院日期：　　年　月　日	标准住院日：14～21 天

时间	住院第 1 天	住院第 2 天	住院第 3 天
主要护理工作	□ 介绍病房环境、设施和设备 □ 体位摆放 □ 入院宣教及护理评定	□ 正确执行医嘱 □ 每日护理评估 □ 心理与生活护理	□ 正确执行医嘱 □ 每日护理评定 □ 心理与生活护理
病情变异记录	□ 无　□ 有，原因： 1. 2.	□ 无　□ 有，原因： 1. 2.	□ 无　□ 有，原因： 1. 2.
护士签名			

时间	住院第 4～15 天	住院第 16～20 天 （出院前日）	住院第 21 天 （出院日）
主要护理工作	□ 正确执行医嘱 □ 每日护理评定 □ 心理与生活护理	□ 指导患者办理出院手续 □ 出院康复指导	□ 出院带药服用指导 □ 康复护理指导 □ 告知复诊时间和地点
病情变异记录	□ 无　□ 有，原因： 1. 2.	□ 无　□ 有，原因： 1. 2.	□ 无　□ 有，原因： 1. 2.
护士签名			

（三）患者表单

截肢后康复临床路径患者表单

适用对象：第一诊断为肢体截肢后，且已行骨科相应治疗

患者姓名：	性别：　年龄：　门诊号：	住院号：
住院日期：　年　月　日	出院日期：　年　月　日	标准住院日：14~21天

时间	入院	康复治疗前	住院康复治疗期间
医患配合	□ 配合询问病史、收集资料，请务必详细告知既往史、用药史、过敏史 □ 配合进行体格检查 □ 有任何不适请告知医师	□ 配合完善康复治疗前相关检查，如采血、留尿、心电图、残端X线、X线胸片、超声、肌电图等 □ 配合医师/治疗师完成入院康复评定 □ 医师向患者及家属介绍病情及康复治疗谈话签字	□ 配合完善相关检查 □ 配合医师/治疗师进行康复治疗 □ 配合医师/治疗师进行中期评定
护患配合	□ 配合定时测量生命体征 □ 配合完成入院护理评估（简单询问病史、过敏史、用药史） □ 接受入院宣教（环境介绍、病室规定、订餐制度、贵重物品保管等） □ 配合执行探视和陪伴制度 □ 有任何不适请告知护士	□ 配合定时测量生命体征、每日询问大小便情况 □ 配合完成相关检查前准备 □ 接受饮食宣教 □ 接受药物宣教 □ 接受健康宣教 □ 接受康复治疗注意事项宣教	□ 配合定时测量生命体征、每日询问大小便情况 □ 配合完成相关检查前准备 □ 接受药物、理疗、手法、针灸、牵引、运动疗法、封闭等康复和治疗项目 □ 配合进行康复护理 □ 配合进行并发症预防 □ 接受健康宣教 □ 配合执行探视及陪伴
饮食	□ 遵医嘱饮食	□ 遵医嘱饮食	□ 遵医嘱饮食
排泄	□ 正常排尿便	□ 正常排尿便	□ 正常排尿便
活动	□ 卧床休息为主	□ 卧床休息为主	□ 遵医嘱逐步恢复正常活动

时间	出院
医患配合	□ 配合医师/治疗师进行末期评定 □ 接受出院前康复指导 □ 了解复诊程序 □ 获取出院诊断书
护患配合	□ 接受出院宣教 □ 了解办理出院手续 □ 了解获取出院带药 □ 了解服药方法、作用、注意事项 □ 了解复印病历程序
饮食	□ 遵医嘱饮食
排泄	□ 正常排尿便
活动	□ 适度活动，避免疲劳
患者或家属签名	

附：原表单（2017年版）

截肢后康复临床路径表单

适用对象：第一诊断为肢体截肢后，且已行骨科相应治疗

患者姓名：	性别： 年龄： 门诊号：	住院号：
住院日期： 年 月 日	出院日期： 年 月 日	标准住院日：14~21天

时间	住院第1天	住院第2天	住院第3天
主要诊疗工作	□ 询问病史及体格检查 □ 早期康复评定 □ 开出辅助检查项目 □ 开出饮食要求 □ 阅读X线片、CT或MRI等影像学资料 □ 做出初步诊断 □ 筛查是否适合康复治疗 □ 签订相关医疗文书及项目实施协议 □ 完成首次病程记录和入院记录	□ 主治医师查房 □ 书写病程记录 □ 完成上级医师查房记录 □ 制订康复目标 □ 完成初期康复评价，制订康复治疗方案 □ 观察病情变化，并及时与患者家属沟通病情及预后 □ 根据患者功能情况，制订康复计划（物理疗法、作业治疗、心理康复等） □ 开始康复训练	□ 主任（副主任）医师查房 □ 根据患者病情调整治疗方案和检查项目 □ 完成上级医师查房记录 □ 向患者及家属介绍病情及相关检查结果 □ 相关科室会诊 □ 复查结果异常的检查 □ 继续康复训练
重点医嘱	**长期医嘱：** □ 康复医学科护理常规 □ 二级护理 □ 饮食 □ 评估残肢基本情况 □ 物理因子治疗 **临时医嘱：** □ 血常规、尿常规、粪便常规 □ 肝功能、肾功能、生化、血脂（含同型半胱氨酸）、凝血系列（含国际标准化比值） □ 乙型肝炎五项、丙型肝炎病毒抗体、人类免疫缺陷病毒抗体、梅毒抗体 □ 心电图、残肢X线、CT或MRI	**长期医嘱：** □ 康复医学科护理常规 □ 二级护理 □ 饮食 □ 根据病情选择补充钙质的药物 □ 其他用药依据病情下达 □ 运动疗法、作业治疗 □ 关节松动训练或关节粘连传统松解术 □ 物理因子治疗 **临时医嘱：** □ 复查结果异常的指标 □ 申请康复治疗 □ 初期康复评定	**长期医嘱：** □ 康复医学科护理常规 □ 二级护理 □ 饮食 □ 根据病情选择补充钙质的药物 □ 其他用药依据病情下达 □ 运动疗法、作业治疗 □ 关节松动训练或关节粘连传统松解术 □ 物理因子治疗 **临时医嘱：** □ 依据病情需要下达
主要护理工作	□ 介绍病房环境、设施和设备 □ 体位摆放 □ 入院宣教及护理评定	□ 正确执行医嘱 □ 每日护理评估 □ 心理与生活护理	□ 正确执行医嘱 □ 每日护理评定 □ 心理与生活护理
病情变异记录	□ 无 □ 有，原因： 1. 2.	□ 无 □ 有，原因： 1. 2.	□ 无 □ 有，原因： 1. 2.
护士签名			
医师签名			

时间	住院第 4~15 天	住院第 16~20 天 （出院前日）	住院第 21 天 （出院日）
主要诊疗工作	□ 主治医师查房（3 次/周） □ 主任/副主任医师查房（2 次/周） □ 书写病程记录 □ 完成上级医师查房记录 □ 继续观察病情变化，并及时与患者家属沟通 □ 康复治疗 □ 完成中期康复评定，调整康复治疗方案 □ 根据患者康复评定情况，调整治疗方案和检查项目	□ 三级医师查房 □ 康复医学科查体，评估残肢愈合情况及功能变化情况。注：如该段时间内安装假肢，需对（临时或正式）假肢的使用情况进行评估 □ 根据患者康复评定情况，调整治疗方案和检查项目 □ 书写病程记录 □ 完成上级医师查房记录 □ 向患者及家属介绍病情及相关检查结果 □ 继续康复治疗 □ 完成末期康复评定	□ 三级医师查房 □ 康复医学科查体，评估残肢愈合情况及功能变化情况。注：如已安装假肢，需对（临时或正式）假肢的使用情况进行评估 □ 书写病程记录 □ 根据患者病情拟定出院后治疗方案和需要定期复查项目 □ 出院前康复指导 □ 办理出院手续
重点医嘱	**长期医嘱：** □ 康复医学科护理常规 □ 二级护理 □ 饮食 □ 根据病情选择补充钙质的药物 □ 其他用药依据病情下达 □ 运动疗法、作业治疗 □ 关节松动训练或关节粘连传统松解术 □ 物理因子治疗 **临时医嘱：** □ 中期康复评定 □ 依据病情需要下达	**长期医嘱：** □ 康复医学科护理常规 □ 二级护理 □ 饮食 □ 根据病情选择补充钙质的药物 □ 其他用药依据病情下达 **临时医嘱：** □ 复查血常规、生化及其他异常实验室检查 □ 依据病情需要下达 □ 末期康复评定	**出院医嘱：** □ 通知出院 □ 依据病情给予出院带药及出院康复指导 □ 出院带药
主要护理工作	□ 正确执行医嘱 □ 每日护理评定 □ 心理与生活护理	□ 指导患者办理出院手续 □ 出院康复指导	□ 出院带药服用指导 □ 康复护理指导 □ 告知复诊时间和地点
病情变异记录	□ 无 □ 有，原因： 1. 2.	□ 无 □ 有，原因： 1. 2.	□ 无 □ 有，原因： 1. 2.
护士签名			
医师签名			

第十五章

肩关节不稳康复临床路径释义

【医疗质量控制指标】

指标一、诊断需结合病史、临床表现和影像学检查。

指标二、康复治疗强调基于循证医学证据的个体化康复。

指标三、康复治疗无效的患者应转介患者手术治疗。

指标四、药物需有指征用药。

一、肩关节不稳编码

1. 原编码：

疾病名称及编码：肩关节脱位（ICD-10：S43.0）

肩关节扭伤和劳损（ICD-10：S43.4）

2. 修改编码：

疾病名称及编码：关节不稳定（ICD-10：M25.301）

肩关节扭伤后遗症（ICD-10：T92.303）

肩关节劳损后遗症（ICD-10：T92.304）

二、临床路径检索方法

M25.301/ T92.303/ T92.304

三、国家医疗保障疾病诊断相关分组（CHS-DRG）

MDCI　肌肉、骨骼疾病及功能障碍

IU1　骨病及其他关节病

MDCX　影响健康因素及其他就医情况

XR2　其他康复治疗

四、肩关节不稳康复临床路径标准住院流程

（一）适用对象

第一诊断为肩关节不稳［肩关节脱位（ICD-10：S43.0），肩关节扭伤和劳损（ICD-10：S43.4）］。

释义

■ 适用对象编码参见以上。

■ 本路径适用对象为临床诊断为各种原因导致的肩关节不稳定，通常指盂肱关节失稳或半脱位。如创伤或非创伤引起的向前方、前下、后下、后方及前上方单向或多向脱位与半脱位。随着肩关节外科临床及基础研究的进展，肩关节不稳的内涵逐渐扩大，如运动撞击过猛创伤而发生或过度使用缓慢发生肩韧带与肌肉被拉长，局部无力、疼痛、关节囊松弛，发生肩关节复合体内在稳定与运动之间平衡的交换无力

等也归类为肩关节不稳。其他如肩峰撞击综合征、肩袖损伤等导致的肩关节不稳亦可进入该路径。

（二）诊断依据

根据《临床诊疗指南·物理医学与康复分册》（中华医学会编著，人民卫生出版社，2005）。

1. 肩关节外伤史，肩部反复劳损史。
2. 肩前侧疼痛、肩部无力、肌萎缩。惧怕患肩外展、外旋，方肩畸形。
3. 影像学检查：主要了解有无合并骨折及肩关节损伤情况。

释义

■ 本路径的制订主要参考国内权威参考书籍和诊疗指南。

■ 肩关节不稳定的诊断主要依据患者的发病年龄、病史、临床症状、详细的体检。患者病史中常有疼痛、乏力、恐惧感及肩部“滑进滑出”、“不稳定感”等，查体时需注意关节盂的凹陷度和不稳定的方向。常用于评估肩关节松弛度的试验包括：负荷试验、前后抽屉试验、凹陷征；常用于评估肩关节不稳定的试验有：恐惧试验、复位试验、加强试验、撤力试验。

■ X 线检查的目的在于明确是否存在肩盂的骨质缺损、骨性损伤及盂肱关节骨性关节炎的程度。对于高度怀疑肩关节不稳而 X 线检查仍不能确诊的，可行肩关节超声/CT/MRI 检查，MRI 检查在肩袖损伤时应用比较广泛。

（三）康复评定

根据《临床诊疗指南·物理医学与康复分册》（中华医学会编著，人民卫生出版社，2005）。分别于入院后 1~3 天进行初期康复评定，入院后 7~8 天进行中期康复评定，出院前进行末期康复评定，

1. 患者一般情况：包括意识、生命体征、睡眠和大小便等基本情况。
2. 关节松弛度评定。
3. 肩关节脱位程度评定。
4. 肌力评定。
5. 关节活动范围评定。
6. 疼痛评定。
7. 日常生活活动能力评定。
8. 社会参与能力评定。

释义

■ 康复评定是诊断肩关节不稳、合理制订康复治疗计划的初步依据，系统的康复评定不仅可以了解患者损伤及障碍的情况，制订切实可行的康复治疗方案，做到有的放矢，同时可以保障确切的疗效。肩关节不稳的康复评定临床路径包括患者的

一般情况、关节松弛度、脱位情况、关节活动度、肌力障碍、疼痛及对日常生活活动能力与社会参与能力等多方面。

（四）治疗方案的选择

根据《临床诊疗指南·物理医学与康复分册》（中华医学会编著，人民卫生出版社，2005）、《康复医学（第6版）》（黄晓琳、燕铁斌主编，人民卫生出版社，2018）。

1. 体位摆放。
2. 物理因子治疗。
3. 关节活动度训练。
4. 肌力训练。
5. 日常生活活动能力训练。

释义

■ 有效的康复治疗与准确的康复评定有关，而不同类型的肩关节不稳其训练侧重点也不尽相同。根据肩关节的解剖和生物力学原理，采用合理的体位摆放盂肱关节，可避免产生肩峰“撞击”和对关节囊韧带的过度牵拉，加重关节松弛或脱位。对于静力性稳定结构急性损伤时，甚至有必要限制肩关节运动。但时间不可过长，长时间的制动会导致肩关节囊挛缩、肌力进一步下降加重肩关节不稳，适度的运动疗法不仅能保持肌力，还可以维持或改善肩关节活动度。此外，在运动训练中还需要特别注意肩胛骨的稳定性作用、保持肩胛与胸壁的正常关系、保持肩胛和肱骨的正常运动节律，这些对于提高肩关节的稳定性有重要的作用。物理因子治疗能够适时地起到消除急性或亚急性机械性炎症和肿胀、疼痛等，为恢复期关节活动度及肌力训练创造条件，常用于消除局部软组织肿胀、疼痛的治疗有超短波、磁疗、超声波等治疗，其效果较好。

（五）标准住院日为10~14天

释义

■ 对于怀疑肩关节不稳的患者入院后，应在1~3天内完成入院康复评估和相关检查，确诊后，根据不稳定的类型进行系统的康复治疗，7~8天后可进行中期康复评估，10~14天时基本掌握训练方法，完成出院评估后，可门诊继续治疗或回家进行正确的训练。

（六）进入路径标准

1. 肩关节外伤史，肩部反复劳损史。
2. 当患者同时具有其他疾病诊断，但在住院期间不需要特殊处理也不影响第一诊断的临床路径流程实施时，可以进入路径。

释义

■ 明确的病史和体格检查后符合本病的可直接进入肩关节不稳的临床路径，以本病为第一诊断的也可直接进入该临床路径。

（七）住院期间的辅助检查项目

1. 必须检查的项目：

（1）血常规、尿常规、粪便常规。

（2）肝肾功能、电解质、血糖、血脂、感染性疾病筛查（乙型肝炎、丙型肝炎、梅毒、艾滋病等）。

（3）心电图。

（4）患肩 X 线片。

2. 根据具体情况可选择的检查项目：患肩 CT、MRI、肌电图、局部超声检查、凝血功能、心肌酶谱、X 线胸片、肺功能、超声心动图等。

释义

■ 血常规、尿常规、粪便常规是入院患者最基本的三大常规检查，进入路径的患者均需完成。肝肾功能、电解质、血糖、血脂、感染性疾病筛查、心电图可评估有无基础疾病，是否影响住院时间、费用及其治疗预后。

■ 由于本病临床表现、查体常不典型，必要时需行肩关节 CT、MRI、局部超声检查等进一步明确，当患者同时具有其他心肺疾病或怀疑合并其他相关疾病的可完善凝血功能、心肌酶谱、X 线胸片、肺功能、超声心动图等相应检查。

（八）出院标准

1. 肩部疼痛缓解。

2. 患肩关节活动度恢复，功能已达到平台期。

释义

■ 患者出院前应完成入院康复评估相关项目，观察肩关节肌肉力量、关节活动度、疼痛程度等相关指标，日常生活自理能力是否有改善。或患者肩部及相关受损功能逐步恢复良好，理解并掌握患肢安全活动方法亦可出院后继续康复训练。

（九）变异及原因分析

1. 合并其他严重疾病而影响第一诊断者需退出路径。

2. 辅助检查结果异常，需要复查，导致住院时间延长和住院费用增加。

3. 住院期间病情加重，出现并发症，需要进一步诊治，导致住院时间延长和住院费用增加。

4. 既往合并有其他系统疾病，住院期间既往疾病加重而需要治疗，导致住院时间延长和住院费用增加。

释义

■ 按标准治疗方案如患者肩关节活动度、肌肉力量或者疼痛改善不明显，发现其他严重基础疾病，需调整药物治疗或继续其他基础疾病的治疗，则终止本路径。

■ 住院期间检查发现患者伴骨折或需进行手术的患者可终止本路径。

■ 住院期间有新发或既往疾病加重需要紧急处理或影响本病治疗的可终止本路径。

■ 因患者主观原因不配合治疗，导致执行路径出现变异，持续时间较长或者过程反复者，需医师在表单中予以说明。

五、肩关节不稳康复护理规范

1. 心理护理：消除患者对运动的恐惧和担心等不良情绪。
2. 指导肩关节、肘、腕关节体位摆放。
3. 冷敷：急性阶段或疼痛及肿胀明显予以局部冷敷，10~20 分钟/次，3~4 次/天。
4. 对疼痛患者，必要时给予服用镇痛药物。

六、肩关节不稳康复营养治疗规范

正常饮食。

七、肩关节不稳康复健康宣教

1. 教育患者如何进行活动限制、疼痛管理及日常生活活动。
2. 指导患者避免关节囊前后结构应力增加的危险动作。
3. 教育患者避免过度负重或做出迅速突然的动作，避免再损伤。
4. 出院后教育（患者随访计划）。

八、推荐表单

（一）医师表单

肩关节不稳康复临床路径医师表单

适用对象：第一诊断为肩关节不稳

患者姓名：	性别：　　年龄：　　门诊号：	住院号：
住院日期：　　年　月　日	出院日期：　　年　月　日	标准住院日：10~14 天

时间	住院第 1 天	住院第 2 天	住院第 3 天
主要诊疗工作	□ 询问病史及体格检查 □ 完成病历书写 □ 开检查单 □ 初期康复评定 □ 签署康复治疗知情同意书、自费项目协议书等 □ 向患者及家属交代病情及康复治疗方案	□ 主治医师查房，完成相关病历书写 □ 根据相关检查结果，排除康复治疗禁忌证 □ 拟定康复治疗方案 □ 制订康复目标 □ 必要时请相关科室会诊	□ 上级医师查房，检查患肩感觉运动情况等，根据情况调整具体治疗方案 □ 进一步明确康复治疗方案
重点医嘱	**长期医嘱：** □ 康复医学科护理常规 □ 二级护理 □ 饮食 □ 患者基础用药 □ 体位摆放 **临时医嘱：** □ 血常规、尿常规、粪便常规 □ 肝肾功能、电解质、血糖 □ 心电图 □ 患肩 X 线片 □ CT、MRI、局部超声检查、X 线胸片（根据患者情况选择）	**长期医嘱：** □ 康复医学科护理常规 □ 二级护理 □ 饮食 □ 患者基础用药 □ 体位摆放 □ 物理因子治疗 □ 肌力训练 □ 关节活动度训练 **临时医嘱：** □ 据病情需要可请相关科室会诊	**长期医嘱：** □ 康复医学科护理常规 □ 二级护理 □ 饮食 □ 患者基础用药 □ 体位摆放 □ 物理因子治疗 □ 肌力训练 □ 关节活动度训练 **临时医嘱：** □ 根据病情需要下达
病情变异记录	□ 无　□ 有，原因： 1. 2.	□ 无　□ 有，原因： 1. 2.	□ 无　□ 有，原因： 1. 2.
医师签名			

时间	住院第 4~8 天	住院第 9~13 天 （出院前日）	住院第 14 天 （出院日）
主要诊疗工作	□ 中期康复评定 □ 根据患者情况，随时调整治疗方案	□ 末期康复评定 □ 指导出院后康复训练方案：如体位摆放、主动抗阻训练过程等	□ 再次向患者及家属介绍出院后注意事项，出院后治疗及家庭保健 □ 患者办理出院手续，出院
重点医嘱	**长期医嘱：** □ 康复医学科护理常规 □ 二级护理 □ 饮食 □ 患者既往基础用药 □ 体位摆放 □ 物理因子治疗 □ 肌力训练 □ 关节活动度训练 □ 日常生活活动训练 **临时医嘱：** □ 根据病情需要下达	**长期医嘱：** □ 康复医学科护理常规 □ 二级护理 □ 饮食 □ 患者既往基础用药 □ 体位摆放 □ 物理因子治疗 □ 肌力训练 □ 关节活动度训练 □ 日常生活活动训练 **出院医嘱：** □ 明日出院 □ 2 周后门诊复诊	**出院医嘱：** □ 通知出院 □ 依据病情给予出院康复指导
病情变异记录	□ 无　□ 有，原因： 1. 2.	□ 无　□ 有，原因： 1. 2.	□ 无　□ 有，原因： 1. 2.
医师签名			

（二）护士表单

肩关节不稳康复临床路径护士表单

适用对象：第一诊断为肩关节不稳

患者姓名：	性别：　　年龄：　　住院号：	门诊号：
住院日期：　　年　月　日	出院日期：　　年　月　日	标准住院日：10~14 天

时间	住院第 1 天	住院第 2 天	住院第 3 天
健康宣教	□ 入院宣教 □ 介绍主管医师、护士 □ 介绍环境、设施 □ 介绍住院注意事项 □ 介绍探视和陪伴制度 □ 介绍贵重物品制度	□ 药物宣教 □ 体位摆放宣教 □ 宣教平卧、侧卧及坐位的姿势摆放及注意事项 □ 告知合并糖尿病、高血压患者饮食注意事项 □ 告知患者在康复治疗中配合医师及治疗师 □ 主管护士与患者沟通，消除患者紧张情绪 □ 告知康复治疗过程中可能出现的情况及应对方式	□ 康复训练当日宣教 □ 告知饮食、体位注意事项 □ 给予患者及家属心理支持 □ 再次明确探视陪伴须知
护理处置	□ 核对患者，佩戴腕带 □ 建立入院护理病历 □ 协助患者留取各种标本 □ 测量体重	□ 协助医师及治疗师完成康复治疗前的相关化验 □ 做好宣教避免跌倒、滑倒等意外情况发生	□ 导引患者至康复治疗室 □ 核对患者资料及带药
基础护理	□ 三级护理 □ 晨晚间护理 □ 排泄管理 □ 患者安全管理	□ 三级护理 □ 晨晚间护理 □ 排泄管理 □ 患者安全管理	□ 二级护理/一级护理 □ 晨晚间护理 □ 患者安全管理
专科护理	□ 护理查体 □ 病情观察 □ 有无关节肿胀加重情况 □ 需要时，填写跌倒及压疮防范表 □ 需要时，请家属陪伴 □ 确定饮食种类 □ 心理护理	□ 病情观察 □ 患侧肩部疼痛及肿胀情况观察 □ 遵医嘱完成相关检查 □ 心理护理	□ 病情观察 □ 患侧肩关节情况观察 □ 心理护理
重点医嘱	□ 详见医嘱执行单	□ 详见医嘱执行单	□ 详见医嘱执行单
病情变异记录	□ 无　□ 有，原因： 1. 2.	□　无 □ 有，原因： 1. 2.	□ 无　□ 有，原因： 1. 2.
护士签名			

时间	住院第 4~8 天	住院第 9~14 天 （出院日）
健康宣教	□ 康复训练后宣教 □ 药物作用及频率 □ 饮食、运动指导	□ 出院宣教 □ 复查时间 □ 服药方法 □ 运动指导 □ 指导饮食 □ 指导办理出院手续
护理处置	□ 遵医嘱完成相关检查	□ 办理出院手续 □ 书写出院小结
基础护理	□ 二级护理 □ 晨晚间护理 □ 排泄管理 □ 患者安全管理	□ 三级护理 □ 晨晚间护理 □ 协助或指导活动 □ 患者安全管理
专科护理	□ 病情观察 □ 监测生命体征及患侧肢体的情况观察 □ 心理护理	□ 病情观察 □ 监测生命体征 □ 监测生命体征及患侧肢体的情况观察 □ 出院指导（社区康复指导） □ 心理护理
重点医嘱	□ 详见医嘱执行单	□ 详见医嘱执行单
病情变异记录	□ 无 □ 有，原因： 1. 2.	□ 无 □ 有，原因： 1. 2.
护士签名		

（三）患者表单

肩关节不稳康复临床路径患者表单

适用对象：第一诊断为肩关节不稳

患者姓名：	**性别：　　年龄：　　住院号：**	**门诊号：**
住院日期：　　年　月　日	**出院日期：**　　年　月　日	**标准住院日：**10~14 天

时间	住院第 1 天	住院第 2 天	住院第 3 天
医患配合	□ 配合询问病史、收集资料，请务必详细告知既往史、用药史、过敏史 □ 配合进行体格检查 □ 有任何不适请告知医师 □ 入院康复宣教	□ 配合完善相关检查，如采血、留尿、心电图、X 线胸片、肌电图 □ 医师与患者及家属介绍康复治疗的目的及相关注意事项 □ 有任何不适请告知医师	□ 配合完成康复治疗 □ 血糖、凝血功能、肝功能、电解质等相关指标异常者，进行复查 □ 有任何不适请告知医师
护患配合	□ 配合测量体温、脉搏、呼吸（1 次）、血压、体重（1 次） □ 配合完成入院护理评估（简单询问病史、过敏史、用药史） □ 接受入院宣教（环境介绍、病室规定、订餐制度、贵重物品保管等） □ 配合执行探视和陪伴制度 □ 有任何不适请告知护士	□ 配合测量体温、脉搏、呼吸（1 次）、询问大便情况（1 次） □ 接受康复治疗前宣教 □ 接受饮食宣教 □ 接受药物宣教	□ 配合缓解疼痛 □ 配合完成护理工作与康复治疗工作的协调安排 □ 接受药物宣教 □ 有任何不适请告知护士
治疗师与患者配合	□ 接受入院康复治疗前宣教	□ 配合完善入院康复评定，针对关节活动度、身体围度、疼痛评分、关节功能、日常生活能力进行全面评估	□ 配合完成康复治疗（包括物理因子治疗、运动疗法、作业疗法等）
饮食	□ 遵医嘱饮食	□ 遵医嘱饮食	□ 遵医嘱饮食
排泄	□ 正常排尿便	□ 正常排尿便	□ 正常排尿便
活动	□ 医嘱下活动	□ 医嘱下活动	□ 医嘱下活动

时间	住院第 4~7 天	住院第 8~13 天	住院第 14 天（出院）
医患配合	□ 有任何不适请及时告诉医师 □ 治疗中有任何变化请及时反馈给医师	□ 有任何不适请及时告诉医师 □ 治疗中有任何变化请及时反馈给医师	□ 接受出院前指导，医师将告知出院后运动训练方法、注意事项、复诊及相关事宜 □ 了解复查程序 □ 获取出院诊断书
护患配合	□ 配合测量体温、脉搏、呼吸（3 次）、询问大便情况（1 次） □ 接受康复治疗前宣教 □ 接受饮食宣教 □ 接受药物宣教	□ 配合测量体温、脉搏、呼吸（3 次）、询问大便情况（1 次） □ 康复训练返回病房后，配合接受生命体征的测量 □ 接受饮食宣教 □ 接受药物宣教 □ 有任何不适请告知护士	□ 接受出院宣教 □ 办理出院手续 □ 获取出院带药 □ 了解服药方法、作用、注意事项 □ 了解复印病历程序
治疗师患者配合	□ 配合完善中期康复评估 □ 配合完成各项物理因子及运动治疗	□ 配合完善出院康复评估 □ 配合完成各项物理因子及运动治疗 □ 指导出院康复训练方案	□ 了解出院后康复训练方法及相关注意事项
饮食	□ 遵医嘱饮食	□ 遵医嘱饮食	
排泄	□ 正常排尿便	□ 正常排尿便	
运动	□ 医嘱下活动	□ 医嘱下活动	

附：原表单（2017 年版）

肩关节不稳康复临床路径表单

适用对象：第一诊断为肩关节不稳

患者姓名：	性别：　　年龄：　　住院号：	门诊号：
住院日期：　　年　月　日	出院日期：　　年　月　日	标准住院日：10~14 天

时间	住院第 1 天	住院第 2 天	住院第 3 天
主要诊疗工作	□ 询问病史及体格检查 □ 完成病历书写 □ 开化验单及相关检查单 □ 上级医师查房与初期康复评定 □ 签署康复治疗知情同意书、自费项目协议书等 □ 向患者及家属交代病情及康复治疗方案	□ 主治医师查房，完成相关病历书写 □ 根据化验和相关检查结果，排除康复治疗禁忌证 □ 拟定康复治疗方案 □ 制订康复目标 □ 必要时请相关科室会诊	□ 上级医师查房，观察患肩感觉运动情况等，根据情况调整具体治疗方案 □ 进一步明确康复治疗方案
重点医嘱	**长期医嘱：** □ 康复医学科护理常规 □ 二级护理 □ 饮食 □ 患者基础用药 □ 体位摆放 **临时医嘱：** □ 血常规、尿常规、粪便常规 □ 肝肾功能、电解质、血糖 □ 心电图 □ 患肩 X 线片 □ 肌电图、局部超声检查、X 线胸片（根据患者情况选择）	**长期医嘱：** □ 康复医学科护理常规 □ 二级护理 □ 饮食 □ 患者基础用药 □ 体位摆放 □ 物理因子治疗 □ 肌力训练 □ 关节活动度训练 **临时医嘱：** □ 请相关科室会诊	**长期医嘱：** □ 康复医学科护理常规 □ 二级护理 □ 饮食 □ 患者基础用药 □ 体位摆放 □ 物理因子治疗 □ 肌力训练 □ 关节活动度训练 **临时医嘱：** □ 根据病情需要下达
主要护理工作	□ 介绍病房环境、设施和设备 □ 体位摆放 □ 入院宣教及护理评定	□ 观察患者病情变化并及时报告医师 □ 心理与生活护理 □ 指导患者功能锻炼	□ 观察患者病情变化并及时报告医师 □ 心理与生活护理 □ 指导患者功能锻炼
病情变异记录	□ 无　□ 有，原因： 1. 2.	□ 无　□ 有，原因： 1. 2.	□ 无　□ 有，原因： 1. 2.
护士签名			
医师签名			

时间	住院第 4~8 天	住院第 9~13 天 （出院前日）	住院第 14 天 （出院日）
主要诊疗工作	□ 中期康复评定 □ 根据患者情况，随时调整治疗方案	□ 末期康复评定 □ 指导出院后康复训练方案：如体位摆放、主动抗阻训练过程等	□ 再次向患者及家属介绍出院后注意事项，出院后治疗及家庭保健 □ 患者办理出院手续，出院
重点医嘱	**长期医嘱：** □ 康复医学科护理常规 □ 二级护理 □ 饮食 □ 患者既往基础用药 □ 体位摆放 □ 物理因子治疗 □ 肌力训练 □ 关节活动度训练 □ 日常生活活动训练 **临时医嘱：** □ 根据病情需要下达	**长期医嘱：** □ 康复医学科护理常规 □ 二级护理 □ 饮食 □ 患者既往基础用药 □ 体位摆放 □ 物理因子治疗 □ 肌力训练 □ 关节活动度训练 □ 日常生活活动训练 **出院医嘱：** □ 明日出院 □ 2 周后门诊复诊	**出院医嘱：** □ 通知出院 □ 依据病情给予出院康复指导
主要护理工作	□ 观察患者病情变化并及时报告医师 □ 心理与生活护理 □ 指导患者功能锻炼	□ 观察患者病情变化并及时报告医师 □ 心理与生活护理 □ 指导患者功能锻炼	□ 指导患者办理出院手续 □ 出院宣教
病情变异记录	□ 无 □ 有，原因： 1. 2.	□ 无 □ 有，原因： 1. 2.	□ 无 □ 有，原因： 1. 2.
护士签名			
医师签名			

第十六章

肱二头肌肌腱损伤或断裂康复临床路径释义

【医疗质量控制指标】

指标一、诊断需结合病史（有无外伤史）、临床表现和影像学检查。

指标二、对确诊病例在治疗前后应给予康复评定。

指标三、根据康复评定结果制订康复计划。

指标四、受伤早期应适当制动，必要时佩戴支具。

一、肱二头肌肌腱损伤或断裂编码

1. 原编码：

疾病名称及编码：二头肌长头肌肉和肌腱损伤（ICD-10：S46.1）

二头肌其他部位肌肉和肌腱损伤（ICD-10：S46.2）

2. 修改编码：

疾病名称及编码：陈旧性肱二头肌肌肉损伤（ICD-10：T92.505）

陈旧性肱二头肌肌腱损伤（ICD-10：T92.506）

二、临床路径检索方法

T92.505/ T92.506

三、国家医疗保障疾病诊断相关分组（CHS-DRG）

MDCX　影响健康因素及其他就医情况

XR2　其他康复治疗

四、肱二头肌肌腱损伤或断裂康复临床路径标准住院流程

（一）适用对象

第一诊断为肱二头肌肌腱损伤或断裂［二头肌长头肌肉和肌腱损伤（ICD-10：S46.1），二头肌其他部位肌肉和肌腱损伤（ICD-10：S46.2）］。

释义

■ 适用对象编码参见以上。

■ 本路径适用对象为临床诊断为肱二头肌长头肌肉或肌腱损伤、肱二头肌短头肌肉或肌腱损伤并愿意接受康复治疗的患者，如合并肩袖损伤、肱骨髁骨折、尺骨骨折、桡骨小头骨折等疾病，需进入其他相应路径。

（二）诊断依据

1. 临床表现：

（1）肱二头肌长头、短头肌肉及肌腱走行部位疼痛。

（2）肌腱活动时可触及摩擦感。

（3）肱二头肌肌腱断裂者可有局部膨隆。
（4）运动功能障碍。
2. 影像学检查：X线检查排除无骨折及局部增生，MRI或超声检查明确肌腱损伤和断裂情况。

释义

■ 本路径的制订主要参考《临床诊疗指南·物理医学与康复分册》（中华医学会编著，人民卫生出版社，2005）及国内权威参考书籍和诊疗指南。

■ 病史和临床症状是诊断肱二头肌肌腱损伤和断裂的初步依据。肱二头肌腱断裂患者常有明确的创伤史，肩部前方断裂处疼痛伴肩关节功能障碍。

■ 查体：肩关节前方结节间沟内肱二头肌长头腱局部压痛，若肌腱断裂，可见肌腹位置异常隆起。Speed test 阳性、Yergarson 征试验阳性。

■ 辅助检查：X线片检查常无明显异常表现，可排除骨折。MRI或超声可以了解肩关节周围软组织及神经情况，发现断裂的肱二头肌。肱二头肌疾病常需与肩袖损伤、钙化性肌腱炎和肩峰下滑囊炎等肩周损伤鉴别。

（三）康复评定

分别于入院后1～3天进行初期康复评定，入院后4～15天进行中期康复评定，出院前进行末期康复评定。
1. 肌力评定。
2. 关节活动范围评定。
3. 疼痛评定。
4. 日常生活活动能力评定。
5. 社会参与能力评定。

释义

■ 康复评定是诊断肱二头肌肌腱损伤或断裂、合理制订康复治疗计划的依据。

■ 系统的康复评定不仅可以了解患者损伤及障碍的情况，制订切实可行的康复治疗方案，做到有的放矢，同时可以对治疗后的效果有更精准的预测。

■ 肱二头肌肌腱损伤或断裂的康复评定临床路径包括患者的一般情况，上臂肿胀、疼痛程度（NPRS分级、VAS分级法）、上臂围度、关节活动度（主动被动的肩关节屈/伸、内收/外展、内旋/外旋，肘关节屈/伸）、Wolf运动功能评定、肌力障碍（徒手肌力评定）、CONSTANT评分及日常生活活动能力（Barthel指数）与社会参与能力等。

（四）治疗方案的选择

根据《临床诊疗指南·物理医学与康复分册》（中华医学会编著，人民卫生出版社，2005）、《康复医学（第6版）》（黄晓琳、燕铁斌主编，人民卫生出版社，2018）。
1. 肩部支具，体位摆放。
2. 物理因子治疗。
3. 关节活动度及肌力训练。

4. 肩周肌肉协调性训练。
5. 日常生活活动能力训练。
6. 相关药物治疗。
7. 富血小板血浆（PRP）等修复性治疗。

释义

■ 有效的康复治疗依赖于准确的康复评定。根据肱二头肌肌腱损伤或断裂的情况，采用合理的体位摆放肩、肘关节，避免过度牵伸造成局部损伤或症状加重。肱二头肌全长跨越肩肘两个关节，近端分为长、短两头，分别起于盂上结节及喙突，远端止于桡骨粗隆和前臂筋膜，受肌皮神经支配，功能为屈肘和前臂旋后。

■ 肱二头肌长头肌腱急性断裂最常发生于青壮年体力劳动者，当肘关节屈曲、前臂旋后位提拿上举重物，使肱二头肌处于紧张收缩状态时，用力过猛或受到外力突然作用于前臂常常造成肱二头肌断裂，其中以肱二头肌长头肌腱断裂最多。肱二头肌损伤或断裂后制动可造成肩、肘关节粘连，关节活动障碍，严重者可造成肩手综合征。

■ 对于急性损伤时，有必要限制关节运动。但时间不可过长，长时间的制动会导致关节囊挛缩、肌力进一步下降。

■ 适度的运动疗法不仅能保持肌力，还可以维持或改善关节活动度。适度的牵伸，可改善局部循环，避免关节挛缩。

■ 物理因子治疗能够适时地起到消除急性或亚急性炎症和肿胀、疼痛等，为恢复期关节活动度及肌力训练创造条件。常见的肿胀、疼痛、组织粘连等可运用物理因子治疗（如超短波、磁疗、超声波、中频电等），达到改善局部组织循环、消肿、镇痛、松解粘连等目的。

（五）进入路径标准

1. 第一诊断必须符合肱二头肌肌腱损伤或断裂。
2. 当患者同时具有其他疾病诊断，但在住院期间不需要特殊处理也不影响第一诊断的临床路径流程实施时，可以进入路径。

释义

■ 明确的病史和体格检查后符合本病的可直接进入肱二头肌损伤的临床路径，以本病为第一诊断的也可直接进入该临床路径。

（六）标准住院日为 14~21 天

释义

■ 肱二头肌损伤或断裂通常表现为局部肿痛伴有关节活动障碍。治疗目的为消肿、镇痛、软化瘢痕、松解粘连、改善肩关节活动度，预防肌肉萎缩、增强肌力，提高肩关节及肘关节运动功能。

■ 应在1~3天内完成入院康复评估和相关检查。

■ 确诊后，进入临床路径，进行系统的康复治疗，治疗以消除肿胀，缓解疼痛，预防肌肉萎缩、预防关节粘连，保持关节活动度为主。除关注肩关节活动度以外，还应关注肘关节的主被动活动度。

■ 7~8天后可进行中期康复评估，并根据中期康复评定结果进一步调整治疗方案。

■ 10~14天时症状好转，功能改善，并且基本掌握训练方法，完成出院评估后，给出治疗建议，可门诊继续治疗或回家进行正确的训练。

■ 住院治疗以14~21天为宜。

■ 定期门诊随访。

（七）住院期间的检查项目

1. 必需的检查项目：

（1）血常规、尿常规、粪便常规。

（2）肝肾功能、电解质、血糖、血脂、感染性疾病筛查（乙型肝炎、丙型肝炎、梅毒、艾滋病等）。

（3）心电图。

2. 根据患者病情进行的检查项目：

（1）患肩X线片、肌电图、局部超声检查、患肩MRI检查。

（2）凝血功能、心肌酶谱、X线胸片、肺功能、超声心动图等。

释义

■ 血常规、尿常规、粪便常规+隐血是最基本的三大常规检查，进入路径的患者均需完成。便隐血试验和血红蛋白检测可以了解患者有无急性或慢性失血；肝肾功能、电解质、血糖、凝血功能、心电图、X线胸片可评估有无基础疾病，是否影响住院时间、费用及其治疗预后。

■ 本病需与肩袖损伤、肱骨髁骨折相鉴别，如怀疑肩袖损伤，应行肩关节超声和MRI检查；肘关节肿胀者，应完善X线，排除肘关节骨折；上臂肿胀、淤血，不能除外凝血功能障碍者，应行凝血功能检查；若上肢持续肿胀，应完善上肢血管超声，排除静脉血栓形成可能；若有伤口或伤口愈合差者，应考虑是否有糖尿病或糖耐量异常，应完善血糖检查，明确血糖情况。

■ 肱二头肌损伤的患者若伴有前臂或手疼痛、麻木，除完善以上相应检查，还应根据病情需要完善肌电图检查，包括神经传导速度及神经电图，以明确周围神经损伤情况。

■ 若患者伴有严重的骨质疏松、凝血功能下降等，经系统评估后对肘关节损伤诊断治疗无特殊影响者，可进入路径。但可能增加医疗费用，延长住院时间。

（八）出院标准

1. 局部肿胀及疼痛缓解。

2. 肩部及上臂功能恢复达到平台期。

释义

■ 患者出院前应完成出院康复评估相关项目，观察肱二头肌肌肉力量、肩肘关节各方向关节活动度、疼痛程度等相关指标，日常生活自理能力是否有改善。或患者功能逐步恢复良好，理解并掌握患肢安全活动方法亦可出院后继续康复训练。

（九）变异及原因分析

1. 并发症：本病可伴有其他损伤，应当严格掌握入选标准。部分患者因伴有骨折、血管损伤、神经损伤等需延期治疗，如合并神经血管损伤需要一期探查或二期治疗等。
2. 合并症：老年患者易有合并症，如骨质疏松、糖尿病、心脑血管疾病等，伤口愈合或肌腱固定愈合较慢，住院时间延长。
3. 病程较长，保守治疗无效，可导致住院时间延长和住院费用增加。

释义

■ 按标准治疗方案如患者关节疼痛缓解不明显，发现其他严重基础疾病，需调整药物治疗或继续其他基础疾病的治疗，则终止本路径；发现肩袖损伤、肘关节骨折时，需退出本路径；出现糖尿病周围神经病变、凝血功能异常等病症时，需转入相应路径。

■ 认可的变异原因主要是指患者入选路径后，在检查及治疗过程中发现患者合并存在事前未预知的、对本路径治疗可能产生影响的情况，需要中止执行路径或延长治疗时间、增加治疗费用。医师需在表单中明确说明。

■ 因患者方面的主观原因导致执行路径出现变异，需医师在表单中予以说明。

五、肱二头肌腱损伤或断裂康复护理规范

1. 受伤早期应注意休息，适当局部制动，必要时可佩戴肩部支具，保护肩关节及肌腱，避免过度活动造成局部水肿、疼痛加重。
2. 正确的体位：休息时以仰卧为主，使肩关节肌肉、韧带获得最大限度的放松与休息。一般不主张患侧卧位，避免挤压受伤侧肩关节，疼痛若较为严重，必要时可给予镇痛药物。
3. 起床时应侧卧从健侧完成从卧到坐，行走时勿过快，防跌倒。
4. 肩关节适度活动，避免关节挛缩，还应注意肘关节及腕关节的主动活动，预防肌肉萎缩及关节粘连。

六、肱二头肌腱损伤或断裂康复营养治疗规范

1. 早期限制活动期间，应清淡饮食，避免过食肥甘、厚腻食物。
2. 合理饮食，戒烟限酒，进食富含蛋白质、维生素的食物。
3. 选择宽松、易于穿脱的开襟、透气衣物，注意关节保暖，避免在寒冷、潮湿环境中引起肌肉痉挛、疼痛加重。

4. 适度行走及活动，避免胃肠蠕动减慢引起便秘。

七、肱二头肌腱损伤或断裂康复健康宣教

1. 适度运动，维持关节活动度，避免关节粘连。

2. 注意保暖，避免受凉。

3. 加强患者上肢主动活动，早期以等长收缩为主，避免肌肉萎缩。上肢可做下垂钟摆或画圈运动。也可在无痛范围内爬肩梯和做滑轮训练。

4. 避免剧烈运动或暴力活动关节，注意保护关节，避免再次损伤。

八、推荐表单

（一）医师表单

肱二头肌腱损伤或断裂康复临床路径医师表单

适用对象：第一临床诊断为肱二头肌腱损伤或断裂

患者姓名：	性别： 年龄： 门诊号：	住院号：
住院日期： 年 月 日	出院日期： 年 月 日	标准住院日：14~21 天

时间	住院第 1 天	住院第 2 天	住院第 3 天
主要诊疗工作	□ 完成询问病史和体格检查，按要求完成病历书写 □ 评估关节活动功能、肌力、步行能力，日常生活能力 □ 安排完善常规检查 □ 签署康复治疗知情同意书、自费项目协议书等 □ 向患者及家属交代病情及康复治疗方案	□ 主治医师查房，完成相关病历书写 □ 明确下一步诊疗计划 □ 完善肌电图检查 □ 完善肩关节 X 线、MRI 检查 □ 完善肩关节超声检查 □ 对患者进行有关康复治疗宣教 □ 根据相关检查结果，排除康复治疗禁忌证 □ 制订康复目标 □ 调整康复治疗方案 □ 开始康复训练 □ 必要时请相关科室会诊	□ 上级医师查房 □ 完成三级查房记录 □ 行康复治疗（包括物理因子治疗、关节活动度、肌力训练、日常生活活动训练等） □ 根据病情需要予相关基础疾病药物治疗
重点医嘱	**长期医嘱：** □ 康复医学科护理常规 □ 二级护理 □ 饮食 □ 留陪人员 1 名 □ 患者基础用药 □ 非甾体抗炎药 □ 体位摆放 □ 物理因子治疗 □ 肌力训练 □ 关节活动度训练 □ 日常生活活动训练 **临时医嘱：** □ 血常规、尿常规、粪便常规+隐血 □ 肝肾功能、电解质、血糖、凝血功能 □ 肌电图检查 □ 肩关节 X 线、MRI 检查 □ 肩关节超声检查 □ 日常生活能力检查 □ 关节活动度检查 □ 等速肌力评定 □ 身体围度检查 □ 疼痛评定 □ Wolf 运动功能评定	**长期医嘱：** □ 康复医学科护理常规 □ 二级护理 □ 饮食 □ 患者基础用药 □ 其他用药依据病情下达 □ 体位摆放 □ 物理因子治疗 □ 肌力训练 □ 关节活动度训练 □ 日常生活活动训练 **临时医嘱：** □ 请相关科室会诊 □ 依据病情需要下达 □ 请相关科室会诊 □ 依据病情需要下达	**长期医嘱：** □ 康复医学科护理常规 □ 二级护理 □ 饮食 □ 患者基础用药 □ 其他用药依据病情下达 □ 体位摆放 □ 物理因子治疗 □ 肌力训练 □ 关节活动度训练 □ 日常生活活动训练 **临时医嘱：** □ 请相关科室会诊 □ 依据病情需要下达 □ 复查异常实验室检查 □ 依据病情需要下达

续　表

时间	住院第1天	住院第2天	住院第3天
病情变异记录	□无　□有，原因： 1. 2.	□无　□有，原因： 1. 2.	□无　□有，原因： 1. 2.
医师签名			

时间	住院第 4~15 天	住院第 16~20 天	住院第 21 天 （出院日）
主要诊疗工作	□ 观察患者肩部及肘部症状和体征，评估患者关节活动度、肌力、疼痛程度 □ 上级医师查房及诊疗评估 □ 完成查房记录 □ 对患者坚持治疗和预防并发症进行宣教	□ 观察患者肩部及肘部症状和体征，评估患者关节活动度、肌力、疼痛程度 □ 上级医师查房及诊疗评估 □ 向患者及家属介绍病情及相关检查结果 □ 康复训练 □ 完成末期康复评定，调整并落实康复治疗计划 □ 完成末期康复评价记录	□ 上级医师查房，确定能否出院 □ 通知出院处 □ 通知患者及家属准备出院 □ 向患者及家属交代出院后注意事项及服药情况，定期复诊，将出院记录的副本交给患者 □ 如果患者不能出院，在病程记录中说明原因和继续治疗的方案
重点医嘱			**临时医嘱：** □ 日常生活能力检查 □ 关节活动度检查 □ 身体围度检查 □ 疼痛评定 □ Wolf 运动功能评定 □ 明日出院
病情变异记录	□ 无　□ 有，原因： 1. 2.		
医师签名			

（二）护士表单

肱二头肌腱损伤或断裂康复临床路径护士表单

适用对象：第一临床诊断为肱二头肌腱损伤或断裂

患者姓名：	性别： 年龄： 门诊号：	住院号：
住院日期： 年 月 日	出院日期： 年 月 日	标准住院日：14~21 天

时间	住院第 1 天	住院第 2 天	住院第 3 天
健康宣教	□ 入院宣教 □ 介绍主管医师、护士 □ 介绍环境、设施 □ 介绍住院注意事项 □ 介绍探视和陪伴制度 □ 介绍贵重物品制度	□ 药物宣教 □ 康复治疗前宣教 □ 宣教康复治疗注意事项 □ 告知需家属陪同 □ 告知患者在检查中配合医师 □ 主管护士与患者沟通，消除患者紧张情绪 □ 告知预防并发症的方法 □ 告知康复治疗后可能出现的情况及应对方式	□ 康复治疗 □ 观察患者如有不适告知医师 □ 给予患者及家属心理支持 □ 再次明确探视陪伴须知 □ 药物治疗 □ 患者基础疾病相关药物治疗
护理处置	□ 核对患者，佩戴腕带 □ 建立入院护理病历 □ 协助患者留取各种标本 □ 测量体重	□ 协助医师完成康复治疗前的相关实验室检查 □ 体位摆放和支具固定	
基础护理	□ 二级护理 □ 晨晚间护理 □ 排泄管理 □ 患者安全管理	□ 二级护理 □ 晨晚间护理 □ 排泄管理 □ 患者安全管理	□ 二级护理 □ 晨晚间护理 □ 患者安全管理
专科护理	□ 护理查体 □ 病情观察 □ 需要时，填写跌倒及压疮防范表 □ 需要时，请家属陪伴 □ 确定饮食种类 □ 心理护理	□ 基础病情观察 □ 遵医嘱完成相关检查 □ 心理护理	□ 遵医嘱予非甾体药物 □ 病情观察 □ 心理护理
重点医嘱	□ 详见医嘱执行单	□ 详见医嘱执行单	□ 详见医嘱执行单
病情变异记录	□ 无 □ 有，原因： 1. 2.	□ 无 □ 有，原因： 1. 2.	□ 无 □ 有，原因： 1. 2.
护士签名			

时间	住院第 4~15 天	住院第 16~20 天	住院第 21 天 （出院日）
健康宣教	□ 康复和资料后宣教 □ 饮食、活动指导 □ 体位摆放指导	□ 配合完成出院康复评定	□ 出院宣教 □ 复查时间 □ 服药方法 □ 活动休息 □ 指导饮食 □ 指导办理出院手续
护理处置	□ 遵医嘱完成相关检查	□ 出院前教育	□ 办理出院手续 □ 书写出院评估
基础护理	□ 二级护理 □ 晨晚间护理 □ 排泄管理 □ 患者安全管理	□ 二级护理 □ 晨晚间护理 □ 排泄管理 □ 患者安全管理	□ 二级护理 □ 晨晚间护理 □ 协助或指导进食、进水 □ 协助或指导活动 □ 患者安全管理
专科护理	□ 病情观察 □ 监测生命体征 □ 心理护理	□ 病情观察 □ 监测生命体征 □ 出院指导 □ 心理护理	□ 病情观察 □ 观察局部有无红肿、疼痛，观察关节活动度变化
重点医嘱	□ 详见医嘱执行单	□ 详见医嘱执行单	
病情变异记录	□ 无 □ 有，原因： 1. 2.	□ 无 □ 有，原因： 1. 2.	
护士签名			

（三）患者表单

肱二头肌腱损伤或断裂康复临床路径患者表单

适用对象：第一临床诊断为肱二头肌腱损伤或断裂

患者姓名：	**性别：　　年龄：　　门诊号：**	**住院号：**
住院日期：　　年　月　日	**出院日期：**　　年　月　日	**标准住院日：**14~30 天

时间	住院第1天	住院第2天	住院第3天
医患配合	□ 配合询问病史、收集资料，请务必详细告知既往史、用药史、过敏史 □ 配合进行体格检查 □ 有任何不适请告知医师 □ 入院康复宣教 □ 签署知情同意书	□ 配合完善相关检查，如采血、留尿、心电图、X线胸片、肌电图、肩关节X线、肩关节MRI、肩关节超声 □ 医师与患者及家属介绍康复治疗的目的及相关注意事项 □ 有任何不适请告知医师	□ 配合完成康复治疗 □ 血糖、凝血功能、肝功能、电解质等相关指标异常者，进行复查 □ 有任何不适请告知医师
护患配合	□ 配合测量体温、脉搏、呼吸（1次）、血压、体重（1次） □ 配合完成入院护理评估（简单询问病史、过敏史、用药史） □ 接受入院宣教（环境介绍、病室规定、订餐制度、贵重物品保管等） □ 配合执行探视和陪伴制度 □ 有任何不适请告知护士	□ 配合测量体温、脉搏、呼吸（1次）、询问大便情况（1次） □ 接受康复治疗前宣教 □ 接受饮食宣教 □ 接受药物宣教	□ 配合缓解疼痛 □ 配合完成护理工作与康复治疗工作的协调安排 □ 接受药物宣教 □ 有任何不适请告知护士
治疗师与患者配合	□ 接受入院康复治疗前宣教	□ 配合完善入院康复评定，针对关节活动度、身体围度、疼痛评分、关节功能、上肢运动功能、日常生活能力进行全面评估	□ 配合完成康复治疗（包括物理因子治疗、运动疗法、作业疗法等）
饮食	□ 遵医嘱饮食	□ 遵医嘱饮食	□ 遵医嘱饮食
排泄	□ 正常排尿便	□ 正常排尿便	□ 正常排尿便
活动	□ 医嘱下活动	□ 医嘱下活动	□ 医嘱下活动

时间	住院 4~15 天	住院第 16~20 天	住院第 21 天 (出院日)
医患配合	□ 配合完善中期康复评定，针对关节活动度、身体围度、疼痛评分、关节功能、上肢运动功能、日常生活能力进行全面评估并与入院及中期评定进行比较、分析 □ 有任何不适请告知医师	□ 配合完善出院前体格检查 □ 配合完成出院康复评定，针对关节活动度、身体围度、疼痛评分、关节功能、上肢运动功能、日常生活能力进行全面评估并与入院及中期评定进行比较、分析	□ 接受出院前指导，医师将告知出院后运动训练方法、注意事项、复诊及相关事宜 □ 了解复查程序 □ 获取出院诊断书
护患配合	□ 配合定时测量生命体征 □ 接受进食、进水、排便等生活护理 □ 配合活动，预防皮肤压力伤 □ 注意活动安全 □ 配合执行探视及陪伴	□ 配合活动，预防皮肤压力伤 □ 配合执行探视及陪伴	□ 接受出院宣教 □ 办理出院手续 □ 获取出院带药 □ 了解服药方法、作用、注意事项 □ 了解复印病历程序
治疗师与患者配合	□ 配合完善中期前康复评定	□ 配合完善出院前康复评定	□ 了解出院后康复训练方法及相关注意事项
饮食	□ 遵医嘱饮食	□ 遵医嘱饮食	
排泄	□ 正常排尿便	□ 正常排尿便	
运动	□ 医嘱下活动	□ 医嘱下活动	□ 医嘱下活动

附：原表单（2017年版）

肱二头肌腱损伤或断裂康复临床路径表单

适用对象：第一临床诊断为肱二头肌腱损伤或断裂

患者姓名：	性别：　年龄：　门诊号：		住院号：
住院日期：　年　月　日	出院日期：　年　月　日		标准住院日：14~30天

时间	住院第1天	住院第2天	住院第3天
主要诊疗工作	□ 询问病史及体格检查 □ 完成病历书写 □ 开检查单 □ 上级医师查房与初期康复评定 □ 签署康复治疗知情同意书、自费项目协议书等 □ 向患者及家属交代病情及康复治疗方案	□ 主治医师查房，完成相关病历书写 □ 根据相关检查结果，排除康复治疗禁忌证 □ 拟定康复治疗方案 □ 制订康复目标 □ 必要时请相关科室会诊	□ 上级医师查房，观察患肢感觉运动情况等 □ 根据康复反应调整具体治疗方案 □ 进一步明确康复治疗方案
重点医嘱	**长期医嘱：** □ 康复医学科护理常规 □ 二级护理 □ 饮食 □ 患者基础用药 □ 肩部支具/体位摆放 □ 药物治疗 **临时医嘱：** □ 血常规、尿常规、粪便常规 □ 肝肾功能、电解质、血糖 □ 心电图 □ 患肩X线片、肌电图、局部超声检查、患肩MRI检查（根据病情选择） □ X线胸片、肺功能、超声心动图（根据患者情况选择）	**长期医嘱：** □ 康复医学科护理常规 □ 二级护理 □ 饮食 □ 患者基础用药 □ 肩部支具/体位摆放 □ 物理因子治疗 □ 肌力训练（根据病情选择） □ 关节活动度训练（根据病情选择） □ 药物治疗 **临时医嘱：** □ 请相关科室会诊	**长期医嘱：** □ 康复医学科护理常规 □ 二级护理 □ 饮食 □ 患者基础用药 □ 肩部支具/体位摆放 □ 物理因子治疗 □ 肌力训练（根据病情选择） □ 关节活动度训练（根据病情选择） □ 药物治疗 **临时医嘱：** □ 根据病情需要下达
主要护理工作	□ 介绍病房环境、设施和设备 □ 体位摆放 □ 入院宣教及护理评定	□ 观察患者病情变化并及时报告医师 □ 心理与生活护理 □ 指导患者体位摆放及功能锻炼	□ 观察患者病情变化并及时报告医师 □ 心理与生活护理 □ 指导患者体位摆放及功能锻炼
病情变异记录	□ 无　□ 有，原因： 1. 2.	□ 无　□ 有，原因： 1. 2.	□ 无　□ 有，原因： 1. 2.
护士签名			
医师签名			

时间	住院第 4~15 天	住院第 16~20 天 （出院前日）	住院第 21 天 （出院日）
主要诊疗工作	□ 中期康复评定 □ 根据患者情况，调整治疗方案 □ 根据患者情况进行相应辅助检查	□ 末期康复评定 □ 指导出院后康复训练方法：如体位摆放、渐进主动抗阻训练，日常生活活动训练等	□ 再次向患者及家属介绍出院后注意事项，出院后治疗及家庭保健 □ 患者办理出院手续，出院
重点医嘱	**长期医嘱：** □ 康复医学科护理常规 □ 二级护理 □ 饮食 □ 患者既往基础用药 □ 肩部支具/体位摆放 □ 物理因子治疗 □ 肌力训练 □ 关节活动度训练 □ 日常生活活动训练 □ 药物治疗 **临时医嘱：** □ 根据病情需要下达	**长期医嘱：** □ 康复医学科护理常规 □ 二级护理 □ 饮食 □ 患者既往基础用药 □ 体位摆放 □ 物理因子治疗 □ 肌力训练 □ 关节活动度训练 □ 日常生活活动训练 **出院医嘱：** □ 明日出院 □ 2 周后门诊复诊	**出院医嘱：** □ 通知出院 □ 依据病情给予出院康复指导
主要护理工作	□ 观察患者病情变化并及时报告医师 □ 心理与生活护理 □ 指导患者功能锻炼	□ 观察患者病情变化并及时报告医师 □ 心理与生活护理 □ 指导患者功能锻炼	□ 指导患者办理出院手续 □ 出院宣教
病情变异记录	□ 无　□ 有，原因： 1. 2.	□ 无　□ 有，原因： 1. 2.	□ 无　□ 有，原因： 1. 2.
护士签名			
医师签名			

第十七章
肘关节损伤康复临床路径释义

【医疗质量控制指标】

指标一、肘关节活动范围接近正常，功能活动范围达到30°~130°。

指标二、治疗过程中无明显肿胀疼痛出现，无异位骨化出现。

一、肘关节损伤编码

1. 原编码：

疾病名称及编码：肘关节扭伤和劳损（ICD-10：S53.4）

肘关节和韧带脱位、扭伤和劳损（ICD-10：S53）

2. 修改编码：

疾病名称及编码：陈旧性肘关节脱位后遗症（ICD-10：T92.303）

陈旧性肘关节扭伤后遗症（ICD-10：T92.304）

陈旧性肘关节劳损后遗症（ICD-10：T92.305）

二、临床路径检索方法

T92.303/ T92.304/ T92.305

三、国家医疗保障疾病诊断相关分组（CHS-DRG）

MDCX　影响健康因素及其他就医情况

XR2　其他康复治疗

四、肘关节损伤康复临床路径标准住院流程

（一）适用对象

第一临床诊断为肘关节损伤［肘关节扭伤和劳损（ICD-10：S53.4），肘关节和韧带脱位、扭伤和劳损（ICD-10：S53）］。

释义

■ 适用对象编码参见以上。

■ 肘关节包括肱尺关节、肱桡关节、桡尺近侧关节三个关节。

■ 本路径适用对象为临床诊断为肘关节损伤的患者，如尺骨鹰嘴骨折等疾病或并发症，需进入其他相应路径。

（二）诊断依据

根据《临床诊疗指南·物理医学与康复分册》（中华医学会编著，人民卫生出版社，2005）等国内、外临床诊疗指南。

1. 病史：肘关节损伤史。

2. 临床表现：

（1）肘关节疼痛。
（2）肿胀、畸形。
（3）肘关节功能障碍。
3. 影像学检查。

释义

■ 本路径的制订主要参考国内权威参考书籍和诊疗指南。

■ 病史和临床症状是诊断肘关节损伤的初步依据，多数患者表现为损伤侧肘关节的运动损伤、外伤或不当用力、劳损病史。

■ 肘关节疼痛的类型、部位、激惹反应、远端神经症状可能因损伤的不同而不同。

■ 观察肘部有无肌肉萎缩、肿胀和畸形。

■ 肘部功能障碍包括：肘关节完全伸直受限，肘关节主动伸直受限，肘关节屈曲受限，肘关节伸展受限，肘旋转受限，抗阻伸肘疼痛/受限，抗阻屈腕疼痛/受限，抗阻伸腕疼痛/受限。

■ 可选择患肘正侧位 X 线片检查、MRI 检查。X 线检查可提示外翻应力作用下肘关节间隙增宽。MRI 检查提示韧带慢性损伤或断裂。

（三）康复评定

根据《临床诊疗指南·物理医学与康复分册》（中华医学会编著，人民卫生出版社，2005），《康复医学（第 6 版）》（黄晓琳、燕铁斌主编，人民卫生出版社，2018）。入院后 3 天内进行初期康复评定，住院期间根据功能变化情况，于 4~15 天，进行一次中期评定，出院前进行末期评定。

评定内容包括：
1. 患者一般情况：包括意识、生命体征、睡眠和大小便等基本情况。了解患者总体治疗情况。
2. 康复专科评定：
（1）肌力评定。
（2）关节活动范围的评定。
（3）疼痛评定。
（4）日常生活活动能力的评定。

释义

■ 评估的内容主要是肌力、关节活动度、疼痛严重程度、肢体周径及对上述功能障碍对日常生活活动能力的影响以及制订康复治疗方案。

■ 阶段性康复评估有助于医师对患者的治疗效果和下一步治疗计划做出评判和拟定。

■ 出院进行末期评估，了解患者肘关节功能受限严重程度和对日常生活功能的影响。

（四）治疗方案的选择

根据《临床诊疗指南·物理医学与康复分册》（中华医学会编著，人民卫生出版社，2005）。

1. 肘关节功能位的保持。
2. 物理因子治疗。
3. 关节活动度训练。
4. 肌力训练。
5. 作业治疗。
6. 日常生活活动能力训练。
7. 矫形器与其他辅助器具的装配与使用。

释义

■ 本病确诊后应立即消除致病因素对肘关节的进一步损伤，目的在于消除病因，预防病情进展或加重。注意保持肘关节功能位，最大限度减轻损伤对日常生活活动的影响，减少并发症的发生。

■ 治疗应以局部治疗为主。首先是物理因子治疗，目的在于改善局部血液循环，减轻炎性反应，减轻组织水肿，缓解疼痛，预防、减轻软组织粘连。

■ 高频电疗如超短波，以及超声波治疗疗程不宜过长，以6~10天为1个疗程，疗程间应间隔3~5天。

■ 如肘关节损伤较为严重，早期要适当制动，避免诱发疼痛出现的动作。关节活动度训练应在控制炎性反应及消除疼痛为前提，逐渐增加关节主、被动活动度，预防关节挛缩。

■ 肘关节制动与疼痛可能引起保护性关节肌肉收缩及失用性萎缩，如出现上述问题，可选择性增加肌力训练。

■ 对肘关节功能障碍明显，对日常生活活动能力有一定影响的患者应增加作业治疗、日常生活活动能力训练。

■ 药物可使用非甾体抗炎药，控制炎性症状，减轻疼痛。

（五）标准住院日为14~21天

释义

■ 对于初步诊断为肘关节损伤的患者入院后，应在1~3天内完成入院康复评估和相关检查，确诊后，针对患者出现的不同症状与体征进行系统的康复治疗，7天左右控制炎性反应，14天后可进行中期康复评估，15~21天基本完成治疗，完成出院评估后，可门诊继续治疗或回家进行正确的训练。

（六）进入路径标准

1. 第一诊断为肘关节损伤。
2. 当患者同时具有其他疾病诊断，但在住院期间不需要特殊处理也不影响第一诊断的临床路径流程实施时，可以进入路径。
3. 患者生命体征稳定，骨科或神经科临床处理已结束，且存在需要康复治疗的功能障碍。

释义

■ 明确的病史和体格检查后符合本病的可直接进入肘关节损伤的临床路径，以本病为第一诊断的也可直接进入该临床路径。

■ 入院后检查发现合并有腕关节、肩关节功能障碍，经系统评估后对肘关节损伤诊断治疗无特殊影响者，可进入路径。但可能增加医疗费用，延长住院时间。

（七）住院期间的辅助检查项目

1. 必须检查的项目：

（1）血常规、尿常规、粪便常规。

（2）肝肾功能、电解质、血糖、血脂、感染性疾病筛查（乙型肝炎、丙型肝炎、梅毒、艾滋病等）。

（3）心电图。

（4）根据损伤原因选择项目：患肘 X 线片、MRI、肌电图。

2. 根据具体情况可选择的检查项目：局部超声检查、凝血功能、心肌酶谱、X 线胸片、超声心动图等。

释义

■ 血常规、尿常规、粪便常规是入院患者最基本的三大常规检查，进入路径的患者均需完成。肝肾功能、电解质、血糖、血脂、感染性疾病筛查、心电图可评估有无基础疾病，是否影响住院时间、费用及其治疗预后。

■ 由于本病临床表现、查体常不典型，必要时需行肘关节 CT、MRI、局部超声检查等进一步明确。

（八）出院标准

1. 临床病情稳定。

2. 肢体功能恢复良好，理解并掌握患肘关节安全活动方法。

3. 肘关节功能恢复达到平台期。

释义

■ 患者出院前应完成入院康复评估相关项目，观察肘关节疼痛程度、肌肉力量、关节活动度等相关评估指标，日常生活活动能力是否有提高。

■ 患者功能逐步恢复良好，理解并掌握患肢安全活动方法亦可出院后继续康复训练。

（九）变异及原因分析

1. 既往严重基础疾病而影响或其他损伤严重，影响第一诊断者需退出路径。

2. 住院期间出现严重并发症，需要进一步诊治或转科治疗，需退出路径。

3. 病程较长，保守治疗无效，可导致住院时间延长和住院费用增加。

释义

■ 按标准治疗方案如患者肘关节活动度、肌肉力量或者疼痛改善不明显，发现其他严重基础疾病，需调整药物治疗或继续其他基础疾病的治疗，则中止本路径。

■ 住院期间检查发现患者伴骨折或需进行手术的患者可终止本路径。

■ 住院期间有新发或既往疾病加重需要紧急处理或影响本病治疗的可终止本路径。

■ 因患者方面的主观原因不配合治疗导致执行路径出现变异持续时间较长或者过程反复者，需医师在表单中予以说明。

五、肘关节损伤康复护理规范

1. 心理护理：患者由于较剧烈的疼痛，可能出现情绪低落、忧虑、烦躁等心理状态。护理人员可为患者做心理评估，根据评估情况为患者制订有针对性、科学、合理的心理疏导方案。护理人员可引导患者做深呼吸，让患者放松心情，缓解消极情绪，使患者建立信心，能够更加积极主动地配合治疗。

2. 疼痛护理：护理人员要给予患者有效的护理干预，缓解患者的肿胀和疼痛。如让患者保持舒适的体位等。

3. 功能活动：护理人员要尽早指导患者进行功能活动，如引导患者进行一些握拳、伸指的动作；活动肩关节，肘关节主动伸屈活动，轻微的手提动作。

4. 饮食护理：护理人员要为患者合理安排饮食。饮食安排应考虑患者的喜好，以清淡、易消化、营养价值高的食物为主。

六、肘关节损伤康复营养治疗规范

1. 饮食以清淡、易消化、营养价值高的食物为主。

2. 高蛋白饮食对损伤组织愈合有利，例如鱼汤、豆制品、牛奶、鸡蛋等。

七、肘关节损伤康复健康宣教

1. 解释高蛋白饮食对损伤组织的愈合作用，例如鱼汤、豆制品、牛奶等。

2. 说明便秘、泌尿系统结石、压疮发生的相关因素及预防措施，指导其多吃蔬菜、水果、多饮水，量约每天 1000ml 以上，同时指导其定时翻身。

3. 说明早期康复治疗的重要性及原则，鼓励患者及家属参与到治疗计划中来。每周一计划，这样可以增加其自我价值感，增强治疗信心。

4. 出院前做好出院宣教，指导其正确使用辅助器具，嘱定期到医院复查。

八、推荐表单

（一）医师表单

肘关节损伤康复临床路径医师表单

适用对象：第一临床诊断为肘关节损伤［肘关节扭伤和劳损（ICD-10：S53.4），肘关节和韧带脱位、扭伤和劳损（ICD-10：S53）］

患者姓名：	性别：　年龄：　门诊号：	住院号：
住院日期：　年　月　日	出院日期：　年　月　日	标准住院日：14~21 天

时间	住院第 1 天	住院第 2 天	住院第 3 天
主要诊疗工作	□ 完成询问病史和体格检查，按要求完成病历书写 □ 评估关节活动功能、肌力、步行能力，日常生活能力 □ 安排完善常规检查 □ 签署康复治疗知情同意书、自费项目协议书等 □ 向患者及家属交代病情及康复治疗方案	□ 主治医师查房，完成相关病历书写 □ 明确下一步诊疗计划 □ 完善肌电图检查 □ 对患者进行有关康复治疗宣教 □ 根据相关检查结果，排除康复治疗禁忌证 □ 调整康复治疗方案 □ 开始康复训练 □ 必要时请相关科室会诊	□ 上级医师查房 □ 完成三级查房记录 □ 行康复治疗（包括物理因子治疗、运动疗法、作业疗法等） □ 根据病情需要给予相关基础疾病药物治疗
重点医嘱	**长期医嘱：** □ 康复医学科护理常规 □ 二级护理 □ 饮食 □ 留陪人员一名 □ 患者基础用药 □ 非甾体抗炎药 □ 体位摆放 □ 物理因子治疗 □ 肌力训练 □ 关节活动度训练 □ 日常生活活动训练 **临时医嘱：** □ 血常规、尿常规、粪便常规+隐血 □ 肝肾功能、电解质、血糖、凝血功能 □ 肌电图检查 □ 肘关节 X 线片检查 □ 日常生活能力检查 □ 关节活动度检查 □ 肌力评定 □ 身体围度检查	**长期医嘱：** □ 康复医学科护理常规 □ 二级护理 □ 饮食 □ 患者基础用药 □ 其他用药依据病情下达 □ 体位摆放 □ 物理因子治疗 □ 肌力训练 □ 关节活动度训练 □ 日常生活活动训练 **临时医嘱：** □ 请相关科室会诊 □ 依据病情需要下达 □ 请相关科室会诊 □ 依据病情需要下达	**长期医嘱：** □ 康复医学科护理常规 □ 二级护理 □ 饮食 □ 患者基础用药 □ 其他用药依据病情下达 □ 体位摆放 □ 物理因子治疗 □ 肌力训练 □ 关节活动度训练 □ 日常生活活动训练 **临时医嘱：** □ 请相关科室会诊 □ 依据病情需要下达 □ 复查异常实验室检查 □ 依据病情需要下达
病情变异记录	□ 无　□ 有，原因： 1. 2.	□ 无　□ 有，原因： 1. 2.	□ 无　□ 有，原因： 1. 2.
医师签名			

时间	住院第 4～14 天	住院第 15 天	住院第 16～20 天	住院第 21 天 （出院日）
主要诊疗工作	□ 观察患者肘部症状和体征，评估患者关节活动度、肌力 □ 上级医师查房及诊疗评估 □ 完成查房记录 □ 对患者坚持治疗和预防并发症进行宣教	□ 安排中期康复评定	□ 观察患者肘部症状和体征，评估患者关节活动度、肌力 □ 上级医师查房及诊疗评估 □ 向患者及家属介绍病情及相关检查结果 □ 康复训练 □ 完成末期康复评定，调整并落实康复治疗计划 □ 完成末期康复评价记录	□ 上级医师查房，确定能否出院 □ 通知出院处 □ 通知患者及家属准备出院 □ 向患者及家属交代出院后注意事项及服药情况，定期复诊，将出院记录的副本交给患者 □ 如果患者不能出院，在病程记录中说明原因和继续治疗的方案
重点医嘱		**临时医嘱：** □ 日常生活能力检查 □ 关节活动度检查 □ 肌力评定 □ 身体围度检查		**临时医嘱：** □ 日常生活能力检查 □ 关节活动度检查 □ 肌力评定 □ 身体围度检查 □ 明日出院
病情变异记录	□ 无 □ 有，原因： 1. 2.	□ 无 □ 有，原因： 1. 2.		
医师签名				

（二）护士表单

肘关节损伤康复临床路径护士表单

适用对象：第一临床诊断为肘关节损伤［肘关节扭伤和劳损（ICD-10：S53.4），肘关节和韧带脱位、扭伤和劳损（ICD-10：S53）］

患者姓名：	性别：　年龄：　门诊号：	住院号：
住院日期：　年　月　日	出院日期：　年　月　日	标准住院日：14~21 天

时间	住院第 1 天	住院第 2 天	住院第 3 天
健康宣教	□ 入院宣教 □ 介绍主管医师、护士 □ 介绍环境、设施 □ 介绍住院注意事项 □ 介绍探视和陪伴制度 □ 介绍贵重物品制度	□ 药物宣教 □ 康复治疗前宣教 □ 宣教康复治疗注意事项 □ 告知需家属陪同 □ 告知患者在检查中配合医师 □ 主管护士与患者沟通，消除患者紧张情绪 □ 告知预防并发症的方法告知康复治疗后可能出现的情况及应对方式	□ 康复治疗 □ 观察患者如有不适告知医师 □ 给予患者及家属心理支持 □ 再次明确探视陪伴须知 □ 药物治疗 □ 患者基础疾病相关药物治疗
护理处置	□ 核对患者，佩戴腕带 □ 建立入院护理病历 □ 协助患者留取各种标本 □ 测量体重	□ 协助医师完成康复治疗前的相关检查 □ 体位摆放	
基础护理	□ 二级护理 □ 晨晚间护理 □ 排泄管理 □ 患者安全管理	□ 二级护理 □ 晨晚间护理 □ 排泄管理 □ 患者安全管理	□ 二级护理 □ 晨晚间护理 □ 患者安全管理
专科护理	□ 护理查体 □ 病情观察 □ 需要时，填写跌倒及压疮防范表 □ 需要时，请家属陪伴 □ 确定饮食种类 □ 心理护理	□ 基础病情观察 □ 遵医嘱完成相关检查 □ 心理护理	□ 遵医嘱予非甾体药物 □ 病情观察 □ 心理护理
重点医嘱	□ 详见医嘱执行单	□ 详见医嘱执行单	□ 详见医嘱执行单
病情变异记录	□ 无　□ 有，原因： 1. 2.	□ 无　□ 有，原因： 1. 2.	□ 无　□ 有，原因： 1. 2.
护士签名			

时间	住院第4~15天	住院第16~20天	住院第21天 （出院日）
健康宣教	□ 康复和资料后宣教 □ 饮食、活动指导 □ 体位摆放指导	□ 配合完成出院康复评定	□ 出院宣教 □ 复查时间 □ 服药方法 □ 活动休息 □ 指导饮食 □ 指导办理出院手续
护理处置	□ 遵医嘱完成相关检查	□ 出院前教育	□ 办理出院手续 □ 书写出院评估
基础护理	□ 二级护理 □ 晨晚间护理 □ 排泄管理 □ 患者安全管理	□ 二级护理 □ 晨晚间护理 □ 排泄管理 □ 患者安全管理	□ 二级护理 □ 晨晚间护理 □ 协助或指导进食、进水 □ 协助或指导活动 □ 患者安全管理
专科护理	□ 病情观察 □ 监测生命体征 □ 心理护理	□ 病情观察 □ 监测生命体征 □ 出院指导 □ 心理护理	□ 病情观察 □ 观察局部有无红肿、疼痛，观察关节活动度变化
重点医嘱	□ 详见医嘱执行单	□ 详见医嘱执行单	
病情变异记录	□ 无 □ 有，原因： 1. 2.	□ 无 □ 有，原因： 1. 2.	
护士签名			

（三）患者表单

肘关节损伤康复临床路径患者表单

适用对象：第一临床诊断为肘关节损伤［肘关节扭伤和劳损（ICD-10：S53.4），肘关节和韧带脱位、扭伤和劳损（ICD-10：S53）］

患者姓名：	**性别：　　年龄：　　门诊号：**	**住院号：**
住院日期：　　年　月　日	**出院日期：**　　年　月　日	**标准住院日：** 14~30 天

时间	住院第 1 天	住院第 2 天	住院第 3 天
医患配合	□ 配合询问病史、收集资料，请务必详细告知既往史、用药史、过敏史 □ 配合进行体格检查 □ 有任何不适请告知医师 □ 入院康复宣教	□ 配合完善相关检查，如采血、留尿、心电图、X 线胸片、肌电图 □ 医师与患者及家属介绍康复治疗的目的及相关注意事项 □ 有任何不适请告知医师	□ 配合完成康复治疗 □ 血糖、凝血功能、肝功能、电解质等相关指标异常者，进行复查 □ 有任何不适请告知医师
护患配合	□ 配合测量体温、脉搏、呼吸（1 次）、血压、体重（1 次） □ 配合完成入院护理评估（简单询问病史、过敏史、用药史） □ 接受入院宣教（环境介绍、病室规定、订餐制度、贵重物品保管等） □ 配合执行探视和陪伴制度 □ 有任何不适请告知护士	□ 配合测量体温、脉搏、呼吸 1 次、询问大便情况（1 次） □ 接受康复治疗前宣教 □ 接受饮食宣教 □ 接受药物宣教	□ 配合缓解疼痛 □ 配合完成护理工作与康复治疗工作的协调安排 □ 接受药物宣教 □ 有任何不适请告知护士
治疗师与患者配合	□ 接受入院康复治疗前宣教	□ 配合完善入院康复评定，针对关节活动度、身体围度、疼痛评分、关节功能、日常生活能力进行全面评估	□ 配合完成康复治疗（包括物理因子治疗、运动疗法、作业疗法等）
饮食	□ 遵医嘱饮食	□ 遵医嘱饮食	□ 遵医嘱饮食
排泄	□ 正常排尿便	□ 正常排尿便	□ 正常排尿便
活动	□ 医嘱下活动	□ 医嘱下活动	□ 医嘱下活动

时间	住院4~15天	住院第16~20天	住院第21天 （出院日）
医患配合	□ 配合完善中期康复评定，针对关节活动度、身体围度、疼痛评分、关节功能、日常生活能力进行全面评估并与入院及中期评定进行比较、分析 □ 有任何不适请告知医师	□ 配合完善出院前体格检查 □ 配合完成出院康复评定，针对关节活动度、身体围度、疼痛评分、关节功能、日常生活能力进行全面评估并与入院及中期评定进行比较、分析	□ 接受出院前指导，医师将告知出院后运动训练方法、注意事项、复诊及相关事宜 □ 知道复查程序 □ 获取出院诊断书
护患配合	□ 配合定时测量生命体征 □ 接受进食、进水、排便等生活护理 □ 配合活动，预防皮肤压力伤 □ 注意活动安全，避免坠床或跌倒 □ 配合执行探视及陪伴		□ 接受出院宣教 □ 办理出院手续 □ 获取出院带药 □ 知道服药方法、作用、注意事项 □ 知道复印病历程序
治疗师与患者配合	□ 配合完善出院前康复评定，针对关节活动度、身体围度、疼痛评分、关节功能、日常生活能力进行全面评估并与入院及中期评定进行比较、分析		□ 知道出院后康复训练方法及相关注意事项
饮食	□ 遵医嘱饮食	□ 遵医嘱饮食	
排泄	□ 正常排尿便	□ 正常排尿便	
运动	□ 医嘱下活动	□ 医嘱下活动	

附：原表单（2017 年版）

肘关节损伤康复临床路径表单

适用对象：第一诊断为肘关节损伤

患者姓名：	性别：　年龄：　门诊号：	住院号：
住院日期：　年　月　日	出院日期：　年　月　日	标准住院日：14~21 天

时间	住院第 1 天	住院第 2 天	住院第 3 天
主要诊疗工作	□ 采集病史，体格检查 □ 上级医师查房与入院康复评定 □ 完善辅助检查 □ 评定既往辅助检查结果 □ 确定初步诊断及治疗方案 □ 签订相关医疗文书及项目实施协议 □ 完成首次病程记录，入院记录等病历书写	□ 主治医师查房，完成相关病历书写 □ 根据相关检查结果，排除康复治疗禁忌证 □ 调整康复治疗方案 □ 开始康复训练 □ 必要时请相关科室会诊	□ 主任/副主任医师查房，根据患者病情调整治疗方案和检查项目 □ 完成查房记录 □ 向患者及家属介绍病情及相关检查结果 □ 相关科室会诊 □ 复查结果异常的检查
重点医嘱	**长期医嘱：** □ 康复医学科护理常规 □ 二级护理 □ 饮食 □ 患者基础用药 □ 非甾体抗炎药 □ 体位摆放 □ 物理因子治疗 □ 肌力训练 □ 关节活动度训练 □ 日常生活活动训练 **临时医嘱：** □ 初期康复评定 □ 血常规、尿常规、粪便常规 □ 肝肾功能、电解质、血糖 □ 心电图 □ 患肘 X 线片、肌电图、X 线胸片、局部超声检查（根据病情选择）	**长期医嘱：** □ 康复医学科护理常规 □ 二级护理 □ 饮食 □ 患者基础用药 □ 其他用药依据病情下达 □ 体位摆放 □ 物理因子治疗 □ 肌力训练 □ 关节活动度训练 □ 日常生活活动训练 **临时医嘱：** □ 请相关科室会诊 □ 依据病情需要下达	**长期医嘱：** □ 康复医学科护理常规 □ 二级护理 □ 饮食 □ 患者基础用药 □ 其他用药依据病情下达 □ 体位摆放 □ 物理因子治疗 □ 肌力训练 □ 关节活动度训练 □ 日常生活活动训练 **临时医嘱：** □ 复查异常实验室检查 □ 依据病情需要下达
主要护理工作	□ 介绍病房环境、设施和设备 □ 体位摆放 □ 入院宣教及护理评定	□ 观察患者病情变化并及时报告医师 □ 正确执行医嘱 □ 心理与生活护理 □ 指导患者功能锻炼	□ 观察患者病情变化并及时报告医师 □ 正确执行医嘱 □ 心理与生活护理 □ 指导患者功能锻炼
病情变异记录	□ 无　□ 有，原因： 1. 2.	□ 无　□ 有，原因： 1. 2.	□ 无　□ 有，原因： 1. 2.
护士签名			
医师签名			

时间	住院第4~15天	住院第16~20天	住院第21天
主要诊疗工作	□ 主治医师查房（3次/周） □ 主任/副主任医师查房（2次/周） □ 书写病程记录 □ 完成上级医师查房记录 □ 继续观察病情变化，并及时与患者家属沟通 □ 康复治疗 □ 完成中期康复评定，调整康复治疗方案	□ 三级医师查房 □ 根据患者病情调整治疗方案和检查项目 □ 书写病程记录 □ 完成上级医师查房记录 □ 向患者及家属介绍病情及相关检查结果 □ 康复训练 □ 完成末期康复评定，调整并落实康复治疗计划 □ 完成末期康复评价记录	□ 三级医师查房 □ 书写病程记录 □ 根据患者病情拟定出院后治疗方案和需要定期复查项目 □ 出院前康复指导 □ 办理出院手续
重点医嘱	**长期医嘱：** □ 康复医学科护理常规 □ 二级护理 □ 饮食 □ 患者既往基础用药 □ 体位摆放 □ 物理因子治疗 □ 肌力训练 □ 关节活动度训练 □ 日常生活活动训练 **临时医嘱：** □ 中期康复评定 □ 根据病情需要下达	**长期医嘱：** □ 康复医学科护理常规 □ 二级护理 □ 饮食 □ 患者既往基础用药 □ 体位摆放 □ 物理因子治疗 □ 肌力训练 □ 关节活动度训练 □ 日常生活活动训练 **临时医嘱：** □ 根据病情需要下达 □ 末期康复评定 **出院医嘱：** □ 明日出院 □ 2周后门诊复诊	**出院医嘱：** □ 通知出院 □ 依据病情给予出院带药及出院康复指导
主要护理工作	□ 观察患者病情变化并及时报告医师 □ 正确执行医嘱 □ 心理与生活护理 □ 指导患者功能锻炼	□ 观察患者病情变化并及时报告医师 □ 正确执行医嘱 □ 心理与生活护理 □ 指导患者功能锻炼	□ 指导患者办理出院手续 □ 出院宣教
病情变异记录	□ 无 □ 有，原因： 1. 2.	□ 无 □ 有，原因： 1. 2.	□ 无 □ 有，原因： 1. 2.
护士签名			
医师签名			

第十八章

跟腱断裂术后康复临床路径释义

【医疗质量控制指标】

指标一、诊断需结合流行病学史、临床表现和影像学检查。

指标二、对临床诊断病例进行完整康复评定。

指标三、治疗方案的选择符合临床诊疗指南。

一、跟腱断裂术编码

1. 原编码：

疾病名称及编码：跟腱断裂（ICD-10：S86.001）

2. 修订编码：

疾病名称及编码：跟腱断裂后遗症（ICD-10：T93.501）

二、临床路径检索方法

T93.501

三、国家医疗保障疾病诊断相关分组（CHS-DRG）

MDCX　影响健康因素及其他就医情况

XR2　其他康复治疗

四、跟腱断裂术后康复临床路径标准住院流程

（一）适用对象

第一诊断为跟腱断裂（ICD-10：S86.001），行跟腱修补术（ICD-9-CM-3：83.885）。

释义

■ 适用对象编码参见以上。

■ 本路径适用对象为第一临床诊断为各种原因导致的跟腱断裂并进行过修复手术的术后患者。非手术治疗常用石膏或者功能性支具固定亦可进入该路径。

（二）诊断依据

根据《临床诊疗指南·物理医学与康复分册》（中华医学会编著，人民卫生出版社，2005）。

1. 跟腱外伤史及手术史。

2. 症状：局部肿胀、疼痛、皮下淤斑，并有踝关节跖屈和提踵无力、后期可有局部瘢痕粘连。

3. 影像学检查：踝关节 MRI、X 线、超声。

释义

■ 本路径的制订主要参考国内权威参考书籍和诊疗指南。

■ 跟腱断裂的诊断主要依据患者的发病年龄、病史、临床症状、详细的体检，踝关节 MRI、B 超检查。有跟腱手术史。患者病史中有急性外伤，查体时可有局部肿胀、皮下淤斑、跖屈时疼痛、提踵无力或困难。跟腱触诊：当跟腱断裂后，跟腱不连续，可触及凹陷。术后患者跟腿处可触及滑动的结节或跟腱瘢痕。汤普森试验：患者俯卧位，足悬空在检查床边缘，挤捏腓肠肌出现足跖屈为正常，否则可能跟腱断列。

■ X 线检查：排除骨折；MRI：可以证实跟腱是否损伤、损伤部位以及损伤的程度；对于评估跟腱修复以后的状态也很有帮助。超声检查：可了解组织水肿情况及跟腱连续形态。

（三）康复评定

根据《临床诊疗指南·物理医学与康复分册》（中华医学会编著，人民卫生出版社，2005）。分别于入院后 1~3 天进行初期康复评定，入院后 4~15 天进行中期康复评定，出院前进行末期康复评定。

1. 疼痛评定。
2. 踝关节活动范围评定。
3. 踝关节稳定功能评定。
4. 下肢肌力评定。
5. 日常生活活动能力评定。
6. 社会参与能力评定。

释义

■ 康复评定是跟腱断裂术后、为合理制订康复治疗计划的依据，系统的康复评定不仅可以了解患者损伤及功能障碍的情况，制定切实可行的康复治疗方案。跟腱断裂术后的康复评定临床路径包括患者的一般情况，疼痛评定（数字分级评分法、视觉模拟法）、踝关节活动度（主动被动下背伸/跖屈）、下肢肌力（徒手肌力测定）、肌肉围度、踝关节稳定功能评定、Maryland 足功能评分标准、日常生活活动能力（巴塞尔指数）与社会参与能力等。

（四）治疗方案的选择

根据《临床诊疗指南·物理医学与康复分册》（中华医学会编著，人民卫生出版社，2005）。

1. 制动。
2. 运动疗法：包括肌力训练、关节活动度训练、动态平衡训练、站立训练、步行能力训练等。
3. 物理因子治疗。
4. 踝关节支具。
5. 药物治疗：包括抗蛋白酶药、代谢药物、抗炎镇痛药、皮质类固醇制剂等。

释义

■ 跟腱断裂急性期及跟腱断裂术前及跟腱断裂术后1~4周内，给予石膏或支具固定并抬高患肢，防止损伤及渗出加重导致肿胀加重。

■ 术后应尽早开始活动足趾，术后第1天即可戴石膏拄拐不负重下床活动，开始每天进行小腿三头肌等长收缩练习，在床上练习上肢力量及床上直抬腿、侧抬腿；术后3周石膏去短至膝关节以下，开始膝关节屈伸活动；4周后开始在床上练习踝关节的屈伸活动，下地时一定要戴石膏并扶拐；术后5周去除石膏后，开始应用滚筒练习踝关节的活动度；满6周后垫后跟穿鞋，持拐踩地走路，逐渐减少后跟高度；术后9周以后扶拐穿平跟鞋练习走路，逐步去拐；3月后可以开始慢跑和提脚后跟练习，此时跟腱容易发生再断裂，应避免突然猛跑，防止意外摔倒。采用循序渐进的方式，由慢跑到快跑，再到跳。6个月后练习专项训练。

■ 急性期以冷敷冷疗为主，48小时后可进行高频电治疗及热敷，促进炎症及肿胀吸收，疼痛时可给予干扰电治疗对症镇痛、中频电治疗预防肌肉萎缩、音频电及超声波治疗预防瘢痕形成。

■ 疼痛时给予非甾体抗炎药物。术后9~16周为防止瘢痕形成可给予抗蛋白酶药物。

（五）进入路径标准

1. 第一诊断符合跟腱断裂（ICD-10：S86.001）疾病编码；行跟腱修补术（ICD-9-CM-3：83.885）。
2. 当患有其他疾病时，但在住院期间不需要特殊处理也不影响临床路径流程实施。

释义

■ 明确的病史和体格检查后符合本病的可直接进入跟腱断裂术后康复的临床路径，以本病为第一诊断的也可直接进入该临床路径。

（六）标准住院日为14~21天

释义

■ 对于跟腱断裂术后患者入院后，应在1~3天内完成入院康复评估和相关检查，确诊后，根据不稳定的类型进行系统的康复治疗，7~8天后可进行中期康复评估，调整治疗方案，10~14天时基本掌握训练方法，完成出院评估后，给出治疗建议，可门诊继续治疗或回家进行正确的训练。

（七）住院期间的检查项目

1. 必需的检查项目：
（1）血常规、尿常规、粪便常规。
（2）肝肾功能、电解质、血糖、血脂。
（3）感染性疾病筛查（乙型肝炎、丙型肝炎、梅毒、艾滋病等）。

（4）踝关节 MRI、心电图检查。

2. 根据患者病情进行的检查项目：踝关节 X 线检查、CT、肌电图、局部超声检查、凝血功能、心肌酶谱、X 线胸片、肺功能、超声心动等。

释义

■ 血常规、尿常规、粪便常规是入院患者最基本的三大常规检查，进入路径的患者均需完成。肝肾功能、电解质、血糖、血脂、感染性疾病筛查、心电图可评估有无基础疾病，是否影响住院时间、费用及其治疗预后。

■ 由于本病临床表现、查体常不典型，需行 MRI 检查、局部超声检查等进一步明确诊断及评估，当患者同时具有其他心肺疾病或怀疑合并其他相关疾病的可完善凝血功能、心肌酶谱、X 线胸片、肺功能、超声心动等相应检查。

（八）出院标准

1. 临床病情稳定。
2. 肢体功能逐步恢复良好，理解并掌握患肢安全活动方法。

释义

■ 患者出院前应完成出院康复评估相关项目，观察患侧下肢肌肉围度、肌肉力量、踝关节活动度、疼痛程度等相关指标，日常生活自理能力是否有改善。患者疼痛减轻，功能逐步恢复。理解并掌握患肢安全活动方法亦可出院后继续康复训练。

（九）变异及原因分析

1. 既往严重基础疾病而影响或其他损伤严重，影响第一诊断者需退出路径。
2. 住院期间出现骨折及跟腱再次断裂等，严重并发症，需要进一步诊治或转科治疗，需退出路径。
3. 病程较长，关节挛缩严重，可导致住院时间延长和住院费用增加。

释义

■ 按标准治疗方案如踝关节活动度、肌肉力量或者疼痛改善不明显，发现其他严重基础疾病，例如伴有足踝部骨折等损伤，需手术治疗或继续其他基础疾病的治疗，则终止本路径。

■ 住院期间有新发或既往疾病加重需要紧急处理或影响本病治疗的可终止本路径。

■ 因患者方面的主观原因不配合治疗导致执行路径出现变异持续时间较长或者过程反复者，需医师在表单中予以说明。

五、跟腱断裂术后康复护理规范

1. 心理护理：患者入院后应向其进行详细的入院介绍，尽快帮助他们提高对疾病及康复的认识，进行详细的健康指导（文字、图片及模型）；并向患者讲明术后可能出现的不适，如因石膏固定会造成生活的不便及不舒适的体位等；告知患者康复时间、程序、预后效果及可能并发症，让患者有充分的思想准备；安慰鼓励，消除患者的心理紧张，积极配合康复治疗。

2. 患足皮肤的护理：患足的皮肤护理是预防跟腱术后感染的关键。出脚汗患者易发生霉菌感染，皮肤粗糙患者常有细菌隐藏，故应保持手术切口周围洁净，定期换药，同时保持足部的干燥清洁；若周围皮肤出现红肿破溃、色泽改变、损伤出血、皮疹渗出等，及时告知主管医师。

3. 持拐的护理：患者术后行动不便，应教会患者如何翻身坐起下床。教会患者如何正确使用拐杖等辅助器具。使用拐杖者，两拐的宽度要略宽于双肩，拐的高度距腋窝 10cm，双上肢用力撑拐，不要腋部支撑，避免腋下受压，损伤臂丛神经。患者未熟练使用拐杖前，应在旁保护。

4. 外固定护理：保证外固定干燥清洁；外固定患肢抬高，高度应高于心脏 20cm，以利静脉血液和淋巴回流。关注患者有无下肢远端的剧烈疼痛、麻木、感觉减退等主诉，必要时给予外固定打开减压。

六、跟腱断裂术后康复营养治疗规范

1. 进入康复期，营养治疗应有补充作用，除维持机体代谢所需的基本能量外，还需增加部分能量，如能量为 35 kcal/（kg·d），以求达到适度的正氮平衡，补充机体在前一阶段的损耗，促进体力的恢复，加快患者的康复。

2. 摄入的蛋白质可以达到 1.5~2.0g/（kg·d）［相当于 0.24~0.32g/（kg·d）的氮量］，以达到正氮平衡的营养治疗效果。一般情况下热氮比为 150：1~100：1。膳食供应中尽量增加复合糖类的摄入，减少单糖、双糖的摄入。每日提供的葡萄糖量不应低于 120g。一般葡萄糖摄入的推荐量不宜超过 4~5g/（kg·d），占总能量比例不超过 50%。脂肪提供 50%非蛋白质能量，其中，饱和脂肪酸、单不饱和脂肪酸和多不饱和脂肪酸比例保持 1：1：1 较为合理，一般患者应用 1~3g/kg 的脂肪乳剂是安全的。增加抗氧化维生素（维生素 C、维生素 E、维生素 A）的供应。补充蛋白质同时应补钾，以维持钾氮正常比例。

七、跟腱断裂术后康复健康宣教

1. 避免引起跟腱疼痛的活动。

2. 若康复后疼痛加重冰敷患区。疼痛过剧，可在医嘱下使用镇痛药物。

3. 非康复治疗时间可用弹性绷带（或其他包裹物如护踝等）包裹踝部以避免肌腱过度活动，或可能需要使用支具等保护物。

4. 康复训练前需进行全身肌肉热身，保持小腿肌肉的柔韧性，避免突然增加训练量及训练强度。

5. 避免在寒冷的户外运动，注意保暖。

6. 康复运动中穿戴合适的运动鞋，避免在过硬的地面或湿滑的地面训练。

八、推荐表单

（一）医师表单

跟腱断裂术后康复临床路径医师表单

适用对象：第一诊断为跟腱断裂（ICD-10：S86.001）；已行跟腱修补术（ICD-9-CM-3：83.885）

患者姓名：	性别：　　年龄：　　住院号：	门诊号：
住院日期：　　年　月　日	出院日期：　　年　月　日	标准住院日：14~21 天

时间	住院第 1 天	住院第 2 天	住院第 3 天
主要诊疗工作	□ 询问病史及体格检查 □ 完成病历书写 □ 开检查单 □ 初期康复评定 □ 签署康复治疗知情同意书、自费项目协议书等 □ 向患者及家属交代病情及康复治疗方案	□ 主治医师查房，完成相关病历书写 □ 根据相关检查结果，排除康复治疗禁忌证 □ 制订康复目标 □ 拟定康复治疗方案 □ 必要时请相关科室会诊	□ 上级医师查房，观察患肢远端感觉运动情况等，根据情况调整具体治疗方案 □ 进一步明确康复治疗方案
重点医嘱	**长期医嘱：** □ 康复医学科护理常规 □ 二级护理 □ 饮食 □ 患者基础用药 □ 体位摆放/制动 **临时医嘱：** □ 血常规、尿常规、粪便常规 □ 肝肾功能、电解质、血糖 □ 心电图 □ 患踝 X 线、CT、MRI、肌电图、局部超声检查（根据病情选择） □ X 线胸片、肺功能、超声心动图（根据患者情况选择）	**长期医嘱：** □ 康复医学科护理常规 □ 二级护理 □ 饮食 □ 患者基础用药 □ 体位摆放/制动 □ 物理因子治疗 □ 肌力训练 □ 关节活动度训练 **临时医嘱：** □ 请相关科室会诊	**长期医嘱：** □ 康复医学科护理常规 □ 二级护理 □ 饮食 □ 患者基础用药 □ 体位摆放/制动 □ 物理因子治疗 □ 肌力训练 □ 关节活动度训练 **临时医嘱：** □ 根据病情需要下达
病情变异记录	□ 无　□ 有，原因： 1. 2.	□ 无　□ 有，原因： 1. 2.	□ 无　□ 有，原因： 1. 2.
医师签名			

时间	住院第 4~15 天	住院第 16~20 天 （出院前日）	住院第 21 天 （出院日）
主要诊疗工作	□ 中期康复评定 □ 根据患者情况，随时调整治疗方案	□ 末期康复评定 □ 指导出院后康复训练方案：如体位摆放、主动抗阻训练过程等	□ 再次向患者及家属介绍出院后注意事项，出院后治疗及家庭保健 □ 患者办理出院手续，出院
重点医嘱	**长期医嘱：** □ 康复医学科护理常规 □ 二级护理 □ 饮食 □ 患者既往基础用药 □ 体位摆放 □ 物理因子治疗 □ 肌力训练 □ 关节活动度训练 □ 日常生活活动训练 **临时医嘱：** □ 根据病情需要下达	**长期医嘱：** □ 康复医学科护理常规 □ 二级护理 □ 饮食 □ 患者既往基础用药 □ 体位摆放 □ 物理因子治疗 □ 肌力训练 □ 关节活动度训练 □ 日常生活活动训练 **出院医嘱：** □ 明日出院 □ 2 周后门诊复诊	**出院医嘱：** □ 通知出院 □ 依据病情给予出院康复指导
病情变异记录	□ 无　□ 有，原因： 1. 2.	□ 无　□ 有，原因： 1. 2.	□ 无　□ 有，原因： 1. 2.
医师签名			

（二）护士表单

跟腱断裂术后康复临床路径护士表单

适用对象：第一诊断为跟腱断裂（ICD-10：S86.001）；已行跟腱修补术（ICD-9-CM-3：83.885）

患者姓名：	性别：　年龄：　住院号：	门诊号：
住院日期：　年　月　日	出院日期：　年　月　日	标准住院日：14~21 天

时间	住院第 1 天	住院第 2 天	住院第 3 天
健康宣教	□ 入院宣教 □ 介绍主管医师、护士 □ 介绍环境、设施 □ 介绍住院注意事项 □ 介绍探视和陪伴制度 □ 介绍贵重物品制度	□ 药物宣教 □ 体位摆放宣教 □ 宣教平卧、侧卧及坐位的姿势摆放及注意事项 □ 告知合并糖尿病、高血压患者饮食注意事项 □ 告知患者在康复治疗中配合医师及治疗师 □ 主管护士与患者沟通，消除患者紧张情绪 □ 告知康复治疗过程中可能出现的情况及应对方式	□ 康复训练当日宣教 □ 告知饮食、体位注意事项 □ 给予患者及家属心理支持 □ 再次明确探视陪伴须知
护理处置	□ 核对患者，佩戴腕带 □ 建立入院护理病历 □ 协助患者留取各种标本 □ 测量体重	□ 协助医师及治疗师完成康复治疗前的相关检查 □ 做好宣教避免跌倒、滑倒等意外情况发生	□ 导引患者至康复治疗室 □ 核对患者资料及带药
基础护理	□ 三级护理 □ 晨晚间护理 □ 排泄管理 □ 患者安全管理	□ 三级护理 □ 晨晚间护理 □ 排泄管理 □ 患者安全管理	□ 二级护理/一级护理 □ 晨晚间护理 □ 患者安全管理
专科护理	□ 护理查体 □ 病情观察 □ 有无关节肿胀加重或下肢肿胀情况 □ 需要时，填写跌倒及压疮防范表 □ 需要时，请家属陪伴 □ 确定饮食种类 □ 心理护理	□ 病情观察 □ 患侧下肢疼痛及肿胀情况观察 □ 遵医嘱完成相关检查 □ 心理护理	□ 病情观察 □ 患侧下肢及踝关节情况观察 □ 心理护理
重点医嘱	□ 详见医嘱执行单	□ 详见医嘱执行单	□ 详见医嘱执行单
病情变异记录	□ 无　□ 有，原因： 1. 2.	□ 无　□ 有，原因： 1. 2.	□ 无　□ 有，原因： 1. 2.
护士签名			

时间	住院第 4~15 天	住院第 16~20 天 （出院日）
健康宣教	□ 康复训练后宣教 □ 药物作用及频率 □ 饮食、运动指导	□ 出院宣教 □ 复查时间 □ 服药方法 □ 运动指导 □ 指导饮食 □ 指导办理出院手续
护理处置	□ 遵医嘱完成相关检查	□ 办理出院手续 □ 书写出院小结
基础护理	□ 二级护理 □ 晨晚间护理 □ 排泄管理 □ 患者安全管理	□ 三级护理 □ 晨晚间护理 □ 协助或指导进食、进水 □ 协助或指导活动 □ 患者安全管理
专科护理	□ 病情观察 □ 监测生命体征及患侧肢体的情况观察 □ 心理护理	□ 病情观察 □ 监测生命体征 □ 监测生命体征及患侧肢体的情况观察 □ 出院指导（社区康复指导） □ 心理护理
重点医嘱	□ 详见医嘱执行单	□ 详见医嘱执行单
病情变异记录	□ 无　□ 有，原因： 1. 2.	□ 无　□ 有，原因： 1. 2.
护士签名		

（三）患者表单

跟腱断裂术后康复临床路径患者表单

适用对象：第一诊断为跟腱断裂（ICD-10：S86.001）；已行跟腱修补术（ICD-9-CM-3：83.885）

患者姓名：	性别：　年龄：　住院号：	门诊号：
住院日期：　年　月　日	出院日期：　年　月　日	标准住院日：14~21天

时间	入院	住院第1天	住院第2天
医患配合	□ 配合询问病史、收集资料，请务必详细告知既往史、用药史、过敏史 □ 配合进行体格检查 □ 有任何不适请告知医师	□ 配合完善康复评估等相关入院检查，如采血、留尿 □ 医师与患者及家属介绍病情及康复知情同意书并签字	□ 配合完善相关检查 □ 如采血、留尿 □ 配合医师摆好检查体位
护患配合	□ 配合测量体温、脉搏、呼吸（3次）、血压、体重（1次） □ 配合完成入院护理评估（简单询问病史、过敏史、用药史） □ 接受入院宣教（环境介绍、病室规定、订餐制度、贵重物品保管等） □ 配合执行探视和陪伴制度 □ 有任何不适请告知护士	□ 配合测量体温、脉搏、呼吸（3次）、询问大便情况（1次） □ 接受康复治疗前宣教 □ 接受饮食宣教 □ 接受药物宣教	□ 配合测量体温、脉搏、呼吸（3次）、询问大便情况（1次） □ 康复训练返回病房后，配合接受生命体征的测量 □ 接受饮食宣教 □ 接受药物宣教 □ 有任何不适请告知护士
治疗师与患者配合	□ 接受入院康复治疗前宣教	□ 配合完善入院康复评定，针对关节活动度、身体围度、疼痛评分、关节功能、日常生活能力进行全面评估	□ 配合完成康复治疗（包括物理因子治疗、运动疗法、作业疗法等）
饮食	□ 遵医嘱饮食	□ 遵医嘱饮食	□ 遵医嘱饮食
排泄	□ 正常排尿便	□ 正常排尿便	□ 正常排尿便
活动	□ 指导下活动	□ 指导下活动	□ 指导下活动

时间	住院第 4~15 天	住院第 16~20 天	住院第 21 天（出院）
医患配合	□ 有任何不适请及时告诉医师 □ 治疗中有任何变化请及时反馈给医师	□ 有任何不适请及时告诉医师 □ 治疗中有任何变化请及时反馈给医师	□ 接受出院前指导，医师将告知出院后运动训练方法、注意事项、复诊及相关事宜 □ 了解复查程序 □ 获取出院诊断书
护患配合	□ 配合测量体温、脉搏、呼吸（3 次）、询问大便情况（1 次） □ 接受康复治疗前宣教 □ 接受饮食宣教 □ 接受药物宣教	□ 配合测量体温、脉搏、呼吸（3 次）、询问大便情况（1 次） □ 康复训练返回病房后，配合接受生命体征的测量 □ 接受饮食宣教 □ 接受药物宣教 □ 有任何不适请告知护士	□ 接受出院宣教 □ 办理出院手续 □ 获取出院带药 □ 了解服药方法、作用、注意事项 □ 了解复印病历程序
治疗师与患者配合	□ 配合完善中期康复评估 □ 配合完成各项物理因子及运动治疗	□ 配合完善出院康复评估 □ 配合完成各项物理因子及运动治疗 □ 指导出院康复训练方案	□ 了解出院后康复训练方法及相关注意事项
饮食	□ 遵医嘱饮食	□ 遵医嘱饮食	
排泄	□ 正常排尿便	□ 正常排尿便	
运动	□ 医嘱下活动	□ 医嘱下活动	

附：原表单（2017 年版）

跟腱断裂术后康复临床路径表单

适用对象：第一诊断为跟腱断裂（ICD-10：S86.001）；已行跟腱修补术（ICD-9-CM-3：83.885）

患者姓名：	性别：　　年龄：　　住院号：	门诊号：
住院日期：　　年　月　日	出院日期：　　年　月　日	标准住院日：14~21 天

时间	住院第 1 天	住院第 2 天	住院第 3 天
主要诊疗工作	□ 询问病史及体格检查 □ 完成病历书写 □ 开检查单 □ 上级医师查房与初期康复评定 □ 签署康复治疗知情同意书、自费项目协议书等 □ 向患者及家属交代病情及康复治疗方案	□ 主治医师查房，完成相关病历书写 □ 根据相关检查结果，排除康复治疗禁忌证 □ 拟定康复治疗方案 □ 制订康复目标 □ 必要时请相关科室会诊	□ 上级医师查房，观察患肢感觉运动情况等，根据情况调整具体治疗方案 □ 进一步明确康复治疗方案
重点医嘱	**长期医嘱：** □ 康复医学科护理常规 □ 二级护理 □ 饮食 □ 患者基础用药 □ 药物治疗 □ 体位摆放/制动 **临时医嘱：** □ 血常规、尿常规、粪便常规 □ 肝肾功能、电解质、血糖 □ 心电图 □ 踝关节 MRI、X 线、CT、肌电图、局部超声检查（根据病情选择） □ X 线胸片、肺功能、超声心动图（根据患者情况选择）	**长期医嘱：** □ 康复医学科护理常规 □ 二级护理 □ 饮食 □ 患者基础用药 □ 药物治疗 □ 体位摆放/制动 □ 物理因子治疗 □ 肌力训练 □ 关节活动度训练 **临时医嘱：** □ 请相关科室会诊	**长期医嘱：** □ 康复医学科护理常规 □ 二级护理 □ 饮食 □ 患者基础用药 □ 药物治疗 □ 体位摆放/制动 □ 物理因子治疗 □ 肌力训练 □ 关节活动度训练 **临时医嘱：** □ 必要的辅助检查 □ 根据病情需要下达
主要护理工作	□ 介绍病房环境、设施和设备 □ 体位摆放 □ 入院宣教及护理评定	□ 观察患者病情变化并及时报告医师 □ 心理与生活护理 □ 指导患者功能锻炼	□ 观察患者病情变化并及时报告医师 □ 心理与生活护理 □ 指导患者功能锻炼
病情变异记录	□ 无　□ 有，原因： 1. 2.	□ 无　□ 有，原因： 1. 2.	□ 无　□ 有，原因： 1. 2.
护士签名			
医师签名			

时间	住院第 4~15 天	住院第 16~20 天 （出院前日）	住院第 21 天 （出院日）
主要诊疗工作	□ 中期康复评定 □ 根据患者情况，随时调整治疗方案	□ 末期康复评定 □ 指导出院后康复训练方案：如体位摆放、主动抗阻训练过程等	□ 再次向患者及家属介绍出院后注意事项，出院后治疗及家庭保健 □ 患者办理出院手续，出院
重点医嘱	**长期医嘱：** □ 康复医学科护理常规 □ 二级护理 □ 饮食 □ 患者既往基础用药 □ 药物治疗 □ 体位摆放 □ 物理因子治疗 □ 肌力训练 □ 关节活动度训练 □ 日常生活活动训练 **临时医嘱：** □ 根据病情需要下达	**长期医嘱：** □ 康复医学科护理常规 □ 二级护理 □ 饮食 □ 患者既往基础用药 □ 药物治疗 □ 体位摆放 □ 物理因子治疗 □ 肌力训练 □ 关节活动度训练 □ 日常生活活动训练 **出院医嘱：** □ 明日出院 □ 2 周后门诊复诊	**出院医嘱：** □ 通知出院 □ 依据病情给予出院康复指导
主要护理工作	□ 观察患者病情变化并及时报告医师 □ 心理与生活护理 □ 指导患者功能锻炼	□ 观察患者病情变化并及时报告医师 □ 心理与生活护理 □ 指导患者功能锻炼	□ 指导患者办理出院手续 □ 出院宣教
病情变异记录	□ 无 □ 有，原因： 1. 2.	□ 无 □ 有，原因： 1. 2.	□ 无 □ 有，原因： 1. 2.
护士签名			
医师签名			

第十九章

踝部韧带损伤康复临床路径释义

【医疗质量控制指标】

指标一、诊断需结合病史、临床表现和辅助检查。

指标二、对确诊病例尽量减少卧床时间，尽早负重。

指标三、根据康复评定结果制订康复计划。

指标四、治疗应在无痛范围进行。

一、踝部韧带损伤编码

1. 原编码：

疾病名称及编码：踝部韧带损伤（ICD-10：S93）
胫腓韧带撕裂（远端）（ICD-10：S93.402）
踝内侧副（韧带）损伤（ICD-10：S93.451）
跟腓（韧带）扭伤和劳损（ICD-10：S93.452）
三角（韧带）扭伤和劳损（ICD-10：S93.453）
胫腓远端（韧带）扭伤和劳损（ICD-10：S93.454）
距腓（韧带）扭伤和劳损（ICD-10：S93.455）
内侧副（韧带）扭伤和劳损（ICD-10：S93.456）
手术名称及编码：踝关节韧带修补术（ICD-9-CM-3：81.94001）
足韧带缝合术（ICD-9-CM-3：81.94003）
踝韧带缝合术（ICD-9-CM-3：81.94004）

2. 修改编码：

疾病名称及编码：踝部韧带损伤后遗症（ICD-10：T93.302）

二、临床路径检索方法

T93.302

三、国家医疗保障疾病诊断相关分组（CHS-DRG）

MDCX　影响健康因素及其他就医情况

XR2　其他康复治疗

四、踝部韧带损伤临床路径标准住院流程

（一）适用对象

第一诊断为踝部韧带损伤（ICD-10：S93/81.94001-94004），踝部韧带损伤（ICD-10：S93），胫腓韧带撕裂（远端）（ICD-10：S93.402），踝内侧副（韧带）损伤（ICD-10：S93.451），跟腓（韧带）扭伤和劳损（ICD-10：S93.452），三角（韧带）扭伤和劳损（ICD-10：S93.453），胫腓远端（韧带）扭伤和劳损（ICD-10：S93.454），距腓（韧带）扭伤和劳损（ICD-10：S93.455），内侧副（韧带）扭伤和劳损（ICD-10：S93.456），行踝关节韧带修补术（ICD-10：81.94001），足韧带缝合术（ICD-10：81.94003），踝韧带缝合术（ICD-10：81.94004）。

释义

■ 适用对象编码参见以上。

■ 本路径适用对象为临床诊断为踝部韧带损伤的患者，如合并骨折、骨肿瘤、类风湿关节炎等并发症，需进入其他相应路径。

（二）诊断依据

根据《临床诊疗指南·物理医学与康复分册》（中华医学会编著，人民卫生出版社，2005）。

1. 踝部外伤史。
2. 症状：疼痛、肿胀。
3. 体征：局部压痛，肿胀，前抽屉试验，内外翻应力试验等。
4. 辅助检查：踝关节正位/应力位X线片（双侧对比）、踝关节MRI等。

释义

■ 本路径的制订主要参考《临床诊疗指南·物理医学与康复分册》《中国慢性踝关节外侧不稳定术后康复专家共识》《跟腱止点性腱病临床治疗专家共识》国内权威参考书籍和诊疗指南。

■ 病史、查体、临床症状和各项相关辅助检查是诊断踝部韧带损伤的初步依据，多数患者表现为急性或慢性反复发作的踝足部疼痛、可伴有踝关节及足的肿胀等症状。结合外伤病史、反复扭伤史或手术史，结合查体，例如前抽屉试验、应力位X线检查可明确诊断。

■ 部分患者临床表现不典型，如有条件，可辅助MRI、踝关节局部软组织超声等检查纳入路径。

（三）康复评定

根据《临床诊疗指南·物理医学与康复分册》（中华医学会编著，人民卫生出版社，2005）。分别于入院后1~3天进行初期康复评定，入院后4~15天进行中期康复评定，出院前进行末期康复评定。

1. 疼痛评定。
2. 踝关节活动范围评定。
3. 踝关节稳定功能评定。
4. 下肢肌力评定。
5. 平衡功能评定。
6. 日常生活活动能力评定。

释义

■ 康复评定是诊断踝部韧带损伤、合理制订康复治疗计划的初步依据。

■ 系统的康复评定不仅可以了解患者损伤的严重程度及功能障碍的情况，制订切实可行个体化的康复治疗方案，做到有的放矢，同时可以保障确切的疗效。

■ 根据疼痛、关节活动度、肌力障碍、肌肉萎缩、踝关节肿胀程度、平衡协调能力障碍、步行、步态功能对日常生活的影响程度不同将康复评定纳入临床路径。

（四）治疗方案的选择

1. 制动、踝关节支具的应用。
2. 运动疗法：包括肌力训练、关节活动度训练、站立训练、步行能力训练等。
3. 物理因子治疗。
4. 药物治疗：包括抗蛋白酶药、代谢药物、抗炎镇痛药、皮质类固醇制剂等。

释义

■ 踝部韧带损伤多由外伤或不适当动作引起。

■ 韧带及软组织损伤即刻即出现肿胀，会导致疼痛、肢体不适，最终影响踝关节功能。需要引起足够的重视。POLICE 原则（protection-保护，optimal loading-适当负重，ice-冰敷，compression-加压包扎，elevation-抬高患肢）应用于急性踝关节扭伤。

■ 踝部韧带损伤术后早期通过加压包扎、抬高患肢、支具制动、患者教育、适当负荷来减轻患肢肿胀、缓解疼痛、促进伤口愈合，为随后的康复训练奠定基础。

■ 早期制动避免再次损伤，采用石膏或踝关节支具固定踝关节非常重要。

■ 当踝关节活动受限后，整个患侧下肢的活动随之减少，适度的运动负荷，例如适当的肌力训练、关节活动度训练、站立训练、步行能力训练不仅能维持肌力和保持关节活动度，同时对预防血栓等并发症也很重要。通过综合运动疗法，增加关节活动度和肌力，增强肌肉的协调和灵活性，改善步态，防止再次损伤。

■ 物理因子治疗能够起到改善循环、促进炎性物质代谢，减少渗出、减轻肿胀、松解粘连、缓解疼痛等功效。

■ 根据疼痛的程度不同可酌情给予抗炎镇痛和/或药物减轻疼痛与肿胀。抗蛋白酶药物、代谢药物、类固醇制剂等药物，如仅仅为普通的踝部韧带损伤早期不考虑进入路径，应予以剔除。

（五）进入路径标准

1. 第一诊断为踝部韧带损伤。
2. 当患者合并其他疾病，但住院期间不需要特殊处理也不影响第一诊断的临床路径流程实施时，可以进入路径。
3. 患者生命体征稳定，骨科临床处理已结束，且存在需要康复治疗的功能障碍。

释义

■ 进入本路径的患者为第一诊断为踝部韧带损伤，需除外局部组织坏死、踝关节严重粘连、局部骨肿瘤、先天畸形等疾患。

■ 入院后常规检查发现有基础疾病，如高血压病、冠状动脉粥样硬化性心脏病、糖尿病、肝肾功能不全等其他基础疾病，经系统评估后对踝部韧带损伤诊断治疗无特殊影响者，可进入路径。但可能增加医疗费用，延长住院时间。

（六）标准住院日为 14~21 天

释义

■ 对于怀疑踝部韧带损伤的患者入院后，应在 1~3 天内完成入院康复评估和相关检查。

■ 确诊后，进入临床路径，根据损伤的类型和患者具体的功能障碍问题，进行系统的康复治疗。

■ 4~15 天后可进行中期康复评估，并根据中期康复评定结果进一步调整治疗方案。

■ 16~21 天症状好转，功能改善，并且基本掌握训练方法，完成出院评估后，可门诊继续治疗或回家进行正确的训练。

■ 定期门诊随访。

（七）住院期间的检查项目

1. 必需的检查项目：

（1）血常规、尿常规、粪便常规。

（2）肝肾功能、电解质、血糖、血脂、感染性疾病筛查（乙型肝炎、丙型肝炎、梅毒、艾滋病等）。

（3）心电图。

2. 根据患者病情进行的检查项目：踝关节 MRI、踝关节 X 线、局部超声检查等。

释义

■ 血常规、尿常规、粪便常规是入院患者最基本的三大常规检查，进入路径的患者均需完成。肝肾功能、电解质、血糖、血脂、感染性疾病筛查、心电图可评估有无基础疾病，是否影响住院时间、费用及其治疗预后。

■ 由于本病临床表现、查体通常不典型，必要时需行踝关节 MRI、踝关节 X 线、局部超声检查等进一步明确。

（八）出院标准

1. 临床病情稳定。

2. 肢体功能逐步恢复良好，理解并掌握患肢安全活动方法。

释义

■ 患者出院前应完成入院康复评估相关项目，观察踝关节肌肉力量、关节活动度、疼痛程度、平衡功能、日常行走能力等相关指标，日常生活自理能力是否有改善。

（九）变异及原因分析

1. 既往严重基础疾病而影响或其他损伤严重，影响第一诊断者需退出路径。
2. 住院期间出现骨折及出现严重并发症，需要进一步诊治或转科治疗，需退出路径。
3. 病程较长，关节挛缩严重，可导致住院时间延长和住院费用增加。

释义

■ 按标准治疗方案如患者踝关节活动度、肌肉力量或者疼痛改善不明显，发现其他严重基础疾病，需调整药物治疗或继续其他基础疾病的治疗，则中止本路径。

■ 住院期间患者骨折愈合或者内固定情况发生变化出现新的症状需要手术治疗的需要终止本路径。

■ 因患者方面的主观原因不配合治疗，导致执行路径出现变异持续时间较长或者过程反复者，需医师在表单中予以说明。

五、踝部韧带损伤康复护理规范

1. 劳逸结合，注意保暖，加强营养，注意休息，避免劳损。
2. 注意良肢位摆放，抬高患肢，观察末梢循环情况。
3. 避免长时间制动，必要时在安全范围内行踝泵运动，预防静脉血栓形成。
4. 早期通过加压包扎，冰敷，支具制动，抬高患肢可有效减轻肿胀、缓解疼痛。
5. 必要时使用支具，使用支具时避免内外踝、足跟处压力性损伤。
6. 提倡个体化疼痛管理，及时行心理疏导。
7. 预防跌倒。

六、踝部韧带损伤康复营养治疗规范

1. 正常饮食无特殊要求。
2. 如合并高血压病，糖尿病、高脂血症等基础疾病，应按相应指南规范进行饮食调整。

七、踝部韧带损伤康复健康宣教

1. 解除患者思想顾虑，增强治疗信心。
2. 适度运动，避免劳累，保持关节活动度，避免关节粘连。
3. 注意保暖，避免受凉。
4. 加强患者踝关节主被动活动，加强独立站立及行走训练，提高行走稳定性，避免肌肉萎缩。
5. 避免剧烈运动，注意保护关节，避免再次损伤。

八、推荐表单

（一）医师表单

踝部韧带损伤康复临床路径医师表单

适用对象：第一诊断为踝部韧带损伤

患者姓名：	性别： 年龄： 门诊号：	住院号：
住院日期： 年 月 日	出院日期： 年 月 日	标准住院日：14~21 天

时间	住院第 1 天	住院第 2 天	住院第 3 天
主要诊疗工作	□ 询问病史及体格检查 □ 完成病历书写 □ 开检查单 □ 初期康复评定 □ 签署康复治疗知情同意书、自费项目协议书等 □ 向患者及家属交代病情	□ 主治医师查房，完成相关病历书写 □ 根据化验和相关检查结果，排除康复治疗禁忌证 □ 根据康复评定结果，拟定康复治疗方案 □ 必要时请相关科室会诊	□ 上级医师查房，观察患肢远端感觉运动情况等，根据情况调整具体治疗方案 □ 进一步明确康复治疗方案
重点医嘱	**长期医嘱：** □ 康复医学科护理常规 □ 二级护理 □ 饮食 □ 患者基础用药 □ 体位摆放/制动 **临时医嘱：** □ 血常规、尿常规、粪便常规 □ 肝肾功能、电解质、血糖 □ 心电图 □ 患踝 X 线、CT、MRI、肌电图、局部超声检查（根据病情选择） □ X 线胸片、肺功能、超声心动图（根据患者情况选择）	**长期医嘱：** □ 康复医学科护理常规 □ 二级护理 □ 饮食 □ 患者基础用药 □ 体位摆放/制动 □ 物理因子治疗 □ 肌力训练 □ 关节活动度训练 **临时医嘱：** □ 请相关科室会诊	**长期医嘱：** □ 康复医学科护理常规 □ 二级护理 □ 饮食 □ 患者基础用药 □ 体位摆放/制动 □ 物理因子治疗 □ 肌力训练 □ 关节活动度训练 **临时医嘱：** □ 根据病情需要下达
病情变异记录	□ 无 □ 有，原因： 1. 2.	□ 无 □ 有，原因： 1. 2.	□ 无 □ 有，原因： 1. 2.
医师签名			

时间	住院第 4~15 天	住院第 16~20 天 （出院前日）	住院第 21 天 （出院日）
主要诊疗工作	□ 中期康复评定 □ 根据患者情况，随时调整治疗方案	□ 末期康复评定 □ 指导出院后康复训练方案：如体位摆放、主动抗阻训练过程，站立行走等	□ 再次向患者及家属介绍出院后注意事项，出院后治疗及家庭保健 □ 患者办理出院手续，出院
重点医嘱	**长期医嘱：** □ 康复医学科护理常规 □ 二级护理 □ 饮食 □ 患者既往基础用药 □ 体位摆放 □ 物理因子治疗 □ 肌力训练 □ 关节活动度训练 □ 日常生活活动训练 **临时医嘱：** □ 根据病情需要下达	**长期医嘱：** □ 康复医学科护理常规 □ 二级护理 □ 饮食 □ 患者既往基础用药 □ 体位摆放 □ 物理因子治疗 □ 肌力训练 □ 关节活动度训练 □ 平衡及协调训练 □ 日常生活活动训练 **出院医嘱：** □ 明日出院 □ 2 周后门诊复诊	**出院医嘱：** □ 通知出院 □ 依据病情给予出院康复指导
病情变异记录	□ 无 □ 有，原因： 1. 2.	□ 无 □ 有，原因： 1. 2.	□ 无 □ 有，原因： 1. 2.
医师签名			

（二）护士表单

踝部韧带损伤康复临床路径护士表单

适用对象：第一诊断为踝部韧带损伤

患者姓名：	性别：　　年龄：　　门诊号：	住院号：
住院日期：　　年　月　日	出院日期：　　年　月　日	标准住院日：14~21 天

时间	住院第 1 天	住院第 2 天	住院第 3 天
健康宣教	□ 入院宣教 □ 介绍主管医师、护士 □ 介绍环境、设施 □ 介绍住院注意事项 □ 介绍探视和陪伴制度 □ 介绍贵重物品制度 □ 告知饮食、体位注意事项 □ 体位摆放宣教 □ 宣教平卧、侧卧及坐位的姿势摆放及注意事项 □ 告知合并糖尿病、高血压患者饮食注意事项	□ 药物宣教 □ 康复训练当日宣教 □ 告知患者在康复治疗中配合医师及治疗师 □ 主管护士与患者沟通，消除患者紧张情绪 □ 告知康复治疗过程中可能出现的情况及应对方式	□ 给予患者及家属心理支持，解除患者顾虑，增强治疗信心 □ 再次明确探视陪伴须知
护理处置	□ 核对患者，佩戴腕带 □ 建立入院护理病历 □ 测量身高、体重 □ 做好宣教避免跌倒、滑倒等意外情况发生 □ 导引患者至康复治疗室	□ 协助患者留取各种标本 □ 协助医师及治疗师完成康复治疗前的相关检查	□ 核对患者资料及带药
基础护理	□ 二级护理 □ 晨晚间护理 □ 排泄管理 □ 患者安全管理	□ 二级护理 □ 晨晚间护理 □ 排泄管理 □ 患者安全管理	□ 二级护理 □ 晨晚间护理 □ 排泄管理 □ 患者安全管理
专科护理	□ 护理查体 □ 病情观察 □ 有无关节肿胀加重或下肢肿胀情况 □ 需要时，填写跌倒及压疮防范表 □ 需要时，请家属陪伴 □ 确定饮食种类 □ 心理护理	□ 病情观察 □ 患侧下肢疼痛及肿胀情况观察 □ 遵医嘱完成相关检查 □ 心理护理	□ 病情观察 □ 患侧下肢及踝关节情况观察 □ 心理护理
重点医嘱	□ 详见医嘱执行单	□ 详见医嘱执行单	□ 详见医嘱执行单
病情变异记录	□ 无　□ 有，原因： 1. 2.	□ 无　□ 有，原因： 1. 2.	□ 无　□ 有，原因： 1. 2.
护士签名			

时间	住院第4~15天	住院第16~20天 （出院日）
健康宣教	□ 康复训练后宣教 □ 药物作用及频率 □ 饮食、运动指导	□ 出院宣教 □ 复查时间 □ 服药方法 □ 运动指导 □ 指导饮食 □ 指导办理出院手续
护理处置	□ 遵医嘱完成相关检查	□ 办理出院手续 □ 书写出院小结
基础护理	□ 二级护理 □ 晨晚间护理 □ 排泄管理 □ 患者安全管理	□ 三级护理 □ 晨晚间护理 □ 协助或指导活动 □ 患者安全管理
专科护理	□ 病情观察 □ 监测生命体征及患侧肢体的情况观察 □ 心理护理	□ 病情观察 □ 监测生命体征 □ 监测生命体征及患侧肢体的情况观察 □ 出院指导（社区康复指导） □ 心理护理
重点医嘱	□ 详见医嘱执行单	□ 详见医嘱执行单
病情变异记录	□ 无 □ 有，原因： 1. 2.	□ 无 □ 有，原因： 1. 2.
护士签名		

（三）患者表单

踝部韧带损伤康复临床路径患者表单

适用对象：第一诊断为踝部韧带损伤

患者姓名：	性别： 年龄： 门诊号：	住院号：
住院日期： 年 月 日	出院日期： 年 月 日	标准住院日：14~21天

时间	入院	住院第1天	住院第2天
医患配合	□ 配合询问病史、收集资料，请务必详细告知既往史、用药史、过敏史 □ 配合进行体格检查 □ 有任何不适请告知医师 □ 签署康复治疗知情同意书、自费项目协议书等	□ 配合完善康复评估等相关入院检查，如采血、留尿及大便标本 □ 医师与患者及家属介绍病情及康复知情同意书并签字	□ 配合完善相关检查 □ 如采血、留尿及大便标本 □ 配合医师摆好检查体位
护患配合	□ 配合测量体温、脉搏、呼吸（3次），血压、体重（1次） □ 配合完成入院护理评估（简单询问病史、过敏史、用药史） □ 接受入院宣教（环境介绍、病室规定、订餐制度、贵重物品保管等） □ 配合执行探视和陪伴制度 □ 有任何不适请告知护士	□ 配合测量体温、脉搏、呼吸（3次），询问大便情况（1次） □ 接受康复治疗前宣教 □ 接受饮食宣教 □ 接受药物宣教	□ 配合测量体温、脉搏、呼吸（3次），询问大便情况（1次） □ 康复训练返回病房后，配合接受生命体征的测量 □ 接受饮食宣教 □ 接受药物宣教 □ 有任何不适请告知护士
治疗师与患者配合	□ 接受入院康复治疗前宣教	□ 配合完善入院康复评定，针对关节活动度、身体围度、疼痛评分、关节功能、日常生活能力进行全面评估	□ 配合完成康复治疗（包括物理因子治疗、运动疗法、作业疗法等）
饮食	□ 遵医嘱饮食	□ 遵医嘱饮食	□ 遵医嘱饮食
排泄	□ 正常排尿便	□ 正常排尿便	□ 正常排尿便
活动	□ 指导下活动	□ 指导下活动	□ 指导下活动

时间	住院第4~15天	住院第16~20天	住院第21天（出院）
医患配合	□ 有任何不适请及时告诉医师 □ 治疗中有任何变化请及时反馈给医师	□ 有任何不适请及时告诉医师 □ 治疗中有任何变化请及时反馈给医师 □ 加强学习居家康复方法	□ 接受出院前指导，医师将告知出院后运动训练方法、注意事项、复诊及相关事宜 □ 指导复查程序 □ 获取出院诊断书 □ 预约复诊时间
护患配合	□ 配合测量体温、脉搏、呼吸（3次），询问大便情况（1次） □ 接受康复治疗前宣教 □ 接受饮食宣教 □ 接受药物宣教	□ 配合测量体温、脉搏、呼吸（3次），询问大便情况（1次） □ 康复训练返回病房后，配合接受生命体征的测量 □ 接受饮食宣教 □ 接受药物宣教 □ 有任何不适请告知护士	□ 接受出院宣教 □ 办理出院手续 □ 获取出院带药 □ 指导服药方法、作用、注意事项 □ 指导复印病历程序
治疗师与患者配合	□ 配合完善中期康复评估 □ 配合完成各项物理因子及运动治疗	□ 配合完善出院康复评估 □ 配合完成各项物理因子及运动治疗 □ 指导出院康复训练方案	□ 指导出院后康复训练方法及相关注意事项
饮食	□ 遵医嘱饮食	□ 遵医嘱饮食	
排泄	□ 正常排尿便	□ 正常排尿便	
运动	□ 医嘱下活动	□ 医嘱下活动	

附：原表单（2017 年版）

踝部韧带损伤康复临床路径表单

适用对象：第一诊断为踝部韧带损伤

患者姓名：	性别：　　年龄：　　门诊号：	住院号：
住院日期：　　年　月　日	出院日期：　　年　月　日	标准住院日：14~21 天

时间	住院第 1 天	住院第 2 天	住院第 3 天
主要诊疗工作	□ 询问病史及体格检查 □ 完成病历书写 □ 开检查单 □ 上级医师查房与初期康复评定 □ 签署康复治疗知情同意书、自费项目协议书等 □ 向患者及家属交代病情及康复治疗方案	□ 主治医师查房，完成相关病历书写 □ 根据相关检查结果，排除康复治疗禁忌证 □ 拟定康复治疗方案 □ 必要时请相关科室会诊	□ 上级医师查房，观察患肢远端感觉运动情况等，根据情况调整具体治疗方案 □ 进一步明确康复治疗方案
重点医嘱	**长期医嘱：** □ 康复医学科护理常规 □ 二级护理 □ 饮食 □ 患者基础用药 □ 体位摆放/制动 **临时医嘱：** □ 血常规、尿常规、粪便常规 □ 肝肾功能、电解质、血糖 □ 心电图 □ 患踝 X 线、CT、MRI、肌电图、局部超声检查（根据病情选择） □ X 线胸片、肺功能、超声心动图（根据患者情况选择）	**长期医嘱：** □ 康复医学科护理常规 □ 二级护理 □ 饮食 □ 患者基础用药 □ 体位摆放/制动 □ 物理因子治疗 □ 肌力训练 □ 关节活动度训练 **临时医嘱：** □ 请相关科室会诊	**长期医嘱：** □ 康复医学科护理常规 □ 二级护理 □ 饮食 □ 患者基础用药 □ 体位摆放/制动 □ 物理因子治疗 □ 肌力训练 □ 关节活动度训练 **临时医嘱：** □ 根据病情需要下达
主要护理工作	□ 介绍病房环境、设施和设备 □ 体位摆放 □ 入院宣教及护理评定	□ 观察患者病情变化并及时报告医师 □ 心理与生活护理 □ 指导患者功能锻炼	□ 观察患者病情变化并及时报告医师 □ 心理与生活护理 □ 指导患者功能锻炼
病情变异记录	□ 无　□ 有，原因： 1. 2.	□ 无　□ 有，原因： 1. 2.	□ 无　□ 有，原因： 1. 2.
护士签名			
医师签名			

时间	住院第 4~15 天	住院第 16~20 天 （出院前日）	住院第 21 天 （出院日）
主要诊疗工作	□ 中期康复评定 □ 根据患者情况，随时调整治疗方案	□ 末期康复评定 □ 指导出院后康复训练方案：如体位摆放、主动抗阻训练过程等	□ 再次向患者及家属介绍出院后注意事项，出院后治疗及家庭保健 □ 患者办理出院手续，出院
重点医嘱	**长期医嘱：** □ 康复医学科护理常规 □ 二级护理 □ 饮食 □ 患者既往基础用药 □ 体位摆放 □ 物理因子治疗 □ 肌力训练 □ 关节活动度训练 □ 日常生活活动训练 **临时医嘱：** □ 根据病情需要下达	**长期医嘱：** □ 康复医学科护理常规 □ 二级护理 □ 饮食 □ 患者既往基础用药 □ 体位摆放 □ 物理因子治疗 □ 肌力训练 □ 关节活动度训练 □ 日常生活活动训练 **出院医嘱：** □ 明日出院 □ 2 周后门诊复诊	**出院医嘱：** □ 通知出院 □ 依据病情给予出院康复指导
主要护理工作	□ 观察患者病情变化并及时报告医师 □ 心理与生活护理 □ 指导患者功能锻炼	□ 观察患者病情变化并及时报告医师 □ 心理与生活护理 □ 指导患者功能锻炼	□ 指导患者办理出院手续 □ 出院宣教
病情变异记录	□ 无 □ 有，原因： 1. 2.	□ 无 □ 有，原因： 1. 2.	□ 无 □ 有，原因： 1. 2.
护士签名			
医师签名			

第二十章

特发性脊柱侧凸康复临床路径释义

【医疗质量控制指标】

指标一、诊断要结合病史、临床表现、体格检查和影像学检查结果。

指标二、对符合诊断的病例需要尽早干预。

指标三、鉴别出其他类型的脊柱侧凸或度数过大的病例，可建议患者询问其他相关临床科室意见。

指标四、康复治疗方式需按指南内容进行多种方式综合干预。

一、特发性脊柱侧凸编码

1. 原编码：

疾病名称及编码：特发性脊柱侧凸（弯）（ICD-10：M41.1）

2. 修改编码：

疾病名称及编码：特发性脊柱侧凸（弯）（ICD-10：M41.291）

二、临床路径检索方法

M41

三、国家医疗保障疾病诊断相关分组（CHS-DRG）

MDCI　肌肉、骨骼疾病及功能障碍

IU2　颈腰背疾患

四、特发性脊柱侧凸康复临床路径标准住院流程

（一）适用对象

第一诊断为特发性脊柱侧凸（弯）（ICD-10：M41.1）。

（二）诊断依据

根据《临床诊疗指南·物理医学与康复分册》（中华医学会编著，人民卫生出版社，2005）、《康复医学（第6版）》（黄晓琳、燕铁斌主编，人民卫生出版社，2018）。

1. 症状：

（1）多见于儿童，青少年，女性较多。

（2）脊柱畸形。

（3）心肺功能障碍。

（4）脊神经根受挤压或牵拉产生相应症状。

2. 体征：

（1）双侧肩胛、骨盆、腰凹等处不对称。

（2）触诊可见某些节段棘突偏离颈部棘突至臀沟连线。

3. 影像学检查：站立位全脊柱正侧位X线片。

释义

■ 本路径的制订主要参考国内权威参考书籍和诊疗指南。如《临床诊疗指南·骨科分册》(中华医学会编著，人民卫生出版社，2009)。

■ 适用对象为临床诊断为特发性脊柱侧凸（弯）的患者，约占脊柱侧凸总数的80%，其发病原因不明，可能与遗传、姿势不良和大脑皮质运动控制等方面的因素有关。特发性脊柱侧凸可发生在生长期的任何阶段，但多在身体发育生长的高峰期出现。如为先天性脊柱侧凸、神经肌肉源性脊柱侧凸等，需进入其他相应路径。

■ 病史和临床症状是诊断特发性脊柱侧凸的初步依据。根据年龄分期，3 岁以前发病，称为婴儿型特发性脊柱侧凸；3~9 岁，称为幼年型特发性脊柱侧凸；10~17 岁称为青少年特发性脊柱侧凸；18 岁以后称为成年期脊柱侧凸。

1. 病史：

(1) 了解患者发病年龄，主诉多为肩背或腰部双侧不对称，背部不对称隆起，可伴有腰背疼痛，可伴有心、肺功能受损，可伴有神经症状（包括步态异常，感觉异常和无力）。评价患者的健康状况及骨骼成熟程度，其母亲妊娠期的健康状况，早期妊娠内有无服药史，怀孕分娩过程中有无并发症等；家族中其他人员脊柱畸形的情况。

(2) 知悉患者临床诊疗史，包括外科治疗与保守治疗，了解相关诊疗的具体内容，包括时间，形式、内固定或矫形支具的类型等。

2. 体格检查：

(1) 畸形情况描述：侧弯类型，双肩高度，剃刀背方向及高度（可使用 Scoliometer 测量顶椎区躯干旋转），胸廓外形，腰部对称情况，躯干偏移，体重、身高、坐高，脊柱活动度。

(2) 病因查体：皮肤的色素病变，背部有无毛发及囊性物，各个关节的活动性，完整的神经系统查体，测量双下肢绝对长度及相对长度，骨盆倾斜情况。

3. 辅助检查：

(1) X 线检查：需要拍摄站立位脊柱正侧位全长像、左右弯曲像。X 线测量包括：端椎、顶椎、应用 Cobb 法测量侧弯度数、椎体旋转度的测定。

(2) 有神经症状者可选择行神经传导速度、肌电图或其他神经电生理检查：必要时行脊髓造影、造影后 CT 或全脊柱 MRI 检查以鉴别其他类型脊柱侧凸。

(3) 有心、肺功能受损者检查肺功能、心脏功能等。

■ 脊柱侧凸不仅造成身体外观异常、脊柱运动功能障碍或因骨盆倾斜而跛行，而且还因为胸廓畸形而造成心肺功能障碍。严重的脊柱侧凸可压迫脊髓及神经，出现肢体无力、麻木、感觉异常及大小便异常。

■ 体征上以患者站立位观察为主，观察皮肤有无异常，检查双肩及肩胛是否对称，肩胛下角是否等高。观察胸廓有无畸形，两侧腰凹、骨盆及双下肢是否对称。同时，在患者站立位或向前弯腰至 90°时，触诊患者背部棘突，如见某些节段棘突偏离脊柱中线，可考虑诊断脊柱侧凸。

■ 国际脊柱侧凸矫形和康复协会提出，应用 Cobb 方法测量站立位脊柱正位 X 线片的脊柱侧方弯曲≥10°为脊柱侧凸。

（三）康复评定

分别于入院后 1~3 天进行初期康复评定，入院后 7~8 天进行中期康复评定，出院前进行末期康复评定。

1. 脊柱姿势。
2. 关节活动范围评定。
3. 肌力评定。
4. 步行能力评定。
5. 心肺功能评定。
6. 日常生活活动能力评定。
7. 社会参与能力评定。

释义

■ 分别于入院后1~3天进行初期康复评定，佩戴支具后进行中期评定，出院前进行末期康复评定。主要包括：①脊柱姿势；②关节活动范围评定；③肌力评定；④平衡功能评定；⑤步行能力评定；⑥心肺功能评定；⑦足形状评估；⑧生长发育水平的评估；⑨骨强度评定；⑩心理功能评定；⑪进展风险评定；⑫疼痛评定；⑬日常生活活动能力评定；⑭生活质量评定；⑮社会参与能力评定。

■ 脊柱姿势评定观察或测量患者的姿势，了解其有无姿势异常，以便为制订康复治疗方案提供客观依据，包括脊柱的4个生理性弯曲和人体的标准姿势的评定。

■ 关节活动范围评定主要指脊柱关节活动度，包括关节主动活动和被动活动范围的评定。关节活动范围评定还需包括四肢和脊柱关节的松弛度评定。

■ 肌力评定指肌肉主动运动时的力量、幅度和速度，检查时令患者做肢体各个关节伸展、屈曲和旋转等动作，检查者从相反方向给予阻力，测试患者对阻力的克服力量，并注意两侧比较，根据肌力的情况，分为0~Ⅴ级。

■ 平衡功能评定主要包括静态和动态平衡功能评定。

■ 步行能力评定主要通过Hoffer能力分级、6分钟步行试验进行评定。Hoffer能力分级：Ⅰ级，不能步行；Ⅱ级，非功能性步行；Ⅲ级，家庭性步行；Ⅳ级，社区性步行。

■ 心肺功能评定包括代谢当量、心电运动负荷试验、心功能评级、肺容积和肺容量测定、肺通气功能测定和呼吸功能评级。

■ 足形状评估中，高弓足可能与神经系统疾病（如遗传性神经性肌萎缩）或脊髓异常（如肿瘤占位）有关。

■ 生长发育水平的评估包括Risser征、TRC测量、Tanner分期的确定。

■ 骨强度评定可采用超声骨强度仪进行非优势侧桡骨声速的测定。

■ 心理功能评定可进行焦虑、抑郁情绪评定。

■ 进展风险评定可通过患者的年龄、骨骼成熟度等判断脊柱侧凸进展的风险。

■ 疼痛评定可采用视觉模拟法进行评定。

■ 日常生活活动指一个人为了满足日常生活的需要每天所进行的必要活动，包括进食、梳妆、洗漱、沐浴、如厕、穿衣、从床上坐起、转移、行走、驱动轮椅、上下楼梯等，主要包括Barthel指数评定和功能独立性测量。

■ 生活质量评定主要采用脊柱侧弯患者专用的生活质量量表即中文版SRS-22量表进行评定。

■ 社会参与能力评定主要通过生活能力、工作能力、时间/空间定向、人物定向、社会交往能力评定。

（四）治疗方案的选择

根据《临床诊疗指南·物理医学与康复分册》（中华医学会编著，人民卫生出版社，2005）、《康复医学（第6版）》（黄晓琳、燕铁斌主编，人民卫生出版社，2018）。

1. 运动疗法：包括矫正体操、不对称爬行、肌力不平衡的矫正训练、姿势训练、矫形器内体操、改善呼吸运动的训练。
2. 侧方表面电刺激疗法。
3. 牵引治疗。
4. 矫形器治疗。
5. 物理因子治疗。
6. 作业治疗。

释义

■ 根据《临床诊疗指南·物理医学与康复分册》（中华医学会编著，人民卫生出版社，2005）、《康复医学》（黄晓琳、燕铁斌主编，人民卫生出版社，第6版）及2016年SOSORT发布的治疗指南。

■ 根据患者年龄、侧凸程度和进展情况来选择和制订治疗方案。早期发现、早期矫治是获得良好治疗效果的关键。通常有以下几种选择方法：①对于10°~20°的脊柱侧凸，可密切随访，同时进行运动疗法、牵引治疗、物理因子治疗、作业治疗；②对于20°~45°的处于发育期的中度脊柱侧凸，佩戴侧凸矫形器是主要的治疗方法，同时行运动疗法、牵引治疗、物理因子治疗、作业治疗；③对于45°以上的脊柱侧凸，可考虑全天佩戴侧凸矫形器，辅以运动疗法等康复治疗，同时转介骨科，与骨科医师进行共同诊疗或曲度稍小但旋转畸形严重的患者，应手术矫正，术后再佩戴矫形器。

■ 运动疗法：包括矫正体操、不对称爬行、肌力不平衡的矫正训练、核心肌力训练、姿势训练、矫形器内体操训练、日常生活活动的训练。需根据患者脊柱侧凸形态，目前的治疗阶段，以及患者的需要进行个体化的实施。

■ 矫形器治疗：存在"剂量反应"，因此，患者每天佩戴的时长应与侧凸畸形的严重程度、患者的年龄、治疗的阶段和目的，以及患者依从性成比例。

■ 呼吸功能训练：包括进行必要的心肺耐力的训练。以及局部呼吸特异性训练策略，以促进特定肺叶的通气和扩张。

■ 其他治疗包括：①手法治疗，包括温和、短时间的动员和软组织放松技术，仅用于脊柱稳定性维持的目的，且需事先得到脊柱畸形保守治疗专科医师的确认；②真性长短腿的矫正，且需由脊柱畸形保守治疗专科医师决定；③牵引治疗；④物理因子治疗；⑤作业治疗。

（五）标准住院日为10~14天

释义

■ 建议住院时间为7~10天。

■ 怀疑脊柱侧凸的患者入院后，完善检查1~3天，第2天开始进行运动疗法和手法治疗等，同时请矫形支具师会诊，入院后4~8天应加用矫形器治疗，并密切观察患者身体和生理情况，同时指导患者出院后康复训练方法，交代出院后的注意事项。总住院时间不超过10天符合本路径要求。

（六）进入路径标准

1. 第一诊断必须符合特发性脊柱侧凸（ICD-10：M41.1）。
2. 如患有其他疾病，但住院期间不需要特殊处理，也不影响第一诊断的临床路径流程实施时，可以进入路径。

释义

■ 进入本路径的患者为第一诊断为特发性脊柱侧凸，患者合并脊髓空洞症、Chiari畸形、半椎体畸形、脊柱分节不良、神经纤维瘤病、脊髓栓系、腰椎管狭窄等时，需进入其他相应路径。

■ 入院后常规检查发现有基础疾病，如高血压、糖尿病、肝肾功能不全等，经系统评估后对特发性脊柱侧凸诊断治疗无特殊影响者，可进入路径。但可能增加医疗费用，延长住院时间。

（七）住院期间的检查项目

1. 必需的检查项目：
（1）血常规、尿常规、粪便常规。
（2）肝肾功能、电解质、血糖。
（3）感染性疾病筛查（乙型肝炎、丙型肝炎、艾滋病、梅毒等）。
（4）胸部X线片、心电图、心脏彩超，肺功能检查。
（5）X线检查：站立位脊柱全长正侧位像、卧位左右弯曲像、骨盆正位像、全脊柱动力位片（过伸过屈，左侧屈右侧屈）、双下肢平片。
2. 根据患者病情进行的检查项目：
（1）畸形部位脊柱CT扫描+三维重建。
（2）MRI检查。
（3）脊髓造影及造影后CT检查。
（4）神经电生理检查。

释义

■ 血常规、尿常规、粪便常规是最基本的三大常规检查，进入路径的患者均需完成。心电图、X线胸片可评估有无基础疾病，是否影响住院时间、费用及其治疗预后。

■ X线检查可帮助确定脊柱侧凸的范围、位置、原发弧度、代偿弧度、Cobb角、脊柱的旋转程度、骨成熟度和脊柱柔韧性。

■ 畸形部位脊柱 CT 扫描+三维重建可进一步明确脊柱侧凸的三维畸形特征，评估两侧肺容积的大小等。MRI 检查可鉴别诊断椎管内神经轴索以及脊髓病变的情况，如阿诺尔德-基亚里综合征、脊髓空洞、脊髓纵裂等。

■ 此外，还应增加 25-羟维生素 D、生长激素、性激素的检查。

（八）出院标准

1. 生命体征和临床病情稳定。
2. 已达到预期康复目标，或者功能改善进入平台期。

释义

■ 患者出院前应完成所有必须检查项目，且开始康复治疗。

■ 预期康复目标应该根据康复评定结论做出。包括脊柱结构和功能改善是否达到康复目标要求。对进入平台期患者，充分与患者及其家属沟通，必要时请脊柱外科医师会诊，确定是否寻求其他治疗。

■ 患者和家属已经掌握脊柱侧弯的基础训练方法，医嘱遵从性较好。

（九）变异及原因分析

1. 特发性脊柱侧弯病情严重，康复治疗无效，需转入其他专科治疗。
2. 辅助检查结果异常，需要复查，导致住院时间延长和住院费用增加。
3. 住院期间病情加重，出现并发症，需要进一步诊治，导致住院时间延长和住院费用增加。
4. 既往合并有其他系统疾病，特发性脊柱侧弯可能导致既往疾病加重而需要治疗，导致住院时间延长和住院费用增加。

释义

■ 入院检查后发现脊柱侧凸严重（主弯 Cobb 角＞56°），则应终止本临床路径，转入脊柱外科；如合并其他严重疾病，如脊髓空洞症、阿诺尔德-基亚里综合征、脊髓栓系综合征等，则应终止本临床路径，转入神经外科。

■ 认可的变异原因主要是指患者入选路径后，在检查及治疗过程中发现患者合并存在事前未预知的、对本路径治疗可能产生影响的情况，需要终止执行路径或延长治疗时间、增加治疗费用。医师需在表单中明确说明。

■ 因患者方面的主观原因导致执行路径出现变异，需医师在表单中予以说明。

■ 术后早期转入康复病区的患者，出现疼痛、感染或术后并发症，需进一步治疗。

五、特发性脊柱侧凸康复护理规范

1. 入院时信息收集：了解患者基本情况，了解患者诊疗史，收集患者刚入院时的信息，包含：患者入院时的全身照，影像学资料，实验室检查结果，整体健康状况（包含身体结构与功能和活动能力，参与能力和心理健康状态）等。

2. 对于接受过矫形手术的患者：

（1）术后早期即转入康复病区的患者，依然需要关注患者感染的风险和疼痛的情况。并按照医师的镇痛医嘱完成规范化镇痛管理。

（2）监督患者正确合适地使用支具。

（3）指导患者正确的转移方式，如轴向翻身，钟摆样起床等。

（4）关注患者的营养状况。

（5）出院后的延时护理。

3. 对于未接受过手术治疗的患者：

（1）关注患者的营养状况。

（2）监督患者自我训练的完成度及训练反馈并及时与医疗团队反馈。

（3）出院后的延时护理。

六、特发性脊柱侧凸康复营养治疗规范

1. 评价营养的摄入：评估摄入的营养类型涉及影响正常骨生长和维持骨功能的部分，如钙，蛋白质，维生素 D 等。评估摄入的同时也要考虑患者个体的吸收率。

2. 能量摄入：对于患有脊柱侧凸的患者，尤其是伴有低体重，低体脂，体重指数小于正常值下限或者具有其他营养素摄入不良问题的患者，需要计算每天的能量摄入，改良患者每日的食谱。保证患者每日的能量摄入与同龄同性别人群相比，不具备太明显的差距。

3. 钙的摄入：脊柱侧凸的患者可能在钙的摄入上低于基线相同的其他人。需要评估患者钙的摄入，同时关心患者骨骺线的闭合情况。

4. 蛋白质及其他营养的摄入：此类患者还需关注蛋白质的摄入和其他营养的摄入，如维生素 D、维生素 C、铁、纤维素等。

5. 评价指标：如果考虑患者存在营养问题，可以对患者进行血液的实验室检查，用于明确维生素 D、钙等营养素的定量指标。

七、特发性脊柱侧凸康复健康宣教

1. 居家体操训练：回顾住院期间物理治疗师的训练指导，回归家庭后继续训练，每天 1 次。

2. 整体姿势再教育：25~30 分钟 1 次，休息 2~3 分钟，每周至少 2 次，维持至少 12 周。包括纠正上交叉体态，回归头部的正确位置，调整站姿，坐姿，步态。包含对照穿衣镜及家属监督下的姿势改良。

3. 全脊柱活动度的训练：60 分钟的门诊回访训练。30 分钟以上的家庭训练计划，每周 2 次。可以改善全脊柱的活动功能，提升患者的心理健康状态。

4. 坚持使用支具。遵照康复医师及假肢矫形师的指导，坚持使用矫形支具。

5. 家属的康复教育：明确患者家属“监督者”的身份意识。鼓励家属参与患者训练。指导家属观察子女的整体外观，功能改善，姿势变化，身高体重的改变等。

八、推荐表单

（一）医师表单

特发性脊柱侧凸康复临床路径医师表单

适用对象：第一诊断为特发性脊柱侧凸（弯）（ICD-10：M41.291）（无并发症患者）

患者姓名：	性别：　　年龄：　　门诊号：	住院号：
住院日期：　　年　月　日	出院日期：　　年　月　日	标准住院日：10~14天

时间	住院第1天	住院第2天	住院第3天
主要诊疗工作	□ 询问病史及体格检查 □ 完成病历书写 □ 开检查单 □ 上级医师查房与初期康复评定	□ 上级医师查房 □ 继续进行相关检查 □ 根据相关检查结果，排除康复治疗禁忌证 □ 必要时请相关科室会诊	□ 根据病史、体检、平片、CT/MRI、康复评定等，确定治疗方案 □ 根据患者情况，行物理因子治疗 □ 完成上级医师查房记录等病历书写 □ 签署康复治疗知情同意书、自费项目协议书等 □ 向患者及家属交代病情及康复治疗方案
重点医嘱	**长期医嘱：** □ 康复医学科护理常规 □ 二级护理 □ 饮食 □ 患者既往基础用药 **临时医嘱：** □ 血常规、尿常规、粪便常规 □ 肝肾功能、电解质、血糖、25-羟维生素D、生长激素、性激素 □ 心电图 □ X线检查：站立位脊柱全长正侧位像、卧位左右弯曲像、骨盆正位像	**长期医嘱：** □ 康复医学科护理常规 □ 二级护理 □ 饮食 □ 患者既往基础用药 □ 物理因子治疗 □ 运动疗法 **临时医嘱：** □ 请相关科室会诊 □ 请矫形器工程师会诊 □ 畸形部位脊柱CT扫描+三维重建、脊髓造影及造影后CT检查、神经电生理检查、肺功能、超声心动图（根据患者情况选择） □ 综合康复评定：脊柱姿势、关节活动范围评定、肌力评定、步行能力评定、进展风险评定、疼痛评定、生活质量评定、社会参与能力评定 □ 平衡功能测定 □ 心肺运动功能试验 □ 骨强度测定 □ 焦虑、抑郁量表 □ 日常生活活动能力评定	**长期医嘱：** □ 康复医学科护理常规 □ 二级护理 □ 饮食 □ 患者既往基础用药 □ 物理因子治疗 □ 运动疗法 **临时医嘱：** □ 根据患者病情，选择性制作矫形器
病情变异记录	□ 无　□ 有，原因： 1. 2.	□ 无　□ 有，原因： 1. 2.	□ 无　□ 有，原因： 1. 2.
医师签名			

时间	住院第 4~8 天	住院第 9~13 天	住院第 10~14 天 （出院日）
主要诊疗工作	□ 上级医师查房与中期康复评定 □ 完成病程 □ 注意皮肤情况、疼痛及神经功能变化 □ 向患者及家属交代病情及注意事项	□ 上级医师查房，末期康复评定明确是否出院 □ 完成出院记录、病案首页、出院证明书等 □ 指导出院后康复训练方法，向患者交代出院后的注意事项，如日常生活中注意保护颈椎、腰椎，避免引发颈腰痛复发的因素，返院复诊的时间、地点，发生紧急情况时的处理等 □ 如果患者不能出院，在病程记录中说明原因和继续治疗的方案	□ 再次向患者及家属介绍出院后注意事项，出院后治疗及家庭保健 □ 患者办理出院手续，出院
重点医嘱	**长期医嘱** □ 康复医学：科护理常规 □ 二级护理 □ 既往基础用药 □ 物理因子治疗 □ 运动疗法 □ 矫形器应用 **临时医嘱：** □ 根据病情需要下达	**长期医嘱：** □ 康复医学科护理常规 □ 二级护理 □ 基础疾病用药 □ 依据病情下达 **出院医嘱：** □ 出院医嘱 □ 明日出院 □ 2 周后门诊复查 □ 如有不适，随时来诊	**出院医嘱：** □ 通知出院 □ 依据病情给予出院带药及出院康复指导（家庭运动疗法、矫形器佩戴、矫形体操）
病情变异记录	□ 无　□ 有，原因： 1. 2.	□ 无　□ 有，原因： 1. 2.	□ 无　□ 有，原因： 1. 2.
医师签名			

（二）护士表单

特发性脊柱侧凸康复临床路径护士表单

适用对象：第一诊断为特发性脊柱侧凸（弯）（ICD-10：M41.291）（无并发症患者）

患者姓名：	**性别：** **年龄：** **门诊号：**	**住院号：**
住院日期： 年 月 日	**出院日期：** 年 月 日	**标准住院日：** 10~14 天

时间	住院第 1 天	住院第 2 天	住院第 3 天
健康宣教	□ 入院宣教 □ 介绍主管医师、护士 □ 介绍环境、设施 □ 介绍住院注意事项 □ 介绍探视和陪伴制度 □ 介绍贵重物品制度	□ 康复运动宣教 □ 姿势矫正宣教 □ 告知患者在检查中配合医师 □ 与患者沟通，消除患者紧张情绪 □ 告知检查后可能出现的情况及应对方式	□ 康复运动宣教 □ 姿势矫正宣教 □ 告知患者在检查中配合医师 □ 与患者沟通，消除患者紧张情绪 □ 告知检查后可能出现的情况及应对方式
护理处置	□ 核对患者，佩戴腕带 □ 建立入院护理病历 □ 协助患者留取各种标本 □ 测量体重	□ 协助医师完成相关检查、康复评定 □ 康复运动前准备 □ 姿势矫正方法	□ 协助医师完成相关检查 □ 康复运动前准备 □ 姿势矫正方法
基础护理	□ 二级护理 □ 晨晚间护理 □ 患者安全管理	□ 二级护理 □ 晨晚间护理 □ 患者安全管理	□ 二级护理 □ 晨晚间护理 □ 患者安全管理
专科护理	□ 护理查体 □ 日常生活活动指导 □ 跌倒防范 □ 需要时，请家属陪伴 □ 确定饮食种类 □ 心理护理	□ 病情观察 □ 日常生活活动指导 □ 跌倒防范 □ 遵医嘱完成相关检查 □ 心理护理	□ 病情观察 □ 日常生活活动指导 □ 跌倒防范 □ 遵医嘱完成相关检查 □ 心理护理
重点医嘱	□ 详见医嘱执行单	□ 详见医嘱执行单	□ 详见医嘱执行单
病情变异记录	□ 无 □ 有，原因： 1. 2.	□ 无 □ 有，原因： 1. 2.	□ 无 □ 有，原因： 1. 2.
护士签名			

时间	住院第 4~8 天	住院第 9~13 天	住院第 10~14 天 （出院日）
健康宣教	□ 康复运动宣教 □ 姿势矫正宣教 □ 矫形器佩戴宣教	□ 康复运动宣教 □ 姿势矫正宣教 □ 矫形器佩戴宣教	□ 出院宣教 □ 复查时间 □ 康复运动宣教 □ 姿势矫正宣教 □ 矫形器佩戴宣教 □ 指导办理出院手续
护理处置	□ 康复运动前准备 □ 姿势矫正方法 □ 遵医嘱完成相关指导	□ 康复运动前准备 □ 姿势矫正方法 □ 遵医嘱完成相关指导	□ 办理出院手续 □ 书写出院小结
基础护理	□ 二级护理 □ 晨晚间护理 □ 患者安全管理	□ 二级护理 □ 晨晚间护理 □ 患者安全管理	□ 二级护理 □ 晨晚间护理 □ 患者安全管理
专科护理	□ 护理查体 □ 日常生活活动指导 □ 跌倒防范 □ 心理护理	□ 病情观察 □ 日常生活活动指导 □ 跌倒防范 □ 心理护理	□ 病情观察 □ 日常生活活动指导 □ 出院指导 □ 心理护理
重点医嘱	□ 详见医嘱执行单	□ 详见医嘱执行单	□ 详见医嘱执行单
病情变异记录	□ 无 □ 有，原因： 1. 2.	□ 无 □ 有，原因： 1. 2.	□ 无 □ 有，原因： 1. 2.
护士签名			

（三）患者表单

特发性脊柱侧凸康复临床路径患者表单

适用对象：第一诊断为特发性脊柱侧凸（弯）（ICD-10：M41.291）（无并发症患者）

患者姓名：	性别： 年龄： 门诊号：	住院号：
住院日期： 年 月 日	出院日期： 年 月 日	标准住院日：10~14 天

时间	住院第 1 天	住院第 2 天	住院第 3 天
医患配合	□ 配合询问病史、收集资料，请务必详细告知既往史、用药史、过敏史 □ 配合进行体格检查 □ 有任何不适请告知医师	□ 配合完善相关检查、康复评定 □ 医师与患者及家属介绍病情谈话及签字 □ 积极配合会诊	□ 签署康复治疗知情同意书 □ 配合完成康复运动 □ 配合完成物理因子治疗 □ 配合进行姿势矫正
护患配合	□ 配合测量体温、脉搏、呼吸（3 次）、血压、体重（1 次） □ 配合完成入院护理评估（简单询问病史、过敏史、用药史） □ 接受入院宣教（环境介绍、病室规定、订餐制度、贵重物品保管等） □ 配合执行探视和陪伴制度 □ 有任何不适请告知护士	□ 配合测量体温、脉搏、呼吸（3 次）、询问大便情况（1 次） □ 接受康复运动宣教 □ 接受姿势矫正宣教 □ 接受饮食宣教	□ 接受康复运动宣教 □ 接受姿势矫正宣教 □ 接受饮食宣教
饮食	□ 遵医嘱饮食	□ 遵医嘱饮食	□ 遵医嘱饮食
排泄	□ 正常排尿便	□ 正常排尿便	□ 正常排尿便
活动	□ 正常活动	□ 正常活动	□ 正常活动

时间	住院第 4~8 天	住院第 9~13 天	住院第 10~14 天 （出院日）
医患配合	□ 配合完成中期康复评定 □ 及时向医师汇报疼痛及神经功能变化 □ 询问医师病情及注意事项 □ 配合完成康复运动 □ 配合完成物理因子治疗 □ 配合进行姿势矫正 □ 配合完成矫形器制作	□ 配合完成末期康复评定 □ 询问出院后注意事项及返院复诊的时间、地点，发生紧急情况时的处理等 □ 配合完成康复运动 □ 配合完成物理因子治疗 □ 配合进行姿势矫正 □ 配合进行矫形器矫正	□ 接受出院前指导 □ 知道复查程序 □ 获取出院诊断书
护患配合	□ 配合康复运动 □ 配合姿势矫正 □ 配合矫形器制作 □ 接受进食、进水、排便等生活护理 □ 配合活动，预防皮肤压力伤 □ 注意活动安全，避免坠床或跌倒 □ 配合执行探视及陪伴	□ 配合康复运动 □ 配合姿势矫正 □ 配合矫形器制作 □ 接受进食、进水、排便等生活护理 □ 配合活动，预防皮肤压力性损伤 □ 注意活动安全，避免坠床或跌倒 □ 配合执行探视及陪伴	□ 接受出院宣教 □ 办理出院手续 □ 获取出院康复指导 □ 指导运动、姿势和矫形器矫正的方法、作用及注意事项 □ 指导复印病历程序
饮食	□ 遵医嘱饮食	□ 遵医嘱饮食	□ 遵医嘱饮食
排泄	□ 正常排尿便	□ 正常排尿便	□ 正常排尿便
活动	□ 正常活动	□ 正常活动	□ 正常活动

附：原表单（2017年版）

特发性脊柱侧凸康复临床路径表单

适用对象：第一诊断为特发性脊柱侧凸（ICD-10：M41.1）（无并发症患者）

患者姓名：	性别：　年龄：　门诊号：	住院号：	
住院日期：　年　月　日	出院日期：　年　月　日	标准住院日：10~14天	

时间	住院第1天	住院第2天	住院第3天
主要诊疗工作	□ 询问病史及体格检查 □ 完成病历书写 □ 开检查单 □ 上级医师查房与初期康复评定	□ 上级医师查房 □ 继续进行相关检查 □ 根据相关检查结果，排除康复治疗禁忌证 □ 必要时请相关科室会诊	□ 根据病史、体检、X线平片、CT/MRI等，确定治疗方案 □ 根据患者情况，行物理因子治疗 □ 完成上级医师查房记录等病历书写 □ 签署康复治疗知情同意书、自费项目协议书等 □ 向患者及家属交代病情及康复治疗方案
重点医嘱	**长期医嘱：** □ 康复医学科护理常规 □ 二级护理 □ 饮食 □ 患者既往基础用药 **临时医嘱：** □ 血常规、尿常规、粪便常规 □ 肝肾功能、电解质、血糖 □ 心电图 □ X线检查：站立位脊柱全长正侧位像、卧位左右弯曲像、骨盆正位像 □ 畸形部位脊柱CT扫描+三维重建、脊髓造影及造影后CT检查、神经电生理检查、肺功能、超声心动图（根据患者情况选择）	**长期医嘱：** □ 康复医学科护理常规 □ 二级护理 □ 饮食 □ 患者既往基础用药 □ 物理因子治疗 □ 运动疗法 **临时医嘱：** □ 请相关科室会诊 □ 请矫形器工程师会诊	**长期医嘱：** □ 康复医学科护理常规 □ 二级护理 □ 饮食 □ 患者既往基础用药 □ 物理因子治疗 □ 运动疗法 **临时医嘱：** □ 根据患者病情，制作或不制作矫形器
主要护理工作	□ 介绍病房环境、设施和设备 □ 体位摆放 □ 入院宣教及护理评定	□ 宣教 □ 观察病情变化 □ 心理和生活护理	□ 宣教 □ 正确执行医嘱 □ 观察治疗后反应
病情变异记录	□ 无　□ 有，原因：	□ 无　□ 有，原因：	□ 无　□ 有，原因：
护士签名			
医师签名			

时间	住院第 4~8 天	住院第 9~13 天 （出院前日）	住院第 10~14 天 （出院日）
主要诊疗工作	□ 上级医师查房与中期康复评定 □ 完成病程 □ 注意疼痛及神经功能变化 □ 向患者及家属交代病情及注意事项	□ 上级医师查房，末期康复评定明确是否出院 □ 完成出院记录、病案首页、出院证明书等 □ 指导出院后康复训练方法，向患者交代出院后的注意事项，如日常生活中注意保护腰椎，避免引发腰痛复发的因素，返院复诊的时间、地点，发生紧急情况时的处理等 □ 如果患者不能出院，在病程记录中说明原因和继续治疗的方案	□ 再次向患者及家属介绍出院后注意事项，出院后治疗及家庭保健 □ 患者办理出院手续，出院
重点医嘱	**长期医嘱：** □ 康复医学科护理常规 □ 二级护理 □ 既往基础用药 □ 物理因子治疗 □ 运动疗法 □ 矫形器应用 **临时医嘱：** □ 根据病情需要下达	**长期医嘱：** □ 康复医学科护理常规 □ 二级护理 □ 基础疾病用药 □ 依据病情下达 **出院医嘱：** □ 出院医嘱 □ 明日出院 □ 2 周后门诊复查 □ 如有不适，随时来诊	**出院医嘱：** □ 通知出院 □ 依据病情给予出院带药及出院康复指导（家庭运动疗法、矫形器佩戴、矫形体操）
主要护理工作	□ 正确执行医嘱 □ 随时观察患者病情变化 □ 心理与生活护理	□ 指导患者办理出院手续 □ 出院康复指导	□ 出院家庭护理指导 □ 康复护理指导 □ 告知复诊时间和地点
病情变异记录	□ 无　□ 有，原因： 1. 2	□ 无　□ 有，原因： 1. 2	□ 无　□ 有，原因： 1. 2
护士签名			
医师签名			

第二篇

康复医学科

临床路径释义药物信息表

Therapeutic Drugs

第一章

解热镇痛及非甾体抗炎药

■ 药品名称	阿司匹林　Aspirin
适应证	抑制下列情况下的血小板黏附和聚集：不稳定型心绞痛，急性心肌梗死，动脉血管术后，预防大脑一过性血流减少。也用于解热镇痛（常用于感冒、流行性感冒及各种原因的发热、头痛、牙痛、月经痛、神经痛、肌肉痛、术后钝痛等）、抗炎、抗风湿（急性风湿热、风湿性关节炎和类风湿关节炎）
制剂与规格	阿司匹林肠溶片[基,保(甲)]：①25mg；②50mg；③100mg 阿司匹林肠溶胶囊[保(甲)]：①75mg；②100mg；③150mg 阿司匹林精氨酸盐粉针：①0.5g（相当于阿司匹林 0.25g）；②1g（相当于阿司匹林 0.5g）（用于解热镇痛） 阿司匹林赖氨酸盐粉针：①0.25g（相当于阿司匹林 0.14g）；②0.5g（相当于阿司匹林 0.28g）；③0.9g（相当于阿司匹林 0.5g）（用于解热镇痛）
用法与用量	1. 心脑血管疾病一级预防：一次 75~100mg，一日 1 次 2. 心脑血管疾病二级预防：一次 75~150mg，一日 1 次 3. 急性心肌梗死、冠状动脉内药物洗脱支架植入术后：1 个月内，建议一次 300mg，一日 1 次。以上肠溶片不可掰开或嚼服 4. 急性冠状动脉综合征急诊 PCI 术前：顿服 300mg，应使用非肠溶片或嚼服肠溶片。用于解热镇痛，一次 0.3~0.6g，一日 3 次，必要时每 4 小时 1 次；用于抗炎、抗风湿，一日 3~6g，分 4 次服用
注意事项	1. 交叉过敏，对本药过敏也可能对其他非甾体抗炎药过敏 2. 下列情况慎用：对其他镇痛剂、抗炎药或抗风湿药过敏；花粉性鼻炎、鼻息肉或慢性呼吸道感染（特别是过敏性症状）者；同时使用抗凝药物（低剂量肝素治疗除外）；支气管哮喘；慢性或复发性胃或十二指肠病变；肾损害；严重的肝功能障碍；葡萄糖-6-磷酸脱氢酶缺陷者（偶见引起溶血性贫血）；痛风（可影响排尿酸药的作用，小剂量时可能引起尿酸滞留）
禁忌	对本品或含水杨酸的物质过敏，胃十二指肠溃疡，出血倾向（出血体质）
不良反应	1. 消化系统：恶心、呕吐、上腹部不适、疼痛、溃疡、胃肠出血、ALT 及 AST 升高 2. 血液系统：凝血酶原减少、凝血时间延长、贫血、粒细胞减少、血小板减少、出血倾向 3. 中枢神经系统：头晕、头痛、耳鸣、听力下降、精神障碍等 4. 呼吸系统：呼吸困难（阿司匹林哮喘）、鼻息肉、肺水肿 5. 内分泌系统：血尿酸增高 6. 皮肤：过敏、味觉异常、脱发、皮疹 7. 水杨酸中毒
特殊人群用药	肝功能、肾功能不全患者：慎用或禁用 儿童：儿童或青少年服用可能发生少见但致命的 Reye 综合征 老年人：老年患者肾功能下降时容易出现不良反应 妊娠与哺乳期妇女：尽量避免使用

续 表

药典	Chin. P. 、USP、BP、Jpn. P.
国家处方集	CNF
其他推荐依据	
■ 药品名称	布洛芬 Ibuprofen
适应证	缓解各种慢性关节炎的关节肿痛症状，治疗各种软组织风湿性疼痛如肩痛、腱鞘炎、滑囊炎、肌痛及运动后损伤性疼痛等，急性疼痛如手术后、创伤后、劳损后、原发性痛经、牙痛、头痛等，有解热作用
制剂与规格	布洛芬片剂[基,保(甲)]：①0.1g；②0.2g 布洛芬胶囊[基,保(甲)]：①0.1g；②0.2g 布洛芬缓释胶囊[基,保(乙)]：0.3g 布洛芬口服液[保(乙)]：10ml：0.1g 布洛芬混悬液[基]：100ml：2g 布洛芬滴剂：15ml：600mg 布洛芬软膏：20克/支
用法与用量	布洛芬片（胶囊）：成人，①抗风湿：一次0.4~0.6g，一日3~4次，类风湿关节炎比骨关节炎用量大些；②轻中度疼痛：一次0.2~0.4g，每4~6小时1次。一日最大剂量为2.4g。缓释剂型一次0.3g，一日2次。软膏：一日3次，外用 儿童用量：一次按体重5~10mg/kg，一日3次。口服。儿童日最大剂量为2.0g
注意事项	1. 对阿司匹林或其他非甾体抗炎药过敏者对本品可有交叉过敏反应 2. 本品可能增加胃肠道出血的风险并导致水钠潴留 3. 避免本品与小剂量阿司匹林同用以防后者减效 4. 有消化道溃疡病史、支气管哮喘、心功能不全、高血压、血友病或其他出血性疾病、有骨髓功能减退病史的患者慎用 5. 长期用药时应定期检查血常规及肝功能、肾功能
禁忌	1. 活动性消化性溃疡 2. 对阿司匹林或其他非甾体抗炎药过敏者 3. 服用此类药物诱发哮喘、鼻炎或荨麻疹患者 4. 严重肝病患者及中重度肾功能不全者
不良反应	消化道症状包括消化不良、胃烧灼感、胃痛、恶心、呕吐。少见胃溃疡和消化道出血，以及头痛、嗜睡、晕眩、耳鸣，皮疹，支气管哮喘发作，肝酶升高，血压升高、白细胞计数减少，水肿等。罕见肾功能不全
特殊人群用药	肝功能、肾功能不全患者：轻度肾功能不全者可使用最小有效剂量并密切监测肾功能和水钠潴留情况 妊娠与哺乳期妇女：尽量避免使用
药典	Chin. P. 、USP、BP、Jpn. P. 、Eur. P.
国家处方集	CNF
其他推荐依据	

续　表

■ 药品名称	去痛片　Compund Aminopyrine Phenacetin Tablets
适应证	用于发热，轻、中度疼痛
制剂与规格	去痛片[保(甲)]：每片含氨基比林 0.15g、非那西丁 0.15g、咖啡因 0.05g、苯巴比妥 0.015g
用法与用量	口服：成人必要时一次 1~2 片，一日 1~3 次 5 岁以上儿童，一次 1/2~1 片
注意事项	1. 氨基比林在胃酸下与食物发生作用，可形成致癌性亚硝基化合物，特别是亚硝胺，因此有潜在的致癌性 2. 长期服用可造成依赖性，并产生耐受 3. 对各种创伤性剧痛和内脏平滑肌绞痛无效
禁忌	对氨基比林、非那西丁、咖啡因或苯巴比妥类药物过敏者禁用
不良反应	本复方所含氨基比林和非那西丁均有明显不良反应。服用氨基比林可引起呕吐、皮疹、发热、大量出汗及发生口腔炎等，少数可致中性粒细胞缺乏、再生障碍性贫血、渗出性红斑、剥脱性皮炎、龟头糜烂等。长期服用非那西丁可引起肾乳头坏死、间质性肾炎并发生急性肾衰竭，甚至可能诱发肾盂癌和膀胱癌，还可造成对药物的依赖性。非那西丁还易使血红蛋白形成高铁血红蛋白，使血液的携氧能力下降，导致发绀，还可引起溶血、肝脏损害，并对视网膜有一定毒性
特殊人群用药	肝功能、肾功能不全患者：不宜长久使用，以免发生中性粒细胞缺乏，用药超过 1 周要定期检查血常规 妊娠与哺乳期妇女：慎用
药典	Chin. P.
国家处方集	CNF
其他推荐依据	
■ 药品名称	氟比洛芬　Flurbiprofen
适应证	术后及癌症的镇痛
制剂与规格	氟比洛芬酯注射液[保(乙)]：5ml∶50mg
用法与用量	通常成人每次静脉给予氟比洛芬酯 50mg，尽可能缓慢给药（1 分钟以上），根据需要使用镇痛泵，必要时可重复应用。并根据年龄、症状适当增减用量。一般情况下，本品应在不能口服药物或口服药物效果不理想时应用
注意事项	1. 尽量避免与其他的非甾体抗炎药物合用 2. 不能用于发热患者的解热和腰痛症患者的镇痛 3. 本品的给药途径为静脉注射，不可以肌内注射 4. 本品应避免长期使用，在不得已需长期使用时，要定期监测血尿常规和肝功能，及时发现异常情况，给予减量或停药 5. 在用药过程中要密切注意患者的情况，及时发现不良反应，并作适当的处理
禁忌	消化道溃疡患者，严重的肝、肾及血液系统功能障碍患者，严重的心力衰竭、高血压患者，对本制剂成分有过敏史的患者，阿司匹林哮喘或有既往史的患者，正在使用依洛沙星、洛美沙星、诺氟沙星的患者禁用

续 表

不良反应	1. 严重不良反应：罕见休克、急性肾衰竭、肾病综合征、胃肠道出血、伴意识障碍的抽搐 2. 在氟比洛芬的其他制剂的研究中还观察到以下严重不良反应：罕见再生障碍性贫血、中毒性表皮坏死症（Lyell 综合征）、剥脱性皮炎 3. 一般的不良反应：注射部位：偶见注射部位疼痛及皮下出血；消化系统：有时出现恶心、呕吐，转氨酶升高，偶见腹泻，罕见胃肠出血；精神和神经系统：有时出现发热，偶见头痛、倦怠、嗜睡、畏寒；循环系统：偶见血压上升、心悸；皮肤：偶见瘙痒、皮疹等过敏反应；血液系统：罕见血小板减少，血小板功能低下
特殊人群用药	肝功能、肾功能不全患者：慎用 儿童：安全性尚未确定，不宜使用 老年人：要特别当心老年患者出现不良反应，要从小剂量开始慎重给药 妊娠与哺乳期妇女：妊娠妇女应用的安全性尚未确立，妊娠或可能妊娠的妇女必须在治疗的有益性大于危险性时才能应用；尽量不在妊娠末期应用（动物试验中发现在妊娠末期的大鼠用药后可导致分娩延迟及胎儿的动脉导管收缩）。应用本品过程中避免哺乳（可能会转移到母乳中）
药典	Chin. P.、USP、BP、Jpn. P.、Eur. P.
国家处方集	CNF
其他推荐依据	
■ 药品名称	**洛索洛芬 Loxoprofen**
适应证	1. 类风湿关节炎、骨性关节炎、腰痛症、肩关节周围炎、颈肩腕综合征等疾病的抗炎和镇痛 2. 手术后，外伤后及拔牙后的镇痛和抗炎 3. 急性上呼吸道炎（包括伴有急性支气管炎的急性上呼吸道炎）的解热和镇痛
制剂与规格	洛索洛芬钠片[保(乙)]：60mg 洛索洛芬钠胶囊[保(乙)]：60mg
用法与用量	口服：不宜空腹服药 1. 用于适应证“1”或“2”时，成人一次 60mg，一日 3 次。出现症状时，可 1 次口服 60~120mg，应随年龄及症状适宜增减或遵医嘱 2. 用于适应证“3”时，成人一次顿服 60mg，应随年龄及症状适宜增减。但原则上一日 2 次，一日最大剂量不超过 180mg，或遵医嘱
注意事项	1. 长期用药时，应定期查尿常规、血常规及肝功能，若出现异常应减量或停止用药 2. 用于急性疾患时，应考虑急性炎症、疼痛及发热程度而给药；原则上避免长期使用同一药物 3. 伴有高热的高龄者或合并消耗性疾患的患者，密切观察病情 4. 用于感染引起的炎症时，应合用适当抗菌药物，慎重给药 5. 避免与其他非甾体抗炎药物合用 6. 有长期使用非甾体抗炎药物可导致女性暂时性不育的报道
禁忌	有消化性溃疡、严重血液学异常和肝肾功能损害、心功能不全者，对本品成分有过敏反应、阿司匹林哮喘者、妊娠晚期妇女

续 表

不良反应	1. 严重不良反应：休克、溶血性贫血、皮肤黏膜眼综合征、急性肾衰竭、肾病综合征、间质性肺炎、消化道出血、肝功能障碍、黄疸、哮喘发作 2. 其他不良反应：皮疹、瘙痒感、荨麻疹、腹痛、胃部不适感、食欲减退、恶心及呕吐、腹泻、便秘、胃灼热、口内炎、消化不良、嗜睡、头痛、贫血、白细胞计数减少、血小板减少、嗜酸性粒细胞增加、肝酶升高、水肿、心悸、面部潮红
特殊人群用药	肝功能、肾功能不全患者：慎用 妊娠与哺乳期妇女：妊娠期妇女用药应权衡利弊，哺乳期妇女用药时暂停授乳
药典	Chin. P.、Jpn. P.
国家处方集	CNF
其他推荐依据	
■ 药品名称	对乙酰氨基酚 Paracetamol
适应证	用于中重度发热。缓解轻度至中度疼痛，如头痛、肌痛、关节痛等的对症治疗。为轻中度骨性关节炎的首选药物
制剂与规格	对乙酰氨基酚片[保(甲)]：①0.1g；②0.3g；③0.5g[基] 对乙酰氨基酚控释片[保(乙)]：0.65g 对乙酰氨基酚混悬液[基]：15ml：1.5g
用法与用量	1. 退热镇痛：口服，①成人：一次0.3~0.6g，一日3~4次；一日量不超过2g，退热疗程一般不超过3天，镇痛不宜超过10天；②儿童：按体重一次10~15mg/kg，每4~6小时1次。或按体表面积一天1.5g/m^2，分次服，每4~6小时1次；12岁以下的小儿每24小时不超过5次量。解热用药一般不超过3天，镇痛遵医嘱 2. 骨性关节炎：成人常用量口服缓释片，一次0.65~1.30g，每8小时1次。一日最大量不超过4g，疗程按医嘱
注意事项	1. 对阿司匹林过敏者，一般对本品不发生过敏反应，但有报道在因阿司匹林过敏发生哮喘的患者中，少数（<5%）可于服用本品后发生轻度支气管痉挛性反应 2. 长期大剂量用药应定期进行肝肾功能和血常规检查 3. 不宜大量或长期用药以防引起造血系统和肝肾功能损害
禁忌	严重肝肾功能不全患者及对本品过敏者禁用
不良反应	常规剂量下的不良反应很少，少见恶心、呕吐、出汗、腹痛、皮肤苍白等；罕见过敏性皮炎（皮疹、皮肤瘙痒等）、粒细胞缺乏、血小板减少、高铁血红蛋白血症、贫血、肝肾功能损害和胃肠道出血等
特殊人群用药	肝功能、肾功能不全患者：肝病者尽量避免长期使用。肾功能不全者长期大量使用本品有增加肾脏毒性的危险，故建议减量使用 儿童：3岁以下儿童因其肝、肾功能发育不全慎用 妊娠与哺乳期妇女：慎用
药典	Chin. P.、BP、Eur. P.
国家处方集	CNF
其他推荐依据	

续 表

■ 药品名称	双氯芬酸 Diclofenac
适应证	用于各种急慢性关节炎和软组织风湿所致的疼痛，以及创伤后、术后的急性疼痛、牙痛、头痛等。对成年人和儿童的发热有解热作用。双氯芬酸钾起效迅速，可用于痛经及拔牙后镇痛用
制剂与规格	双氯芬酸钠肠溶片[保(甲)]：①25mg[基]；②50mg 双氯芬酸钠缓释胶囊[基,保(乙)]：①50mg；②100mg 双氯芬酸钠二乙胺盐乳胶剂：20g 双氯芬酸钠栓剂[保(乙)]：①50mg；②100mg
用法与用量	1. 肠溶片：成人，①关节炎：一次25~50mg，一日3次；②急性疼痛：首次50mg，以后25~50mg，每6~8小时1次 2. 缓释胶囊：成人，关节炎，一次75~100mg，一日1~2次。一日最大剂量为150mg 3. 小儿常用量：肠溶片，一日0.5~2mg/kg，一日最大量为3mg/kg，分3次服 4. 栓剂直肠给药：成人，一次50mg，一日50~100mg。肛门塞入 5. 乳胶剂：外用，一日3次
注意事项	1. 本品可增加胃肠道出血的风险并导致水钠潴留，血压上升 2. 本品有使肝酶升高倾向，故使用期间宜监测肝功能 3. 胃肠道溃疡史者避免使用。有心功能不全病史、肝、肾功能损害和老年患者及服用利尿剂或任何原因细胞外液丢失的患者慎用 4. 有眩晕史或其他中枢神经疾病史的患者服用本品期间应禁止驾车或操作机械 5. 长期用药应定期进行肝肾功能、血常规、血压监测
禁忌	对本品或同类药品有过敏史、活动性消化性溃疡患者、中重度心血管病变者禁用
不良反应	常见上腹部疼痛以及恶心、呕吐、腹泻、腹部痉挛、消化不良、腹部胀气、厌食。少见头痛、头晕、眩晕、皮疹、血清AST及ALT升高、血压升高。罕见过敏反应以及水肿、胃肠道溃疡、出血、穿孔和出血性腹泻
特殊人群用药	肝功能、肾功能不全患者：轻度肾功能不全者可使用最小有效剂量并密切监测肾功能和水钠潴留情况 妊娠与哺乳期妇女：尽量避免使用
药典	Chin. P.、USP、BP、Jpn. P.、Eur. P.
国家处方集	CNF
其他推荐依据	
■ 药品名称	吲哚美辛 Indometacin
适应证	用于缓解轻、中、重度风湿病的炎症疼痛以及急性骨骼肌肉损伤、急性痛风性关节炎、痛经等的疼痛。亦用于高热的对症解热
制剂与规格	吲哚美辛胶囊[保(乙)]：25mg 吲哚美辛缓释胶囊[保(乙)]：30mg 吲哚美辛控释胶囊[保(乙)]：①25mg；②75mg 吲哚美辛栓剂[基,保(甲)]：①25mg；②50mg；③100mg 吲哚美辛乳膏：1%

续　表

用法与用量	1. 成人口服：①抗风湿：首次剂量一次 25～50mg，一日 2～3 次，饭时或餐后立即服，一日最大量不超过 150mg。关节炎患者如有持续性夜间疼痛或晨起时关节发作，可在睡前给予本品栓剂 50～100mg，塞入肛门；②抗痛风：首次剂量一次 25～50mg，继之 25mg，一日 3 次，直到疼痛缓解，可停药；③痛经：一次 25mg，一日 3 次；④退热：口服一次 12.5～25.0mg，一日不超过 3 次 2. 成人直肠给药：一日 50～100mg，睡前塞入肛门内 3. 口服与直肠联合用药：一日最大剂量 150～200mg
注意事项	1. 消化性溃疡、溃疡性结肠炎及其他上消化道疾病病史者慎用 2. 癫痫、帕金森病和精神病患者，使用后可使病情加重 3. 本品能导致水钠潴留，心功能不全及高血压患者应慎用 4. 本品可使出血时间延长，加重出血倾向，故血友病及其他出血性疾病患者应慎用 5. 本品对造血系统有抑制作用，再生障碍性贫血、粒细胞减少等患者慎用 6. 长期用药注意定期检查血压、肝肾功能和血常规并定期做眼科检查 7. 有直肠炎和出血，应避免直肠给药
禁忌	对阿司匹林及其他非甾体抗炎药过敏者、上消化道出血或活动性消化性溃疡及溃疡性结肠炎的患者、孕妇和哺乳期妇女、有血管性水肿和支气管哮喘者禁用
不良反应	常见胃肠道消化不良、腹泻、严重者上消化道出血和溃疡；神经系统：头痛、头晕、焦虑、和失眠等。少见血压升高、困倦、意识模糊、失眠、惊厥、精神行为障碍、抑郁、晕厥；影响血三系：白细胞计数或血小板减少，甚至再生障碍性贫血；血尿、水肿、肾功能不全；各型皮疹过敏反应、哮喘、休克。偶有肠道狭窄。直肠用药有可能导致直肠激惹和出血
特殊人群用药	肝功能、肾功能不全患者：慎用 老年人：易发生毒性反应，应慎用
药典	Chin. P.、BP、Jpn. P.、Eur. P.
国家处方集	CNF
其他推荐依据	
■ 药品名称	安乃近　Metamizole
适应证	用于高热时的解热，也可用于头痛、偏头痛、肌肉痛、关节痛、痛经等。本品亦有较强的抗风湿作用，可用于急性风湿性关节炎，但因本品有可能引起严重的不良反应，很少在风湿性疾病中应用
制剂与规格	安乃近片[保(乙)]：①0.25g；②0.5g 安乃近滴鼻液：10%～20%
用法与用量	1. 成人，口服：一次 0.25～0.50g，一日 0.75～1.25g 2. 小儿，滴鼻：小儿退热常以 10%～20%溶液滴鼻，5 岁以下每侧鼻孔一次 1～2 滴，必要时重复用 1 次
注意事项	1. 本品与阿司匹林有交叉过敏反应 2. 本品一般不作为首选用药，仅在急性高热、病情急重，又无其他有效解热药可用的情况下用于紧急退热 3. 本品用药超过 1 周时应定期检查血常规，一旦发生粒细胞减少，应立即停药
禁忌	对本品或氨基比林有过敏史者禁用

续 表

不良反应	本品对胃肠道的刺激虽较小，但可引起以下各种不良反应： 1. 血液方面，可引起粒细胞缺乏症，发生率约 1.1%，急性起病，重者有致命危险，亦可引起自身免疫性溶血性贫血、血小板减少性紫癜、再生障碍性贫血等 2. 皮肤方面，可引起荨麻疹、渗出性红斑等过敏性表现，严重者可发生剥脱性皮炎、表皮松解症等 3. 个别病例可发生过敏性休克，甚至导致死亡
特殊人群用药	妊娠与哺乳期妇女：不宜应用
药典	Chin. P. 、Eur. P.
国家处方集	CNF
其他推荐依据	
■ 药品名称	美洛昔康　Meloxicam
适应证	用于慢性关节病，包括缓解急慢性脊柱关节病、类风湿关节炎、骨性关节炎等的疼痛、肿胀及软组织炎性、创伤性疼痛、手术后疼痛
制剂与规格	美洛昔康片[保(乙)]：7.5mg 美洛昔康栓：15mg
用法与用量	片剂口服：骨性关节炎：一日 7.5mg 一次服用，一日最大剂量为 15mg；强直性脊柱炎和类风湿关节炎：一日 15mg，2 次服用，也可减量至一日 7.5mg。成人一日最大剂量为 15mg，老年人一日 7.5mg
注意事项	本品出现胃肠道溃疡和出血风险略低于其他传统非甾体抗炎药物。服用时宜从最小有效剂量开始。有消化性溃疡史者慎用
禁忌	妊娠及哺乳妇女、对本品过敏者、对使用阿司匹林或其他非甾体类抗炎药物后出现哮喘、鼻腔息肉、血管水肿或荨麻疹者、活动性消化性溃疡或消化性溃疡出血者、严重肝功能不全者、非透析性严重肾功能不全者、胃肠道出血、脑出血或其他出血和严重心力衰竭者均禁用
不良反应	常见贫血、轻微头晕、头痛、消化不良、恶心、呕吐、腹痛、便秘、胀气、腹泻、瘙痒、皮疹、肝药酶短暂升高，停药即消失。少见白细胞计数减少、血小板减少、粒细胞缺乏、眩晕、耳鸣、嗜睡、心悸、胃肠道出血、消化性溃疡、食管炎、口炎、短暂肝肾功能轻度异常、荨麻疹。罕见过敏样反应、哮喘发作、胃炎、结肠炎、消化性溃疡、穿孔或胃肠道出血、肝炎、史-约综合征和中毒性表皮坏死松解症、血管性水肿、多形红斑和感光过敏及肾衰竭等
特殊人群用药	肝功能、肾功能不全患者：65 岁以上老年患者服药时，需定期检查其肝肾功能 儿童：15 岁以下儿童不推荐使用
药典	Chin. P. 、USP、BP、Eur. P.
国家处方集	CNF
其他推荐依据	

续 表

■ 药品名称	塞来昔布 Celecoxib
适应证	缓解骨关节炎、类风湿关节炎、强直性脊柱炎的肿痛症状，也用于缓解手术前后、软组织创伤等的急性疼痛
制剂与规格	塞来昔布胶囊[保(乙)]：①100mg；②200mg
用法与用量	口服： 1. 骨关节炎：一日 200mg，1 次服用，如有必要，可增加剂量。最大剂量为一次 200mg、一日 2 次，儿童不推荐使用 2. 类风湿关节炎及强直性脊柱炎：可增加到一次 200mg，一日 1~2 次，儿童不推荐使用 3. 镇痛：成人一次 400mg，一日 1 次，疗程不超过 7 天
注意事项	1. 本品属非甾类抗炎药中选择性 COX-2 抑制剂类。它导致胃肠黏膜损伤而引起消化性溃疡和出血的风险较其他传统非甾体抗炎药为少。适用于有消化性溃疡、肠道溃疡、胃肠道出血病史者 2. 本品有引起心血管栓塞事件的风险，且与剂量及疗程（1 年以上连续服用）相关。有心血管风险者慎用 3. 本品的心血管栓塞事件的风险与其他传统非甾体抗炎药相似 4. 本品长期服用可引起血压升高、水钠潴留、水肿等。故长期服用宜监测血压、血常规、肝肾功能 5. 本品化学结构中一个芳基为苯磺酰胺，故与磺胺类药有交叉过敏反应，因此在使用本品前要询问患者是否对磺胺类药物过敏 6. 有支气管哮喘病史、过敏性鼻炎、荨麻疹病史者慎用 7. 服用本品时不能停服因防治心血管病所需服用的小剂量阿司匹林，但两者同服会增加胃肠道不良反应
禁忌	对磺胺过敏者、对阿司匹林或其他非甾体抗炎药物过敏或诱发哮喘者及对本品过敏者、有心肌梗死史或脑卒中史者、严重心功能不全者及重度肝功能损害者、孕妇及哺乳期妇女均禁用本品
不良反应	1. 常见胃肠胀气、腹痛、腹泻、消化不良、咽炎、鼻窦炎；由于水钠潴留可出现下肢水肿、头痛、头晕、嗜睡、失眠 2. 少见口炎、便秘、心悸、疲乏、四肢麻木、肌肉痉挛、血压升高 3. 偶见 ALT、AST 升高 4. 罕见味觉异常、脱发 5. 非常罕见癫痫恶化
特殊人群用药	肝功能、肾功能不全患者：有中度肝肾损害者，本品剂量应减低而慎用
药典	Chin. P. 、USP、BP、Eur. P.
国家处方集	CNF
其他推荐依据	
■ 药品名称	萘普生 Naproxen
适应证	用于类风湿关节炎、骨关节炎、强直性脊柱炎、急性痛风性关节炎、肌腱炎、腱鞘炎等的肿胀、疼痛、活动受限均有缓解症状作用。亦可用于缓解肌肉骨骼扭伤、挫伤、损伤以及痛经等所致疼痛

续 表

制剂与规格	萘普生片[保(乙)]：①0.1g；②0.125g；③0.25g 萘普生胶囊[保(乙)]：0.25g 萘普生缓释胶囊[保(乙)]：0.5g 萘普生注射液：①2ml：0.1g；②2ml：0.2g 萘普生栓剂：0.25g
用法与用量	1. 成人口服：①抗风湿，一次0.25~0.50g，一日2次，必要时每6~8小时1次。一日最大剂量为1.5g。缓释剂型一次0.5g，一日1次。②镇痛，普通片，首次0.5g，必要时重复，以后一次0.25g，每6~8小时1次。疗程不超过10天 2. 成人直肠给药：一次0.25g，睡前肛内塞入 3. 儿童：抗风湿一日10mg/kg，分2次口服，一日最大剂量750mg
注意事项	1. 对阿司匹林或其他非甾体抗炎药过敏者对本品可有交叉过敏反应 2. 本品有增加胃肠道出血的风险并导致水钠潴留 3. 有凝血机制或血小板功能障碍、哮喘、心功能不全或高血压者慎用。长期用药应定期进行肝肾功能、血常规、血压及眼科检查
禁忌	对本品或同类药品过敏者、活动性消化性溃疡患者、严重肝肾功能不全者
不良反应	常见胃烧灼感、消化不良、胃痛或不适、恶心及呕吐，严重者有胃肠出血甚至穿孔。久服者有血压升高、头晕、嗜睡、头痛等。少见视物模糊或视觉障碍、听力减退、腹泻、口腔刺激或痛感、心慌及多汗、下肢水肿、肾脏损害（过敏性肾炎、肾病、肾乳头坏死及肾衰竭等）、荨麻疹、过敏性皮疹、精神抑郁、肌肉无力、粒细胞减少及肝功损害等
特殊人群用药	肝功能、肾功能不全患者：轻度肾功能不全者可使用最小有效剂量并密切监测肾功能和水钠潴留情况 妊娠与哺乳期妇女：尽量避免使用
药典	Chin. P.、USP、BP、Jpn. P.、Eur. P.
国家处方集	CNF
其他推荐依据	
■ 药品名称	尼美舒利 Nimesulide
适应证	可用于慢性关节炎症（如类风湿关节炎和骨关节炎等）；手术和急性创伤后的疼痛和炎症；耳鼻咽部炎症引起的疼痛；痛经；上呼吸道感染引起的发热等症状的治疗
制剂与规格	尼美舒利片[保(甲)]：①50mg；②100mg 尼美舒利栓：0.2g
用法与用量	本品仅用于成人： 1. 口服：一次50~100mg，一日2次，餐后服用。按照病情的轻重和患者的需要，可以增加到200mg，一日2次。老年人的服药剂量应严格遵照医师规定，医师可以根据情况适当减少以上所列的剂量 2. 直肠给药：一次200mg，一日2次
注意事项	1. 尼美舒利对以下患者要慎重使用：具有出血症病史的患者，具有胃肠道疾病的患者，接受抗凝血剂治疗或是服用抗血小板凝集药物的患者

续　表

	2. 对药物胃耐受性差的患者服用本品应被置于严密的观察之下，因本品主要通过肾脏系统排出体外，如果肾功能不全，就必须根据肾小球滤过率来减少服药的剂量。如果有用了其他非甾体抗炎药物之后，出现视力下降的症状，为了证实视力是否受到影响，最好停止治疗，进行眼科检查
禁忌	对本品、阿司匹林或其他非甾体抗炎药物过敏者禁用。正处于胃肠出血的患者或消化道溃疡活动期的患者禁用。严重肾功能不全者禁用
不良反应	主要有胃灼热、恶心、胃痛，但症状轻微、短暂，很少需要中断治疗。极少情况下，患者出现过敏性皮疹。即使使用尼美舒利未产生上述不良反应，也应注意到本品如同其他非甾体抗炎药物一样可能产生头晕、欲睡、胃溃疡或肠胃出血及史-约综合征
特殊人群用药	妊娠与哺乳期妇女：不建议应用
药典	Chin. P.、BP、Eur. P.
国家处方集	CNF
其他推荐依据	
■ 药品名称	**可待因　Codeine**
适应证	1. 镇咳，用于较剧的频繁干咳，如痰液量较多宜并用祛痰药 2. 镇痛，用于中度以上的疼痛 3. 镇静，用于辅助局麻或全麻
制剂与规格	磷酸可待因片[基,保(甲)]：①15mg；②30mg 磷酸可待因缓释片：①15mg；②30mg 磷酸可待因糖浆：①10ml；②100ml 磷酸可待因注射液[保(乙)]：①1ml : 15mg；②1ml : 30mg 磷酸可待因/双氯芬酸钠复方片（氯芬待因片）：每片含磷酸可待因 15mg，双氯芬酸钠 25mg。本品适用于轻至中度疼痛，成人口服：一次 1~2 片，一日 2~3 次 磷酸可待因/对乙酰氨基酚复方片：该药临床应用较早、较广泛，故另单独叙述
用法与用量	口服： 1. 成人：口服，一次 15~30mg，一日 2~3 次；极量一次 100mg，一日 250mg。皮下注射，一次 15~30mg（仅供手术中使用） 2. 儿童：①镇痛，口服，一次按体重 0.5~1.0mg/kg，一日 3 次；②镇咳，用量按镇痛量的 1/3~1/2
注意事项	1. 下列情况应慎用：支气管哮喘、急腹症；在诊断未明确时，可能因掩盖真相造成误诊；胆结石，可引起胆管痉挛；原因不明的腹泻，可使肠道蠕动减弱、减轻腹泻症状而误诊；颅脑外伤或颅内病变，本品可引起瞳孔变小，模糊临床体征；前列腺肥大，因本品易引起尿潴留而加重病情 2. 重复给药可产生耐药性，久用有成瘾性，也可引起便秘 3. 本品为国家特殊管理的麻醉药品，使用和管理务必严格遵守国家对麻醉药品的管理条例 4. 磷酸可待因缓释片必须整片吞服，不可截开或嚼碎
禁忌	对本品过敏的患者禁用；多痰患者禁用，以防因抑制咳嗽反射，使大量痰液阻塞呼吸道，继发感染而加重病情。婴幼儿、未成熟新生儿禁用

续　表

不良反应	较多见的不良反应有幻想、呼吸微弱/缓慢或不规则、心率或快或慢；少见的不良反应：惊厥、耳鸣、震颤或不能自控的肌肉运动，荨麻疹、瘙痒、皮疹或脸肿等过敏反应；长期应用引起依赖性，常用量引起依赖性的倾向较其他吗啡类为弱。典型的症状为食欲减退、腹泻、牙痛、恶心呕吐、流涕、寒战、打喷嚏、打哈欠、睡眠障碍、胃痉挛、多汗、衰弱无力、心率增速、情绪激动或原因不明的发热
特殊人群用药	儿童：婴幼儿、未成熟新生儿禁用 妊娠与哺乳期妇女：本品可透过胎盘使婴儿成瘾，引起新生儿的戒断症状如过度啼哭、打喷嚏、打呵欠、腹泻、呕吐等，妊娠期妇女慎用。分娩应用本品可引起新生儿呼吸抑制。本品可自乳汁排除，哺乳期妇女慎用
药典	Chin. P. 、USP、BP、Jpn. P. 、Eur. P.
国家处方集	CNF
其他推荐依据	
■ 药品名称	氨酚待因　Paracetamol and Codeine Phosphate Tablets
□ 其他名称	可待因　对乙酰氨基酚
适应证	中等强度镇痛药。适用于各种手术后疼痛、骨折、中度癌症疼痛、骨关节疼痛、牙痛、头痛、神经痛、全身痛、软组织损伤及痛经等
制剂与规格	氨酚待因片（Ⅰ）：每片含对乙酰氨基酚 0.5g，磷酸可待因 8.4mg 氨酚待因片（Ⅱ）：每片含对乙酰氨基酚 0.3g，磷酸可待因 15mg
用法与用量	口服：规格分为氨酚待因片（Ⅰ）和氨酚待因片（Ⅱ） 1. 氨酚待因片（Ⅰ）：①成人，一次 1~2 片，一日 3 次；中度癌症疼痛一次 2 片，一日 3 次；②7~12 岁儿童一次 1/2~1 片，一日 3 次（一日不超过 2~4 片） 2. 氨酚待因片（Ⅱ）：①成人，一次 1 片，一日 3 次，中度癌症疼痛必要时可由医师决定适当增加；②7~12 岁儿童按体重相应减量，连续使用一般不超过 5 日
注意事项	1. 长期大量应用时，特别是肝功能异常者，应定期测定肝功能及血常规 2. 下列情况慎用：乙醇中毒、肝病或病毒性肝炎、肾功能不全、支气管哮喘、胆结石、颅脑外伤或颅内病变、前列腺肥大、哺乳期妇女及妊娠期妇女、老年患者 3. 长期使用后身体可产生一定程度的耐受性。本品属于二类精神药管理 4. 不明原因的急腹症、腹泻，应用本品后可能掩盖真相造成误诊，故应慎重
禁忌	对本品过敏者，呼吸抑制及有呼吸道梗阻性疾病，尤其是哮喘发作的患者；多痰患者，以防因抑制咳嗽反射，使大量痰液阻塞呼吸道，继发感染而加重病情
不良反应	偶有头晕、出汗、恶心、嗜睡等反应，停药后可自行消失。超剂量或长期使用可产生药物依赖性
特殊人群用药	肝功能、肾功能不全患者：肝病或病毒性肝炎、肾功能不全者慎用 儿童：7 岁以下儿童不宜使用 老年人：慎用 妊娠与哺乳期妇女：慎用
药典	Chin. P.
国家处方集	CNF

续　表

其他推荐依据	
■ 药品名称	双氢可待因　Dihydrocodeine
适应证	用于缓解中度以上疼痛
制剂与规格	酒石酸双氢可待因片[保(乙)]：30mg 酒石酸双氢可待因控释片：60mg
用法与用量	口服：一次 30~60mg，一日 3 次或遵医嘱，餐后服用。需依据临床症状调节用量，如全日用量超过 240mg 镇痛不佳时，请改用更强效的镇痛药。控释片：一次 60~120mg，一日 2 次
注意事项	下列情况应慎重使用：心功能不全者，肺功能不全者，肝功能、肾功能不全者，脑器质性病变者，处于休克状态者，代谢性酸中毒者，甲状腺功能低下者，肾上腺皮质功能低下者，既往有药物依赖史者，老年患者，身体衰弱者，因前列腺肥大所致的排尿不全、尿道狭窄及尿路手术后者，器质性幽门狭窄、麻痹性肠梗阻及近期进行了胃肠道手术者，有抽搐既往史者，胆囊病变及胆结石者，严重的炎性肠道疾病者
禁忌	下列情况禁用：呼吸抑制，呼吸道阻塞性疾病，慢性肺功能障碍，支气管哮喘发作，诊断不明确的急腹症，休克、昏迷或心力衰竭患者禁用，对本品种任何成分过敏，抽搐状态，急性酒精中毒，对阿片类生物碱过敏，失血性大肠炎及细菌性痢疾
不良反应	主要为便秘、恶心、呕吐、胃部不适、皮肤瘙痒
特殊人群用药	肝功能、肾功能不全患者：慎用 儿童：12 岁以下儿童不推荐使用或遵医嘱 老年人：慎用 妊娠与哺乳期妇女：不宜使用
药典	Chin. P. 、USP、BP、Jpn. P. 、Eur. P.
国家处方集	CNF
其他推荐依据	
■ 药品名称	布桂嗪　Bucinnazine
适应证	本品为中等强度的镇痛药。适用于偏头痛，三叉神经痛，牙痛，炎症性疼痛，神经痛，月经痛，关节痛，外伤性疼痛，手术后疼痛以及癌症痛（属二阶梯镇痛药）等
制剂与规格	盐酸布桂嗪片：①30mg；②60mg 盐酸布桂嗪注射液：①1ml：50mg；②2ml：100mg
用法与用量	1. 口服：①成人，一次 30~60mg，一日 3~4 次；②儿童，一次 1mg/kg，疼痛剧烈时用量可酌增 2. 皮下或肌内注射：成人，一次 50~100mg，一日 1~2 次。疼痛剧烈时用量可酌增。对于慢性中重度癌痛患者，剂量可逐渐增加。首次及总量可以不受常规剂量的限制
注意事项	本品为国家特殊管理的麻醉药品，必须严格遵守国家对麻醉药品的管理条例，按规定开写麻醉药品处方和供应、管理本类药品，防止滥用
禁忌	对本品过敏者
不良反应	少数患者可见有恶心、眩晕或困倦、黄视、全身发麻感等，停药后可消失。本品引起依赖性的倾向与吗啡类药相比为低，连续使用本品，可耐受和成瘾，故不可滥用

续 表

特殊人群用药	尚不明确
药典	Chin. P.
国家处方集	CNF
其他推荐依据	
■ 药品名称	曲马多　Tramadol
适应证	用于中度至重度疼痛
制剂与规格	曲马多缓释片[保(乙)]：100mg 曲马多注射液[保(乙)]：2ml：100mg 注射用曲马多[保(乙)]：①50mg；②100mg
用法与用量	1. 注射剂：成人及12岁以上儿童，肌内注射，一次100mg，必要时可重复。一般情况下一日总量为400mg，但在治疗癌痛和重度术后疼痛时可应用更高日剂量 2. 缓释片：整片吞服，一般从一次50mg开始，12小时服用1次，根据患者疼痛程度可调整用药剂量。一般成人及14岁以上中度疼痛的患者，单剂量为50~100mg；体重≥25kg的1岁以上儿童的服用剂量为每千克体重1~2mg。本品最低剂量为50mg（半片），最高日剂量通常不超过400mg，治疗癌性痛时也可考虑使用较大剂量。肝功能、肾功能不全者，应酌情使用。老年患者用量，应有所减少。两次服药的时间间隔，不得少于8小时
注意事项	1. 以下情况慎用：对阿片类药物敏感者、有心脏疾患者及老年人 2. 对阿片类药依赖、有头部损伤、休克、不明原因的神志模糊、呼吸中枢及呼吸功能异常、颅内压升高的患者，应用本品应特别小心 3. 当使用超过推荐的日使用剂量的上限（400mg）时有出现惊厥的危险，合并应用能降低痉挛阈值或其本身可诱发惊厥的药物（如抗抑郁剂、神经阻滞剂等）时惊厥出现的危险性增加 4. 禁止作为对阿片类有依赖性患者的代替品 5. 有药物滥用或依赖性倾向的患者不宜使用。本品属于第二类精神药品，应按有关规定使用和管理 6. 本品有可影响患者的驾驶和机械操作能力，尤其是与乙醇同时服用时更为严重 7. 突然撤药可能导致戒断症状，建议缓慢减药 8. 过量时呼吸抑制可用纳洛酮解救，曲马多过量不能单纯应用血液透析和血液滤过治疗
禁忌	对曲马多及其赋形剂过敏者；妊娠期妇女；1岁以下儿童；乙醇、镇静剂、镇痛剂、阿片类或者精神类药物急性中毒患者；正在接受单胺氧化酶抑制剂治疗或在过去14天服用过此类药物者；本品不得用于戒毒治疗
不良反应	常见恶心、呕吐、便秘、口干、头晕、嗜睡、出汗。少见过敏反应、低血压、心动过速、胃肠功能紊乱、头痛、视觉异常、情绪不稳、欣快、活动减退、功能亢进、认知和感觉障碍、惊厥、精神混乱、药物依赖性、幻觉、戒断症状、瘙痒、皮疹、荨麻疹、血管神经性水肿、排尿障碍、尿潴留、呼吸困难、支气管痉挛、呼吸抑制，罕见高血压和心动过缓
特殊人群用药	肝功能、肾功能不全患者：慎用 老年人：慎用 妊娠与哺乳期妇女：哺乳期妇女使用时约有0.1%剂量可经乳汁分泌，故单次应用不必中断哺乳

续　表

药典	Chin. P. 、USP、BP、Eur. P.
国家处方集	CNF
其他推荐依据	
■ 药品名称	对乙酰氨基酚/羟考酮复方片　Oxycodone and Acetaminophen
□ 其他名称	氨酚羟考酮片
适应证	用于中、重度急、慢性疼痛
制剂与规格	本品每片含羟考酮5mg，对乙酰氨基酚325mg（或500mg）
用法与用量	口服：成人术后疼痛，一次1~2片，间隔4~6小时可重复用药1次。癌症、慢性疼痛，一次1~2片，一日3次
注意事项	勿空腹服用
禁忌	对羟考酮、对乙酰氨基酚过敏者禁用
不良反应	最常见的不良反应包括轻微的头痛、头晕、嗜睡、恶心、呕吐，运动时加重，休息时减轻。偶见精神亢奋、烦躁不安、便秘，皮疹和皮肤瘙痒。大剂量应用时，会产生与吗啡类似的不良反应，包括呼吸抑制等
特殊人群用药	尚不明确
药典	Chin. P.
国家处方集	CNF
其他推荐依据	
■ 药品名称	吗啡　Morphine
适应证	本品为强效镇痛药。吗啡注射液及普通片剂用于其他镇痛药无效的急性锐痛，如严重创伤、战伤、烧伤、晚期癌症等疼痛；心肌梗死而血压尚正常者，可使患者镇静，并减轻心脏负担；用于心源性哮喘可使肺水肿症状暂时有所缓解；麻醉和手术前给药可保持患者宁静入睡；不能单独用于内脏绞痛（如胆绞痛等），而应与阿托品等有效的解痉药合用。吗啡缓、控释片则主要适用于重度癌痛患者镇痛
制剂与规格	盐酸吗啡注射液[基,保(甲)]：①0.5ml∶5mg；②1ml∶10mg 盐酸吗啡片[基,保(甲)]：①5mg；②10mg；③20mg；④30mg；⑤50mg 盐酸吗啡缓释片[基,保(甲)]：30mg 盐酸吗啡控释片[保(甲)]：①10mg；②30mg；③60mg
用法与用量	注射： 1. 皮下注射，①成人常用量：一次5~15mg，一日15~40mg；②极量：一次20mg，一日60mg 2. 成人镇痛时常用静脉注射量：5~10mg；用作静脉全身麻醉按体重不得超过1mg/kg，不够时加用作用时效短的本类镇痛药，以免苏醒迟延、术后发生血压下降和长时间呼吸抑制 3. 手术后镇痛注入硬膜外间隙，成人自腰脊部位注入，一次极限5mg，胸脊部位应减为2~3mg，按一定的间隔可重复给药多次。注入蛛网膜下腔，一次0.1~0.3mg。原则上不再重复给药 4. 对于重度癌痛患者，首次剂量范围较大，一日3~6次，以预防癌痛发生及充分缓解癌痛

续 表

注意事项	1. 以下情况慎用：有药物滥用史；颅内压升高；低血容量性低血压；胆道疾病或胰腺炎；老年人；严重肾衰竭；严重慢性阻塞性肺部疾患；严重肺源性心脏病；严重支气管哮喘或呼吸抑制；婴幼儿（普通片剂及注射液） 2. 未明确诊断的疼痛，尽可能不用本品，以免掩盖病情，贻误诊断 3. 可干扰对脑脊液压升高的病因诊断 4. 本品可能引起胆管系的内压上升，可升高血浆淀粉酶和脂肪酶 5. 对血清碱性磷酸酶、丙氨酸氨基转移酶、门冬氨酸氨基转移酶、胆红素、乳酸脱氢酶等测定有一定影响，可能出现假阳性 6. 对有癫痫病史的患者，吗啡可降低癫痫发作的阈值 7. 吗啡可削弱驾驶和操作机械的能力 8. 控、缓释片必须整片吞服 9. 不经胃肠途径滥用口服药物有可能导致严重的不良反应，甚至致死 10. 本品使用3~5天会产生对药物的耐受性，长期应用可成瘾，治疗突然停止时会发生戒断症状。本品按麻醉药品严格管理和使用 11. 对于重度癌痛患者，吗啡使用量不受药典中吗啡极量的限制 12. 中毒解救：除一般中毒处理外，还可静脉注射纳洛酮0.005~0.01mg/kg，成人0.4mg。亦可用烯丙吗啡作为拮抗药
禁忌	已知对吗啡过敏者、婴幼儿（缓、控释片）、未成熟新生儿、妊娠期妇女、临盆产妇、哺乳期妇女、呼吸抑制已显示发绀、颅内压增高和颅脑损伤、支气管哮喘、肺源性心脏病代偿失调、甲状腺功能减退、皮质功能不全、前列腺肥大、排尿困难及严重肝功能不全、休克尚未纠正控制前、麻痹性肠梗阻等患者
不良反应	1. 注射剂连续3~5天即产生耐受性，1周以上可成瘾；但对于晚期中重度癌痛患者，如果治疗适当，少见依赖及成瘾现象 2. 常见：腹痛，食欲减退，便秘，口干，消化不良，恶心，呕吐，思维混乱，头痛，失眠，肌肉不自主收缩，嗜睡，支气管痉挛，咳嗽减少，皮疹，寒战，瘙痒，出汗
特殊人群用药	肝功能、肾功能不全患者：严重肾衰竭患者慎用 儿童：婴幼儿慎用 老年人：慎用
药典	Chin. P.、USP、BP、Jpn. P.、Eur. P.
国家处方集	CNF
其他推荐依据	
■ 药品名称	**芬太尼透皮贴剂 Fentanyl Transdermal Patches**
适应证	中度到重度慢性疼痛以及那些只能依靠阿片类镇痛药治疗的难以消除的疼痛
制剂与规格	芬太尼透皮贴剂[保(乙)]：①25μg/h，4.2毫克/贴；②50μg/h，8.4毫克/贴；③5μg/h，12.6毫克/贴 注：[保(乙)]限癌症疼痛患者或其他方法难以控制的重度疼痛
用法与用量	本品的剂量应根据患者的个体情况而决定，并应在给药后定期进行剂量评估。本品应贴于躯干或上臂未受刺激及未受辐射的平整皮肤表面（最好选择无毛发部位）。用药前可用清水清洗贴用部位，在皮肤完全干燥后再用药。本品应在开封后立即使用。使用时用手掌用力按压30秒，以确保贴剂与皮肤完全接触 本品可以持续贴用72小时，在更换贴剂时，应更换粘贴部位

续　表

注意事项	1. 以下情况慎用：阿片类药物不耐受者、慢性肺部疾病、呼吸抑制、颅内压升高、心脏疾病、肝肾疾病、老年患者、甲状腺功能减退、肾上腺皮质功能减退、原因不详的腹痛综合征、发热患者或应用外部发热源者、前列腺癌、急性乙醇中毒者 2. 用本品时应避免进行精细操作 3. 出现严重不良反应的患者应在停止使用本品后继续观察 24 小时 4. 不能将本品分拆、切割或以任何其他方式损坏 5. 复诊时须将用过的贴剂对折放入原包装袋，交回医疗机构
禁忌	禁用于：已知对芬太尼或对本贴剂中黏附剂敏感者、急性或手术后疼痛的治疗、40 岁以下非癌性慢性疼痛患者（艾滋病、截瘫患者疼痛治疗不受年龄及疼痛病史的限制）
不良反应	常见恶心，呕吐，便秘，低血压，嗜睡，头晕，失眠。较常见焦虑，忧郁，食欲减退，不自主肌收缩，心悸，感觉减退，呵欠，鼻炎，腹痛，消化不良，口干，瘙痒，体温变化，多汗，疲乏，不适，流感样症状，外周水肿，瘙痒，尿潴留，戒断症状。罕见过敏性休克，过敏反应，意识模糊，惊厥，震颤，记忆减退，性功能障碍，呼吸抑制。与所有的强效阿片类制剂相同，最严重的不良反应为肺通气不足。反复使用可能出现耐药，身体依赖和心理依赖
特殊人群用药	肝功能、肾功能不全患者：减量使用 老年人：慎用 妊娠与哺乳期妇女：除非确实需要，否则不应在妊娠期使用本品；不建议在分娩过程中使用。哺乳期妇女不宜用本品
药典	Chin. P.
国家处方集	CNF
其他推荐依据	
■ 药品名称	氯诺昔康　Lornoxica
适应证	用于急性轻度至中度疼痛和由某些类型的风湿性疾病引起的关节疼痛和炎症
制剂与规格	氯诺昔康片：8mg
用法与用量	1. 急性轻度或中度疼痛：一日 8~16mg。如需反复用药，一日最大剂量为 16mg 2. 风湿性疾病引起的关节疼痛和炎症：一日剂量为 12~16mg
注意事项	以下情况慎用：哮喘患者、有胃肠道出血或十二指肠溃疡病史者，凝血障碍者
禁忌	已知对非甾体类抗炎药（如阿司匹林）过敏者、由水杨酸诱发的支气管哮喘者、急性胃肠出血或急性胃或肠溃疡者、严重心功能不全者、严重肝功能不全者、血小板计数明显减低者、妊娠和哺乳期妇女、年龄< 18 岁者
不良反应	常见头晕、头痛、胃肠功能障碍（如胃痛、腹泻、消化不良、恶心和呕吐）
特殊人群用药	肝功能、肾功能不全患者：肝功能、肾功能受损者慎用，严重肝功能不全者禁用 儿童：禁用 老年人：慎用 妊娠与哺乳期妇女：禁用
药典	
国家处方集	CNF

续　表

其他推荐依据	
■ 药品名称	萘丁美酮　Nabumetone
适应证	用于骨性关节炎、类风湿关节炎、强直性脊柱炎的关节肿痛和脊柱痛的对症治疗。亦用于软组织风湿病、运动性软组织损伤及手术后、外伤后等镇痛
制剂与规格	萘丁美酮片[保(甲)]：①0.25g；②0.5g；③0.75g 萘丁美酮胶囊[保(甲)]：0.25g
用法与用量	成人：口服，每晚1g，一次服用。一日最大量为2g，分2次服。老年人每晚0.5g，一次服用
注意事项	1. 对阿司匹林过敏者对本品可能有相似反应 2. 具有消化性溃疡病史的患者使用后，应对其症状进行定期检查 3. 有心力衰竭、水肿或高血压的患者应慎用本品 4. 在餐中服用本品可使吸收率增加，应在餐后或晚间服用。服用本品的剂量一日超过2g时腹泻发生率增加
禁忌	活动性消化性溃疡或出血、严重肝功能异常、对本品及其他非甾体类药物过敏者禁用，孕妇和哺乳期妇女禁用
不良反应	1. 较常见：①胃肠道：恶心、呕吐、消化不良、腹痛、腹泻、便秘、胃肠胀气、便隐血试验阳性、胃炎、口干和口腔炎、上消化道出血；②神经系统：头痛、头晕、疲劳、耳鸣、多汗、失眠、多梦、嗜睡和紧张；③皮肤：皮疹和瘙痒及皮肤水肿 2. 少见：黄疸、食欲增加或减退、吞咽困难、肠胃炎、肝功能异常、大便隐血阳性、肝衰竭、衰弱、兴奋、焦虑、多疑、抑郁、震颤和眩晕、大疱性皮疹、荨麻疹、光敏感、风疹、中毒性表皮坏死松解症、多形性红斑、Stevens-Johnson综合征、血管炎、体重增加、呼吸困难、过敏性肺炎、蛋白尿、氮质血症、高尿酸血症、肾病综合征、阴道出血、血管神经性水肿 3. 罕见：胆红素尿、十二指肠炎、嗳气、胆结石、舌炎、胰腺炎和直肠出血；噩梦、味觉异常、脱发、心绞痛、心律失常、高血压、心肌梗死、心悸、晕厥、血栓性静脉炎、哮喘和咳嗽、排尿困难、血尿、阳痿和肾结石、发热、寒战、贫血、白细胞计数减少、粒细胞减少症、血糖升高、低钾血症和体重减轻
特殊人群用药	肝功能、肾功能不全患者：肾功能损害的患者，应考虑减少剂量或禁用 老年人：用本品应该维持最低有效剂量 儿童：不推荐使用 妊娠与哺乳期妇女：禁用
药典	
国家处方集	CNF
其他推荐依据	
■ 药品名称	帕瑞昔布　Parecoxib
适应证	用于手术后疼痛的短期治疗。在决定使用选择性COX-2抑制剂前，应评估患者的整体风险
制剂与规格	注射用帕瑞昔布钠[保(乙)]①20mg；②40mg（以帕瑞昔布钠计） 注：[保(乙)]：限不能口服药物或口服药物效果不理想的术后镇痛

续　表

用法与用量	1. 静脉或肌内注射推荐剂量为 40mg，随后视需要间隔 6～12 小时给予 20mg 或 40mg，每天总剂量不超过 80mg。可直接进行快速静脉推注，或通过已有静脉通路给药。肌内注射应选择深部肌肉缓慢推注。疗程不超过 3 天 2. 本品可使用氯化钠溶液 9mg/ml（0.9%）、葡萄糖注射液 50g/L（5%）、氯化钠 4.5mg/ml（0.45%）和葡萄糖 50g/L（5%）注射液作为溶媒 3. 对于老年患者（≥65 岁）不必进行剂量调整。但是，对于体重小于 50kg 的老年患者，本品的初始剂量应减至常规推荐剂量的一半且每日最高剂量应减至 40mg 4. 肝功能、肾功能损伤者：对于轻度肝功能损伤者不必调整剂量。中度肝功能损伤者应慎用，剂量应减至常规用量的一半，且每日最高剂量降至 40mg。对肾功能损伤者不必调整剂量，但对肾功能损伤的患者以及有体液潴留倾向的患者应密切观察
注意事项	以下情况慎用： 1. 具有发生心血管事件的高危因素者（如高血压、高血脂、糖尿病、吸烟等）、老年人、服用其他非甾体抗炎药或阿司匹林或有过胃肠道疾病病史者（如溃疡或胃肠道出血）、脱水患者、口服华法林或其他口服抗凝血药者 2. 由于应用本品超过 3 天的临床经验有限，建议临床连续使用不超过 3 天 3. 由于选择性 COX-2 抑制剂缺少抗血小板聚集作用，故本品不可替代阿司匹林用于预防心血管血栓栓塞类疾病，治疗期间不能终止抗血小板治疗
禁忌	对本品有过敏史者；有严重药物过敏反应史，尤其是皮肤反应，如史-约综合征、中毒性表皮坏死松解症，多形性红斑等，或已知对磺胺类药物超敏者；活动性消化道溃疡或胃肠道出血；支气管痉挛、急性鼻炎、鼻息肉、血管神经性水肿、荨麻疹以及服用阿司匹林或非甾体抗炎药（包括 COX-2 抑制剂）后出现其他过敏反应的患者；处于妊娠后 1/3 孕程或正在哺乳者；严重肝功能损伤（血清白蛋白< 25g/L 或 Child-Pugh 评分≥10）；炎症性肠病；充血性心力衰竭（NYHA Ⅱ-Ⅳ）；冠状动脉搭桥术（冠脉移植旁路）后用于治疗术后疼痛；已确定的缺血性心脏疾病，外周动脉血管和/或脑血管疾病
不良反应	常见：术后贫血、低钾血症、焦虑，失眠、感觉减退、高血压，低血压、呼吸功能不全、咽炎、干槽症，消化不良，胃肠气胀、瘙痒、背痛、少尿、外周水肿、肌酐升高。少见：胸骨伤口异常浆液状引流物，伤口感染、血小板减少、脑血管疾病、心动过缓、高血压加重、胃及十二指肠溃疡、淤斑、SGOT 升高，SGPT 升高，血液尿素氮升高。罕见：急性肾衰竭、肾衰竭、心肌梗死、充血性心力衰竭、腹痛、恶心、呕吐、呼吸困难、心动过速和史-约综合征。非常罕见：多样型红斑，剥脱性皮炎及超敏反应（包括过敏反应和血管性水肿）
特殊人群用药	肝功能、肾功能不全患者：轻度肝功能损伤的患者（Child-Pugh 评分 5～6）不必进行剂量调整。中度肝功能损伤的患者（Child-Pugh 评分 7～9）应慎用本品，剂量应减至常规推荐剂量的一半且每日最高剂量降至 40mg。目前尚无严重肝功能损伤患者（Child-Pugh 评分≥10）的临床用药经验，因此禁用于本类患者。不必对轻度至中度（肌酐清除率 30～80ml/min）或重度（肌酐清除率< 30ml/min）肾功能损伤的患者进行剂量调整。但肾功能损伤的患者以及具有液体潴留倾向的患者用药时应密切观察 儿童：不推荐使用 妊娠与哺乳期妇女：妊娠期妇女，除非必需，否则不推荐在妊娠期前 2/3 阶段或分娩期使用本品；哺乳期妇女不宜使用本品
药典	
国家处方集	CNF
其他推荐依据	

第二章

镇痛辅助治疗药物

■ 药品名称	阿米替林　Amitriptyline
适应证	用于焦虑症，也用于内源性、迟发性、精神性、耗竭性、反应性和神经性及激越性抑郁症
制剂与规格	盐酸阿米替林片[基,保(甲)]：25mg
用法与用量	口服：成人常用量开始一日 75mg，分 2~3 次服用，然后根据病情和耐受情况逐渐增至一日 150~250mg。最高不超过一日 300mg。老年人、儿童应减量使用
注意事项	1. 癫痫患者或有癫痫发作倾向者、甲状腺功能亢进、精神分裂症、前列腺炎、膀胱炎患者、支气管哮喘患者慎用或禁用 2. 用药前后及用药时应监测白细胞计数、肝功能及心电图等 3. 过量时可引起兴奋、口干、瞳孔扩大、心动过速、尿潴留、肠梗阻等抗胆碱作用的症状。严重时可致意识障碍、惊厥、肌阵挛、反射亢进、低血压、代谢性酸中毒、呼吸心跳抑制等。即使恢复后仍有可能发生致命的心律失常以及谵妄、意识障碍、激惹和幻觉等
禁忌	对本品过敏者、严重心脏病、高血压、肝肾功能不全、青光眼、排尿困难、尿潴留以及同时服用单胺氧化酶抑制剂患者
不良反应	常见恶心、呕吐、心动过速、震颤、多汗、视物模糊、口干、便秘、排尿困难、直立性低血压、心电图异常、困倦、头痛、体重增加、性功能障碍；偶见谵妄、心脏传导阻滞、心律失常、粒细胞缺乏、猝死等；少见激越、失眠、精神症状加重、青光眼加剧、麻痹性肠梗阻、尿潴留、抽搐、迟发性运动障碍、男性乳房增大、闭经、肝功能异常、胆汁淤积性黄疸、过敏反应等
特殊人群用药	肝功能、肾功能不全患者：禁用 儿童：5 岁以下儿童慎用 老年人：酌减剂量，需格外注意防止直立性低血压的发生 妊娠与哺乳期妇女：慎用
药典	Chin. P. 、USP、BP、Jpn. P. 、Eur. P.
国家处方集	CNF
其他推荐依据	

■ 药品名称	丙米嗪　Imipramine
适应证	用于各种类型的抑郁症，但对精神分裂症伴发的抑郁状态几乎无效或疗效差，也用于小儿遗尿症
制剂与规格	盐酸丙米嗪片[保(甲)]：①12. 5mg；②25mg

续　表

用法与用量	口服： 1. 成人初始剂量为一次 25~50mg，一日 2 次，早上与中午服。以后逐渐增至一日 100~250mg，维持量为一日 50~150mg。一日极量为 300mg。老年人剂量应从小剂量开始，视病情酌减用量 2. 儿童，用于小儿遗尿症，6 岁以上儿童一日 25~50mg，睡前 1 小时顿服
注意事项	1. 对其他三环类抗抑郁药过敏者，也可对本药过敏 2. 对有癫痫发作倾向者、精神分裂症患者、严重抑郁症患者、前列腺炎、膀胱炎患者慎用 3. 用药前后及用药时应监测血细胞计数、血压、心肝肾功能 4. 停用单胺氧化酶抑制剂 2 周后才能使用本药，禁止两者合用 5. 宜在餐后服药，以减少胃部刺激。对易发生头晕等不良反应者，可在晚间顿服，以免影响白天工作 6. 开始用药时时常先出现镇静作用，抗抑郁的疗效需再 2~3 周后才出现 7. 骤然停药可产生头痛、恶心等反应，宜在 1~2 个月逐渐减量停药；停药后，本药的作用至少可持续 7 日，故停药期间仍应继续观察服药期间内的所有反应
禁忌	对三环类抗抑郁药过敏者、癫痫、谵妄患者、粒细胞减少者、高血压、严重心脏病、青光眼、甲状腺功能亢进、排尿困难、尿潴留、支气管哮喘、肝肾功能不全者、妊娠妇女及 6 岁以下儿童禁用
不良反应	1. 偶见骨髓抑制、白细胞减少，严重时可见异常出血、巩膜或皮肤黄染等 2. 心动过速、心肌损害、直立性低血压 3. 便秘、口干、腹泻、恶心、呕吐、食欲减退、麻痹性肠梗阻。偶见中毒性肝损害 4. 焦虑、精神紊乱、震颤、视物模糊、眩晕、失眠、嗜睡、疲劳、虚弱及激动不安。严重者可有惊厥、意识障碍、手足麻木。偶见癫痫发作 5. 尿潴留、性功能减退、乳房肿痛（包括男性） 6. 可能发生变态反应。还可导致机体的光敏感增加 7. 体重增加、体液潴留、脱发、皮疹、多汗、发声或吞咽困难、运动障碍等
特殊人群用药	肝功能、肾功能不全患者：禁用 儿童：对本药较敏感，6 岁以下禁用 老年人：代谢和排泄下降，对本药的敏感性增强，服药后产生不良反应（如头晕、排尿困难等）的危险性增大，用药时尤应防止出现直立性低血压 妊娠与哺乳期妇女：本品可分泌进入乳汁，哺乳期妇女在试用期间应暂停授乳；妊娠期妇女禁用
药典	Chin. P. 、USP、BP、Jpn. P. 、Eur. P.
国家处方集	CNF
其他推荐依据	
■ 药品名称	多塞平　Doxepin
适应证	用于抑郁症及焦虑性神经症
制剂与规格	盐酸多塞平片[基,保(甲)]：25mg
用法与用量	口服：开始一次 25mg，一日 2~3 次，根据病情逐渐增加至一日 150~300mg

续 表

注意事项	1. 以下情况慎用：支气管哮喘、心血管疾病、癫痫、青光眼、肝功能异常、甲状腺功能亢进、前列腺肥大、精神分裂症、尿潴留患者；有自杀倾向者、卟啉代谢障碍患者、孕妇及哺乳期妇女 2. 用药前后及治疗期应监测血细胞计数、血压、心电图、肝功能等 3. 突然停药时可产生头痛、恶心等不适，宜在1~2个月期间逐渐减少用量
禁忌	1. 严重心脏病、近期有心肌梗死发作史、癫痫、青光眼、尿潴留、甲状腺功能亢进、肝功能损害、谵妄、粒细胞减少、对三环类药物过敏者 2. 见阿米替林
不良反应	常见便秘、口干、体重变化、性功能障碍等；严重不良反应可见粒细胞缺乏、心脏停搏、震颤谵妄、癫痫发作、5-HT综合征等；少见白细胞与血小板计数减少、贫血、躁狂、冲动、溢乳、分泌抗利尿激素、尿潴留、色素沉着、过敏反应等
特殊人群用药	肝功能、肾功能不全患者：肝功能损害者禁用 儿童：儿童对本品较敏感，宜从小剂量开始，逐渐加大至最适剂量 老年人：老年人对本品敏感性增强，用量应减小 妊娠与哺乳期妇女：慎用
药典	Chin. P.、USP、BP、Eur. P.
国家处方集	CNF
其他推荐依据	
■ 药品名称	**氯米帕明 Clomipramine**
适应证	用于抑郁症、强迫症、恐怖症
制剂与规格	盐酸氯米帕明片[基,保(甲)]：25mg
用法与用量	口服： 1. 成人：一次25mg，一日2~3次，然后根据需要和耐受情况调整用量。一日不超过150mg 2. 老年人：开始一日10mg，根据耐受情况调整用药剂量，一日不超过50mg为宜 3. 儿童：开始一日10mg，10天后5~7岁者增至20mg，8~14岁增至20~25mg，14岁增至50mg，分次服用
注意事项	见“多塞平”
禁忌	1. 对本品过敏者、苯二氮䓬类药、三环抗抑郁药过敏者 2. 同时服用单胺氧化酶抑制剂治疗者 3. 心肌梗死急性发作期者
不良反应	见“多塞平”
特殊人群用药	肝功能、肾功能不全者：肝功能异常者慎用 儿童：对本品较敏感，宜从小剂量开始，逐渐加大至最适剂量 老年人：对本品敏感性增强，用量应减小 妊娠与哺乳期妇女：慎用
药典	Chin. P.、USP、BP、Jpn. P.、Eur. P.
国家处方集	CNF

续　表

其他推荐依据	
■ 药品名称	西酞普兰　Citalopram
适应证	用于各种类型的抑郁症
制剂与规格	氢溴酸西酞普兰片[保(乙)]：①10mg；②20mg；③40mg
用法与用量	口服：一次 20mg，一日 1 次，早晚服用，通常有效剂量为一日 20～40mg，最大量为一日 60mg。长期用药者应根据疗效调整剂量，并维持在最低有效治疗剂量。老年人及肝肾功能不全者应适当减少剂量，最大量为一日 40mg。肝功能不全者一日剂量不超过 30mg
注意事项	1. 使用本药时应注意：癫痫（如癫痫控制不良，请避免使用，如有惊厥发作，停止使用）、心脏病、糖尿病、闭角型青光眼、有躁狂病史、出血性疾病（尤其是胃肠道出血）、正在服用增加出血风险药物的患者慎用。驾驶车辆、高空作业、操纵机器人员应慎用。目前尚无有关和电休克联合治疗的有效资料，有少量报道称服用选择性 5-HT 再摄取抑制药（SSRIs）患者可延长 ECT 治疗诱发的癫痫发作和/或继发癫痫。药品安全委员会（CSM）建议在使用该类药物时应密切观察患者的自杀观念和自伤行为 2. 如迅速停用本药，可出现胃肠道紊乱、头晕、感觉障碍、睡眠障碍、恶心、出汗、激惹、震颤、意识模糊等，其中出汗是突然停药或大剂量减药的最常见症状。建议在停止治疗前逐渐减量 3. 本药与单胺氧化酶抑制剂合用可引起 5-HT 综合征，表现为不安、肌阵挛、腱反射亢进、多汗、震颤、腹泻、高热、抽搐和精神错乱，严重者可致死。因此服用本药至少停药 2 周后才可服用单胺氧化酶抑制剂
禁忌	对选择性 5-HT 再摄取抑制剂及其赋形剂过敏者、正在服用单胺氧化酶抑制剂的患者禁用
不良反应	1. 常见恶心、多汗、口干、头痛、失眠等 2. 少见癫痫发作、过敏反应
特殊人群用药	肝功能、肾功能不全患者：轻中度肝功能不全者应减少初始剂量，根据反应逐渐将剂量加大；明显肝功能不全患者慎用；明显肾功能不全患者慎用 妊娠与哺乳期妇女：不宜服用，除非在利大于弊时方可使用
药典	Chin. P.、USP、BP、Eur. P.
国家处方集	CNF
其他推荐依据	
■ 药品名称	艾司西酞普兰　Escitalopram
适应证	用于抑郁症、广泛性焦虑障碍
制剂与规格	草酸艾司西酞普兰片[基,保(甲)]：10mg
用法与用量	口服：用于抑郁症及广泛性焦虑，起始剂量一次 10mg，一日 1 次，1 周后可以增至一次 20mg，一日 1 次，早晚服用。一般情况下应持续几个月甚至更长时间的治疗。老年患者或肝功能不全者建议一日 10mg，轻度或中度肾功能不全者无需调节剂量
注意事项	见“西酞普兰”
禁忌	见“西酞普兰”

续 表

不良反应	1. 常见失眠、阳痿、恶心、便秘、多汗、口干、疲劳、嗜睡 2. 少见头痛、上呼吸道感染、背痛、咽炎和焦虑等；偶见躁狂或轻度躁狂或低钠血症
特殊人群用药	见“西酞普兰”
药典	Chin. P.、USP、BP、Eur. P.
国家处方集	CNF
其他推荐依据	
■ 药品名称	氟西汀 Fluoxetine
适应证	用于抑郁症、强迫症、神经性贪食症
制剂与规格	氟西汀片[基,保(甲)]：10mg 氟西汀胶囊[基,保(甲)]：20mg
用法与用量	口服：用于抑郁症，成人一次20mg，一日1次，如必要3~4周后加量，最大量不超过一日60mg。用于神经性贪食症，成人一次60mg，一日1次。老年人减量或减少给药次数。用于强迫症，一次20mg，一日1次；如疗效欠佳，2周后逐渐加至最大量60mg
注意事项	见“西酞普兰”
禁忌	见“西酞普兰”
不良反应	常见畏食、焦虑、腹泻、倦怠、头痛、失眠、恶心等；偶见诱发癫痫发作；少见咳嗽、胸痛、味觉改变、呕吐、胃痉挛、食欲减退或体重下降、便秘、视力改变、多梦、注意力涣散、头晕、口干、心率加快、乏力、震颤、尿频、痛经、性功能下降及皮肤潮红等；偶见皮肤过敏反应、低血糖等
特殊人群用药	见“西酞普兰”
药典	Chin. P.、USP、BP、Eur. P.
国家处方集	CNF
其他推荐依据	
■ 药品名称	帕罗西汀 Paroxetine
适应证	抑郁症、强迫症、惊恐障碍及社交恐怖障碍等
制剂与规格	盐酸帕罗西汀片[基,保(甲)]：20mg
用法与用量	口服：用于抑郁症、社交恐怖障碍，成人一次20mg，一日1次，早上服用，根据临床反应增减剂量，一次增减10mg，间隔不得少于1周，最大量一日50mg。老年人或肝肾功能不全者，可从一日10mg开始，一日最高剂量不得超过40mg。用于强迫症，初始剂量一次20mg，一日1次，早上服用，每周增加10mg，一般剂量为一日40mg，一日最高剂量不得超过60mg。用于惊恐障碍，初始剂量一次10mg，一日1次，早上服用，每周增加10mg，一般剂量为一日40mg，一日最高剂量不得超过50mg
注意事项	见“西酞普兰”
禁忌	见“西酞普兰”

续　表

不良反应	常见乏力、便秘、腹泻、头晕、多汗、失眠、性功能减退、震颤、尿频、呕吐等。少见焦虑、食欲改变、心悸、感觉异常、味觉改变、体重变化、肌痛、肌无力、直立性低血压等；罕见锥体外系反应、瞳孔扩大和精神运动性兴奋。此外，锥体外系反应（包括口面肌障碍）和戒断症状比其他 SSRIs 常见
特殊人群用药	见“西酞普兰”
药典	Chin. P. 、USP、BP、Jpn. P. 、Eur. P.
国家处方集	CNF
其他推荐依据	
■ 药品名称	舍曲林　Sertraline
适应证	用于抑郁症、强迫症
制剂与规格	盐酸舍曲林片：50mg
用法与用量	口服：成人初始剂量一次 50mg，一日 1 次，数周后增加 50mg，最大剂量为一日 200mg
注意事项	见“西酞普兰”
禁忌	见“西酞普兰”
不良反应	常见恶心、腹泻、便秘、畏食、消化不良、心悸、震颤、头晕、失眠、困倦、多汗、口干、性功能障碍。少见 AST 及 ALT 升高、低钠血症、高血压、低血压、心动过速、心电图异常、体重改变、静坐不能、痛经、闭经等；偶见凝血障碍、水肿、精神运动性兴奋、溢乳、男性乳房增大、呼吸困难、阴茎异常勃起、皮疹、脱发、光过敏反应
特殊人群用药	见“西酞普兰”
药典	Chin. P. 、USP、BP、Eur. P.
国家处方集	CNF
其他推荐依据	
■ 药品名称	文拉法辛　Venlafaxine
适应证	用于各种类型抑郁障碍、广泛性焦虑障碍
制剂与规格	盐酸文拉法辛缓释胶囊[基,保(甲)]：①75mg；②150mg 盐酸文拉法辛胶囊[基,保(甲)]：25mg 文拉法辛片[保(甲)]：①37. 5mg；②25mg[基]
用法与用量	口服：起始推荐剂量为一日 75mg，分 2~3 次服用（缓释制剂一日 1 次），必要时一日可增加至 225mg
注意事项	1. 以下情况慎用：近期心肌梗死、不稳定型心绞痛、血液病、癫痫、躁狂、青光眼、有出血倾向者慎用；司机和机械操纵者、儿童、妊娠及哺乳期妇女 2. 用药前、后及用药期间应定期测量血压 3. 用药过量时给予对症支持治疗
禁忌	对文拉法辛及其赋形剂过敏者及在服单胺氧化酶抑制剂的患者禁用

续 表

不良反应	常见恶心、呕吐、口干、畏食、腹泻、便秘、消化不良、嗜睡、失眠、头痛、头晕、紧张、焦虑、出汗、打哈欠、性功能障碍等。严重不良反应有粒细胞缺乏、紫癜；少见无力、震颤、激越、腹泻、腹胀、鼻炎、心悸、高血压、躁狂、惊厥、体重下降、AST 及 ALT 升高、视物模糊等。偶见抗利尿激素分泌异常、皮疹和瘙痒等
特殊人群用药	肝功能、肾功能不全患者：慎用 儿童：慎用 妊娠与哺乳期妇女：慎用
药典	Chin. P. 、USP、BP、Eur. P.
国家处方集	CNF
其他推荐依据	
■ 药品名称	阿普唑仑 Alprazolam
适应证	用于抗焦虑、紧张、激动、惊恐，也可用于催眠、抗抑郁及抗惊厥的辅助用药
制剂与规格	阿普唑仑片[基,保(甲)]：0.4mg
用法与用量	口服：成人常用量，①抗焦虑，开始一次 0.4mg，一日 3 次，用量按需递增。最大限量一日可达 4mg；②镇静催眠，0.4~0.8mg，睡前服。老年和体弱患者开始用小量，一次 0.2mg，一日 3 次，逐渐递增至最大耐受量。抗恐惧，0.4mg，一日 3 次，需要时逐渐增加剂量，一日最大量可达 10mg；儿童常用量，18 岁以下，用量尚未确定
注意事项	1. 精神抑郁者用本品时可出现躁狂或轻度躁狂 2. 停药和减药需逐渐进行 3. 在治疗恐惧症过程中发生晨起焦虑症状，表示有耐受性或两次间隔期的血药浓度不够，可考虑增加服药次数 4. 长期应用本品有明显的依赖性，应特别注意
禁忌	对本品及其他苯二氮䓬类药过敏者、青光眼者、睡眠呼吸暂停综合征患者、严重呼吸功能不全者、严重肝功能不全者，妊娠期妇女及哺乳期妇女禁用
不良反应	常见嗜睡、乏力等；大剂量可有共济失调、震颤。罕见皮疹、白细胞减少；个别患者发生兴奋、多语、睡眠障碍甚至幻觉；本品有依赖性；长期应用后停药，可能发生停药反应，表现为激动或抑郁，精神症状恶化，甚至惊厥；本品静脉注射速度宜慢，否则可引起心脏停搏和呼吸抑制；本品静脉注射用于口腔内镜检查时，若有咳嗽、呼吸抑制、喉头痉挛等反射活动，应同时应用局部麻醉药
特殊人群用药	肝功能、肾功能不全患者：严重肝功能不全者禁用 妊娠与哺乳期妇女：禁用
药典	Chin. P. 、USP、BP、Jpn. P. 、Eur. P.
国家处方集	CNF
其他推荐依据	
■ 药品名称	地西泮 Diazepam
适应证	用于焦虑、镇静催眠、抗癫痫和抗惊厥，并缓解炎症所引起的反射性肌肉痉挛等；也可用于治疗惊恐症，肌紧张性头痛，家族性、老年性和特发性震颤，或麻醉前给药

续　表

制剂与规格	地西泮片[基,保(甲)]：①2.5mg；②5mg 地西泮注射液[基,保(甲)]：2ml：10mg
用法与用量	1. 口服： （1）成人常用量：①抗焦虑，一次 2.5～10mg，一日 2～4 次；②癫痫发作，一次 2.5～10mg，一日 2～4 次；③镇静、催眠、急性乙醇戒断，第一日 1 次 10mg，一日 3～4 次，以后按需要减少到一次 5mg，一日 3～4 次。老年或体弱患者应减量 （2）儿童常用量：6 个月以下不用；6 个月以上儿童，一次 1.0～2.5mg 或按体重 40～200μg/kg 或体表面积 1.17～6mg/m^2，一日 3～4 次，用量根据情况酌量增减。最大剂量不超过 10mg（4 片） 2. 肌内或静脉注射： （1）成人常用量：①基础麻醉或静脉全麻，10～30mg；②镇静、催眠或急性乙醇戒断，开始 10mg，以后按需每隔 3～4 小时加 5～10mg，24 小时总量以 40～50mg 为限；③癫痫持续状态和严重复发性癫痫，开始静注 10mg，每间隔 10～15 分钟可按需增加甚至达最大量；④破伤风时可能需要较大剂量；⑤老年和体弱患者，肌内注射或静注时用量减半；⑥静脉注射宜缓慢，每分钟 2～5mg （2）儿童常用量：①抗癫痫、癫痫持续状态和严重复发性癫痫时，常用方法为：小于 5 岁的儿童，肌内或静脉注射（以静脉注射为宜），每 2～5 分钟 0.2～0.5mg，最大限用量 5mg。5 岁以上儿童，肌内或静脉注射（以静脉注射为宜），每 2～5 分钟 1mg，最大限用量 10mg。如需要，在 2～4 小时内可重复上述剂量治疗；②重症破伤风解痉时，小于 5 岁 1～2mg，必要时 3～4 小时重复注射，5 岁以上注射 5～10mg/次；③儿童静注宜缓慢，3 分钟内按体重不超过 0.25mg/kg，间隔 15～30 分钟后可重复。新生儿应慎用
注意事项	1. 对某一苯二氮䓬类药过敏者，对其他同类药也可能过敏 2. 中枢神经系统处于抑制状态的急性乙醇中毒、昏迷或休克时注射地西泮可延长半衰期，有药物滥用或依赖史；肝功能、肾功能损害可延长半衰期；严重的精神抑郁可使病情加重，甚至产生自杀倾向，应采取预防措施；本品可使伴呼吸困难的重症肌无力患者的病情加重；急性或隐性闭角型青光眼发作，因本品可能有抗胆碱效应；严重慢性阻塞性肺部病变，可加重通气衰竭 3. 静脉注射易发生静脉血栓或静脉炎 4. 静注过快给药可导致呼吸暂停、低血压、心动过缓或心搏停止 5. 治疗癫痫时，可能增加癫痫大发作的频度和严重度，需要增加其他抗癫痫药的用量，突然停用也可使癫痫发作的频度和严重度增加 6. 原则上不应作连续静脉滴注，但在癫痫持续状态时例外 7. 本品有可能沉淀在静脉输液器管壁上，或吸附在塑料输液袋的容器和导管上 8. 分次注射时，总量应从初量算起 9. 长期使用本品，停药前应逐渐减量，不要骤停 10. 超量指征有：持续的精神紊乱，嗜睡深沉，震颤，持续的说话不清，站立不稳，心动过缓，呼吸短促或困难，严重的肌无力。氟马西尼是本类药的拮抗药，遇有超量或中毒，可使用本品拮抗，并宜及早进行对症处理，包括催吐或洗胃等，以及呼吸和循环方面支持疗法
禁忌	对本品过敏者、妊娠及妊娠期妇女、新生儿禁用
不良反应	见“阿普唑仑”
特殊人群用药	儿童：新生儿禁用 老年人：慎用 妊娠与哺乳期妇女：禁用

续 表

药典	Chin. P. 、USP、BP、Jpn. P. 、Eur. P.
国家处方集	CNF
其他推荐依据	
■ 药品名称	氯硝西泮　Clonazepam
适应证	用于各种类型癫痫及焦虑状态
制剂与规格	氯硝西泮片[基,保(甲)]：2mg
用法与用量	口服： 1. 成人应从小剂量开始，每次 0.5mg，一日 2~3 次，根据病情逐渐增加剂量，最大剂量不超过一日 20mg 2. 儿童：10 岁或体重<30kg，开始一日 0.01~0.03mg/kg，分 2~3 次服用；以后每 3 日增加 0.25~0.50mg/kg，至达到 0.1~0.3mg/kg，疗程 3~6 个月
注意事项	见“地西泮”
禁忌	急性窄角型青光眼、过敏严重、肝脏疾病禁用
不良反应	见“地西泮”
特殊人群用药	儿童：慎用 老年人：慎用 妊娠与哺乳期妇女：慎用
药典	Chin. P. 、USP、BP、Jpn. P. 、Eur. P.
国家处方集	CNF
其他推荐依据	
■ 药品名称	劳拉西泮　Lorazepam
适应证	1. 抗焦虑，包括伴有精神抑郁的焦虑 2. 镇静催眠 3. 缓解由于激动诱导的自主症状，如头痛、心悸、胃肠不适、失眠等 4. 抗惊厥
制剂与规格	劳拉西泮片[保(甲)]：①0.5mg[基]；②1mg[基]；③2mg 劳拉西泮注射液：①1ml：2mg；②1ml：4mg
用法与用量	1. 口服：用于抗焦虑，成人一次 1~2mg，一日 2~3 次；用于镇静催眠，睡前服 2mg。年老体弱者应减量。12 岁以下儿童安全性与剂量尚未确定 2. 肌内注射：抗焦虑、镇静催眠，按体重 0.05mg/kg，总量不超过 4mg 3. 静脉注射：用于癌症化疗止吐，在化疗前 30 分钟注射 2~4mg，与奋乃静合用效果更佳，必要时重复给药；癫痫持续状态，按体重 0.05mg/kg，一次不超过 4mg，如 10~15 分钟后发作仍继续或再发，可重复注射 0.05mg/kg，如再经 10~15 分钟仍无效，需采用其他措施，12 小时内用量一般不超过 8mg
注意事项	1. 本品不推荐用于原发性抑郁障碍的精神病患者 2. 服用本品者不能驾车或操纵精密机器

续　表

	3. 服用本品对酒精及其他中枢神经抑制药的耐受性降低 4. 连续服用的患者突然停药，会出现戒断症状（抽搐、震颤、腹部和肌肉痉挛、呕吐、多汗），故应先减量后再逐渐停药 5. 有药物或酒精依赖倾向的患者服用本品时应严密监测，防止产生依赖性 6. 对体弱的患者应酌情减少用量
禁忌	对苯二氮䓬类药物过敏者、青光眼患者、重症肌无力者禁用
不良反应	常见镇静、眩晕、乏力，步态不稳；少见头痛、恶心、激越、皮肤症状，一过性遗忘。一般发生在治疗之初，随着治疗的继续而逐渐减轻或消失。静脉注射可发生静脉炎或形成静脉血栓
特殊人群用药	肝功能、肾功能不全患者：偶可引起本品清除半衰期的延长 儿童：12 岁以下儿童安全性与剂量尚未确定 老年人：年老体弱者应减量
药典	Chin. P. 、USP、BP、Jpn. P. 、Eur. P.
国家处方集	CNF
其他推荐依据	
■ 药品名称	奥沙西泮　Oxazepam
适应证	用于短期缓解焦虑、紧张、激动，也可用于催眠，焦虑伴有精神抑郁的辅助用药，并能缓解急性酒精戒断症状
制剂与规格	奥沙西泮片[保(乙)]：15mg
用法与用量	口服：用于抗焦虑，成人一次 15~30mg，一日 3~4 次。镇静催眠、急性酒精戒断症状，一次15~30mg，一日 3~4 次。一般性失眠，15mg，睡前服。老年或体弱患者抗焦虑时开始用小量，一次 7. 5mg，一日 3 次，按需增至 15mg，一日 3~4 次。儿童常用量：6~12 岁量尚未有具体规定
注意事项	1. 以下情况慎用：①严重急性乙醇中毒，可加重中枢神经系统抑制作用；②重症肌无力，病情可能被加重；③急性或隐性闭角型青光眼可因本品的抗胆碱能效应而使病情加重；④低蛋白血症时，可致嗜睡难醒；⑤多动症者可有反常反应；⑥严重慢性阻塞性肺部病变，可加重呼吸衰竭；⑦外科或长期卧床患者，咳嗽反射可受到抑制；⑧有药物滥用和依赖史者 2. 癫痫患者突然停药可引起癫痫持续状态 3. 严重的精神抑郁可使病情加重，甚至产生自杀倾向，应采取预防措施 4. 避免长期大量使用而依赖，如长期使用应逐渐减量，不宜骤停 5. 对本类药耐受量小的患者初用量宜小
禁忌	对本品及苯二氮䓬药过敏者、妊娠及哺乳期妇女、新生儿及 6 岁以下儿童禁用
不良反应	见“阿普唑仑”
特殊人群用药	肝功能、肾功能不全患者：本品的血浆消除半衰期延长 儿童：新生儿及 6 岁以下儿童禁用 老年人：中枢神经系统对本品较敏感 妊娠与哺乳期妇女：禁用
药典	Chin. P. 、USP、BP、Eur. P.

续 表

国家处方集	CNF
其他推荐依据	
■ 药品名称	艾司唑仑 Estazolam
适应证	用于失眠、焦虑、紧张、恐惧，也可用于抗癫痫和抗惊厥
制剂与规格	艾司唑仑片[基,保(甲)]：①1mg；②2mg
用法与用量	口服：成人用于镇静，一次1~2mg，一日3次；用于失眠，1~2mg，睡前服；用于抗癫痫、抗惊厥，一次2~4mg，一日3次
注意事项	以下情况慎用： 1. 中枢神经系统处于抑制状态的急性酒精中毒 2. 重症肌无力 3. 急性或易于发生的闭角型青光眼发作 4. 严重慢性阻塞性肺部病变。其他参考地西泮
禁忌	对本品或其他苯二氮䓬类药物过敏者、重症肌无力者、急性闭角型青光眼患者禁用
不良反应	服用量过大可出现轻微乏力、口干、嗜睡。持续服用后亦可出现依赖，但程度较轻
特殊人群用药	肝功能、肾功能不全患者：慎用 老年人：慎用 妊娠与哺乳期妇女：妊娠期妇女慎用
药典	Chin. P.、USP、Jpn. P.
国家处方集	CNF
其他推荐依据	
■ 药品名称	氟西泮 Flurazepam
适应证	用于各种失眠，如入睡困难、夜间多梦、早醒，对反复发作的失眠或睡眠障碍以及需睡眠休息的急慢性疾病均有疗效
制剂与规格	氟西泮胶囊：①15mg；②30mg
用法与用量	成人常用量：口服15~30mg，睡前服用。老年或体弱患者，从小量7.5mg开始，后按需调整。15岁以下儿童的效果和安全性尚未确定
注意事项	见“地西泮”
禁忌	呼吸抑制者、显著的神经肌肉呼吸无力，包括不稳定的重症肌无力，急性肺动脉关闭不全、严重肝损害、睡眠呼吸暂停综合征，不能单一用于治疗抑郁（或者与抑郁相关的焦虑）或慢性精神疾病
不良反应	嗜睡、宿醉、头晕、视物模糊、呼吸抑制、意识障碍、共济失调（尤其在老年人中）；儿童大量服用可有黏液和唾液分泌增多；长期使用可有轻度依赖性；服用一段时间后突然停药，可出现反跳性失眠；可出现记忆减退
特殊人群用药	儿童：大量服用可有黏液和唾液分泌增多；15岁以下儿童的效果和安全性尚未确定 老年人：慎用

续　表

	妊娠与哺乳期妇女：妊娠期妇女禁用
药典	Chin. P.、USP、BP、Jpn. P.、Eur. P.
国家处方集	CNF
其他推荐依据	
■ 药品名称	**丁螺环酮　Buspirone**
适应证	用于各种焦虑症
制剂与规格	盐酸丁螺环酮片[基,保(甲)]：5mg
用法与用量	口服：开始时一次 5mg，一日 2~3 次。以后根据病情和耐受情况调整剂量，每隔 2~3 日增加 5mg 至一日 20~40mg
注意事项	与苯二氮䓬类药无交叉耐受性，换用本品时不能减轻苯二氮䓬类戒断症状。应告之患者本品显效较慢，约需 2~4 周，不应自行加量或停药
禁忌	对本品过敏者，癫痫患者，重症肌无力患者，急性闭角型青光眼患者及儿童禁用
不良反应	常见恶心、乏力、烦躁不安；少见失眠、兴奋、头痛、头晕、震颤、共济失调、麻木、疲乏、感觉异常、胃肠不适；大剂量时能升高催乳素、生长激素浓度；可能诱发轻躁狂或躁狂；有轻度抗抑郁作用，大剂量可出现心境恶劣
特殊人群用药	肝功能、肾功能不全患者：剂量应减少 儿童：禁用 老年人：剂量应减少 妊娠与哺乳期妇女：慎用
药典	Chin. P.、USP、BP、Eur. P.
国家处方集	CNF
其他推荐依据	
■ 药品名称	**谷维素　Oryzanol**
适应证	用于神经官能症、经前紧张征、围绝经期综合征的镇静助眠
制剂与规格	谷维素片[保(乙)]：10mg
用法与用量	口服：成人一次 10~30mg，一日 3 次
注意事项	胃及十二指肠溃疡患者慎用
禁忌	对本品过敏者禁用
不良反应	偶见胃部不适、恶心、呕吐、口干、疲乏、皮疹、乳房肿胀、油脂分泌过多、脱发、体重增加等不良反应。停药后均可消失
特殊人群用药	无特殊规定
药典	Chin. P.
国家处方集	CNF
其他推荐依据	

第三章

脑血管疾病用药

■ 药品名称	降纤酶　Defibrase
适应证	用于血栓栓塞性疾病，改善微循环，如脑血栓形成、脑栓塞、四肢动静脉血栓形成、视网膜静脉栓塞等
制剂与规格	注射用降纤酶[保(乙)]：①5BU；②10BU 降纤酶注射液[保(乙)]：①5BU；②10BU；③2ml：20BU
用法与用量	用药前应进行皮肤过敏试验，以本品 0.1ml 加 0.9%氯化钠注射液稀释至 1ml，皮内注射 0.1ml，15 分钟后观察结果，皮试阴性者方可使用 静脉滴注：成人一般首次剂量 10BU，维持量为 5BU，隔日 1 次，加入 0.9%氯化钠注射液 100~200ml 中，持续静脉滴注 1~2 小时，连续 3~4 次为 1 个疗程，通常疗程为 1 周，必要时可增至 3 周，慢性治疗可增至 6 周，但在延长期间内每次用量减至 5BU 隔日点滴。急性脑梗死患者，首次剂量为 10BU，另两次各为 5BU，隔日 1 次，共 3 次。使用前用 250ml 生理盐水稀释静脉点滴 1 小时以上
注意事项	1. 有药物过敏史、消化道溃疡史、脑血管病后遗症、70 岁以上老年人慎用 2. 用药时不要进行大血管手术、穿刺 3. 本品稀释后应立即使用，静脉滴注速度宜慢 4. 用药后 5~10 日内应尽量少活动，以防意外创伤
禁忌	对本品及蛇毒过敏者禁用。有出血史、出血性病灶和凝血功能低下者禁用。对正在使用抗凝药、抗血小板药者、治疗前及治疗期间应对患者进行血纤维蛋白原和血小板凝集情况的检查，并密切注意临床症状
不良反应	1. 常见有出血，但一般轻微，如胃肠道、泌尿生殖道、腹膜后或颅内出血、浅层的或表面的出血 2. 少数人有头晕、疲乏、齿龈出血、皮下出血点、淤斑，极个别严重者可发生过敏性休克
特殊人群用药	肝功能、肾功能不全患者：重度肝肾功能不全者禁用 儿童：对儿童用药后的安全性尚未进行试验研究 老年人：慎用 妊娠与哺乳期妇女：应在治疗上有益性大于危险性时才能使用。使用本品时应避免与水杨酸类药物（如阿司匹林）合用；哺乳期一般应避免使用本制剂，如果必须使用本制剂时应暂停授乳
药典	Chin. P.
国家处方集	CNF
其他推荐依据	

续　表

■ 药品名称	巴曲酶　Batroxobin
适应证	1. 急性脑梗死 2. 改善各种闭塞性血管病（如血栓闭塞性脉管炎、深部静脉炎、肺栓塞等）引起的缺血性症状 3. 改善末梢及微循环障碍（如突发性聋、振动病等）
制剂与规格	巴曲酶注射液[保(乙)]：0.5ml：5BU
用法与用量	成人首次剂量通常为10BU，维持量可视患者情况酌情给予，一般为5BU，隔日1次，药液用灭菌注射用水适量溶解，然后用100ml以上的0.9%氯化钠注射液稀释，静脉滴注1小时以上。下列情况首次使用量应为20BU，以后维持量可减为5BU：①给药前血纤维蛋白原浓度达400mg/dl以上；②突发性聋的重症患者。通常疗程为1周，必要时可增至3周；慢性治疗可增至6周，但在延长期内每次用量减至5BU，隔日静脉滴注。急性脑梗死患者，首次剂量为10BU，隔日1次，共3次，另两次各为5BU。使用前用250ml 0.9%氯化钠注射液稀释，静脉滴注1小时以上。此后应有其他治疗脑梗死药物继续治疗
注意事项	1. 用药后可能有出血或止血延缓现象，治疗前及治疗期间应对患者进行血纤维蛋白原和血小板凝集情况的检查，并密切注意临床症状。首次用药后血纤维蛋白原< 100mg/dl者，给药治疗期间出现出血或可疑出血时，应终止给药，并采取输血或其他措施 2. 该药有可能引起血肿，使用后，临床上应避免进行穿刺检查或治疗。对于浅表静脉穿刺部位有止血延缓现象发生时，应采用压迫止血法 3. 用药前出现以下情况应告知医师：①手术或拔牙时；②到其他医院或部门就诊时；③用药期间应避免从事可能造成创伤的工作 4. 有药物过敏史、消化道溃疡史、患有脑血管病后遗症、70岁以上高龄患者、血管病介入治疗、心脏手术者慎用
禁忌	有出血患者、新近手术患者、有出血可能的患者、正在使用具有抗凝作用及抑制血小板功能药物（如阿司匹林）者和正在使用抗纤溶制剂者、用药前血纤维蛋白原浓度< 100mg/dl者及其他（如乳头断裂、心室中隔穿孔、心源性休克、多脏器衰竭）患者、对本制剂有过敏史者禁用
不良反应	多为轻度，主要为注射部位出血、创面出血、头痛、头晕耳鸣；偶有轻度皮下淤斑，鼻出血，恶心，呕吐，上腹不适，皮疹，发热，ALT、AST、BUN、Cr升高及尿隐血阳性；罕有引起休克的情况，故应仔细观察病情，发现异常时终止给药，并采取输血等妥当的措施
特殊人群用药	肝功能、肾功能不全患者：重度肝或肾功能障碍患者禁用 儿童：尚未进行对儿童用药后的安全性试验研究，慎用 老年人：70岁以上高龄患者慎用 妊娠与哺乳期妇女：妊娠或有妊娠可能性的妇女，应在治疗上的有益性大于危险性时才能使用，使用本品时应避免与水杨酸类药物（如阿司匹林）合用。哺乳期一般应避免使用本制剂，如果必须使用本制剂则应暂停授乳
药典	Chin. P.
国家处方集	CNF
其他推荐依据	

续 表

■ 药品名称	依达拉奉 Edaravone Injection
适应证	依达拉奉是一种脑保护剂，可清除自由基，抑制脂质过氧化，从而抑制脑细胞、血管内皮细胞的氧化损伤。用于脑梗死，改善急性脑梗死所致的神经症状、日常生活能力和功能障碍
制剂与规格	依达拉奉注射液：5ml：10mg
用法与用量	静脉滴注：一次 30mg，一日 2 次，稀释于氯化钠注射液 100~250ml 静脉滴注，于 30 分钟内滴毕，连续 14 日为 1 个疗程，并尽可能在发病 24 小时内开始给药
注意事项	1. 因有加重急性肾功能不全或肾衰竭的病例报道，因此在给药过程中应进行多次肾功能检测，同时结束后继续密切观察，如出现肾功能下降的表现或少尿等症状，应立即停药，进行适当处理 2. 本品须用氯化钠注射液稀释（与各种含糖注射液混合时，可使依达拉奉的浓度降低）。不可与高能量输液、氨基酸注射剂混合或由同一容器内静脉滴注（混合后可致本品的浓度降低） 3. 与抗癫痫药（如地西泮、苯妥英钠等）和坎利酸钾混合可产生混浊
禁忌	有过敏史的患者禁用。与头孢唑啉、哌拉西林、头孢替安等抗生素合用时，有加重肾衰竭的可能，因此合并用药时需多次进行肾功能监测
不良反应	常见肝功能异常、皮疹、AST 及 ALT 升高
特殊人群用药	肝功能、肾功能不全患者：轻、中度肾功能损害者慎用；重度肾衰竭者禁用 儿童：尚不能确定儿童用药的安全性，不建议使用本药 老年人：因老年生理功能低下，出现不良反应出现时应停止给药并适当处理；高龄（80 岁以上）患者慎用 妊娠与哺乳期妇女：孕妇或有妊娠可能的妇女禁用；哺乳期妇女禁用
药典	Chin. P. 、Jpn. P.
国家处方集	CNF
其他推荐依据	
■ 药品名称	尼莫地平 Nimodipine
适应证	缺血性脑血管病、偏头痛、轻度蛛网膜下腔出血所致脑血管痉挛，急性脑血管病恢复期的血液循环改善，突发性耳聋，轻中度高血压
制剂与规格	尼莫地平片[基,保(甲)]：①20mg；②30mg 尼莫地平胶囊[基,保(甲)]：20mg 尼莫地平缓释片：60mg 尼莫地平缓释胶囊：60mg 注射用尼莫地平：①2mg；②4mg；③8mg 尼莫地平注射液[保(乙)]：①10ml：2mg；②20ml：4mg；③40ml：8mg；④50ml：10mg；⑤100ml：20mg

续　表

用法与用量	1. 口服：急性脑血管病恢复期：①一次 30~40mg，一日 4 次；②缺血性脑血管病：普通制剂一日 30~120mg，分 3 次服用，连续 1 个月。缓释制剂一次 60~120mg，一日 2 次，连续 1 个月；③偏头痛：一次 40mg，一日 3 次，12 周为一疗程；④蛛网膜下腔出血所致脑血管痉挛：一次 40~60mg，一日 3~4 次，3~4 周为一个疗程；⑤突发性耳聋：一日 40~60mg，分 3 次服用，5 天为一疗程，一般用药 3~4 个疗程轻中度高血压：一次 40mg，一日 3 次，一日最大剂量为 240mg 2. 静脉注射：用于动脉瘤性蛛网膜下腔出血后脑血管痉挛引起的缺血性神经损伤。体重低于 70kg 或血压不稳定，开始 2 小时 0.5mg/h，耐受良好，2 小时后可增至 1mg/h；体重大于 70kg，开始 1mg/h，耐受良好，2 小时后可增至 2mg/h
注意事项	1. 动物实验提示本品具有致畸性 2. 下列情况慎用：脑水肿、颅内压增高、低血压 3. 本品可影响驾车和操作器械的能力 4. 伴有严重心、肾功能不全者应定期随访检查，颅内压升高或脑水肿患者应密切监测 5. 禁与利福平及抗癫痫药苯巴比妥、苯妥英钠、卡马西平合用
禁忌	对本品成分过敏者，严重肝功能不全
不良反应	头晕，头痛，中枢兴奋；血压下降，心动过速，心动过缓；面潮红，出汗，热感，皮肤刺痛；胃肠道不适，胃肠道出血，偶见肠梗阻；肝功能损害，血小板减少
特殊人群用药	肝功能、肾功能不全患者：慎用 妊娠与哺乳期妇女：哺乳期妇女不宜应用
药典	Chin. P.、USP、BP、Eur. P.
国家处方集	CNF
其他推荐依据	
■ 药品名称	桂利嗪　Cinnarizine
适应证	用于脑血栓形成、脑栓塞、脑动脉硬化、脑出血恢复期、蛛网膜下腔出血恢复期、脑外伤后遗症、内耳眩晕症、冠状动脉硬化及由于末梢循环不良引起的疾病等治疗。也可用于慢性荨麻疹，老年性皮肤瘙痒等过敏性皮肤病，前庭性疾病，诸如眩晕、耳鸣、恶心、呕吐及运动病
制剂与规格	桂利嗪片[保(甲)]：15mg
用法与用量	一次 25~50mg，一日 3 次
注意事项	1. 患有帕金森病等锥体外系疾病时，应当慎用本品。驾车和机械操作者慎用，以免发生意外 2. 疲惫症状逐步加重者应当减量或停药 3. 长期应用出现锥体外系症状时，应当减量或停服药
禁忌	本品过敏史，或有抑郁症病史的患者禁用此药
不良反应	1. 常见嗜睡、疲乏、某些患者可出现体重增加（一般为一过性）出汗、扁平苔藓、狼疮等皮肤性反应 2. 长期服用偶见抑郁和锥体外系反应，如运动徐缓、强直、静坐不能、口干、肌肉疼痛及皮疹
特殊人群用药	妊娠与哺乳期妇女：原则上不用此药
药典	Chin. P.、BP、Eur. P.

续 表

国家处方集	CNF
其他推荐依据	
■ 药品名称	氟桂利嗪 Flunarizine
适应证	用于有先兆或无先兆偏头痛的防治，由前庭功能紊乱引起的眩晕的对症治疗
制剂与规格	盐酸氟桂利嗪片[保(甲)]：①5mg[基]；②6mg 盐酸氟桂利嗪胶囊[保(甲)]：①3mg；②5mg[基]
用法与用量	偏头痛的防治：起始剂量每晚 10mg（65 岁以上 5mg），维持治疗时每 7 天连续给药 5 天，剂量同上。眩晕：控制症状后停药，剂量同上 65 岁以上血管性偏头痛患者起始剂量为一日 5mg，每晚口服。如在治疗 2 个月后未见明显改善，应停止用药；维持治疗为一日 10mg，每周给药 5 日。治疗 6 个月后也应停药，复发时重新使用起始剂量
注意事项	1. 口服对预防偏头痛有效，静脉用药对治疗急性偏头痛有效 2. 治疗过程中疲惫现象逐渐加剧，应停止本品治疗 3. 服药期间不宜驾车或操作机械
禁忌	对氟桂利嗪或桂利嗪过敏、有抑郁病史者及其他锥体外系疾病患者、孕妇及哺乳期妇女禁用
不良反应	1. 嗜睡和疲乏最常见，为一过性 2. 长期服用可出现抑郁，以女性患者较常见 3. 可见锥体外系症状，表现为运动迟缓、静坐不能、下颌运动障碍、震颤、强直等。多在用药 3 周后出现，停药后消失。老年人较易发生 4. 少数患者可出现失眠、焦虑等。少见口干、恶心、胃部烧灼感、胃痛、便秘 5. 部分患者还可出现体重增加或伴有食欲增加，为一过性 6. 另可见 ALT 及 AST、乳酸脱氢酶（LDH）升高 7. 少数患者可出现皮疹、溢乳、肌酸痛等症状，多为短暂性的
特殊人群用药	肝功能、肾功能不全患者：慎用 儿童：慎用 老年人：慎用并酌情减量 妊娠与哺乳期妇女：禁用
药典	Chin. P.、BP、Eur. P.
国家处方集	CNF
其他推荐依据	
■ 药品名称	环扁桃酯 Cyclandelate
适应证	用于缺血性脑血管疾病、脑动脉硬化症、脑外伤后遗症、肢端动脉痉挛症、手足发绀、闭塞性动脉内膜炎、内耳眩晕症等
制剂与规格	本品为胶囊剂、内容物为白色或类白色无定形粉末，规格 0.1g
用法与用量	800~1200mg/d。一次 100~200mg，一日 3~4 次。症状改善后可减量至一日 300~400mg。脑血管疾病一般每次服 200~400mg，一日 3 次

续　表

注意事项	严重闭塞性冠状动脉和脑血管疾病、青光眼、出血或有出血倾向的患者慎用
禁忌	脑血管意外重症急性期、孕妇及哺乳期妇女禁用
不良反应	可引起恶心、呕吐、食欲缺乏、上腹部不适，有时面部潮红、眩晕、头痛、皮疹、瘙痒症、口干、心悸、低血压、麻木感、震颤、心动过速、出汗等
特殊人群用药	妊娠与哺乳期妇女：禁用
药典	Chin. P.
国家处方集	
其他推荐依据	
■ 药品名称	尼麦角林　Nicergoline
适应证	急慢性脑血管、周围循环障碍，脑代谢功能不良和头痛；也用于慢性脑部功能不全综合征，慢性下肢闭塞性动脉病引起的间歇性跛行的辅助治疗，由于改善某些老人病理性智力减退的症状，用于有头晕感的老年人
制剂与规格	尼麦角林片[保(乙)]：①10mg；②30mg 尼麦角林胶囊[保(乙)]：30mg 注射用尼麦角林：4mg
用法与用量	口服：一日 30mg，早晨服用 智力衰退和有头晕感的老年人，每早 30mg 或遵医嘱
注意事项	1. 慎用于高尿酸血症者或有痛风史者 2. 通常在治疗剂量时对血压无影响，但对敏感患者可能会逐渐降低血压 3. 服药期间禁止饮酒 4. 正在使用抗凝药、抗血小板聚集药物者慎用，如果合用应当密切监测凝血功能 5. 肾功能不全者应调整剂量
禁忌	近期心肌梗死、急性出血、严重的心动过缓、直立性调节功能障碍、出血倾向和对尼麦角林过敏者
不良反应	常见低血压、头晕、胃痛、潮热、面部潮红、嗜睡、失眠等、突然的直立性血管舒张性阵热或头昏
特殊人群用药	肝功能、肾功能不全患者：肾功能不全者应减量 妊娠与哺乳期妇女：妊娠期妇女慎用
药典	Chin. P.、BP、Jpn. P.、Eur. P.
国家处方集	CNF
其他推荐依据	
■ 药品名称	罂粟碱　Papaverine
适应证	用于治疗脑、心及外周血管痉挛所致的缺血，肾、胆、胃肠道等内脏痉挛

续 表

制剂与规格	盐酸罂粟碱片[保(乙)]：30mg 罂粟碱肠溶片：100mg 盐酸罂粟碱注射液[保(乙)]：30mg
用法与用量	肌内注射：一次30mg，一日90~120mg 静脉注射：一次30~120mg，每间隔3小时1次。缓慢注射，时间不少于2分钟。用于心脏停搏时，两次给药应间隔10分钟
注意事项	1. 用药期间出现肝功能不全时应即停药 2. 新近发生的心肌梗死，心功能不全及心肌抑制，脑卒中及青光眼患者慎用 3. 用药期间需检查肝功能，尤其是患者有胃肠道症状或黄疸时 4. 青光眼患者应定期监测眼压 5. 静脉注射时应充分稀释后缓慢推入（不少于2分钟），以避免导致房室传导阻滞、心室颤动，甚至死亡 6. 静脉输注本品时，如果颅内压明显升高，应减少用量
禁忌	对本品过敏者、完全性房室传导阻滞、帕金森病者、颅内高压者禁用
不良反应	1. 可因肝功能受损而出现黄疸（表现为眼及皮肤黄染等），丙氨酸氨基转移酶、碱性磷酸酶、门冬氨酸氨基转移酶、胆红素增高，嗜酸性粒细胞增多 2. 有胃肠道不适、恶心、呕吐、食欲缺乏、便秘、头痛、嗜睡等 3. 胃肠道外给药可引起注射部位红肿或疼痛。注射过快可出现呼吸加深、面色潮红、心跳加快、低血压伴眩晕等，严重时可致房室传导阻滞、心室颤动，甚至死亡
特殊人群用药	妊娠与哺乳期妇女：慎用
药典	Chin. P.、USP、BP、Jpn. P.、Eur. P.
国家处方集	CNF
其他推荐依据	
■ 药品名称	己酮可可碱 Pentoxifylline
适应证	改善缺血性卒中后脑循环，亦可用于周围血管病，如伴有间歇性的跛行的慢性闭塞性脉管炎等
制剂与规格	己酮可可碱肠溶片[保(乙)]：0.1g 己酮可可碱缓释片[保(乙)]：400mg 己酮可可碱组注射液[保(乙)]：①2ml：100mg；②5ml：100mg；③5ml：300mg；④15ml：300mg
用法与用量	1. 口服：肠溶片，一次0.2~0.4g，1日2~3次。缓释片，一次400mg，一日1次 2. 静脉注射：一次100~200mg缓慢注射（超过5分钟） 3. 静脉滴注：初始剂量为100mg，加入5%葡萄糖注射液250~500ml中滴注，最大滴速不超过每小时100mg，输液时间应大于180分钟，以后根据患者耐受性，一日可增加50mg（但一次量不超过300mg），一日1~2次 4. 动脉滴注：一次100~300mg，用氯化钠注射液20~50ml稀释后于10~30分钟滴完。严重肾功能不全时（肌酐清除率<10ml/min）应减量，严重肝功能损害者依据个体耐受性减少剂量

续　表

注意事项	1. 对有出血倾向或新近有过出血史者不予应用，以免诱发出血 2. 动物实验中提示长期应用有增加纤维瘤发生机会，但没有明显致畸 3. 严重冠心病、低血压患者慎用
禁忌	急性心肌梗死、严重冠状动脉硬化、严重高血压患者、妊娠期妇女禁用
不良反应	1. 常见头晕、头痛、畏食、腹胀、呕吐等 2. 少见心血管系统的血压降低、呼吸不规则、水肿；神经系统的焦虑、抑郁、抽搐；消化系统的便秘、口干、口渴；皮肤的血管性水肿、皮疹、指甲发亮；视物模糊、结膜炎、中央盲点扩大，以及味觉减退、涎液增多、白细胞减少、肌肉酸痛、颈部腺体肿大和体重改变等 3. 偶见心绞痛、心律失常、黄疸、肝炎、肝功能异常、纤维蛋白原降低、再生障碍性贫血和白血病等
特殊人群用药	肝功能、肾功能不全患者：严重肾功能不全时（肌酐清除率< 10ml/min）应减量，严重肝功能损害者依据个体耐受性减少剂量 妊娠与哺乳期妇女：由于尚无足够的孕妇及哺乳期妇女用药资料，本品禁用于妊娠和哺乳期妇女
药典	Chin. P. 、USP、BP、Eur. P.
国家处方集	CNF
其他推荐依据	
■ 药品名称	丁咯地尔　Buflomedil
适应证	1. 外周血管疾病：间歇性跛行、雷诺病、血管闭塞性脉管炎等 2. 慢性脑血管供血不足引起的症状：眩晕、耳鸣、智力减退、记忆力或注意力减退、定向障碍等
制剂与规格	盐酸丁咯地尔片：0. 15g 盐酸丁咯地尔注射液：5ml：50mg
用法与用量	本品使用有一定的危险性，必须考虑患者的肾功能情况使用，并严格遵守下列使用方法：
	1. 口服：肾功能正常者，一日 300~600mg，至少分 2 次服用，一日最多不可超过 600mg；轻度和中度肾功能不全者（肌酐消除率为 30~80ml/min），用量须减半，一次 150mg，早晚各 1 次，一日用量不得超过 300mg 2. 肌内注射：一次 50mg，一日 3 次，连续 14 日为 1 个疗程 3. 静脉滴注：一次 0. 2~0. 4g，稀释于 5%葡萄糖或氯化钠注射液 250ml 中，缓慢滴注
注意事项	1. 丁咯地尔使用有一定的危险性，不能超过最大用量使用 2. 由于本品通过肾脏排泄，因此使用前必须检查肌酐清除率，使用中进行定期检查；①肾功能正常者至少每年检查 1 次；②肌酐清除率低于正常的患者、65 岁以上和体重不足 50kg 患者至少每年 2 次 3. 正在服用降压药患者慎用 4. 本品可引起头晕、嗜睡等症状，驾驶车辆及操作机械者不宜服用本品

续 表

禁忌	1. 对本品中任何成分过敏者 2. 急性心肌梗死、心绞痛、甲状腺功能亢进、阵发性心动过速者 3. 脑出血及有出血倾向或近期有大量失血者；分娩后产妇和严重动脉出血的患者 4. 严重肾功能不全者（肌酐清除率< 30ml/min） 5. 孕妇（尤其是妊娠 3 个月孕妇）、哺乳期妇女及儿童禁用
不良反应	常见胃肠不适、头痛、头晕和四肢皮肤刺痛灼热感等。过量使用或肾功能不全者使用会导致严重的神经和心血管不良反应。神经系统不良反应有痉挛、癫痫发作、肌阵挛等。心血管系统的不良反应有心动过速、低血压、心律失常、血液循环停止
特殊人群用药	肝功能、肾功能不全患者：慎用，必须使用本品时应减少剂量或遵医嘱；严重肾功能不全者（肌酐清除率< 30ml/min）禁用 儿童：禁用 老年人：老年用药未进行相关试验且无可靠参考文献 妊娠与哺乳期妇女：孕妇（尤其是妊娠 3 个月孕妇）、哺乳期妇女禁用
药典	Chin. P. 、BP、Eur. P.
国家处方集	
其他推荐依据	
■ 药品名称	维生素 E 烟酸酯　Vitamin E Nicotinate
适应证	用于高脂血症，防治动脉粥样硬化
制剂与规格	维生素 E 烟酸酯胶囊：0. 1g 维生素 E 烟酸酯胶丸：0. 1g
用法与用量	口服：一次 0. 1~0. 2g，一日 3 次
注意事项	以下情况慎用：动脉出血、糖尿病、青光眼、痛风、高尿酸血症、肝病、溃疡病、低血压、肝功能不全
禁忌	对本品过敏者禁用
不良反应	颈、面部感觉温热，皮肤发红，头痛等，严重皮肤潮红，瘙痒，胃肠道不适
特殊人群用药	儿童：尚不明确。烟酸在儿童中降血脂作用未经临床试验，2 岁以下小儿胆固醇为正常发育所需，不推荐应用烟酸降低血脂 老年人：尚不明确 妊娠与哺乳期妇女：孕妇忌服
药典	Chin. P.
国家处方集	CNF
其他推荐依据	
■ 药品名称	奥扎格雷　Ozagrel
适应证	用于治疗急性血栓性脑梗死和脑梗死所伴随的运动障碍

续　表

制剂与规格	奥扎格雷钠注射液[保(乙)]：2ml：40mg 奥扎格雷钠氯化钠注射液（250ml）：奥扎格雷钠 80mg，氯化钠 2.25g 奥扎格雷钠葡萄糖注射液（250ml）：奥扎格雷钠 80mg，葡萄糖 12.5g 注：[保(乙)]限新发急性血栓性脑梗死
用法与用量	成人常用量：一次 40~80mg，一日 1~2 次，溶于 500ml 氯化钠注射液或 5%葡萄糖溶液中，连续静脉滴注，1~2 周为一疗程。另外根据年龄、症状适当增减用量
注意事项	避免与含钙注射液混合使用
禁忌	出血性脑梗死或大面积脑梗死深昏迷，严重心、肺、肝、肾功能不全，血液病或出血倾向，严重高血压（收缩压≥200mmHg），对本品过敏
不良反应	常见胃肠道反应，过敏反应。少见 GPT、BUN 升高，血小板减少
特殊人群用药	肝功能、肾功能不全患者：禁用 妊娠与哺乳期妇女：妊娠期妇女慎用
药典	Chin. P.、Jpn. P.
国家处方集	CNF
其他推荐依据	
■ 药品名称	氯吡格雷　Clopidegrel
适应证	用于心肌梗死（数天至 35 天以内），缺血性脑卒中（7 天至 6 个月内），确诊的外周动脉性疾病，急性冠脉综合征
制剂与规格	硫酸氯吡格雷片[基,保(乙)]：①25mg；②75mg
用法与用量	口服：一次 75mg，一日 1 次 非 ST 段抬高性急性冠状动脉综合征（不稳定型心绞痛或非 Q 波心肌梗死）：单次负荷量 300mg 开始，然后一日 1 次 75mg 连续服药（联合阿司匹林一日 75~325mg），推荐阿司匹林不超过 100mg。最佳疗程尚未确定 ST 段抬高性急性心肌梗死：以负荷量氯吡格雷开始，然后一日 1 次 75mg 连续服药，合用阿司匹林，可合用或不合用溶栓剂。年龄超过 75 岁时，不使用负荷剂量。症状出现后尽早开始联合治疗，至少用药 4 周 冠状动脉内药物支架植入后，应持续服用一日 1 次，每次 75mg，不少于 1 年，并应与阿司匹林 100mg/d 联合应用
注意事项	1. 下列情况慎用：创伤、外科手术或其他病理状态使出血危险性增加者，接受阿司匹林、非甾体抗炎药、肝素、血小板糖蛋白Ⅱb/Ⅲa 抑制剂与规格或溶栓药物治疗者，出血性疾病（尤其是胃肠及眼内疾病）者 2. 用药期间监测异常的出血情况、白细胞和血小板计数。择期手术且无需抗血小板治疗者，术前 1 周停用本药
禁忌	对本品过敏、严重肝功损害患者、活动性病理性出血（如活动性消化性溃疡或颅内出血）、哺乳期妇女禁用
不良反应	偶见胃肠道反应（腹痛、消化不良、便秘或腹泻），皮疹，皮肤黏膜出血；罕见白细胞减少和粒细胞缺乏

续 表

特殊人群用药	肝功能、肾功能不全患者：肾功能不全时不需要调整剂量，但经验有限，需慎用。严重肝功能损害患者禁用 妊娠与哺乳期妇女：禁用
药典	Chin. P.
国家处方集	CNF
其他推荐依据	
■ 药品名称	胞磷胆碱 Citicoline
适应证	用于急性颅脑外伤和脑手术后意识障碍；也用于急性中毒、感染、大面积脑梗死所致的昏迷和意识障碍、帕金森病、急性胰腺炎；也有助于脑卒中后遗症、卒中偏瘫者上、下肢体功能的恢复
制剂与规格	胞磷胆碱注射液[保(乙)]：①2ml：100mg；②2ml：200mg；③2ml：250mg[基] 注射用胞磷胆碱钠[保(乙)]：250mg 注：[保(乙)]限出现意识障碍的急性颅脑外伤和脑手术后患者，支付不超过14天
用法与用量	1. 静脉注射或肌内注射：用于脑外伤，一次100~500mg，一日1~2次 2. 静脉滴注：用于脑梗死急性期一次1000mg，一日1次，应用5%~10%葡萄糖注射液或氯化钠注射液稀释后滴注，连用2周；用于偏瘫，一日250~1000mg，连用4周，如出现改善倾向再继续用药4周；用于帕金森病，一日500mg，连用3~4周，若与抗胆碱药连续并用达2周仍未见效应停药；用于急性胰腺炎一日1000mg，连用2周
注意事项	1. 对急性重症，严重脑水肿、头部外伤及脑手术所伴意识障碍者，应同时使用止血、降颅内压药及低温疗法处理 2. 若颅内出血仍然存在，应避免给予大剂量（一次> 500mg），因其可加速大脑血流，建议给予较小剂量（一次100~200mg，1日2~3次） 3. 对脑梗死急性期意识障碍者，应在脑卒中发作后2周内给药 4. 尽量少用肌内注射，特别不宜在同一部位反复注射。当注射出现剧痛时应立即拔出，改换部位。静脉给药的速度应尽量缓慢 5. 用药中若出现胸闷、血压下降、呼吸困难等反应，应立即停药
禁忌	对过敏者禁用。偶可诱发癫痫大发作，对有癫痫史者禁用或慎用
不良反应	1. 中枢神经系统：偶见有失眠、发热、头痛、眩晕、兴奋、痉挛等；罕见一过性复视。用于脑卒中偏瘫时，偶见麻痹肢体出现麻木感 2. 消化系统：偶见有恶心；罕见食欲减退等 3. 循环系统：罕见休克症状，若出现血压下降、胸闷、呼吸困难等应立即停药。罕见一过性血压变化 4. 偶见肝功能监测值异常
特殊人群用药	尚不明确
药典	Chin. P. 、Jpn. P.
国家处方集	CNF
其他推荐依据	

续　表

■ 药品名称	川芎嗪　Ligustrazine
适应证	用于闭塞性脑血管疾病如脑供血不全、脑血栓形成、脑栓塞
制剂与规格	磷酸川芎嗪注射液[保(乙)]：50mg 盐酸川芎嗪注射液[保(乙)]：40mg/2ml 注：[保(乙)]限急性缺血性脑血管疾病，支付不超过 14 天
用法与用量	静脉滴注：以本品 40~80mg，稀释于 5%葡萄糖注射液或氯化钠注射液 250~500ml 中静脉滴注。速度不宜过快，一日 1 次，10 日为 1 个疗程，一般使用 1~2 个疗程
注意事项	1. 对少量出血与闭塞性脑血管病鉴别诊断困难时慎用 2. 不适于大剂量肌内注射。静脉滴注速度不宜过快
禁忌	脑出血及有出血倾向者、对本品过敏者禁用
不良反应	本品酸性较强，穴位注射刺激性较强
特殊人群用药	妊娠与哺乳期妇女：慎用
药典	Chin. P.
国家处方集	CNF
其他推荐依据	
■ 药品名称	丁苯酞　Butylphthalide
适应证	用于轻、中度急性缺血性脑卒中
制剂与规格	丁苯酞软胶囊[保(乙)]：0. 1g
用法与用量	口服：一次 0. 2g，一日 4 次，空腹服用，连续 10~12 日为 1 个疗程，或遵医嘱。本品应与复方丹参注射液联合使用一次 0. 2g，一日 3 次，20 天为一疗程，或遵医嘱
注意事项	1. 于餐后服用可影响药物吸收，建议餐前服用本品 2. 在用药过程中需注意监测肝功能变化 3. 因本品尚未进行出血性脑卒中临床研究，故不推荐出血性脑卒中患者使用 4. 有精神症状或有幻觉者慎用。对吞咽功能障碍者不宜服用
禁忌	对本品或芹菜过敏者禁用。有严重出血倾向者禁用
不良反应	本品不良反应较少，主要为 ALT 及 AST 轻度升高，根据部分随访观察的病例，停药后可恢复正常；偶见恶心、腹部不适、皮疹及精神症状等
特殊人群用药	肝功能、肾功能不全患者：肝肾功能受损者慎用 妊娠与哺乳期妇女：安全性尚不明确
药典	Chin. P.
国家处方集	CNF
其他推荐依据	

续 表

■ 药品名称	长春胺 Vincamine
适应证	本品用于治疗衰老期心理行为障碍（如警觉性和记忆力丧失、头晕、耳鸣、时间与空间定向力障碍、失眠）。也可用于急性脑血管病及脑外伤后综合征。眼科方面：可用于治疗缺血性视网膜疾病。耳、鼻、喉科治疗方面，可用于治疗耳蜗前庭疾病
制剂与规格	本品为硬胶囊，内容物为白色球形微丸，规格 30mg
用法与用量	口服：一次 1 粒，一日 2 次，早晚各服 1 粒，最好饭后服用
注意事项	本品不具有长期抗高血压作用，因此不能代替抗高血压治疗。心律失常或低血钾患者慎用
禁忌	颅内高压患者禁用
不良反应	尚未见有关不良反应报道
特殊人群用药	妊娠与哺乳期妇女：禁用 老年人、儿童：未进行相关实验且无可靠参考文献
药典	Chin. P.
国家处方集	
其他推荐依据	
■ 药品名称	长春西汀 Vinpocetine
适应证	用于改善脑梗死后遗症、脑出血后遗症、脑动脉硬化症等诱发的各种症状
制剂与规格	长春西汀注射液：①2ml：10mg；②2ml：20mg；③5ml：30mg
用法与用量	静脉滴注：开始剂量一日 20mg，以后根据病情可增至一日 30mg。将本品加入 500ml 5%葡萄糖注射液或 0.9%氯化钠注射液内，缓慢滴注
注意事项	1. 本品不可肌内注射，未经稀释不可静脉使用 2. 输液中长春西汀的浓度不得超过 0.06mg/ml，否则有溶血的可能 3. 本品含山梨醇，糖尿病患者应用时注意控制血糖水平
禁忌	对本品过敏者、颅内出血后尚未完全止血者、严重缺血性心脏病者、严重心律失常者、孕妇或有妊娠可能的妇女禁用
不良反应	可出现皮疹，偶见荨麻疹、瘙痒、头痛、眩晕、困倦感、侧肢的麻木感、脱力感加重；恶心、呕吐、食欲缺乏、腹痛、腹泻、面部潮红、头晕、白细胞减少、AST 及 ALT、碱性磷酸酶升高，血尿素氮升高
特殊人群用药	妊娠与哺乳期妇女：孕妇或有妊娠可能的妇女禁用；哺乳期妇女慎用，必须使用时应暂停授乳
药典	Chin. P.
国家处方集	CNF
其他推荐依据	

续　表

■ 药品名称	七叶皂苷钠　Sodium Aescinate
适应证	脑水肿、创伤或手术所致肿胀，静脉回流障碍性疾病
制剂与规格	注射用七叶皂苷钠[保(乙)]：①5mg；②10mg；③15mg 注：[保(乙)]限脑水肿的二线治疗，支付不超过 10 天
用法与用量	静脉注射或静脉滴注：一日按体重 0.1~0.4mg/kg 或取本品 5~10mg 溶于 10%葡萄糖注射液或 0.9%氯化钠注射液 250ml，一日极量为 20mg。疗程为 7~10 日
注意事项	1. 选用较粗的静脉注射，切勿渗出血管外 2. 如出现红肿，可用 0.25%普鲁卡因注射液封闭或热敷
禁忌	肾损伤、肾衰竭、肾功能不全、孕妇及对本品过敏者禁用
不良反应	1. 偶有皮疹等过敏反应 2. 注射部位局部疼痛、肿胀，经热敷可使症状消失
特殊人群用药	肝功能、肾功能不全患者：肾功能不全者禁用 儿童：不宜用于儿童心脏手术后肿胀 老年人：尚不明确 妊娠与哺乳期妇女：孕妇禁用，哺乳期妇女慎用
药典	Chin. P.
国家处方集	CNF
其他推荐依据	
■ 药品名称	葛根素　Puerarin
适应证	用于辅助治疗冠心病、心绞痛、心肌梗死、视网膜动静脉阻塞、突发性聋及缺血性脑血管病、小儿病毒性心肌炎、糖尿病等
制剂与规格	葛根素注射液[保(乙)]：2ml∶100mg 注：[保(乙)]限视网膜动静脉阻塞或突发性耳聋患者，支付不超过 10 天
用法与用量	静脉滴注：一次 0.2~0.4g，加入 5%葡萄糖注射液 500ml 中，一日 1 次，10~20 日为 1 个疗程，可连续使用 2~3 个疗程
注意事项	1. 血容量不足者应在短期内不足血容量后使用本品 2. 有出血倾向者慎用 3. 葛根素在低温下易析出，使用前仔细检查，如有析出物，室温 25℃左右溶解澄清后使用
禁忌	严重肝肾损害、心力衰竭及其他严重器质性疾病患者禁用 对本药过敏或者过敏体质者禁用
不良反应	少数患者在用药开始时出现暂时性腹胀、恶心等反应，继续用药可自行消失；极少数患者用药后有皮疹、发热等过敏现象，立即停药或对症治疗后，可恢复正常；偶见急性血管内溶血：寒战、发热、黄疸、腰痛、尿色加深等
特殊人群用药	肝功能、肾功能不全患者：严重肝肾损害患者禁用
药典	Chin. P.

续 表

国家处方集	CNF
其他推荐依据	
■ 药品名称	倍他司汀 Betahistine
适应证	用于伴发的眩晕和头晕感：梅尼埃病、眩晕症、梅尼埃综合征
制剂与规格	盐酸倍他司汀片：4mg 甲磺酸倍他司汀片：6mg 盐酸倍他司汀口服液：4mg 盐酸倍他司汀注射液：①2ml：2mg；②2ml：4mg；③4ml：4mg 注射用盐酸倍他司汀：20mg
用法与用量	口服或注射：一次4~8mg，一日3次
注意事项	有消化性溃疡史和活动期消化性溃疡、支气管哮喘、肾上腺髓质瘤者慎用
禁忌	对本品过敏者
不良反应	1. 可有口干、食欲缺乏、恶心、呕吐、胃部不适、心悸等，偶有头晕、头痛、头胀、多汗 2. 偶见出血性膀胱炎、发热。偶可出现过敏反应，如皮疹、皮肤瘙痒等
特殊人群用药	老年人：使用本品时应注意调整剂量 妊娠与哺乳期妇女：慎用
药典	Chin. P.、USP、BP、Jpn. P.、Eur. P.
国家处方集	CNF
其他推荐依据	
■ 药品名称	地芬尼多 Difenidol
适应证	用于防治多种原因或疾病所引起的眩晕、恶心、呕吐，如乘车、船、飞机时的晕动病等，也用于椎基底动脉供血不足、梅尼埃病等
制剂与规格	盐酸地芬尼多片[保(甲)]：①25mg[基]；②50mg 盐酸地芬尼多注射液：1ml：10mg
用法与用量	1. 口服：一次25~50mg，一日3次。6个月以上12岁以下儿童按体重一次0.9mg/kg，一日3次或遵医嘱 2. 肌内注射：一次20~40mg，一日4次 3. 静脉注射：每次20mg，必要时每小时重复1次 4. 直肠给药：每次50mg，每4~6小时1次
注意事项	1. 肾功能不全者、妊娠期妇女、青光眼、胃溃疡、胃肠道及泌尿生殖道梗阻性疾病者、窦性心动过速者慎用 2. 用于预防晕动病或用于预防乘车、坐船、飞机等眩晕时，应在出发前30分钟服用 3. 如服用过量、出现精神紊乱者或严重不良反应者，请立即停药，及时就医
禁忌	对本品过敏者及6个月以内婴儿禁用。严重肾功能不全的患者禁用

续　表

不良反应	常见口干、心悸、头晕、头痛、嗜睡、不安、心动过速、视物模糊、轻度胃肠不适，停药后即可消失；偶见幻听、幻视、定向力障碍、精神错乱、忧郁等，偶见皮疹、一过性低血压反应
特殊人群用药	肝功能、肾功能不全患者：肾功能不全者慎用，严重肾功能不全者禁用 儿童：见“用法与用量” 妊娠与哺乳期妇女：慎用
药典	Chin. P. 、Jpn. P.
国家处方集	CNF
其他推荐依据	
■ 药品名称	麦角胺咖啡因　Ergotamine and Caffein
适应证	用于治疗偏头痛，能减轻其症状，无预防和根治作用，只宜在头痛发作时短期使用
制剂与规格	麦角胺咖啡因片：每片含酒石酸麦角胺 1mg，咖啡因 100mg
用法与用量	口服：一次 1~2 片，如无效可间隔 0. 5~1 小时后再服 1~2 片，一日总量不超过 6 片
注意事项	本品在偏头痛刚发作时即服效果最佳，在有先兆时服用效果更佳，在偏头痛发作后不宜服用
禁忌	对本品过敏者、活动期溃疡病、甲状腺功能亢进、严重高血压、冠心病、闭塞性血栓性脉管炎禁用
不良反应	常见手、趾、面部麻木和刺痛，足部和下肢肿胀、肌痛；少见焦虑或精神错乱、幻视、胸痛、胃痛、气胀等。大剂量可出现暂时性心律失常、局部水肿、瘙痒
特殊人群用药	肝功能、肾功能不全者：禁用 老年人：慎用 妊娠及哺乳期妇女：禁用
药典	Chin. P. 、USP、BP、Jpn. P. 、Eur. P.
国家处方集	CNF
其他推荐依据	
■ 药品名称	曲克芦丁　Troxerutin
适应证	本品有防止血管通透性异常升高引起的水肿，抑制红细胞及血小板凝集，改善微循环等作用。可用于闭塞性脑血管病、中心性视网膜炎、动脉硬化、冠心病、心肌梗死前综合征、血栓性静脉炎，慢性静脉功能不全所致的静脉曲张
制剂与规格	曲克芦丁片[保(乙)]：60mg 曲克芦丁注射液[保(乙)]：10ml：300mg 注：注射液[保(乙)]限新发的缺血性脑梗死，支付不超过 14 天
用法与用量	1. 口服：一次 120~180mg，一日 3 次 2. 肌内注射：一次 60~150mg，一日 2 次。20 日为 1 个疗程，可用 1~3 个疗程，每疗程间隔3~7天 3. 静脉滴注：一次 240~360mg，一日 1 次。用 5%~10%葡萄糖注射液或低分子右旋糖酐注射液稀释后滴注

续 表

注意事项	服药期间避免阳光直射、高温及过久站立
禁忌	对本品过敏者
不良反应	偶见有胃肠道反应，表现为恶心、呕吐及便秘
特殊人群用药	妊娠及哺乳期妇女：慎用
药典	Chin. P. 、USP、BP、Jpn. P. 、Eur. P.
国家处方集	CNF
其他推荐依据	
■ 药品名称	银杏叶提取物　Ginkgo Biloba Leaf Extract
适应证	主要用于脑部、周边等血液循环障碍：急慢性脑功能不全及其后遗症如中风（卒中）、注意力不集中、记忆力衰退、痴呆。耳部血流及神经障碍如耳鸣、眩晕、听力减退、耳迷路综合征。眼部血流及神经障碍如糖尿病引起的视网膜病变及神经障碍、老年黄斑变性、视物模糊、慢性青光眼。末梢循环障碍如各种动脉闭塞症、间歇性跛行症、手脚麻痹冰冷、四肢酸痛
制剂与规格	银杏叶片[保(乙)]：大多数为 40mg（内含总黄酮醇 9. 6mg、萜类内酯 2. 4mg。） 银杏叶提取物注射液[保(乙)]：5ml∶17. 5mg 注：提取物注射液[保(乙)]限缺血性心脑血管疾病急性期住院患者；限耳部血流及神经障碍患者。支付不超过 14 天
用法与用量	1. 口服：一次 80mg，一日 3 次或遵医嘱 2. 静脉滴注：一次 35~70mg，一日 1~2 次；若必要时可视情况调整剂量至一次 87. 5mg，一日 2 次。病情改善缓和后，可改以片剂或滴剂口服给药。注射液静脉给药时可添加于氯化钠注射液、葡萄糖注射液或低分子右旋糖酐输液中，混合比例为 1∶10。若输液为 500ml，静脉滴注速度应控制在 2~3 小时
注意事项	高乳酸血症，甲醇中毒者，果糖，山梨醇耐受性不佳者及 1，6-二磷酸果糖酶缺乏者，给药剂量一次不可超过 25ml
禁忌	对过敏体质者不建议使用此药
不良反应	1. 罕见胃肠道不适、头痛、血压降低、过敏反应等现象 2. 长期静脉注射时，应改变注射部位以减少静脉炎的发生
特殊人群用药	妊娠及哺乳期妇女：慎用
药典	Chin. P. 、USP、BP、Jpn. P. 、Eur. P.
国家处方集	CNF
其他推荐依据	
■ 药品名称	曲克芦丁脑蛋白水解物注射液　Troxerutin and Cerebroprotein Hydrolysate Injection
适应证	用于治疗脑血栓、脑出血、脑痉挛等急慢性脑血管疾病，以及颅脑外伤及脑血管疾病（如脑供血不全、脑梗塞、脑出血等）所引起的脑功能障碍等后遗症；闭塞性周围血管疾病、血栓性静脉炎、毛细血管出血以及血管通透性升高引起的水肿
制剂与规格	曲克芦丁脑蛋白水解物注射剂：①2ml；②5ml

续　表

用法与用量	成人患者：①肌内注射，一次 2~4ml，一日 2 次，或遵医嘱；②静脉滴注，一次 10ml，一日 1 次，稀释于 250~500ml 0.9%氯化钠注射液或 5%葡萄糖注射液中使用。20 日为 1 个疗程，可用 1~3 个疗程，每疗程间隔 3~7 天，或遵医嘱
注意事项	1. 过敏体质者慎用 2. 本品不能与平衡氨基酸注射液在同一瓶中输注，当同时应用氨基酸输液时，应注意可能出现氨基酸不平衡
禁忌	1. 对本品过敏者禁用 2. 严重肾功能不全者禁用 3. 癫痫持续状态或癫痫大发作患者禁用
不良反应	1. 偶可发生寒战、轻度发热等反应 2. 个别病例可引起过敏性皮疹，调慢滴速或停药后症状可自行消失
特殊人群用药	肝功能、肾功能不全患者：尚不明确 儿童：尚不明确 老年人：尚不明确 妊娠与哺乳期妇女：尚不明确
药典	Chin. P.
国家处方集	
其他推荐依据	
■ 药品名称	脑苷肌肽注射液　Cattle Encephalon Glycoside and Lgnotin Injection
适应证	用于治疗脑卒中、老年性痴呆、新生儿缺氧缺血性脑病、颅脑损伤、脊髓损伤及其他原因引起的中枢神经损伤。用于治疗创伤性周围神经损伤、糖尿病周围神经病变、压迫性神经病变等周围神经损伤
制剂与规格	脑苷肌肽注射剂：①2ml；②5ml；③10ml
用法与用量	1. 成人患者：肌内注射，一次 2~4ml，一日 2 次，或遵医嘱。静脉滴注，一次 5~20ml，加入 0.9%氯化钠注射液或 5%葡萄糖注射液 250ml 中缓慢滴注，一日 1 次，2 周为一疗程，或遵医嘱 2. 儿童患者：肌内注射，儿童按体重一次 0.04~0.08ml/kg，一日 2 次，或遵医嘱。静脉滴注，儿童按体重一次 0.1~0.4ml/kg，加 0.9%氯化钠注射液或 5%葡萄糖注射液 250ml 中，缓慢滴注，一日 1 次，2 周为一疗程，或遵医嘱
注意事项	1. 肾功能不全者慎用 2. 当药品性状发生改变时禁止使用
禁忌	对本产品过敏者、神经节苷脂累积病（如家族性黑蒙性痴呆）患者禁用
不良反应	有个别患者静点 3~4 小时出现畏寒、体温略有升高、头晕、烦躁；别个病例可引起过敏性皮疹，调慢滴速或停药后症状可自行消失
特殊人群用药	肝功能、肾功能不全患者：肾功能不全者慎用 儿童：临床应用中，儿童患者使用推荐剂量的本品，其疗效及安全性与普通人群比较未发现显著差异

续 表

	老年人：临床应用中，老年患者使用推荐剂量的本品，其疗效及安全性与普通人群比较未发现显著差异 妊娠与哺乳期妇女：目前尚无有关妊娠妇女使用本品的临床资料，尚不足以对妇女妊娠期间应用的安全性进行评价。该药及其代谢产物是否在人乳中分泌尚无研究资料，因此，接受本品治疗的妇女不应哺乳
药典	
国家处方集	
其他推荐依据	
■ 药品名称	**小牛血清去蛋白肠溶胶囊　Deproteinised Calf Serum Enteric Capsules**
适应证	用于改善脑供血不足、颅脑外伤引起的神经功能缺损
制剂与规格	小牛血清去蛋白肠溶胶囊：5.0mg（以多肽计）
用法与用量	口服。一日 3 次，一次 20mg（4 粒），持续 2 周。此后为维持剂量，一日 3 次，一次 10mg（2 粒），疗程视病情持续 2~4 周
注意事项	1. 如果存在禁忌或出现不良反应，请通知医师 2. 如果在使用本品期间妊娠也请通知医师 3. 注意防止儿童误服
禁忌	1. 严重肾功能障碍者禁用 2. 对同类药物有过敏反应者禁用
不良反应	1. 有过敏体质的患者，在罕见情况下可能出现过敏反应（如荨麻疹、皮肤潮红、药物热、休克等） 2. 如服用本品期间，发生任何不良事件和/或不良反应，请与医师联络
特殊人群用药	肝功能、肾功能不全患者：严重肾功能障碍者禁用 儿童：用药的安全有效性尚未确定 老年人：遵医嘱 妊娠与哺乳期妇女：慎用
药典	
国家处方集	
其他推荐依据	
■ 药品名称	**小牛血清去蛋白注射液　Deproteinised Calf Blood Serum Injection**
适应证	1. 改善脑部血液循环和营养障碍性疾病（缺血性损害、颅脑外伤）所引起的神经功能缺损 2. 末梢动脉、静脉循环障碍及其引起的动脉血管病、腿部溃疡 3. 皮肤移植术；皮肤烧伤、烫伤、糜烂；愈合伤口（创伤、压疮）；放射所致的皮肤、黏膜损伤
制剂与规格	小牛血清去蛋白注射液：①5ml：0.2g；②10ml：0.4g；③20ml：0.8g

续　表

用法与用量	本品可以用于静脉注射、动脉注射、肌内注射，也可加入输液中滴注或加入 200~300ml 5%葡萄糖注射液或 0.9%氯化钠注射液中静脉滴注，滴注速度约 2ml/min 1. 静脉给药：①脑部缺血性损害：一次 20~30ml 静脉滴注，一日 1 次，连续 2~3 周；②动脉血管病：一次 20~50ml 静脉滴注，一日 1 次，或一次 20~50ml 动脉或静脉注射，每周数次，四周一个疗程；③腿部或其他慢性溃疡、烧伤：每次 10ml 静注（或 5ml 肌注），一日 1 次或每周数次，按愈合情况可加用本品局部治疗；④放射引起的皮肤、黏膜损伤的预防和治疗：在放疗期间，平均一日 5ml 静注 2. 尿道给药：放射性膀胱炎，一日 10ml 联合抗菌药物治疗，经尿道给药
注意事项	1. 本品不宜与其他药物混合输注 2. 本品为高渗溶液，肌内注射时要缓慢，注射量不超过 5ml 3. 本品如果发生沉淀或混浊，禁止使用
禁忌	对本品或同类药品过敏者禁用
不良反应	过敏反应极为罕见（如荨麻疹，皮肤潮红，药物热，休克等）。如发生过敏反应立即停药，并给予抗过敏处理
特殊用药人群	肝功能、肾功能不全患者：尚不明确 儿童：缺乏在药理、毒理或药代动力学方面与成人差异对比的研究 老年人：缺乏本品在老年人由于机体各种功能减退的关系而对于该药品在药理、毒理或药代动力学方面与成人差异的临床研究资料 妊娠与哺乳期妇女：本品对母婴无不良影响，但使用时注意对婴儿可能产生的潜在危险
药典	
国家处方集	
其他推荐依据	
■ 药品名称	杏芎氯化钠注射液　Floium Ginkgo Extract and Tertram Ethypyrazine Sodium Chloride Injection
适应证	用于治疗缺血性心脑血管疾病如脑供血不足、脑血栓形成、脑栓塞、冠心病、心绞痛、心肌梗死，以及脑功能障碍、老年性痴呆、高血压、高脂血症等疾病
制剂与规格	杏芎氯化钠注射液：100ml
用法与用量	静脉缓慢滴注，一次 100~250ml，一日 1 次，10~15 天为一疗程，或遵医嘱
注意事项	1. 对冠心病患者在静脉滴注时应注意观察心率、血压的变化 2. 发现溶液混浊、颜色异常或有沉淀异物、瓶身细微破裂、瓶口松动或漏气，不得使用
禁忌	1. 对本品过敏者禁用 2. 脑出血或有出血倾向的患者禁用
不良反应	本品耐受性良好，极少数可出现血压降低、头晕，头痛、四肢疼痛、发热等，个别病例可发生过敏反应，减量或停药后可自行缓解
特殊人群用药	肝功能、肾功能不全患者：尚不明确 儿童：本品未进行该项实验且无可靠参考文献 老年人：临床应用中，老年患者使用推荐剂量的本品，其疗效及安全性与普通人群相比未发现显著差异

续 表

	妊娠与哺乳期妇女：目前尚无有关妊娠妇女使用本品的临床资料，尚不足以对妇女妊娠期间应用的安全性进行评价。该药及其代谢产物是否在人乳中分泌尚无研究资料，因此，接受本品治疗的妇女不建议授乳
药典	
国家处方集	
推荐依据	

第四章

骨骼肌松弛药（非痴呆）

■ 药品名称	巴氯芬　Baclofen
适应证	用于缓解由以下疾病引起的骨骼肌痉挛：①多发性硬化、脊髓空洞症、脊髓肿瘤、横贯性脊髓炎、脊髓外伤和运动神经元病；②脑血管病、脑性瘫痪、脑膜炎、颅脑外伤
制剂与规格	巴氯芬片[保(乙)]：①10mg；②25mg
用法与用量	口服： 1. 成人初始剂量为一次 5mg，一日 3 次，应逐渐增加剂量，每隔 3 日增加 5mg，直至所需剂量，但应根据患者的反应具体调整剂量。对本品作用敏感的患者初始剂量应为一日 5～10mg，分 1～2 次服，剂量递增应缓慢。常用剂量为一日 30～75mg，分 3 次服。最大剂量为 80mg，分 3～4 次服。停药前应逐渐减量 2. 儿童初始剂量按体重一日 0.3mg/kg，维持量按体重一日 0.75～2mg/kg。对 10 岁以上儿童一日最大剂量可达 2.5mg/kg。通常治疗开始时一次 2.5mg，一日 4 次。大约每隔 3 天小心增加剂量，直至达到儿童个体需要量。推荐的一日维持治疗量如下：12 个月至 2 岁儿童 10～20mg；2～6 岁儿童 20～30mg；6～10 岁儿童 30～60mg（最大量 70mg）
注意事项	1. 肝肾功能不全、有癫痫病史或惊厥发作、溃疡病、脑卒中、伴有精神障碍、精神分裂症或意识错乱的患者慎用 2. 应逐渐减量，否则易出现幻觉和癫痫发作 3. 服药期间避免驾车和操作机器 4. 卒中患者对本品耐受性差
禁忌	1. 对本品过敏者 2. 癫痫、帕金森病、风湿性疾病引起的骨骼肌痉挛患者 3. 妊娠初期 3 个月内禁用
不良反应	主要是见于治疗开始时、剂量增加过快、剂量过大的患者，一般为轻微的暂时性症状。精神病史患者、伴脑血管病患者和老年患者不良反应可能较为严重 1. 中枢神经系统：治疗开始时常出现日间镇静、嗜睡和恶心等，偶见口干、呼吸抑制、头晕、无力、精神错乱、眩晕、呕吐、头痛和失眠 2. 神经精神病学：偶有或罕见欣快感、抑郁、感觉异常、肌痛、肌无力、共济失调、震颤、眼球震颤、调节紊乱、幻觉、噩梦。可能会降低惊厥阈，并引起惊厥发作，癫痫患者尤应注意 3. 消化系统：偶有轻度的胃肠功能紊乱、便秘、腹泻、腹痛、恶心、食欲减退、味觉失常、大便隐血阳性等 4. 心血管系统：偶见低血压、心功能不全 5. 泌尿生殖系统：偶见或罕见排尿困难、尿频、遗尿，其他尚有阳痿、射精不佳等 6. 其他：罕见视力障碍、膝关节肿胀、多汗、体重增加、皮疹、肝肾及骨髓功能损害。某些患者对药物可显有反常的表现反应而出现痉挛状态加重、肌张力过低，通常在调节剂量后可缓解（如减少日间剂量，条件允许情况下增加夜间剂量）

续 表

特殊人群用药	肝功能、肾功能不全患者：慎用 儿童：12岁以下儿童不宜使用 老年人：低剂量用药 妊娠与哺乳期妇女：本品可透过胎盘屏障，妊娠期用药的安全性尚未被证实，用药请权衡利弊；妊娠初期3个月内禁用；哺乳期妇女慎用
药典	Chin. P.、USP、BP、Jpn. P.、Eur. P.
国家处方集	CNF
其他推荐依据	
■ 药品名称	替扎尼定 Tizanidine
适应证	本品为中枢性骨骼肌松弛药，用于：①颈、肩及腰部疼痛等局部疼痛综合征等疾病造成的骨骼肌紧张状态的改善；②脑血管障碍、痉挛性脊髓麻痹、颈椎病、小儿麻痹症、手术后遗症（脊髓损伤、大脑损伤）、脊髓小脑变性症、多发性硬化症、肌萎缩性侧索硬化症等引起中枢性肌痉挛
制剂与规格	盐酸替扎尼定片[保(乙)]：4mg
用法与用量	口服：①用于疼痛性肌痉挛：一次2mg，一日3次，并根据年龄、症状酌情增减；②用于中枢性肌痉挛：应根据患者需要而做剂量调整。初始计量不应超过一日6mg（分3次服用），并可每隔半周或1周渐增2~4mg。通常一日12~24mg（分3~4次服用）的用量已可获得良好的疗效；一日总量不能超过36mg
注意事项	1. 服药初期可能伴有血压急剧下降，当合用抗高血压药时更要警惕，不应与其他的α_2受体激动药合用 2. 在治疗早期，必须告诫发生嗜睡的患者，应避免做需要高度警觉的活动，如驾驶或操作机械
禁忌	对本品过敏的患者禁用
不良反应	应用所推荐的低剂量盐酸替扎尼定片来解除疼痛性肌痉挛时，不良反应极少，且通常为轻微和短暂的，包括嗜睡、疲乏、头晕、口干、恶心、胃肠道功能紊乱及血压轻度降低。应用所推荐的高剂量盐酸替扎尼定片治疗中枢性肌痉挛时，上述不良反应较常见且明显，不过严重到需要终止治疗者极少。导致终止治疗的最常见的不良事件有疲乏、嗜睡、口干、痉挛程度或张力增加和头晕，并有剂量依赖性。还可能导致低血压、脉搏缓慢、肌无力、失眠、睡眠障碍、幻觉、肝炎等
特殊人群用药	肝功能、肾功能不全患者：肝功能不全者慎用。在肾功能不全（肌酐清除率< 25ml/min）或肝功能严重损害的患者中，推荐的初始剂量为2mg，一日1次。若需加大剂量，则应根据患者的耐受性和疗效缓慢地进行增加剂量 儿童：安全性尚未充分评价 老年人：本品可使血药浓度持续升高并有降压作用，故应减量并慎用 妊娠与哺乳期妇女：应充分权衡利弊后，方可考虑应用
药典	Chin. P.、USP、BP、Jpn. P.、Eur. P.
国家处方集	CNF
其他推荐依据	

续　表

■ 药品名称	乙哌立松　Eperisone
适应证	1. 改善下列疾病的肌紧张状态：颈肩臂综合征、肩周炎、腰痛症 2. 改善下列疾病引起的痉挛性麻痹：脑血管障碍、痉挛性脊髓麻痹、颈椎症、手术后遗症（包括脑、脊髓肿瘤）、外伤后遗症（脊髓损伤、头部外伤）、肌萎缩性侧索硬化症、小儿脑性瘫痪，小脑变性症、脊髓血管障碍、亚急性视神经脊髓病（SMON）及其他脑脊髓疾病
制剂与规格	盐酸乙哌立松片[保(乙)]：50mg
用法与用量	口服：成人一次 1 片 50mg，一日 3 次，餐后服用。剂量可视年龄、症状酌情增减，或遵医嘱
注意事项	1. 服用本品时，有时会出现四肢无力、站立不稳、困倦等症状。当出现这些症状时，应减少用量或停止用药 2. 用药期间不宜从事驾驶车辆等有危险性的机械操作
禁忌	对本品过敏者禁用
不良反应	1. 严重的不良反应：有可能发生休克现象，故应注意观察，当出现异常症状时，应停止用药，并采取适当措施 2. 其他不良反应：AST 及 ALT、ALP 等的上升，尿蛋白、BUN 上升，贫血、皮疹、瘙痒、困倦、失眠、头痛、四肢麻木、身体僵硬、四肢发颤、呕吐、食欲减退、胃部不适、腹痛、腹泻、便秘、口渴、口腔炎、腹胀感、尿潴留、尿失禁、残尿感、无力感、站立不稳、全身怠倦感、肌紧张减退、头晕、热感、出汗、水肿等。当出现异常症状时应停药并采取适当措施
特殊人群用药	肝功能、肾功能不全患者：慎用 儿童：慎用 老年人：一般情况下应减量 妊娠与哺乳期妇女：慎用
药典	Chin. P. 、Jpn. P.
国家处方集	CNF
其他推荐依据	
■ 药品名称	氯唑沙宗　Chlorzoxazone
适应证	用于各种急、慢性软组织扭伤，中枢神经病变引起的肌肉痉挛、慢性筋膜炎等
制剂与规格	氯唑沙宗片：0. 2g 复方氯唑沙宗片[保(乙)]：每片含氯唑沙宗 125mg、对乙酰氨基酚 150mg，两者对镇痛有协同作用
用法与用量	口服：①成人一次 0. 2~0. 4g，一日 3 次，症状严重者酌加；②儿童一日 20mg/kg，分 3~4 次服用；③复方氯唑沙宗片，一次 2 片，一日 3~4 次
注意事项	1. 应用本品时饮酒，能增强本品药效，剂量应酌减 2. 服用本剂期间应避免进行注意力需高度集中的活动，如驾驶、登高、操作精密仪器等
禁忌	对本品过敏者禁用

续 表

不良反应	常见恶心、呕吐、腹泻、便秘等消化道症状为主，偶见嗜睡、眩晕、轻度头痛；极少见胃肠出血症、肝功能损害、皮疹、血管神经水肿等
特殊人群用药	肝功能、肾功能不全患者：慎用 儿童：见“用法与用量” 妊娠与哺乳期妇女：慎用
药典	Chin. P.
国家处方集	CNF
其他推荐依据	
■ 药品名称	辣椒碱软膏 Capsaicin Cream
适应证	用于骨关节炎、其他慢/急性发作的关节炎或软组织损伤性疼痛病变的局部治疗
制剂与规格	辣椒碱软膏[保(乙)]：10g
用法与用量	取适量均匀涂抹于关节疼痛部位，并进行搓揉数分钟以保证药物透入皮内，一日 3~4 次
注意事项	为外用止痛膏。避免用于皮肤损伤或开放性创面。勿接触眼和黏膜
禁忌	对本品及其成分过敏者，有开放伤口者
不良反应	偶可发生皮疹、皮肤瘙痒、发红和刺痛
特殊人群用药	尚不明确
药典	Chin. P.
国家处方集	CNF
其他推荐依据	

第五章

抗老年痴呆药

■ 药品名称	多奈哌齐　Donepezil
适应证	轻度或中度阿尔茨海默病痴呆症状
制剂与规格	盐酸多奈哌齐片[保(乙)]：①5mg；②10mg 注：[保(乙)]限明确诊断的阿尔茨海默病
用法与用量	口服：开始时一日睡前服用5mg，如需要1个月后可将剂量增加到最大为一日10mg
注意事项	病态窦房结综合征或其他室上性心脏传导阻滞，消化道溃疡者，哮喘、慢性阻塞性肺疾病者慎用
禁忌	孕妇及对本品过敏者禁用
不良反应	常见感冒症状、畏食、腹泻、呕吐、恶心、皮疹、瘙痒、幻觉、易激惹、攻击行为、昏厥、眩晕、失眠、胃肠功能紊乱、肌肉痉挛、尿失禁、头痛、疲劳、疼痛、意外伤害；少见癫痫、心动过缓、胃肠道出血、胃、十二指肠溃疡、血肌酸激酶浓度的轻微增高；罕见锥体外系症状、窦房传导阻滞、房室传导阻滞、肝功能异常（包括肝炎）、潜在的膀胱流出道梗阻
特殊人群用药	肝功能、肾功能不全患者：轻中度肝功能不全者宜适当调整剂量 妊娠与哺乳期妇女：禁用
药典	Chin. P.、USP、Jpn. P.
国家处方集	CNF
其他推荐依据	
■ 药品名称	利斯的明（卡巴拉汀）　Rivastigmine
适应证	轻、中度阿尔茨海默病痴呆的症状
制剂与规格	重酒石酸卡巴拉汀胶囊：①1.5mg；②3mg；③4.5mg；④6mg
用法与用量	口服：起始剂量为一次1.5mg，一日2次，以后根据疗效和耐受每隔至少2周一次增加1.5mg，直到最高剂量为一次6mg，一日2次
注意事项	1. 以下情况慎用：胃或十二指肠溃疡（或溃疡易感者）、病态窦房结综合征、心脏传导阻滞、哮喘或慢性阻塞性肺疾病、癫痫、膀胱流出道梗阻 2. 如停药数日后再次服用，应从起始剂量重新开始服用
禁忌	对本品及其他氨基甲酸衍生物过敏者及严重肝损害者
不良反应	1. 常见恶心、呕吐、腹泻、消化不良、畏食、腹痛、眩晕、头痛、嗜睡、震颤、虚弱、乏力、兴奋、意识模糊、出汗、体重减轻；少见晕厥、抑郁、失眠；罕见胃或十二指肠溃疡、心绞痛、癫痫 2. 非常罕见消化道出血、胰腺炎、心律失常、心动过缓、高血压、幻觉、锥体外系症状、皮疹

续 表

特殊人群用药	肝功能、肾功能不全患者：慎用；严重肝损害者禁用 儿童：慎用 妊娠与哺乳期妇女：慎用
药典	Chin. P. 、USP、BP、Eur. P.
国家处方集	CNF
其他推荐依据	
■ 药品名称	**加兰他敏 Galanthamine**
适应证	用于良性记忆障碍，提高患者指向记忆、联想学习、图像回忆、无意义图形再认及人像回忆等能力。对痴呆患者和脑器质性病变引起的记忆障碍亦有改善作用
制剂与规格	氢溴酸加兰他敏片[保(乙)]：5mg 氢溴酸加兰他敏注射液：①1ml：1mg；②1ml：2.5mg；③1ml：5mg 注：口服常释剂型[保(乙)]限明确诊断的阿尔茨海默病
用法与用量	1. 口服：一次5mg，一日4次；3日后改为一次10mg，一日4次或遵医嘱 2. 肌内注射：一次2.5~10mg，一日1次，2~6周为1个疗程 3. 静脉注射：按体重0.5mg/kg，可迅速逆转注射氢溴酸东莨菪碱所致中枢抗胆碱作用
注意事项	有消化性溃疡病史或同时使用非甾体类抗药的患者慎用
禁忌	1. 对本品中任一成分过敏者禁用 2. 在麻醉的情况下禁用 3. 心绞痛和心动过缓的患者禁用 4. 严重哮喘或肺功能障碍的患者禁用 5. 重度肝脏损害患者禁用 6. 重度肾脏损害者禁用 7. 机械性肠梗阻的患者禁用
不良反应	1. 神经系统：常见疲劳、头晕眼花、头痛、发抖、失眠、梦幻。罕见张力亢进、感觉异常、失语症和动力功能亢进等 2. 胃肠系统：腹胀、反胃、呕吐、腹痛、腹泻、畏食及体重减轻、消化不良等 3. 心血管系统：可见心动过缓、心律不齐；罕见低血压 4. 血液系统：可见贫血；偶见血小板减少症 5. 内分泌和代谢系统：偶见血糖增高，曾有低钾血症的报道
特殊人群用药	肝功能、肾功能不全患者：中度肝脏损害或中度肾脏损害的患者慎用，必要时应适当减量使用；重度肝肾损害的患者禁用
药典	Chin. P.
国家处方集	CNF
其他推荐依据	
■ 药品名称	**石杉碱甲 Huperzine A**
适应证	良性记忆障碍，对痴呆患者和脑器质性病变引起的记忆障碍也有改善作用
制剂与规格	石杉碱甲片[基,保(甲)]：0.05mg

续　表

用法与用量	口服：一次 0.1～0.2mg，一日 2 次，最大剂量一日 0.45mg
注意事项	1. 心动过缓、支气管哮喘者慎用 2. 治疗应从小剂量开始，逐渐增量
禁忌	癫痫、肾功能不全、机械性肠梗阻、心绞痛者
不良反应	偶见头晕、恶心、胃肠道不适、乏力、视物模糊
特殊人群用药	肝功能、肾功能不全患者：肾功能不全者禁用
药典	Chin. P.
国家处方集	CNF
其他推荐依据	
■ 药品名称	美金刚　Memantine
适应证	中到重度阿尔茨海默病
制剂与规格	盐酸美金刚片[保(乙)]：10mg 注：[保(乙)]限明确诊断的中重度至重度阿尔茨海默型痴呆
用法与用量	口服：起始剂量为每早 5mg，每周增加 5mg 直到达到最大剂量为一次 10mg，一日 2 次；一旦剂量超过一日 5mg，则应分 2 次服用
注意事项	1. 肌酐清除率在 10～60ml/min 者，应减量至一日 10mg，建议肌酐清除率< 10ml/min 的患者应避免使用本品 2. 动物研究发现可能出现胎儿宫内发育迟缓，故孕妇慎用 3. 癫痫患者、惊厥史患者慎用
禁忌	过敏者、哺乳期妇女禁用
不良反应	常见便秘、高血压、头痛、眩晕、嗜睡；少见呕吐、血栓、意识模糊、疲倦、幻觉、步态异常；罕见癫痫、胰腺炎、精神病反应、抑郁和自杀倾向
特殊人群用药	肝功能、肾功能不全患者：肾功能不全者减量或禁用 妊娠与哺乳期妇女：孕妇慎用，哺乳期妇女禁用
药典	Chin. P. 、USP
国家处方集	CNF
其他推荐依据	
■ 药品名称	双氢麦角毒碱　Dihydroergotoxine
□ 其他名称	二氢麦角碱
适应证	1. 主要用于脑动脉硬化、脑卒中后遗症、脑震荡后遗症、老年人退化性脑循环障碍及老年痴呆等疾病引起的头痛、头晕、眩晕、记忆力下降、注意力不集中、定向力障碍、情绪不安、抑郁、孤僻、疲劳感、轻度精神错乱、食欲缺乏等

续 表

	2. 用于周围血管疾病，如雷诺病、血栓闭塞性脉管炎、动脉内膜炎、糖尿病引起的微循环障碍等，及其引起的间歇性跛行、手足发绀、冻疮、动脉硬化、肢端动脉痉挛、动脉血栓栓塞、血管性头痛等 3. 用于高血压，仅适用于以下患者（因本药降压作用轻微）：老年患者、脑动脉硬化及脑卒中患者、服用利尿药降压无效者（可与本药联用）
制剂与规格	甲磺酸双氢麦角毒碱片[保(乙)]：①1mg；②1.5mg 甲磺酸双氢麦角毒碱舌下含片[保(乙)]：①0.5mg；②1mg 甲磺酸双氢麦角毒碱注射液：1ml：0.3 mg 甲磺酸双氢麦角毒碱缓释胶囊[保(乙)]：5mg
用法与用量	1. 口服：①片剂，一次1~2mg，一日3次，12周为1个疗程；②缓释胶囊，一次2.5mg，一日2次，于早、晚进餐时服用 2. 舌下给药：含片，一次0.5~2mg，每4~6小时1次 3. 肌内注射：一次0.3~0.6mg，一日1次或隔日1次 4. 皮下注射：同肌内注射 5. 静脉注射：一次0.3mg，用20ml 5%葡萄糖注射液或氯化钠注射液稀释后静脉注射，一日1~2次 6. 静脉滴注：一次0.3mg，用5%葡萄糖注射液或氯化钠注射液250ml或500ml稀释后静脉滴注，一日2次
注意事项	心率稍慢者慎用
禁忌	对本药过敏者，急慢性精神病患者，低血压、严重的动脉硬化、严重心动过缓、心脏器质性损害者，严重肝功能、肾功能不全者禁用
不良反应	1. 中枢神经系统：失眠、眩晕等，极少患者可出现视物模糊，罕见耳鸣 2. 心血管系统：①心动过缓；②血管收缩，偶见血管痉挛和血栓栓塞并发症；③严重者可出现直立性低血压；④罕见心前区疼痛 3. 胃肠道：可见口干、口腔炎、恶心、呕吐、腹胀、腹痛、便秘、畏食、胃灼热，少数患者可出现舌感觉异常 4. 呼吸系统：鼻塞、鼻充血、呼吸道分泌物增多、呼吸困难等，罕见鼻狭窄 5. 肝：ALT、AST升高 6. 泌尿系统：可引起肾病发作 7. 皮肤：可见皮疹、面部潮红，罕见瘙痒等过敏反应
特殊人群用药	肝功能、肾功能不全患者：严重肝功能、肾功能不全者禁用 老年人：适当调整给药剂量 妊娠与哺乳期妇女：不宜用药
药典	Chin. P.、Jpn. P.
国家处方集	CNF
其他推荐依据	
■ 药品名称	**尼莫地平 Nimodipine**
适应证	缺血性脑血管病、偏头痛、蛛网膜下腔出血所致脑血管痉挛，急性脑血管病恢复期的血液循环改善，突发性耳聋，轻中度高血压

续 表

制剂与规格	尼莫地平片[基,保(甲)]：①20mg；②30mg 尼莫地平胶囊[基,保(甲)]：20mg 尼莫地平缓释片：60mg 尼莫地平缓释胶囊：60mg 注射用尼莫地平[保(乙)]：①2mg；②4mg；③8mg 尼莫地平注射液[保(乙)]：①10ml：2mg；②20ml：4mg；③40ml：8mg；④50ml：10mg；⑤100ml：20mg
用法与用量	1. 口服①急性脑血管病恢复期：一次30~40mg，一日4次；②缺血性脑血管病：普通制剂一日30~120mg，分3次服用，连续1个月。缓释制剂一次60~120mg，一日2次，连续1个月；③偏头痛：一次40mg，一日3次，12周为一疗程；④蛛网膜下腔出血所致脑血管痉挛：一次40~60mg，一日3~4次，3~4周为一个疗程；⑤突发性耳聋：一日40~60mg，分3次服用，5天为一疗程，一般用药3~4个疗程；⑥轻中度高血压：一次40mg，一日3次，一日最大剂量为240mg 2. 静脉注射：用于动脉瘤性蛛网膜下腔出血后脑血管痉挛引起的缺血性神经损伤。体重低于70kg或血压不稳定，开始2小时0.5mg/h，耐受良好，2小时后可增至1mg/h；体重大于70kg，开始1mg/h，耐受良好，2小时后可增至2mg/h
注意事项	1. 动物实验提示本品具有致畸性 2. 下列情况慎用：脑水肿、颅内压增高、低血压 3. 本品可影响驾车和操作器械的能力 4. 伴有严重心、肾功能不全者应定期随访检查，颅内压升高或脑水肿患者应密切监测 5. 禁与利福平及抗癫痫药苯巴比妥、苯妥英钠、卡马西平合用
禁忌	对本品成分过敏者、严重肝功能不全禁用
不良反应	头晕，头痛，中枢兴奋；血压下降，心动过速，心动过缓；面潮红，出汗，热感，皮肤刺痛；胃肠道不适，胃肠道出血，偶见肠梗阻；肝功能损害，血小板减少
特殊人群用药	肝功能、肾功能不全患者：肝功能不全者慎用，严重肝功能不全者禁用 妊娠与哺乳期妇女：哺乳期妇女不宜应用
药典	Chin. P.、USP、BP、Eur. P.
国家处方集	CNF
其他推荐依据	
■ 药品名称	银杏叶提取物 Ginkgo Biloba Leaf Extract
相关内容	参见“第三章 脑血管疾病用药”
■ 药品名称	吡拉西坦 Piracetam
适应证	适用于脑外伤、脑动脉硬化、脑血管病等多种原因所致的记忆及思维功能减退
制剂与规格	吡拉西坦片[保(乙)]：0.4g 吡拉西坦氯化钠注射液[保(乙)]：250ml：8g 注：注射剂[保(乙)]限脑外伤所致的脑功能障碍患者，支付不超过14天
用法与用量	1. 口服：一次0.8~1.6g，一日3次，4~8周为一疗程。儿童用量减半 2. 静脉滴注：一次8g，一日1次或遵医嘱

续 表

注意事项	老年人、大多数外科术后者，有严重出血倾向及肝肾功能不全者慎用；避免突然停药
禁忌	对本品过敏者、妊娠期妇女、新生儿禁用
不良反应	1. 常见恶心、腹部不适、食欲减退、腹胀、兴奋、易激动、头晕和失眠等 2. 偶见轻度肝功能损害，表现为轻度 AST 及 ALT 升高。还有体重增加、幻觉、共济失调、皮疹
特殊人群用药	肝功能、肾功能不全患者：慎用 儿童：新生儿禁用 老年人：慎用 妊娠与哺乳期妇女：妊娠期妇女禁用；哺乳期妇女慎用
药典	Chin. P. 、BP、Eur. P.
国家处方集	CNF
其他推荐依据	
■ 药品名称	茴拉西坦 Aniracetam
适应证	中老年记忆减退；脑血管病后的记忆减退
制剂与规格	茴拉西坦片：50mg 茴拉西坦胶囊：100mg 茴拉西坦口服液：①10ml：100mg；②10ml：200mg
用法与用量	口服：一次 0.2g，一日 3 次
注意事项	1. 肝功能异常者应适当调整剂量 2. 儿童、孕妇及哺乳期妇女慎用
禁忌	对本品过敏者或对其他吡咯烷酮类不耐受者
不良反应	常见口干、食欲减退、便秘、头晕、嗜睡、全身皮疹
特殊人群用药	肝功能、肾功能不全患者：肝功能异常者应适当调整剂量 儿童：慎用 妊娠与哺乳期妇女：慎用
药典	Chin. P.
国家处方集	CNF
其他推荐依据	
■ 药品名称	奥拉西坦 Oxiracetam
适应证	主要用于轻中度血管性痴呆、老年性痴呆及脑外伤等引起的记忆与智能障碍
制剂与规格	奥拉西坦胶囊：①400mg；②800mg 奥拉西坦片：①200mg；②400mg；③800mg 奥拉西坦注射液：5ml：1g

续　表

用法与用量	1. 口服给药：一次 800mg，一日 2~3 次 2. 静脉滴注：一次 4g，一日 1 次。加入 5%葡萄糖注射液 100~250ml 或 0.9%氯化钠注射液 100~250ml 中，神经功能缺失疗程为 2 周，记忆与智能障碍疗程为 3 周
注意事项	如患者出现精神兴奋和睡眠紊乱时应酌减剂量
禁忌	对本品过敏者及严重肾功能不全者禁用
不良反应	偶见恶心、前胸和腹部有发热感、肝肾功能异常等不良反应
特殊人群用药	肝功能、肾功能不全患者：严重肾功能不全者禁用 儿童：慎用 老年人：用药期间如出现不良反应须减量 妊娠与哺乳期妇女：慎用
药典	Chin. P.
国家处方集	CNF
其他推荐依据	
■ 药品名称	吡硫醇　Pyritiniol
适应证	用于改善脑外伤后遗症、脑炎及脑膜炎后遗症等的头晕胀痛、失眠、记忆力减退、注意力不集中、情绪变化，及脑动脉硬化或老年痴呆性精神症状
制剂与规格	盐酸吡硫醇片：①100mg；②200mg 注射用盐酸吡硫醇：0.2g
用法与用量	1. 口服：成人一次 0.1~0.2g，一日 3 次；儿童一次 0.05~0.10g，一日 3 次 2. 静脉滴注：一日 0.2~0.4g。临用前，用适量注射用水溶解后，加入 5%或 10%葡萄糖注射液 500~1000ml 中滴注
注意事项	滴注速度不宜过快，不能静脉快速注射
禁忌	对本品过敏者禁用。因动物实验有引起第二代动物唇裂的倾向，妊娠与哺乳期妇女禁用
不良反应	偶见皮疹、恶心等，停药后即可恢复
特殊人群用药	肝功能、肾功能不全患者：肝功能不全者慎用 妊娠与哺乳期妇女：禁用
药典	Chin. P.
国家处方集	CNF
其他推荐依据	
■ 药品名称	艾地苯醌　Idebenone
适应证	慢性脑血管病及脑外伤等所引起的脑功能损害。能改善主观症状、语言、焦虑、抑郁、记忆减退、智能下降等精神行为障碍
制剂与规格	艾地苯醌片：每片 30mg
用法与用量	口服：成人每次 30mg（1 片），每日 3 次，饭后服用

续 表

注意事项	长期服用，要注意检查 GOT、GPT 等肝功能
禁忌	尚不明确
不良反应	不良反应发生率3%左右，主要有过敏反应、皮疹、恶心、食欲缺乏、腹泻、兴奋、失眠、头晕等。偶见白细胞减少、肝功能损害
特殊人群用药	妊娠与哺乳期妇女：孕妇禁用，哺乳期妇女慎用
药典	Chin. P.
国家处方集	
其他推荐依据	
■ 药品名称	脑蛋白水解物　Cerebrolysin
适应证	用于尤以注意及记忆障碍的器质性脑病性综合征，原发性痴呆（如老年性痴呆），血管性痴呆（如多发梗死性痴呆），混合型痴呆，卒中，颅脑手术后的脑功能障碍，脑挫伤或脑震荡后遗症，脑血管代偿功能障碍，神经衰弱及衰竭症状
制剂与规格	脑蛋白水解物片：每片 13mg（按氨基氮计算） 脑蛋白水解物口服液：10ml：50mg 脑蛋白水解物注射剂：①2 毫升/支；②5 毫升/支；③10 毫升/支
用法与用量	1. 口服：一日 3 次，成人一次 2~4 片，儿童酌减或遵医嘱 2. 注射：成人常用 10~30ml 稀释于 5%葡萄糖或生理盐水 250ml 中缓慢滴注，约 60~120 分钟滴完，每日 1 次。每疗程注射 10~20 次，依病情而定。轻微病例或经大剂量用药后为保存疗效者，可用肌注、皮下或者静注，每次 1~5ml：皮下注射不超过每次 2ml，肌内注射不超过每次 5ml，静脉注射不超过每次 10ml。应用 10~20 次，以后每周 2~3 次，可重复几个疗程，直至临床表现不再改善为止
注意事项	1. 过敏体质者慎用 2. 当药品性状发生改变时禁止使用
禁忌	1. 癫痫状态或癫痫大发作期间禁用：此时用药可能增加发作频率 2. 严重肾功能不全者禁用 3. 对本品过敏者禁用
不良反应	尚未发现有关不良反应报道
特殊人群用药	肝功能、肾功能不全患者：严重肾功能不良者禁用 妊娠与哺乳期妇女：使用时应权衡利弊
药典	Chin. P.
国家处方集	
其他推荐依据	

第六章

促凝血药（止血药）

■ 药品名称	亚硫酸氢钠甲萘醌　Menadione Sodium Bisulfite
□ 其他名称	维生素 K_3
适应证	1. 用于维生素 K 缺乏所引起的出血性疾病，如新生儿出血、肠道吸收不良所致维生素 K 缺乏及低凝血酶原血症等 2. 镇痛：用于胆石症、胆道蛔虫症引起的胆绞痛 3. 解救杀鼠药“敌鼠钠”中毒：宜用大剂量
制剂与规格	亚硫酸氢钠甲萘醌注射液：①1ml：2mg；②1ml：4mg 亚硫酸氢钠甲萘醌片：2mg
用法与用量	1. 止血：①肌内注射，一次 2~4mg，一日 4~8mg；防止新生儿出血，可在产前 1 周给孕妇肌内注射，一日 2~4mg；②成人口服：每次 2~4mg，每日 6~20mg 2. 解痉镇痛：肌内注射，每次 8~16mg
注意事项	1. 维生素 K 有过敏反应的危险 2. 当患者因维生素 K 依赖因子缺乏而发生严重出血时，短期应用常不足以即刻生效，可先静脉输注凝血酶原复合物、血浆或新鲜血 3. 用于纠正口服抗凝剂引起的低凝血酶原血症时，应先试用最小有效剂量，通过凝血酶原时间测定再予以调整；过量的维生素 K 可给以后持续的抗凝治疗带来困难 4. 肝硬化或晚期肝病患者出血，以及肝素所致出血使用本品无效
禁忌	对本品过敏者禁用
不良反应	1. 局部可见红肿和疼痛 2. 较大剂量可致新生儿、早产儿溶血性贫血、高胆红素血症及黄疸。在红细胞 6-磷酸脱氢酶缺乏症患者可诱发急性溶血性贫血 3. 大剂量使用可致肝损害
特殊人群用药	肝功能、肾功能不全患者：肝功能不全患者可改用维生素 K_1 儿童：较大剂量维生素 K_3 可在新生儿特别是早产儿引起溶血性贫血、高胆红素血症及胆红素脑病（核黄疸症），但维生素 K_1 则较少见 妊娠与哺乳期妇女：尚不明确
药典	Chin. P.
国家处方集	
其他推荐依据	

续 表

■ 药品名称	维生素 K_1　Vitamin K_1
适应证	用于维生素 K 缺乏引起的出血，如梗阻性黄疸、胆瘘、慢性腹泻等所致出血，香豆素类、水杨酸钠等所致的低凝血酶原血症，新生儿出血以及长期应用广谱抗生素所致的体内维生素 K 缺乏
制剂与规格	维生素 K_1 片[保(乙)]：10mg 维生素 K_1 注射液[基,保(甲)]：1ml：10mg
用法与用量	1. 口服：一次 10mg，一日 3 次或遵医嘱 2. 注射：①低凝血酶原血症：肌内或深部皮下注射，一次 10mg，一日 1~2 次，24 小时内总量不超过 40mg；②预防新生儿出血：可于分娩前 12~24 小时给母亲肌内注射或缓慢静脉注射 2~5mg；也可在新生儿出生后肌内或皮下注射 0.5~1.0mg，8 小时后可重复
注意事项	1. 对肝素引起的出血倾向无效 2. 静脉注射宜缓慢，给药速度不应超过 1mg/min 3. 对严重梗阻性黄疸、小肠吸收不良所致腹泻者等，不宜使用
禁忌	肝脏疾患或肝功能不良者禁用
不良反应	静脉注射偶可发生过敏样反应，速度过快可出现面部潮红、出汗、支气管痉挛，心动过速、低血压等，曾有因快速静注致死的报道；肌内注射可引起局部红肿和疼痛；新生儿可能出现高胆红素血症、黄疸和溶血性贫血
特殊人群用药	肝功能、肾功能不全患者：肝脏疾患或肝功能不良者禁用
药典	Chin. P.
国家处方集	CNF
其他推荐依据	
■ 药品名称	氨基己酸　Aminocaproic Acid
适应证	适用于预防及治疗纤维蛋白溶解亢进引起的各种出血。①前列腺、尿道、肺、肝、胰、脑、子宫、肾上腺、甲状腺等富有纤溶酶原激活物脏器的外伤或手术出血，组织纤溶酶原激活物(t-PA)、链激酶或尿激酶过量引起的出血；②弥散性血管内凝血（DIC）晚期，以防继发性纤溶亢进症；③可作为血友病患者拔牙或口腔手术后出血或月经过多的辅助治疗；④可用于上消化道出血、咯血、原发性血小板减少性紫癜和白血病等各种出血的对症治疗，对一般慢性渗血效果显著
制剂与规格	氨基己酸片[保(乙)]：0.5g 氨基己酸注射液[保(乙)]：①10ml：2g；②20ml：4g 注：注射剂[保(乙)]限治疗血纤维蛋白溶解亢进引起出血的患者
用法与用量	1. 口服：①成人一次 2g，一日 3~4 次，依病情用 7~10 日或更久；②儿童：一次 0.1g/kg，一日3~4 次 2. 静脉滴注：本品在体内的有效抑制纤维蛋白溶解的浓度至少为 130μg/ml。对外科手术出血或内科大量出血者，迅速止血，要求迅速达到上述血液浓度。初量 4~6g 溶于 100ml 氯化钠注射液或5%~10%葡萄糖溶液中，于 15~30 分钟滴完。持续剂量为每小时 1g，可滴注也可口服

续　表

	3. 局部应用：0.5%溶液冲洗膀胱用于术后膀胱出血；拔牙后可用10%溶液漱口和蘸药的棉球填塞伤口；亦可用5%~10%溶液纱布浸泡后敷贴伤口
注意事项	1. 本品排泄快，需持续给药，否则难以维持稳定的有效血浓度 2. 对凝血功能异常引起的出血疗效差；对严重出血、伤口大量出血及癌肿出血等无止血作用 3. 链激酶或尿激酶的作用可被氨基己酸对抗，故前者过量时亦可使用氨基己酸对抗 4. 本品不能阻止小动脉出血，术中有活动性动脉出血，仍需结扎止血 5. 使用避孕药或雌激素的妇女，服用氨基己酸时可增加血栓形成的倾向 6. 本品静脉注射过快可引起明显血压降低、心律失常 7. 尿道手术后出血的患者慎用。本品从尿排泄快，尿浓度高，能抑制尿激酶的纤溶作用，可形成血凝块，阻塞尿路。因此，泌尿科术后有血尿的患者慎用 8. 心功能、肝功能、肾功能损害者慎用
禁忌	有血栓形成倾向或过去有血管栓塞者，弥散性血管内凝血高凝期患者禁用
不良反应	常见恶心、呕吐和腹泻；其次为眩晕、瘙痒、头晕、耳鸣、全身不适、鼻塞、皮疹等。当一日剂量超过16g时，尤易发生。快速静脉滴注可出现低血压、心律失常，少数人可发生惊厥及心脏或肝脏损害。大剂量或疗程超过4周可产生肌痛、软弱、疲劳、肌红蛋白尿，甚至肾衰竭等，停药后可缓解恢复
特殊人群用药	肝功能、肾功能不全患者：慎用 妊娠与哺乳期妇女：妊娠期妇女慎用
药典	Chin. P.、USP、BP、Eur. P.
国家处方集	CNF
其他推荐依据	
■ 药品名称	**氨甲苯酸　Aminomethylbenzoic Acid**
适应证	用于纤维蛋白溶解过程亢进所致出血，如肺、肝、胰、前列腺、甲状腺、肾上腺等手术时的异常出血，妇产科和产后出血及肺结核咯血或痰中带血、血尿、前列腺肥大出血、上消化道出血等。此外，尚可用于由链激酶或尿激酶过量所引起的出血
制剂与规格	氨甲苯酸片[保(甲)]：①0.125g；②0.25g 氨甲苯酸注射液[基,保(甲)]：①5ml：0.05g；②10ml：0.1g
用法与用量	1. 口服：成人一次0.25~0.50g，一日3次，一日最大剂量为2g；5岁以下儿童一次0.10~0.125g，一日2~3次 2. 静脉注射：成人一次0.1~0.3g，用5%葡萄糖注射液或氯化钠注射液10~20ml稀释后缓慢注射，一日最大用量0.6g。新生儿一次0.02~0.03g；5岁以下儿童一次0.05~0.10g
注意事项	1. 本品用量过大可促进血栓形成，有血栓形成倾向者、心肌梗死者慎用 2. 肾功能不全者、肾盂实质性病变发生大量血尿者、血友病者慎用 3. 本品对一般慢性渗血效果较显著，但对癌症出血以及创伤出血者无止血作用
禁忌	对有血栓栓塞病史者禁用
不良反应	常见腹泻、恶心、呕吐；偶见用药过量导致血栓形成倾向
特殊人群用药	肝功能、肾功能不全者：肾功能不全者慎用

续 表

药典	Chin. P.、BP、Eur. P.
国家处方集	CNF
其他推荐依据	
■ 药品名称	血凝酶 Hemocoagulase
适应证	用于需减少流血或用于止血的各种医疗情况，如外科、内科、妇产科、眼科、耳鼻喉科、口腔科等临床科室的出血及出血性疾病；也可用来预防出血，如手术前用药，可避免或减少手术部位及手术后出血
制剂与规格	注射用血凝酶：1KU。进口血凝酶 1KU 为国产血凝酶 1U
用法与用量	灭菌注射用水溶解，静脉、肌内或皮下注射，也可局部用药 1. 一般出血：成人 1~2KU；儿童 0.3~0.5KU 2. 紧急出血：立即静注 0.25~0.5KU，同时肌内注射 1KU 3. 外科手术：术前 1 天晚肌内注射 1KU，术前 1 小时肌内注射 1KU，术前 15 分钟静注 1KU，术后 3 天，每天肌内注射 1KU 4. 咯血：每 12 小时皮下注射 1KU，必要时，开始时再加静注 1KU，最好是加入 10ml 的 0.9%氯化钠注射液中注射 5. 异常出血：剂量加倍，间隔 6 小时肌内注射 1KU，至出血完全停止 6. 局部外用：本药溶液可直接以注射器喷射于血块清除后的创面局部，并酌情以敷料压迫（如拔牙、鼻出血等）
注意事项	1. 弥散性血管内凝血及血液病所致的出血不宜使用 2. 血中缺乏血小板或某些凝血因子时，宜在补充血小板或缺乏的凝血因子或输注新鲜血液的基础上应 3. 原发性纤溶系统亢进的情况下宜与抗纤溶酶的药物合用 4. 防止用药过量，否则其止血作用会降低 5. 用药期间应监测患者的出、凝血时间 6. 血凝酶含有两种有效成分，矛头蝮蛇巴曲酶和磷脂依赖性凝血因子 X 激活酶
禁忌	1. 对本药或同类药物过敏者 2. 有血栓病史者
不良反应	偶见过敏样反应
特殊人群用药	妊娠与哺乳期妇女：妊娠期妇女不宜使用
药典	Chin. P.
国家处方集	CNF
其他推荐依据	
■ 药品名称	酚磺乙胺 Etamsylate
适应证	用于防治各种手术前后的出血，也可用于血小板功能不良、血管脆性而引起的出血
制剂与规格	注射用酚磺乙胺[保(乙)]：0.5g

续　表

用法与用量	肌内注射、静脉注射或静脉滴注。用氯化钠注射液2ml溶解后使用，也可稀释于氯化钠注射液或5%葡萄糖注射液中使用 1. 肌内注射或静脉注射：一次0.5g，一日0.5~1.5g。静脉滴注：一次0.5g，一日2~3次，或遵医嘱 2. 预防手术后出血：术前15~30分钟静脉滴注或肌内注射0.5g，必要时2小时后再注射0.25g，或遵医嘱
注意事项	1. 本品可与维生素K注射液混合使用，但不可与氨基己酸注射液混合使用 2. 血栓栓塞性疾病（缺血性卒中、肺栓塞、深静脉血栓形成）患者或有此病史者慎用 3. 不得与碳酸氢钠注射液配伍使用，以免引起变色反应 4. 勿与氨基酸混合注射，以免引起中毒
禁忌	1. 对本品及其中任何成分过敏者禁用 2. 急性卟啉病患者禁用
不良反应	可有恶心、头痛、皮疹、暂时性低血压等，静脉注射后偶可发生过敏性休克
特殊人群用药	肝功能、肾功能不全患者：肾功能不全者慎用 儿童：慎用 老年人：慎用 妊娠与哺乳期妇女：慎用
药典	Chin. P.、BP、Eur. P.
国家处方集	CNF
其他推荐依据	
■ 药品名称	**卡巴克络　Carbazochrome**
适应证	用于因毛细血管损伤及通透性增加所致的出血，如鼻出血、视网膜出血、咯血、胃肠出血、血尿、痔疮及子宫出血等
制剂与规格	卡巴克络水杨酸钠片（卡络柳钠片）：①2.5mg；②5mg 卡巴克络水杨酸钠注射液（卡络柳钠注射液）：①1ml∶5mg；②2ml∶10mg 卡巴克络磺酸钠注射液（卡络磺钠注射液）：①1ml∶5mg；②2ml∶10mg
用法与用量	1. 口服：卡巴克络水杨酸钠盐片，成人一次2.5~5mg，一日3次 2. 肌内注射：卡巴克络水杨酸钠盐注射液，成人一次5~10mg，一日2~3次 3. 静脉滴注：卡巴克络磺酸钠盐注射液，成人静脉滴注一次60~80mg，临用前，加灭菌注射用水或0.9%氯化钠注射液适量使溶解
注意事项	1. 有癫痫史及精神病史的患者慎用 2. 本品水杨酸钠盐不能用于静脉注射
禁忌	1. 对本品过敏者 2. 对水杨酸过敏者禁用本品水杨酸钠盐
不良反应	本品毒性低，可产生水杨酸样反应，如恶心、呕吐、头晕、耳鸣、视力减退等。对癫痫患者可引起异常脑电活动。注射部位有痛感
特殊人群用药	妊娠与哺乳期妇女：慎用
药典	Chin. P.、Jpn. P.

续 表

国家处方集	CNF
其他推荐依据	
■ 药品名称	人凝血因子Ⅷ Human Blood Coagulation Factor Ⅷ
适应证	防治甲型血友病和获得性因子Ⅷ缺乏症伴发的出血（包括该类患者手术中及手术后出血）。其冷沉淀物亦可用于治疗血管性血友病、低纤维蛋白原血症及因子Ⅷ缺乏症，并可作为纤维蛋白原的来源用于弥散性血管内凝血
制剂与规格	人凝血因子Ⅷ注射剂[保(甲)]：①50U；②100U；③200U；④250U；⑤300U；⑥400U；⑦500U；⑧1000U 注射用人血浆因子Ⅷ浓缩剂：①200U；②250U；③500U；④750U；⑤1000U；⑥1500U 注射用基因重组因子Ⅷ浓缩剂：①250U；②500U；③1000U
用法与用量	1. 静脉注射，其用量视病情、患者体重、出血类型、需要提高的因子Ⅷ血浆浓度及体内是否存在抗体而定。以人血浆制品为例，输注剂量参考下列公式： 所需因子Ⅷ剂量（U）= 患者体重（kg）×需提高的因子Ⅷ浓度×0.5 按世界卫生组织（WHO）标准，1U 因子约相当于 1ml 新鲜血浆中因子Ⅷ的活性，可提高血浆因子Ⅷ浓度 2% 2. 预防自发性出血：25~40U/kg，一周 3 次 3. 治疗出血： （1）轻度出血：8~15U/kg 或将血浆因子Ⅷ水平提高到正常人水平的 20%~40%的剂量。多数单次用药即可有效。若出血不止，可每 8~120 小时重复上述剂量，根据需要维持 1~3 日 （2）中度出血：首次剂量 15~25U/kg 或将血浆因子Ⅷ浓度提高到正常人水平的 30%~50%。如需要，每隔 8~12 小时注射 10~15U/kg （3）严重出血或出血累及重要器官：首次 30~50U/kg 或血浆因子Ⅷ浓度提高到正常人水平的 60%~100%的剂量，然后每 8~12 小时注射 20~25U/kg 4. 控制围术期的出血： （1）拔牙：术前 1 小时注射使血浆因子Ⅷ浓度提高至正常人 30%~50%的剂量。术后若发生出血，可重复上述剂量 （2）小型手术：术前 1 小时注射相当于上述治疗中度出血的剂量。必要时 8~12 小时后再给予10~15U/kg （3）大型手术：术前 1 小时注射相当于上述治疗重度出血的剂量。5 小时再给半量。术后 10~14 天应将血浆因子Ⅷ浓度维持在正常的 30%或以上
注意事项	对蛋白过敏者可能发生过敏反应；用药过程中定期作抗体测定和定期监测血浆因子Ⅷ浓度；大量或多次使用时监测红细胞比容；用药前及给药中监测脉搏；使用猪血浆纯化的因子Ⅷ时，监测血小板计数
禁忌	对本品过敏者禁用
不良反应	可能出现过敏反应，严重者血压下降及休克；由纯化猪血浆制备的产品可引起血小板减少及出血；注射局部烧灼感或炎症；偶见头晕、疲乏、口干、鼻出血、恶心及呕吐等；A、B 或 AB 血型患者大量输注时偶见溶血；可能出现高纤维蛋白原血症或血栓形成
特殊人群用药	
药典	Chin. P.

续 表

国家处方集	CNF
其他推荐依据	
■ 药品名称	重组人血小板生成素 Recombinant Human Thrombopoietin
适应证	用于治疗实体瘤化疗后所致的血小板减少症，适用对象为血小板低于 50×10^9/L 且医师认为有必要升高血小板治疗的患者
制剂与规格	重组人血小板生成素注射液[保(乙)]：①1ml：7500U；②1ml：15000U
用法与用量	恶性实体肿瘤化疗时，预计药物剂量可能引起血小板减少及诱发出血且需要升高血小板时，可于给药结束后 6~24 小时皮下注射本品，剂量为一日 300U/kg，一日 1 次，连续应用 14 日；用药过程中待血小板计数恢复至 100×10^9/L 以上，或血小板计数绝对值升高 $\geqslant50\times10^9$/L 时即应停用。当化疗中伴发白细胞严重减少或出现贫血时，本品可分别与重组人粒细胞集落刺激因子（rhG-CSF）或重组人红细胞生成素（rhEPO）合并使用
注意事项	1. 本品过量应用或常规应用于特异体质者可造成血小板过度升高 2. 本品应在化疗结束后 6~24 小时开始使用 3. 使用本品过程中应定期检查血常规，一般应隔日 1 次，密切注意外周血小板计数的变化，血小板计数达到所需指标时，应及时停药
禁忌	1. 对本品及其中成分过敏者 2. 严重心、脑血管疾病者 3. 患有其他血液高凝状态疾病者，近期发生血栓病患者 4. 合并严重感染者，宜控制感染后再使用本品
不良反应	偶有发热、寒战、肌肉酸痛、膝关节痛、头晕、头痛、血压升高等，一般不需处理，多可自行恢复
特殊人群用药	妊娠与哺乳期妇女：不宜应用
药典	Chin. P.
国家处方集	CNF
其他推荐依据	
■ 药品名称	白细胞介素-2 Interleukin-2
适应证	1. 用于肾细胞癌、黑色素瘤、乳腺癌、膀胱癌、肝癌、直肠癌、淋巴癌、肺癌等恶性肿瘤的治疗，癌性胸腹水的控制，淋巴因子激活的杀伤细胞的培养 2. 用于手术、放疗及化疗后的肿瘤患者的治疗，可增强机体免疫功能 3. 用于先天或后天免疫缺陷症的治疗，提高患者细胞免疫功能和抗感染能力 4. 各种自身免疫病的治疗，如类风湿关节炎、系统性红斑狼疮、干燥综合征等 5. 对某些病毒性、杆菌性疾病、胞内寄生菌感染性疾病，如乙型肝炎、麻风病、肺结核、白色念珠菌感染等具有一定的治疗作用
制剂与规格	注射用重组人白细胞介素-2：①10 万 U；②20 万 U；③50 万 U；④100 万 U；⑤150 万 U；⑥200 万 U

续 表

用法与用量	用灭菌注射用水溶解，具体用法、剂量和疗程因病而异，一般采用下述几种方法（或遵医嘱） 1. 皮下注射：重组人白细胞介素-2(125Ala)（60~100)万 U/m²加 2ml 注射用水溶解，皮下注射3 次/周，6 周为一疗程 2. 静脉注射：（40~80）万 U/m²加 0.9%氯化钠注射液 500ml，滴注时间不少于 4 小时，每周 3 次，6 周为一疗程 3. 介入动脉灌注：（50~100）万 U/次，2~4 周 1 次，2~4 次为一疗程 4. 区域与部局给药：①胸腔注入：用于癌性胸腔积液，重组人白细胞介素-2（125Ala）每次(100~200）万 U/m²，尽量抽去腔内积液后注入，1~2 次/周，2~4 周（或积液消失）为一疗程；②肿瘤病灶局部给药：根据瘤体大小决定用药剂量，一次用量不少于 10 万 U，隔日 1 次，4~6 次为一疗程
注意事项	1. 本品必须在有经验的专科医师指导下慎重使用 2. 药瓶有裂缝、破损者不能使用。本品加 0.9%氯化钠注射液溶解后为透明液体，如遇有浑浊、沉淀等现象，不宜使用。药瓶开启后，应一次使用完，不得多次使用 3. 使用本品应从小剂量开始，逐渐增大剂量。应严格掌握安全剂量。使用本品低剂量、长疗程可降低毒性，并且可维持抗肿瘤活性 4. 药物过量可引起毛细血管渗漏综合征，表现为低血压、末梢水肿、暂时性肾功能不全等，应立即停用，对症处理
禁忌	对本品成分有过敏史的患者。高热、严重心脏病、低血压者，严重心肾功能不全者，肺功能异常或进行过器官移植者。重组人白细胞介素-2 既往用药史中出现过与之相关的毒性反应：包括持续性室性心动过速；未控制的心率失常；胸痛并伴有心电图改变、心绞痛或心肌梗死；肾衰竭需透析> 72 小时；昏迷或中毒性精神病> 48 小时；顽固性或难治性癫痫；肠局部缺血或穿孔；消化道出血需外科手术
不良反应	各种不良反应中最常见发热、寒战，与用药剂量有关。一般是一过性发热（38℃左右），亦可有寒战高热，停药后 3~4 小时体温可自行恢复正常。个别患者可出现恶心、呕吐、类感冒症状。皮下注射者局部可出现轻度红肿、硬结、疼痛，各种不良反应童谣后均可自行恢复。使用较大剂量时，本品可能会引起毛细血管渗漏综合征，表现为低血压、末梢水肿、暂时性肾功能不全等。使用本品应严格掌握安全剂量，出现上述反应可对症治疗
特殊人群用药	肝功能、肾功能不全患者：严重心肾功能不全者禁用 儿童：慎用 老年人：有严重心脑肾等合并症的老年人慎用 妊娠与哺乳期妇女：慎用
药典	Chin. P.
国家处方集	CNF
其他推荐依据	
■ 药品名称	氨甲环酸　Tranexamic Acid
适应证	用于急性或慢性、局限性或全身性原发性纤维蛋白溶解亢进所致的各种出血。包括：①前列腺、尿道、肺、脑、子宫、肾上腺、甲状腺、肝等富有纤溶酶原激活物脏器的外伤或手术出血；②用作组织型纤溶酶原激活物（t-PA）、链激酶及尿激酶的拮抗物；③人工终止妊娠、胎盘早期剥落、死胎和羊水栓塞引起的纤溶性出血；④局部纤溶性增高的月经过多，眼前房出血及严重鼻出血；⑤防止或减轻因子Ⅷ或因子Ⅸ缺乏的血友病患者拔牙或口腔

续　表

	手术后的出血；⑥中枢动脉瘤破裂所致的轻度出血；⑦治疗遗传性血管神经性水肿，可减少其发作次数和严重度；⑧血友病患者发生活动性出血，可联合应用本药
制剂与规格	氨甲环酸片[保(乙)]：①0.125g；②0.25g 氨甲环酸注射液[保(甲)]：①2ml：0.1g；②5ml：0.25g[基]；③2ml：0.2g；④5ml：0.5g[基]
用法与用量	1. 口服：一次1.0~1.5g，一日2~6g 2. 静脉注射或静脉滴注：一次0.25~0.50g，一日0.75~2g。以葡萄糖注射液或氯化钠注射液稀释后使用
注意事项	1. 以下情况慎用：血友病或肾盂实质病变发生大量血尿时，心功能损害者，肝功能、肾功能损害者和妊娠及哺乳期妇女 2. 本品与其他凝血因子（如因子Ⅸ）等合用，应警惕血栓形成。一般认为在凝血因子使用后8小时再用本品较为妥当 3. 弥散性血管内凝血所致的继发性纤溶性出血，应在肝素化的基础上应用本品 4. 前列腺手术出血时，用量应减少 5. 长时间用本品，应做眼科检查监护（如视力测验、视觉、视野和眼底） 6. 蛛网膜下腔出血和颅内动脉瘤出血应用本品止血时优于其他抗纤溶药，但必须注意并发脑水肿或脑梗死的危险性，至于重症有手术指征患者，本品仅可作辅助用药
禁忌	1. 对本品过敏者禁用 2. 有血栓形成倾向或有纤维蛋白沉积时禁用
不良反应	偶有药物过量所致颅内血栓形成和出血；尚有腹泻、恶心及呕吐；较少见经期不适；注射后少见视物模糊、头痛、头晕、疲乏等
特殊人群用药	肝功能、肾功能不全患者：慎用 妊娠与哺乳期妇女：慎用
药典	Chin. P.、USP、BP、Jpn. P.、Eur. P.
国家处方集	CNF
其他推荐依据	
■ 药品名称	鱼精蛋白　Protamine
适应证	用于因注射肝素过量所引起的出血
制剂与规格	硫酸鱼精蛋白注射液[基,保(甲)]：①5ml：50mg；②10ml：100mg
用法与用量	1. 成人：静脉注射，抗肝素过量，用量与最后1次肝素使用量相当（本品1mg可中和100U肝素），但一次用量不超过50mg。缓慢静注，一般以每分钟0.5ml的速度静注，在10分钟内注入量以不超过50mg为度，2小时内（即本品作用有效持续时间内）不宜超过100mg。除非另有确凿依据，不得加大剂量 2. 儿童：①静脉滴注，抗自发性出血，一日5~8mg/kg，分2次，间隔6小时，每次以300~500ml氯化钠注射液稀释后使用，3日后改用半量。一次用量不超25mg；②缓慢静脉注射，抗肝素过量，用量与最后1次肝素使用量相当。一般用其1%溶液，每次不超过2.5ml（25mg）
注意事项	1. 本品易破坏，口服无效。禁与碱性物质接触 2. 静脉注射速度过快可致热感、皮肤发红、低血压、心动过缓等 3. 对鱼类过敏者应用时应注意

续 表

禁忌	对本品过敏者禁用
不良反应	可见心动过缓、胸闷、呼吸困难及血压降低；肺动脉高压或高血压；恶心、呕吐、面部潮红、潮热及倦怠；极个别对鱼类食物过敏患者发生过敏反应；用鱼精蛋白锌胰岛素患者偶可发生严重过敏反应；可加重心脏手术体外循环所致的血小板减少
特殊人群用药	儿童：见“用法与用量”
药典	Chin. P. 、USP、BP、Jpn. P. 、Eur. P.
国家处方集	CNF
其他推荐依据	
■ 药品名称	凝血酶　Thrombin
适应证	用于手术中不易结扎的小血管止血、消化道出血及外伤出血等
制剂与规格	凝血酶冻干粉[保(甲)]：①200U[基]；②500U[基]；③1000U；④2000U[基]；⑤5000U；⑥10 000U
用法与用量	1. 局部止血：用0.9%氯化钠注射液溶解成50～200U/ml的溶液喷雾或用本品干粉喷洒于创面 2. 消化道止血：用0.9%氯化钠注射液或温开水（不超37℃）溶解成10～100U/ml的溶液，口服或局部灌注，也可根据出血部位及程度增减浓度、次数
注意事项	1. 严禁注射。如误入血管可导致血栓形成、局部坏死危及生命 2. 必须直接与创面接触，才能起止血作用 3. 应新鲜配制使用
禁忌	对本品有过敏史或过敏体质者禁用
不良反应	偶可致过敏反应；外科止血中应用本品曾有致低热反应的报道
特殊人群用药	妊娠与哺乳期妇女：妊娠期妇女仅在具有明显指征下病情必需时才能使用
药典	Chin. P. 、USP、BP、Jpn. P. 、Eur. P.
国家处方集	CNF
其他推荐依据	
■ 药品名称	凝血酶原复合物　Prothrombin Complex
适应证	预防和治疗因凝血因子Ⅱ、Ⅶ、Ⅸ、Ⅹ缺乏导致的出血，如乙型血友病、严重肝病及弥散性血管内凝血（DIC）等；用于逆转抗凝药如双香豆素类及茚满二酮等诱导的出血；预防和治疗已产生因子Ⅷ抑制性抗体的甲型血友病患者
制剂与规格	冻干人凝血酶原复合物[保(乙)]：①100PE；②200PE；③300PE；④400PE 注：保（乙）限手术大出血和肝病导致的出血；乙（B）型血友病或伴有凝血因子Ⅷ抑制物的血友病患者

续　表

用法与用量	1. 用法：①用前应先将本品和灭菌注射用水或5%葡萄糖注射液预温至20~25℃，按瓶签标示量注入预温的灭菌注射用水或5%葡萄糖注射液，轻轻转动直至本品完全溶解（注意勿使产生很多泡沫）；②可用0.9%氯化钠注射液或5%葡萄糖注射液稀释成50~100ml，然后用带有滤网装置的输血器进行静脉滴注。滴注速度开始要缓慢，15分钟后稍加快滴注速度，一般每瓶200ml血浆当量单位（PE）在30~60分钟滴毕；③静脉滴注时，医师要随时注意使用情况，若发现DIC或血栓的临床症状和体征，要立即终止使用，并用肝素拮抗 2. 用量：静脉滴注，根据患者体重、出血类型及需要提高的凝血因子血浆浓度而定其用量。①一般每千克体重输注10~20PE，以后凝血因子Ⅶ缺乏者每隔6~8小时，凝血因子Ⅸ缺乏者每隔24小时，凝血因子Ⅱ和凝血因子Ⅹ缺乏者，每隔24~48小时，可减少或酌情减少剂量输用，一般历时2~3天；②在出血量较大或大手术时可根据病情适当增加剂量；③凝血酶原时间延长患者如拟作脾切除者要先于手术前用药，术中和术后根据病情决定
注意事项	1. 除肝病出血患者外，一般在用药前应确诊患者是缺乏凝血因子Ⅱ、Ⅶ、Ⅸ、Ⅹ方能对症下药 2. 用药期间应定期进行活化部分凝血活酶时间、纤维蛋白原、血小板及凝血酶原时间监测，以早期发现血管内凝血等合并症 3. 乙型血友病用药期间应一日检测因子Ⅸ血浆浓度，并据此调整用量 4. 近期接受外科手术者应权衡利弊，斟酌使用
禁忌	在严格控制适应证的情况下，无已知禁忌证
不良反应	少数患者会出现面部潮红、眼睑水肿、皮疹及呼吸急促等过敏反应，严重者甚至血压下降或过敏性休克；偶可伴发血栓形成；快速滴注可出现发热、寒战、头痛、潮红、恶心、呕吐及气短；A、B或AB血型患者大量输注时，偶可发生溶血
特殊人群用药	肝功能、肾功能不全患者：肝脏疾病者应权衡利弊，斟酌使用 儿童：婴幼儿慎用 妊娠与哺乳期妇女：慎用
药典	Chin. P.、BP、Eur. P.
国家处方集	CNF
其他推荐依据	
■ 药品名称	甲萘氢醌　Menadiol
适应证	用于维生素K缺乏所致的凝血障碍性疾病
制剂与规格	醋酸甲萘氢醌片[保(甲)]：①2mg[基]；②4mg[基]；③5mg 醋酸甲萘氢醌注射液：①1ml：5mg；②1ml：10mg
用法与用量	1. 口服：一次2~4mg，一日3次 2. 肌内或皮下注射：①成人，一次5~15mg，一日1~2次g；②儿童，一次5~10mg，一日1~2次
注意事项	1. 对葡萄糖-6-磷酸脱氢酶缺陷者谨慎用药 2. 对肝素引起的出血倾向及凝血酶原时间延长无效。外伤出血无必要使用本品 3. 用药期间应定期测定凝血酶原时间 4. 肠道吸收不良患者，以采用注射途径给药为宜 5. 肝功能损害时疗效不明显，盲目加量，反而加重肝脏损害

续 表

禁忌	对本品过敏者、严重肝脏疾患或肝功能不全者、妊娠晚期患者禁用
不良反应	常见恶心、呕吐等胃肠道反应；偶见过敏反应
特殊人群用药	肝功能、肾功能不全患者：肝功能损害时疗效不明显，盲目加量，反而加重肝脏损害；严重肝脏疾患或肝功能不全者禁用 妊娠与哺乳期妇女：妊娠晚期禁用
药典	Chin. P.
国家处方集	CNF
其他推荐依据	
■ 药品名称	人纤维蛋白原 Human Fibrinogen
适应证	1. 先天性纤维蛋白原减少或缺乏症 2. 获得性纤维蛋白原减少症：严重肝脏损伤、肝硬化、弥散性血管内凝血、产后大出血、因大手术（外伤或内出血等）引起的纤维蛋白原缺乏而造成的凝血障碍
制剂与规格	冻干人纤维蛋白原：2.0g
用法与用量	1. 用法：使用前先将本品及灭菌注射用水预温至30~37℃，然后按瓶签标示量注入预温的灭菌注射用水，置30~37℃水浴中，轻轻摇动使制品全部溶解（切忌剧烈振摇以免蛋白变性）。用带有滤网装置的输液器进行静脉滴注。滴注速度一般以60滴/分钟左右为宜 2. 用量：应根据病情及临床检验结果决定，一般首次给药1~2g，如需要可遵照医嘱继续给药
注意事项	1. 本品专供静脉输注 2. 本品溶解后为澄清略带乳光的溶液，允许有少量细小的蛋白颗粒存在，为此用于输注的输血器应带有滤网装置，但如发现有大量或大块不溶物时，不可使用 3. 在寒冷季节溶解本品或制品刚从冷处取出温度较低的情况下，应特别注意先使制品和溶解液的温度升高到30~37℃，然后进行溶解，温度过低往往会造成溶解困难并导致蛋白变性 4. 本品一旦溶解应尽快使用（2小时内滴注完毕）
禁忌	无已知禁忌证
不良反应	少数过敏体质患者会出现变态反应，如出现皮疹、发热等；严重反应者应采取应急处理措施
特殊人群用药	妊娠与哺乳期妇女：慎用
药典	Chin. P.
国家处方集	CNF
其他推荐依据	

第七章

抗凝血药（活血药）

■ 药品名称	枸橼酸钠　Sodium Citrate
适应证	抗凝血药，用于体外抗凝血
制剂与规格	本品为无色结晶或白色结晶性粉末；无臭，味咸；规格：①0. 25g；②0. 4g
用法与用量	输血时防止血凝，每 100ml 全血中加入 2. 5%枸橼酸钠溶液 10ml，可使血液不再凝固
注意事项	为预防枸橼酸盐中毒反应，大量输血时可静脉注射适量葡萄糖酸钙或氯化钙。一般每输注 1000ml 含枸橼酸钠血可静脉注射 10%葡萄糖酸钙 10ml 或 5%氯化钙 10ml，以中和输入的大量枸橼酸钠，防止低钙血症发生。钙剂应单独注射，不能加入血液中，以免发生凝血
禁忌	当肝肾功能不全或新生儿酶系统发育不全，不能充分代谢枸橼酸钠，即使缓慢输血也可能出现血钙过低现象，应特别注意
不良反应	在正常输血速度下，本品不会出现不良反应，当输血速度太快或输血量太大（1000ml）以上时，因枸橼酸盐不能及时被氧化，可致低钙血症，引起抽搐和心肌收缩抑制
特殊人群用药	尚不明确
药典	Chin. P.
国家处方集	
其他推荐依据	

■ 药品名称	肝素钠　Heparin Sodium
适应证	用于防治血栓形成或栓塞性疾病（如心肌梗死、血栓性静脉炎、肺栓塞等）；各种原因引起的弥散性血管内凝血（DIC）；也用于血液透析、体外循环、导管术、微血管手术等操作中及某些血液标本或器械的抗凝处理
制剂与规格	肝素钠注射液[保(甲)]：①2ml：1000U；②2ml：5000U[基]；③2ml：12 500U[基]
用法与用量	1. 深部皮下注射：首次 5000~10 000U，以后每 8 小时 8000~10 000U 或每 12 小时 15 000~20 000U；每 24 小时总量约 30 000~40 000U，一般均能达到满意的效果 2. 静脉注射：首次 5000~10 000U 之后，或按体重每 4 小时 100U/kg，用氯化钠注射液稀释后应用 3. 静脉滴注：每日 20 000~40 000U，加至氯化钠注射液 1000ml 中持续滴注。滴注前可先静脉注射 5000U 作为初始剂量 4. 预防性治疗：高危血栓形成患者，大多是用于腹部手术之后，以防止深部静脉血栓。在外科手术前 2 小时先给 5000U 肝素皮下注射，但麻醉方式应避免硬膜外麻醉，然后每隔 8~12 小时 5000U，共约 7 日

续 表

注意事项	1. 以下情况慎用：有过敏性疾病及哮喘病史，要进行易致出血的操作（如口腔手术等）者，已口服足量的抗凝血药者，月经量过多者，肝肾功能不全；出血性器质性病变；视网膜血管疾患；妊娠期妇女 2. 不可肌内注射给药 3. 用药期间定期检测凝血时间，避免肌内注射其他药物
禁忌	对本品过敏；有自发出血倾向者；血液凝固迟缓者（如血友病、紫癜、血小板减少）；外伤或术后渗血；先兆流产或产后出血者；亚急性感染性心内膜炎；海绵窦细菌性血栓形成；胃、十二指肠溃疡；严重肝肾功能不全；重症高血压；胆囊疾患及黄疸
不良反应	自发性出血倾向：有黏膜、伤口、齿龈渗血，皮肤淤斑或紫癜，月经量过多等；严重时有内出血征象、麻痹性肠梗阻、咯血、呕血、血尿、血便及持续性头痛；偶见过敏反应，逾量甚至可使心脏停搏。肌内注射可引起局部血肿，静脉注射可致短暂血小板减少症［肝素诱导血小板减少症（HST）］；长期使用有时反可形成血栓；ALT、AST 升高
特殊人群用药	肝功能、肾功能不全患者：慎用，严重肝肾功能不全禁用 妊娠与哺乳期妇女：妊娠期妇女慎用
药典	Chin. P.、USP、BP、Jpn. P.、Eur. P.
国家处方集	CNF
其他推荐依据	
■ 药品名称	肝素钙 Heparin Calcium
适应证	抗凝血药，可阻抑血液的凝固过程。用于防止血栓的形成
制剂与规格	肝素钙注射液[基,保(甲)]：①1ml：5000U；②1ml：10000U
用法与用量	皮下注射： （1）成人剂量：①深部皮下注射，首次 5000~10 000U，以后每 8 小时 5000~10 000U 或每 12 小时 10 000~20 000U，或根据凝血试验监测结果调整；②静脉注射，首次 5000~10 000U，以后按体重每 4 小时 50~100U/kg，或根据凝血试验监测结果确定。用前先以氯化钠注射液 50~100ml 稀释；③静脉滴注，每日 20 000~40 000U，加至氯化钠注射液 1000ml 中 24 小时持续滴注，之前常先以 5000U 静脉注射作为初始剂量；④预防性应用，术前 2 小时深部皮下注射 5000U，之后每 8~12 小时重复上述剂量，持续 7 天 （2）儿童剂量：①静脉注射，首次剂量按体重 50U/kg，之后每 4 小时 50~100U/kg，或根据凝血试验监测结果调整；②静脉滴注，首次 50U/kg，之后 50~100U/kg，每 4 小时 1 次，或按体表面积 10 000~20 000U/m^2，24 小时持续点滴，亦可根据部分凝血活酶时间（APTT 或 KPTT）试验结果确定 对于心血管外科手术，其首次剂量及持续 60 分钟以内的手术用量同成人常用量。对于弥散性血管内凝血，每 4 小时 25~50U/kg 持续静脉滴注。若 4~8 小时后病情无好转即应停用
注意事项	肝肾功能不全、出血性器质性病变、视网膜血管疾患、孕妇、服用抗凝血药者及老年人应慎用
禁忌	对本品过敏者禁用
不良反应	1. 局部刺激，可见注射局部小结节和血肿，数日后自行消失 2. 长期用药可引起出血、血小板减少及骨质疏松等 3. 过敏反应较少见

续 表

特殊人群用药	肝功能、肾功能不全患者：慎用 儿童：见“用法与用量” 老年人：慎用 妊娠与哺乳期妇女：孕妇慎用
药典	Chin. P. 、USP
国家处方集	CNF
其他推荐依据	
■ 药品名称	低分子量肝素 Low Molecular Heparin
适应证	1. 预防深部静脉血栓形成和肺栓塞 2. 治疗已形成的急性深部静脉血栓 3. 在血液透析或血液透过时，防止体外循环系统中发生血栓或血液凝固 4. 治疗不稳定型心绞痛及非 ST 段抬高心肌梗死
制剂与规格	达肝素钠注射液[基,保(乙)]：①0. 2ml：2500U 抗Ⅹa；②0. 2ml：5000U 抗Ⅹa；③0. 3ml：7500U 抗Ⅹa 依诺肝素钠注射液[基,保(乙)]：①0. 2ml：2000U 抗Ⅹa；②0. 4ml：4000U 抗Ⅹa；③0. 6ml：6000U 抗Ⅹa；④0. 8ml：8000U 抗Ⅹa；⑤1. 0ml：10 000U 抗Ⅹa 那屈肝素钙注射液[基,保(乙)]：1ml：9500U 抗Ⅹa
用法与用量	1. 达肝素钠，用于：①治疗急性深静脉血栓：皮下注射 200U/kg，每日 1 次，一日用量不超过18 000U。出血危险性较高的患者可给予 100U/kg，一日 2 次。使用本品同时可立即口服维生素 K 拮抗剂，联合治疗至少持续 5 天；②预防术后深静脉血栓的形成：术前 1~2 小时皮下注射 2500U，术后 12 小时注射 2500U，继而每日 1 次，每次注射 2500U，持续 5~10天；③不稳定型心绞痛和非 ST 段抬高心肌梗死：皮下注射 120U/kg，每日 2 次，最大剂量为每 12 小时 10 000U，用药持续 5~10 天。持续同时使用低剂量阿司匹林（70~165mg/d）；④血液透析和血液过滤期间预防凝血：慢性肾衰竭，无已知出血危险可快速静脉注射 30~40U/kg，继以每小时 10~15U/kg，静脉输注；急性肾衰竭有高度出血危险者，快速静脉注射 5~10U/kg，继以每小时 4~5U/kg 静脉滴注 2. 依诺肝素钠，用于：①治疗深静脉血栓：每日 1 次，皮下注射 150U/kg，或每日 2 次，每次 100U/kg。疗程一般为 10 天，并应在适当时候开始口服抗凝剂治疗；②预防静脉血栓栓塞性疾病：外科患者有中度的血栓形成危险时，皮下注射 2000U 或 4000U，每日 1 次，首次注射于前 2 小时给予；有高度血栓形成倾向的外科患者，可于术前 12 小时开始给药，每日 1 次，每日 4000U，皮下注射；内科患者预防应用，每日 1 次皮下注射 4000U，连用 6~14 天；③治疗不稳定型心绞痛或非 ST 段抬高心肌梗死：每日 100U/kg，12 小时给药 1 次，应同时应用阿司匹林，一般疗程为 2~8 天；④防止血液透析体外循环的血栓形成：100U/kg，于透析开始时由动脉血管通路给予 3. 那屈肝素钙，用于：①治疗血栓栓塞性疾病：皮下注射，每次可根据患者的体重范围按 0. 1ml/10kg 的剂量，间隔 12 小时注射，治疗的时间不应超过 10 天。除非禁忌，应尽早使用口服抗凝药物；②预防血栓栓塞性疾病：皮下注射。普外手术每日 1 次，每次 0. 3ml，通常至少持续 7 日，首剂在术前 2 小时用药；骨科手术使用剂量应根据患者的体重进行调节，每日 1 次，至少持续 10 日，首剂于术前 12 小时及术后 12 小时给予；③血液透析时预防凝血：通过血管注射。透析开始时通过动脉端单次给药，体重＜51kg，每次 0. 3ml；体重 51~70kg，每次 0. 4ml；体重＞70kg，每次 0. 6ml

续 表

注意事项	1. 宜皮下注射，不能肌内注射。皮下注射时，注射部位为前外侧或后外侧腹壁的皮下组织内，左右交替，针头应垂直进入捏起的皮肤皱褶，应用拇指与食指捏住皮肤皱褶至注射完成 2. 给药过量时，可用鱼精蛋白拮抗，1mg 硫酸鱼精蛋白可中和 100U 本品 3. 有出血倾向者、妊娠期妇女、产后妇女慎用 4. 不同的低分子肝素制剂特性不同，并不等效，切不可在同一疗程中使用两种不同产品。使用时，须遵守各自产品的使用说明书的规定
禁忌	禁用于严重出凝血疾患，组织器官损伤出血，细菌性心内膜炎，急性消化道和脑出血，对本品过敏者
不良反应	可能出现的不良反应为皮肤黏膜、牙龈出血，偶见血小板减少，肝氨基转移酶升高及皮肤过敏
特殊人群用药	妊娠与哺乳期妇女：慎用
药典	Chin. P.
国家处方集	CNF
其他推荐依据	陈新谦，金有豫，汤光．新编药物学．17 版［M］．北京：人民卫生出版社，2011.
■ 药品名称	达比加群酯 Dabigatran Etexilate
适应证	预防存在以下一个或多个危险因素的成人非瓣膜性房颤患者的卒中和全身性栓塞（SEE）： 1. 先前曾有卒中、短暂性脑缺血发作或全身性栓塞 2. 左心室射血分数< 40% 3. 伴有症状的心力衰竭，纽约心脏病协会（NYHA）心功能分级≥2 级 4. 年龄≥75 岁 5. 年龄≥65 岁，且伴有以下任一疾病：糖尿病、冠心病或高血压
制剂与规格	达比加群酯胶囊[基,保(乙)]：①110mg（以达比加群酯计）；②150mg（以达比加群酯计） 注：[保(乙)]限华法林治疗控制不良或出血高危的非瓣膜性房颤患者
用法与用量	用水送服，餐时或餐后服用均可。请勿打开胶囊 成人的推荐剂量为每日口服 300mg，即每次 1 粒 150mg 的胶囊，每日 2 次。应维持终身治疗 特殊人群： 1. 存在出血风险的患者：可考虑将患者的每日剂量减少为 220mg，即每次 1 粒 110mg 的胶囊，每日 2 次 2. 肾功能不全患者：不推荐重度肾功能受损患者使用本品；轻、中度肾功能受损患者无需调整剂量，对于中度肾功能受损患者，应当每年至少进行 1 次肾功能评估。在治疗过程中，当存在肾功能可能出现下降或恶化的临床状况时（如血容量不足、脱水，以及有一些特定的合并用药），应当对肾功能进行评估。达比加群可经透析清除，但临床经验有限 3. 老年患者：80 岁及以上年龄的患者治疗剂量为每日 220mg，即每次 1 粒 110mg 的胶囊，每日 2 次。年龄相关的肾功能下降的患者中，药物暴露会增加，治疗前应通过计算肌酐清除率对肾功能进行评估以排除重度肾功能受损的患者，并参见肾功能受损患者的用法用量

续 表

	4. 与其他药物的转换治疗：①从本品转换为肠道外抗凝治疗，应在本品末次给药 12 小时之后进行；从肠道外抗凝治疗转换为本品治疗，应在下一次治疗时间前 2 小时内服用本品，如果患者正在接受维持治疗（如静脉给予普通肝素），则应在停药时服用本品；②从维生素 K 拮抗剂转换为本品治疗，应停用维生素 K 拮抗剂，当凝血酶原国际标准化比值（INR）＜2.0 时，可立即给予本品治疗；从本品转换为维生素 K 拮抗剂治疗，应当根据患者的肌酐清除率决定何时开始维生素 K 拮抗剂治疗（当肌酐清除率≥50ml/min 时，在达比加群酯停药前 3 天开始给予维生素 K 拮抗剂治疗；当 30ml/min≤肌酐清除率＜50ml/min 时，在达比加群酯停药前 2 天给予维生素 K 拮抗剂治疗） 5. 其他：①心脏复律过程中，可维持本品治疗；②遗漏服药，若距下次用药时间大于 6 小时，仍能服用本品漏服的剂量；如果距下次用药不足 6 小时，则应忽略漏服的剂量；不可为弥补漏服剂量而使用双倍剂量的药物
注意事项	1. 肝功能受损：心房颤动相关性卒中和 SEE 预防的临床试验中排除了肝酶增高＞2×ULN（正常值上限）的患者，不推荐该人群使用本品 2. 出血风险增高时，应谨慎使用达比加群酯。在接受达比加群酯治疗的过程中，任何部位都可能发生出血。如果出现难以解释的血红蛋白和/或血细胞压积或血压的下降，应注意寻找出血部位。建议在整个治疗期内进行密切临床监测（监测出血或贫血的体征），尤其是当存在合并危险因素时，需谨慎地进行风险获益评估。本品仅用于获益大于出血风险时 3. 本品不需要常规抗凝监测，但是，达比加群相关抗凝作用检测可能有助于避免在其他危险因素存在时达比加群的过高暴露。服用本品可能会有 INR 升高的假阳性报告，因此，不应进行 INR 检测。稀释凝血酶时间（dTT）、蛇静脉酶凝结时间（ECT）和活化部分凝血活酶时间（aPTT）可能提供有效的信息，但这些检查未标准化，解释结果时应谨慎 4. 发生急性肾衰竭或严重出血应停用本品 5. 若使用的其他药物或进行的操作可能导致出血风险增加，需慎用本品 6. 本品可能引起心肌梗死。本品硬胶囊包含着色剂日落黄（E110），可能引起过敏反应 7. 对驾驶和操作机器能力的影响尚不明确
禁忌	已知对活性成分或本品任一辅料过敏者。重度肾功能不全（CrCl＜30ml/min）患者。临床上显著的活动性出血。有大出血显著风险的病变或状况。联合应用任何其他抗凝药物，除非在由该种治疗转换至本品或反之，以及普通肝素用于维持中心静脉或动脉置管通畅的必要剂量的情况下。有预期会影响存活时间的肝功能不全或肝病。联合使用环孢菌素、全身性酮康唑、伊曲康唑、他克莫司和决奈达隆。
不良反应	1. 最常报告的不良反应是出血，大约 16.5%接受卒中和 SEE 预防治疗的房颤患者发生不同程度的出血 2. 虽然临床试验中发生频率很低，但大出血或严重出血仍有可能发生，任何位置出血有可能导致残疾、危及生命或致命性结果 3. 可能出现心肌梗死
特殊人群用药	肝功能、肾功能不全患者：见“用法与用量”及“注意事项” 儿童：不适用于非瓣膜性房颤患者的卒中和 SEE 预防。不推荐本品用于 18 岁以下患者 老年人：见“用法与用量” 妊娠与哺乳期妇女：接受达比加群酯治疗的育龄女性应避免妊娠；除非确实必需，否则妊娠女性不应接受本品治疗。使用本品治疗期间应暂停授乳
药典	USP、BP
国家处方集	

续 表

其他推荐依据	
■ 药品名称	磺达肝癸钠 Fondaparinux
适应证	本品用于进行下肢重大骨科手术（如髋关节骨的、重大膝关节手术或者髋关节置换术的等）患者预防静脉血栓栓塞事件的发生。无指征进行紧急（＜120 分钟）介入性治疗（PCI）的不稳定型心绞痛或非 ST 段抬高心肌梗死患者使用溶栓或初始不接受其他形式再灌注治疗的 ST 段抬高心肌梗死患者的治疗
制剂与规格	磺达肝癸钠注射液：0.5ml：2.5mg
用法与用量	1. 接受重大骨科手术的患者：磺达肝癸钠的推荐剂量为 2.5mg，一日 1 次，手术后皮下注射给药。假设手术后已经止血，初始剂量应在手术结束 6 小时后给予。治疗应持续直到静脉血栓栓塞的风险已减少，通常直至患者起床走动，至少术后 5~9 日。在接受髂关节手术的患者中，应延长预防使用磺达肝癸钠的时间，需再增加 24 日 2. 不稳定型心绞痛/非 ST 抬高心肌梗死（US/NSTEMI）治疗：磺达肝癸钠的推荐剂量为 2.5mg，一日 1 次，皮下注射给药。做出诊断后应尽早开始治疗，治疗持续最长为 8 日。如果不到 8 日出院，则直至出院为止 3. ST 段抬高心肌梗死（STEMI）的治疗：磺达肝癸钠推荐剂量为 2.5mg，一日 1 次。磺达肝癸钠首剂应静脉内给药，随后剂量通过皮下注射给药。治疗应在诊断确立后尽早给药，治疗持续最长为 8 日，如果不到 8 日就出院则直至出院为止。在 STEMI 或 US/NSTEMI 患者中，那些将接受冠状动脉旁路移植术（CABG）的患者中，如果可能的话，在手术前的 24 小时内不应该给予磺达肝癸钠，可以在手术后 48 小时再次开始给药
注意事项	1. 不能通过肌内注射给予 2. 出血风险增加的患者，如先天性或获得性出血异常（如血小板计数＜50 000/mm^3）、胃肠道活动性溃疡疾病以及近期颅内出血或脑、脊髓或眼科手术后不久患者，应谨慎使用 3. 对于静脉血栓栓塞的防治，不应与任何能增加出血风险的药物合用。如地西卢定（Desirudin）溶栓药物、GP II_b/III_α受体阻断药、肝素或低分子肝素。其他抗血小板药物（乙酰水杨酸、双嘧达莫、噻氯匹定或氯吡格雷）及非甾体抗炎药物应慎用 4. 对于 US/NSTEMI 和 STEMI 的患者，正在同时接受其他能增加出血风险的药物治疗（如 GP II_b/III_α受体拮抗药或溶栓药）时，应慎用本药 5. 预防静脉血栓栓塞，肌酐清除率＜50ml/min 的患者出血风险增加，应谨慎使用
禁忌	已知对磺达肝癸钠或本品中任何赋形剂成分过敏；具有临床意义的活动性出血；急性细菌性心内膜炎；肌酐清除率＜20ml/min 的严重肾脏损害
不良反应	常见出血（血肿、血尿、咯血、齿跟出血）；不常见贫血、呼吸困难、皮疹、瘙痒
特殊人群用药	肝功能、肾功能不全患者：严重肝功能受损使用本药不需要进行剂量调整。肌酐清除率＜20ml/min 的严重肾脏损害患者禁用 儿童：17 岁以下患者中安全性和疗效尚没有研究 老年人：慎用 妊娠与哺乳期妇女：除非明确需要，不应用于孕妇及哺乳期妇女
药典	USP
国家处方集	CNF
其他推荐依据	

续　表

■ 药品名称	利伐沙班　Rivaroxaban
适应证	用于择期髋关节或膝关节置换手术成年患者，以预防静脉血栓形成
制剂与规格	利伐沙班片[基,保(乙)]：10mg 注：[保(乙)]限华法林治疗控制不良或出血高危的非瓣膜性房颤、深静脉血栓、肺栓塞患者；下肢关节置换手术患者
用法与用量	口服：推荐剂量为一次 10mg，一日 1 次。如伤口已止血，应在手术后 6~10 小时首次用药。治疗疗程长短依据每个患者发生静脉血栓栓塞事件的风险而定，即由患者所接受的骨科手术类型而定。对于接受髋关节大手术的患者，推荐 1 个疗程服药 5 周。对于接受膝关节大手术的患者，推荐 1 个疗程服药 2 周。如果发生漏服 1 次，患者应立即补服，并于次日继续一天服药 1 次。患者可以在进餐时服用，也可以单独服用
注意事项	1. 一些亚群的患者的出血风险较高。治疗开始后，要对这些患者实施密切监测，观察是否有出血并发症征象 2. 伴有出血风险的患者应慎用 3. 有罕见的遗传性半乳糖不耐受、Lapp 乳糖酶缺乏或葡萄糖-半乳糖吸收不良问题的患者不能服用该药 4. 可能影响驾车和操作机械能力
禁忌	对本品或其中任何成分过敏者；有临床明显活动性出血的患者；具有凝血异常和临床相关出血风险的肝病患者；妊娠及哺乳期妇女禁用
不良反应	常见术后出血、贫血、恶心、ALT、AST 升高。少见晕厥、头晕、头痛、心动过速、胃功能损害。罕见过敏性皮炎、瘙痒、荨麻疹等
特殊人群用药	肝功能、肾功能不全患者：在重度肾损害（肌酐清除率< 30ml/min）患者中，本品的血药浓度可能显著升高，不建议用于肌酐清除率< 15ml/min 的患者。肌酐清除率为 15~29ml/min 的患者应慎用 儿童：18 岁以下不推荐使用 妊娠与哺乳期妇女：禁用
药典	Chin. P.
国家处方集	CNF
其他推荐依据	
■ 药品名称	链激酶　Streptokinase
适应证	用于急性心肌梗死等血栓性疾病
制剂与规格	注射用重组链激酶[保(甲)]：①10 万 U；②50 万 U；③150 万 U
用法与用量	急性心肌梗死静脉溶栓治疗：150 万 U 溶解于 5%葡萄糖 100ml，静脉滴注 1 小时。应尽早开始，争取发病 12 小时内开始治疗。对于特殊患者（如体重过低或明显超重），可根据具体情况适当增减剂量（按 2 万 U/kg 体重计）
注意事项	用本品治疗血管再通后，发生再梗死，可用其他溶栓药

续 表

禁忌	对本品过敏者；2周内有出血、手术、外伤史、心肺复苏或不能实施压迫止血的血管穿刺者；近2周内有溃疡出血病史、食管静脉曲张、溃疡性结肠炎或出血性视网膜病变者；未控制的高血压（血压>180/110mmHg）；不能排除主动脉夹层者；凝血障碍及出血性疾病患者；严重肝肾功能障碍患者；二尖瓣狭窄合并心房颤动伴左房血栓者；感染性心内膜炎患者；链球菌感染者；妊娠及哺乳期妇女
不良反应	可见发热，寒战，恶心，呕吐，肩背痛，过敏性皮疹，低血压（静脉滴注）；罕见过敏性休克，出血（穿刺部位出血，皮肤淤斑，胃肠道、泌尿道或呼吸道出血），脑出血，再灌注心律失常；偶见缓慢心律失常，加速性室性自搏性心率，室性早搏或室颤，溶血性贫血，黄疸及ALT升高，溶栓后继发性栓塞（如肺栓塞、脑栓塞或胆固醇栓塞等）等
特殊人群用药	肝功能、肾功能不全患者：严重肝肾功能障碍患者禁用 妊娠与哺乳期妇女：禁用
药典	Chin. P.、BP、Eur. P.
国家处方集	CNF
其他推荐依据	
■ 药品名称	尿激酶 Urokinase
适应证	用于血栓栓塞性疾病的溶栓治疗（包括急性广泛性肺栓塞、胸痛6~12小时内的冠状动脉栓塞和心肌梗死、症状短于3~6小时的急性期脑血管栓塞、视网膜动脉栓塞和其他外周动脉栓塞症状严重的髂-股静脉血栓形成者）；人工心瓣手术后预防血栓形成；保持血管插管和胸腔及心包腔引流管的通畅
制剂与规格	注射用尿激酶[保(甲)]：①500U；②5000U；③1万U；④2万U；⑤5万U；⑥10万U；⑦20万U；⑧25万U；⑨50万U；⑩150万U；⑪250万U
用法与用量	本品临用前应以氯化钠注射液或5%葡萄糖注射液配制 1. 肺栓塞：初次剂量按体重4400U/kg，以氯化钠注射液或5%葡萄糖注射液配制，以90ml/h速度10分钟内滴完；其后以每小时4400U的给药速度，连续静脉滴注2小时或12小时。也可按体重15 000U/kg，氯化钠注射液配制后肺动脉内注入；必要时，可根据情况调整剂量，间隔24小时重复1次，最多使用3次 2. 心肌梗死：建议以氯化钠注射液配制后，按6000U/min冠状动脉内连续滴注2小时，滴注前应先行静脉给予肝素2500~10 000U。也可将本品150万U配制后静脉滴注，30分钟滴完 3. 外周动脉血栓：以氯化钠注射液配制本品（浓度2500U/ml），4000U/min速度经导管注入血凝块。每2小时夹闭导管1次；可调整滴入速度为1000U/min，直至血块溶解 4. 防治心脏瓣膜替换术后的血栓形成：可用本品4400U/kg，0.9%氯化钠注射液配制后10~15分钟滴完。然后以每小时4400U/kg静脉滴注维持。当瓣膜功能正常后即停止用药；如用药24小时仍无效或发生严重出血倾向应停药 5. 脓胸或心包积脓：常用抗生素和脓液引流术治疗。引流管常因纤维蛋白形成凝块而阻塞引流管。此时可胸腔或心包腔内注入灭菌注射用水配制（5000U/ml）的本品10 000U到250 000U。既可保持引流管通畅，又可防止胸膜或心包粘连或形成心包缩窄 6. 眼科应用：用于溶解眼内出血引起的前房血凝块。使血块崩解，有利于手术取出。常用量为5000U用2ml氯化钠注射液配制冲洗前房

续　表

注意事项	1. 下列情况应权衡利弊后慎用：近 10 天内分娩、进行过组织活检、静脉穿刺、大手术的患者及严重胃肠道出血患者；极有可能出现左心血栓者（如二尖瓣狭窄伴心房纤颤）；亚急性感染性心内膜炎患者；继发于肝肾疾病而有出血倾向或凝血障碍者；妊娠及哺乳期妇女；脑血管病患者；糖尿病性出血性视网膜病者 2. 溶栓的疗效均需后继的肝素抗凝加以维持 3. 应用本品前，应对患者进行血细胞比容、血小板计数、凝血酶时间（TT）、凝血酶原时间（PT）、激活的部分凝血活酶时间（APTT）及优球蛋白溶解时间（ELT）的测定。TT 和 APTT 应小于 2 倍延长的范围内 4. 用药期间应密切观察患者反应，如脉率、体温、呼吸频率和血压、出血倾向等，至少每 4 小时记录 1 次 5. 静脉给药时，要求穿刺一次成功，以避免局部出血或血肿 6. 动脉穿刺给药时，给药结束应在穿刺局部加压至少 30 分钟，并用无菌绷带和敷料加压包扎，以免出血
禁忌	急性内脏出血，急性颅内出血，陈旧性脑梗死，近 2 个月内进行过颅内或脊髓内外科手术，颅内肿瘤，动静脉畸形或动脉瘤，血液凝固异常、严重难控制的高血压患者，主动脉夹层，感染性心内膜炎。相对禁忌证包括延长的心肺复苏术，严重高血压，近 4 周内的外伤，3 周内手术或组织穿刺，分娩后 10 天，活动性溃疡病，重症肝脏疾患
不良反应	常见出血；其他有头痛，恶心，呕吐，食欲缺乏；少见有发热，过敏等
特殊人群用药	妊娠与哺乳期妇女：慎用
药典	Chin. P.
国家处方集	CNF
其他推荐依据	
■ 药品名称	阿替普酶　Alteplase
适应证	用于急性心肌梗死的溶栓治疗，血流不稳定的急性大面积肺栓塞的溶栓治疗，急性缺血性脑卒中的溶栓治疗
制剂与规格	注射用阿替普酶[保(乙)]：①10mg；②20mg；③50mg
用法与用量	静脉注射：使用注射用水配制浓度为 1mg/ml 或 2mg/ml。配制溶液可用氯化钠注射液稀释至 0. 2mg/ml 的最小浓度 1. 急性心肌梗死： （1）国外推荐用法：①对于发病后 6 小时内给予治疗的患者，采取 90 分钟加速给药法：15mg 静脉注射，其后 30 分钟内静脉滴注 50mg，其后 60 分钟给予 35mg 静脉滴注，直至最大剂量达 100mg。体重低于 65kg 者，给予 15mg 静脉注射，以后 30 分钟内按 0. 75mg/kg 静脉滴注，而后 60 分钟按 0. 5mg/kg；②发病后 6~12 小时内给予治疗的患者，采取 3 小时给药法：10mg 静脉推注，其后 1 小时持续静脉滴注 50mg，剩余剂量每 30 分钟静脉滴注 10mg，至 3 小时滴完，最大剂量 100mg。体重低于 65kg 者，总剂量不超过 1. 5mg/kg，最大剂量为 100mg （2）国内 TUCC 试验建议：用量为 50mg（首先 8mg 静脉注射，后 42mg 在 90 分钟内静脉滴注）。配合肝素静脉应用（给药前肝素 5000U 静注，继之以1000U/h速率维持静脉滴注，以 APTT 结果调整肝素剂量，使 APTT 维持在 50~70 秒钟） 2. 肺栓塞：剂量为 100mg，2 小时滴完。常用方法为：10mg 在 1~2 分钟内静脉注射，90mg 在 2 小时内静脉滴注。体重低于 65kg 者，总剂量不超过 1. 5mg/kg

续 表

	3. 急性缺血性脑卒中：必须经适当的影像学检查排除颅内出血之后，在急性缺血性脑卒中症状发生的3小时内进行治疗。推荐剂量为0.9mg/kg，最大剂量为90mg，总剂量的10%先从静脉注射，剩余剂量在随后60分钟持续静脉滴注
注意事项	1. 见“尿激酶” 2. 本药不宜与其他药物作配伍静脉滴注
禁忌	出血体质；口服抗凝血药；目前或近期有严重的或危险的出血；已知有颅内出血史或疑有颅内出血；疑有蛛网膜下腔出血或处于因动脉瘤而导致蛛网膜下腔出血状态；有中枢神经系统病变史或创伤史（如肿瘤、动脉瘤以及颅内或椎管内手术）；最近（10天内）曾进行有创的心外按压、分娩或非压力性血管穿刺（如锁骨下或颈静脉穿刺）；严重的未得到控制的动脉高血压；主动脉夹层；感染性心内膜炎或心包炎；急性胰腺炎；最近3个月有胃肠溃疡史、食管静脉曲张、动脉瘤或动脉/静脉畸形史；出血倾向的肿瘤；严重的肝病，包括肝衰竭、肝硬化、门静脉高压（食管静脉曲张）及活动性肝炎；最近3个月内有严重的创伤或大手术。治疗急性心肌梗死、急性肺栓塞时的补充禁忌证：有脑卒中史。治疗急性缺血性脑卒中时的补充禁忌证：缺血性脑卒中症状发作已超过3小时尚未开始静脉滴注治疗或无法确知症状发作时间；开始静脉滴注治疗前神经学指征不足或症状迅速改善；经临床（NIHSS＞25）和/或影像学检查评定为严重脑卒中；脑卒中发作时伴随癫痫发作；CT扫描显示有颅内出血迹象；尽管CT扫描未显示异常，仍怀疑蛛网膜下腔出血；48小时内曾使用肝素且凝血酶原时间高于实验室正常值上限；有脑卒中史并伴有糖尿病；近3个月内有脑卒中发作；血小板计数＜ 100×10^9/L；收缩压＞185mmHg或舒张压＞110mmHg，或需要强力（静脉内用药）治疗手段以控制血压；血糖＜2.8mmol/L或＞22.2mmol/L
不良反应	见“尿激酶”
特殊人群用药	儿童：禁用 老年人：禁用
药典	USP、BP、Eur. P.
国家处方集	CNF
其他推荐依据	
■ 药品名称	瑞替普酶　Reteplase
□ 其他名称	重组人组织型纤溶酶原激酶衍生物　Recombinant Reteplase
适应证	瑞替普酶是野生型组织型纤溶酶激活剂（t-PA）缺失突变物，能催化内源性纤溶酶原转变为纤溶酶，从而溶解纤维蛋白细丝，发挥溶栓作用，达到疏通血管，迅速缓解症状。用于成人由冠状动脉血栓形成引起的急性心肌梗死的溶栓治疗
制剂与规格	注射用重组人组织型纤溶酶原激酶衍生物：每瓶5.0MU
用法与用量	静脉注射：一次10MU双弹丸注射给药，每次注射时间2分钟，两次注射时间宜间隔30分钟
注意事项	1. 应用剂量较大时，少数患者可出现出血，若发生严重出血应即停药，并输入新鲜血液 2. 为防止效价降低，溶解时宜用少量注射用水溶解，不宜与葡萄糖溶液或注射用水稀释 3. 注射时应使用单独的静脉通路，不宜与其他药物配伍应用，避免剧烈振摇。水溶液不稳定，需新鲜配制，已配制的注射液在室温（25℃）下不能超过8小时，低温（2~5℃）不可超过24小时

续　表

	4. 少数有过敏反应，如头痛、恶心、呕吐、食欲缺乏等，严重者应立即停药，对发热者可口服对乙酰氨基酚退热，但不能应用阿司匹林和其他有抗血小板作用的退热药 5. 用药期间宜监测患者心电图，出现心律不齐时应即停药，并采取抢救措施 6. 本品应在出现症状后尽早应用，给药后备用治疗心动过缓、室性兴奋性增高的抗心律失常药
禁忌	近期内有严重出血、消化道溃疡、结肠炎、食管静脉曲张、主动脉瘤、出血性疾病和出血倾向、近期在2周内有过手术、外伤、穿刺、活体组织检查者、严重高血压、近期6个月内发生中风者禁用。妊娠期妇女、临产前2周内和产后14日内者禁用。70岁以上老年患者、严重肝功能不全者禁用
不良反应	常见出血（颅内、脑膜后、消化道、泌尿道、呼吸道、穿刺或破损部位）、过敏、恶心、呕吐、发热、呼吸困难、低血压；罕见胆固醇栓塞
特殊人群用药	肝功能、肾功能不全患者：严重肝功能不全者禁用 老年人：70岁以上禁用 妊娠与哺乳期妇女：妊娠期、临产前2周内和产后14日内禁用
药典	Chin. P.
国家处方集	CNF
其他推荐依据	
■ 药品名称	蚓激酶　Lumbrokinase
适应证	用于缺血性脑血管病中纤维蛋白原增高及血小板凝集率增高的患者
制剂与规格	蚓激酶肠溶胶囊[保(乙)]：30万U
用法与用量	口服：一次60万U，一日3次，或遵医嘱。饭前半小时服用。3~4周为1个疗程，可连服2~3个疗程，也可连续服用至症状好转
注意事项	1. 本品必须饭前服用 2. 有出血倾向者慎用
禁忌	对本品过敏者禁用
不良反应	极少数患者可出现轻度头痛、头晕、便秘、恶心等
特殊人群用药	儿童：慎用 妊娠与哺乳期妇女：慎用
药典	Chin. P.
国家处方集	CNF
其他推荐依据	
■ 药品名称	华法林　Warfarin
适应证	用于预防及治疗深静脉血栓及肺栓塞，预防心肌梗死后血栓栓塞并发症（卒中或体循环栓塞），预防心房颤动、心瓣膜疾病或人工瓣膜置换术后引起的血栓栓塞并发症（卒中或体循环栓塞）

续 表

制剂与规格	华法林钠片[基,保(甲)]：①1mg；②2.5mg；③3mg；④5mg
用法与用量	口服：成人常用量，第1~3天一日3~4mg（年老体弱及糖尿病患者半量即可），3天后可给维持量一日2.5~5.0mg
注意事项	1. 少量华法林可由乳汁分泌，常规剂量对婴儿影响较小 2. 老年人及妇女经期慎用 3. 严格掌握适应证，在无凝血酶原测定的条件时，切不可滥用本品 4. 本品个体差异较大，治疗期间应严密观察病情及出血，并依据凝血酶原时间、INR值调整用量，理想的应维持INR在2~3 5. 严重出血可静注维生素K，必要时可输全血、血浆或凝血酶原复合物 6. 本品起效缓慢，如需快速抗凝，先用肝素治疗后，开始华法林和肝素同时延续肝素最少5~7日直至INR在目标范围内2日以上，才可停用肝素
禁忌	肝肾功能不全；未经治疗或不能控制的高血压；近期手术者；中枢神经系统或眼部手术；凝血功能障碍；最近颅内出血；活动性溃疡；感染性心内膜炎、心包炎或心包积液；活动性溃疡；外伤；先兆流产；妊娠期妇女
不良反应	出血：早期表现有淤斑，紫癜，牙龈出血，鼻出血，伤口出血经久不愈，月经量过多等；肠壁血肿可致亚急性肠梗阻，硬膜下颅内血肿和穿刺部位血肿；偶见恶心、呕吐，腹泻，瘙痒性皮疹，过敏反应及皮肤坏死；罕见双侧乳房坏死，微血管病或溶血性贫血以及大范围皮肤坏疽
特殊人群用药	肝功能、肾功能不全患者：禁用 老年人：慎用 妊娠与哺乳期妇女：妊娠期禁用
药典	USP、BP、Eur. P.、Jpn. P.
国家处方集	CNF
其他推荐依据	

第八章

免疫抑制剂

■ 药品名称	来氟米特　Leflunomide
适应证	用于类风湿关节炎，减缓骨质破坏，减轻症状和体征
制剂与规格	来氟米特片[基,保(乙)]：10mg
用法与用量	口服：①成人常用量，一日 20~50mg，一次口服，连续 3 天后，维持量一日 10~20mg；②儿童常用量：国内产品尚未建立。国外产品，体重＜20kg，10mg，隔日 1 次；20~40kg，10mg，一日 1 次；＞40kg，同成人量
注意事项	1. 本品可抑制骨髓，可出现周围血白细胞计数减少，停药后可恢复 2. 本品可导致 AST 及 ALT 升高，停药后可恢复 3. 本品可引起胃肠反应，与药物剂量相关 4. 本品有致畸作用 5. 应用本品期间不宜使用免疫活疫苗 6. 拟生育者必须停药 3 个月以上 7. 免疫缺陷、未控制感染、活动性胃肠道疾病、肾功能不全、骨髓发育不良者不宜用本品。有高血压患者在用药过程中应监测血压 8. 用药期间检测肝功能、血常规，每 1~3 个月 1 次
禁忌	对本品过敏者、妊娠及哺乳期妇女、拟在近期内生育者、肝肾功能重度不全者
不良反应	1. 胃肠道：口腔溃疡、消化不良、恶心、呕吐、腹泻，腹泻严重者宜停药 2. 肝酶升高：AST 及 ALT 升高达正常值 3 倍者宜停药，低于 3 倍则减量 3. 血白细胞计数下降至 $3.0\times10^9/L$ 时宜停药，$(3.0\sim3.5)\times10^9/L$ 则减量 4. 其他：脱发、乏力、血压升高、头晕、皮疹、瘙痒、呼吸道感染
特殊人群用药	肝功能、肾功能不全患者：肝肾功能重度不全者禁用 妊娠与哺乳期妇女：禁用
药典	USP、BP、Eur. P.
国家处方集	CNF
其他推荐依据	

■ 药品名称	泼尼松　Prednisone
适应证	本品适用于过敏性与自身免疫性炎症性疾病 1. 重症多发性皮肌炎、严重支气管哮喘、风湿病、皮肌炎、血管炎、溃疡性结肠炎、肾病综合征等 2. 治疗各种急性严重性细菌感染、重症肌无力 3. 血小板减少性紫癜、粒细胞减少症、急性淋巴性白血病、各种肾上腺皮质功能不足症

续　表

	4. 用于器官移植的抗排斥反应 5. 过敏性疾病、胶原性疾病（如系统性红斑狼疮、结节性动脉周围炎等）、剥脱性皮炎、药物性皮炎、天疱疮、神经性皮炎、荨麻疹、湿疹等皮肤疾病 6. 用于肿瘤如急性淋巴性白血病、恶性淋巴瘤 7. 滴眼用于睑球结膜炎、角膜炎和眼前段组织炎症
制剂与规格	泼尼松片[基,保(甲)]：5mg 泼尼松滴眼剂：①5ml（0.5%）；②10ml（0.5%） 泼尼松眼膏：3g（0.5%）
用法与用量	1. 口服：一般一次5~10mg，一日2~3次，一日10~60mg。用于系统性红斑狼疮、溃疡性结肠炎、肾病综合征、自身免疫性贫血等，一日40~60mg，病情稳定后逐渐减量。用于药物性皮炎、支气管哮喘、荨麻疹等过敏性疾病，一日20~40mg，症状减轻后逐渐减量，每间隔1日减少5mg。用于急性淋巴性白血病及恶性淋巴瘤，一日60~80mg，待症状缓解后减量 2. 外用：用于过敏性皮炎、湿疹，用量依病变大小和用药部位而定，一日1~2次 3. 滴眼：一次1~2滴，一日2~4次
注意事项	1. 患有高血压、糖尿病、胃肠溃疡、精神病、青光眼者等慎用 2. 对长期应用本品者，在手术时及术后3~4日内常需酌增用量，以防肾上腺皮质功能不足。一般外科患者应尽量不用，以免影响伤口的愈合 3. 与抗菌药物并用于细菌感染疾病时，应在抗菌药使用之后使用，而停药则应在停用抗菌药物之前，以免掩盖症状，延误治疗
禁忌	1. 对糖皮质激素过敏者 2. 活动性肺结核者 3. 严重精神疾病者、癫痫、活动性消化性溃疡、糖尿病、新近胃肠吻合手术、骨折、创伤修复期、角膜溃疡、未能控制的感染者、较重的骨质疏松者 4. 未进行抗感染治疗的急性化脓性眼部感染者 5. 泼尼松滴眼剂对急性化脓性眼部感染、急性单纯疱疹病毒性角膜炎，牛痘、水痘及其他大多数角膜病毒感染者
不良反应	长期超生理剂量的应用，可出现并发感染、向心性肥胖、满月脸、紫纹、皮肤变薄、肌无力、肌萎缩、低血钾、水肿、恶心、呕吐、高血压、糖尿、痤疮、多毛、感染、胰腺炎、伤口愈合不良、骨质疏松、诱发或加重消化道溃疡、儿童生长抑制、诱发精神症状等 滴眼可引起眼压升高，导致视神经损害、视野缺损、后囊膜下白内障、继发性真菌或病毒感染等 其他不良反应同“氢化可的松”
特殊人群用药	妊娠与哺乳期妇女：慎用
药典	Chin. P.、USP、BP、Eur. P.
国家处方集	CNF
其他推荐依据	
■ 药品名称	硫唑嘌呤　Azathioprine
适应证	用于系统性红斑狼疮，皮肌炎，系统性血管炎及其他自身免疫性结缔组织病及难治性特发性血小板减少性紫癜
制剂与规格	硫唑嘌呤片[基,保(甲)]：①50mg；②100mg

续　表

用法与用量	口服：用于自身免疫性疾病：①成人常用量一次 100mg，一日 1 次。病情缓解后一次 50mg，一日 1 次；②小儿常用量，一次按体重 1～3mg/kg，一日 1 次。用于难治性特发性血小板减少性紫癜：一日 1～3mg/kg，1 次或分次服用，有效后酌减
注意事项	1. 周围全血细胞计数检查以监测骨髓抑制征象，监测频率在最初服用时，需每 4 周 1 次，之后可减少至每 3 个月 1 次。大剂量用药和肝肾功能损伤患者可增加监测频率，出现出血现象、感染、肝功能损伤时应立即减量或停药 2. 原有肝肾功能不全患者或老年人降低用药剂量 3. 发生非霍奇金淋巴瘤、皮肤癌、肉瘤和原位子宫颈癌的危险性增加
禁忌	对硫唑嘌呤和巯嘌呤过敏者，妊娠或准备妊娠的妇女及哺乳期妇女禁用
不良反应	1. 生殖系统：对精子、卵子亦有一定的损伤，使用时应注意 2. 消化系统：畏食、恶心、呕吐等常见。偶可致胰腺炎。肝脏毒性亦较常见，用药后，患者可见肝中心及小叶静脉消失，出现黄疸、肝大、腹痛、腹水、肝性脑病、胆汁淤积、AST 及 ALT 升高、肝实质细胞坏死、肝细胞纤维化、肝硬化等 3. 血液：可出现白细胞计数及血小板减少、巨红细胞血症、贫血。大剂量及用药过久时可有严重骨髓抑制，甚至出现再生障碍性贫血 4. 其他：可继发感染、脱发、黏膜溃疡、腹膜出血、视网膜出血、肺水肿等。另外，长期用药可增加风湿病患者发生肿瘤的危险性
特殊人群用药	肝功能、肾功能不全患者：减量或停药 老年人：降低用药剂量 妊娠与哺乳期妇女：禁用
药典	Chin. P. 、USP、BP、Eur. P. 、Jpn. P.
国家处方集	CNF
其他推荐依据	
■ 药品名称	氨甲蝶呤　Methotrexate
适应证	类风湿关节炎、银屑病及银屑病关节炎、强直性脊柱炎的周围关节炎
制剂与规格	氨甲蝶呤片：2. 5mg 注射用氨甲蝶呤：5mg
用法与用量	1. 类风湿关节炎：口服，一周 1 次，7. 5～15. 0mg，最高剂量一周 1 次 25mg。胃肠道症状严重者可皮下注射。与其他免疫抑制药合用时一周量可减 2. 银屑病关节炎：口服，一周 1 次，15～20mg 3. 强直性脊柱炎的周围关节炎：口服，一周 1 次，7. 5～10. 0mg
注意事项	1. 本品是治疗类风湿关节炎的标准药，有大量临床资料证明它对类风湿关节炎的有效性和安全性 2. 治疗银屑病关节炎（包括银屑病皮损）有疗效 3. 低剂量，一周 7. 5～15. 0mg，未见有明显细胞毒作用 4. 接受本品治疗过程中可出现肝酶上升，若肝酶上升到正常值的 3 倍，需停药。至停药后 4 周内肝酶可恢复 5. 长期服用出现感染的机会增多 6. 本品可导致周围血白细胞计数和/或血小板减少，轻者停药恢复，严重者骨髓受抑

续 表

	7. 因其对胎儿有致畸作用故应停药3个月以上方可考虑生育 8. 服用本品者禁酒，初始时每月查血常规及肝肾功能，逐渐过渡到每3个月检测1次
禁忌	对本品高度过敏者，妊娠及哺乳期妇女，肾功能已受损害，营养不良，肝肾功能不全或伴有血液疾病者禁用
不良反应	1. 血液系统：可见白细胞计数减少、血小板减少、贫血、丙种球蛋白减少、多部位出血、败血症 2. 消化系统：可见口腔炎、口唇溃疡、咽喉炎、恶心、呕吐、食欲减退、畏食、腹痛、腹泻、黑便、消化道溃疡和出血、肠炎、急性肝萎缩和坏死、黄疸、ALT及AST升高、碱性磷酸酶升高、γ-谷氨酸转肽酶升高、脂肪变性、肝门静脉纤维化 3. 泌尿系统：可见肾衰竭、氮质血症、膀胱炎、血尿、蛋白尿、少尿、尿毒症 4. 呼吸系统：可见咳嗽、气短、肺炎、肺纤维化 5. 皮肤及软组织：可见红斑、瘙痒、皮疹、光敏感、脱色、淤斑、毛细血管扩张、痤疮、疖病、脱发 6. 中枢神经系统：可见眩晕、头痛、视物模糊，失语症，轻度偏瘫和惊厥 7. 生殖系统：短期精液减少、月经不调、不育、流产、胎儿先天缺陷和严重肾病，并发感染、代谢改变、糖尿病加重、骨质疏松、组织细胞异常改变 8. 其他：鞘内注射后可出现惊厥、麻痹症、吉兰-巴雷综合征或脑脊液压力增加
特殊人群用药	肝功能、肾功能不全患者：肾功能受损者禁用；严重肾功能不全者禁用 妊娠与哺乳期妇女：哺乳期妇女禁用；推荐用于妊娠妇女，禁用于患银屑病的孕妇
药典	Chin. P.、USP、BP、Eur. P.、Jpn. P.
国家处方集	CNF
其他推荐依据	
■ 药品名称	羟基脲 Hydroxycarbamide
适应证	慢性粒细胞白血病（CML），黑色素瘤，肾癌，头颈部癌，联合放疗治疗头颈部及宫颈鳞癌
制剂与规格	羟基脲片[基,保(甲)]：0.5g
用法与用量	口服：常规用药，CML，一日20~60mg/kg，一周2次，连续6周为一疗程；头颈癌、宫颈鳞癌等一次80mg/kg，间隔3日1次，需与放疗合用
注意事项	1. 本品可抑制免疫功能，用药期间避免接种病毒疫苗 2. 服用本品时应适当增加液体的摄入量，以增加尿量及尿酸的排泄 3. 定期监测白细胞、血小板、血中尿素氮、尿酸及肌酐浓度 4. 下列情况应慎用：严重贫血未纠正前，骨髓抑制，肾功能不全，痛风，尿酸盐结石史等
禁忌	水痘、带状疱疹及各种严重感染者，妊娠及哺乳期妇女禁用
不良反应	骨髓抑制，白细胞和血小板减少，胃肠道反应，致睾丸萎缩和致畸胎，中枢神经系统症状，脱发，药物性发热
特殊人群用药	肝功能、肾功能不全患者：肾功能不全慎用 老年人：适当减少剂量 妊娠与哺乳期妇女：禁用
药典	Chin. P.、BP、Eur. P.

续　表

国家处方集	CNF
其他推荐依据	
■ 药品名称	环磷酰胺　Cyclophosphamide
适应证	活动性系统性红斑狼疮、狼疮肾炎、精神神经性狼疮、系统性血管炎
制剂与规格	环磷酰胺片[基,保(甲)]：50mg 复方环磷酰胺片：环磷酰胺 50mg，人参茎叶总皂苷 50mg 注射用环磷酰胺粉针剂[基,保(甲)]：①0.1g；②0.2g；③0.5g
用法与用量	1. 成人常用量： （1）活动性系统性红斑狼疮、狼疮肾炎：①静脉注射，按体表面积一次 500～1000mg/m^2，每 3～4 周 1 次；或静脉注射一次 200mg，隔日 1 次，疗程约 6 个月，以后每 3 个月 1 次；②口服，一日 100mg，一次服，维持期量减半。疗程遵医嘱 （2）系统性血管炎活动期：静脉注射，一次 200mg，一日或隔日 1 次。疗程遵医嘱 2. 儿童常用量：口服，一日 1～3mg/kg
注意事项	1. 下列情况慎用：周围血白细胞计数和/或血小板低下、骨髓抑制、感染尚未控制、肝肾功能损害、痛风病史、泌尿道结石史、放化疗病史 2. 本品的代谢产物对泌尿系统有刺激性，为预防肾及膀胱毒性，应鼓励患者用药后大量饮水，必要时静脉补液，也可给予尿路保护剂美司钠 3. 用药期间定期监测血尿常规、肝肾功能和血清尿酸水平 4. 环磷酰胺水溶液仅能稳定 2～3 小时，需现用现配 5. 一次静脉滴注前需查血常规，白细胞计数<3.0×10^9/L 或血小板<50.0×10^9/L 者停用
禁忌	白细胞计数和/或血小板低下者、肝肾功能中重度损害者、对本品过敏者禁用。妊娠期妇女（本品有致突变、致畸作用，可造成胎儿死亡或先天畸形）与哺乳期妇女（本品可由乳汁排出）禁用
不良反应	1. 心血管系统：本品常规剂量不产生心脏毒性，大剂量（120～240mg/kg）可能引起出血性心肌坏死（包括病灶部位出血、冠状血管炎等），甚至在停药后 2 周仍可出现心力衰竭 2. 胃肠道：可有食欲减退、恶心、呕吐，停药后 2～3 日可消失。也可见口腔炎 3. 肝脏：可造成肝脏损害，因本品的主要代谢物丙烯醛具肝毒性，引起肝细胞坏死、肝小叶中心充血，并伴 AST 及 ALT 升高 4. 泌尿生殖系统：大剂量给药时，本品的代谢产物丙烯醛可以引起肾出血、膀胱纤维化及出血性膀胱炎、肾盂积水、膀胱尿道反流。用于白血病或淋巴瘤治疗时，易发生高尿酸血症及尿酸性肾病。此外，本品可引起生殖毒性，如停经或精子缺乏 5. 呼吸系统：偶有肺纤维化，个别报道有肺炎 6. 皮肤：可有皮肤及指甲色素沉着、黏膜溃疡、荨麻疹、脱发、药物性皮炎。偶见指甲脱落 7. 可有视物模糊 8. 长期使用本品可致继发性肿瘤 9. 本品对骨髓抑制的严重程度与使用剂量相关。白细胞计数多于给药后 10～14 日达最低值，停药后 21 日左右恢复正常，血小板减少比其他烷化剂少见 10. 代谢/内分泌系统：大剂量给药（50mg/kg）并同时给予大量液体时，可产生水中毒 11. 其他：用药后偶见发热、过敏反应

续 表

特殊人群用药	肝功能、肾功能不全患者：肾功能中重度损害者禁用 妊娠与哺乳期妇女：禁用
药典	Chin. P.、USP、BP、Eur. P.、Jpn. P.
国家处方集	CNF
其他推荐依据	
■ 药品名称	曲妥珠单抗　Trastuzumab
适应证	HER2过度表达的转移性乳腺癌，已接受过1个或多个化疗方案的转移性乳腺癌，联合紫杉类药物治疗未接受过化疗的转移性乳腺癌
制剂与规格	注射用曲妥珠单抗无菌粉末[基,保(乙)]：440mg 注：[保(乙)]限以下情况方可支付：①HER2阳性的转移性乳腺癌；②HER2阳性的早期乳腺癌患者的辅助和新辅助治疗，支付不超过12个月；③HER2阳性的转移性胃癌患者
用法与用量	静脉滴注：初次剂量一次4mg/kg，90分钟内输入 维持剂量，一次2mg/kg，一周1次，如初次剂量可耐受，则维持剂量可于30分钟内输完。治疗持续到疾病进展为止
注意事项	1. 必须在有经验的医师监测下用药 2. 观察到有心脏功能症状和体征。与蒽环类药物和环磷酰胺合用时心脏不良事件风险增加。治疗前应进行全面的基础心脏评价，治疗中应评估左室功能，若出现显著的左室功能减退应考虑停药。监测并不能全部发现将发生心功能减退的患者 3. 在灭菌注射水中，苯甲醇作为防腐剂，它对新生儿和3岁以下的儿童有毒性。用于对苯甲醇过敏的患者，应用注射用水重新配制 4. 不能使用5%葡萄糖注射液为溶剂，因其可使蛋白凝固，不可与其他药物混合输注
禁忌	对本品或其他成分过敏者、妊娠及哺乳期妇女禁用
不良反应	1. 血液系统：可见白细胞计数减少、血小板减少、贫血 2. 消化系统：可见肝毒性、畏食、便秘、腹泻、消化不良、腹胀、恶心、呕吐 3. 循环系统：可见周围水肿、心功能不全、血管扩张、低血压 4. 中枢神经系统：可见焦虑、抑郁、眩晕、失眠、感觉异常、嗜睡、疲乏、寒战、发热、关节痛和肌肉痛 5. 呼吸系统：可见哮喘、咳嗽增多、感冒样症状、感染、呼吸困难、鼻出血、肺部疾病、胸腔积液、咽炎、鼻炎、鼻窦炎 6. 皮肤系统：可见瘙痒及皮疹
特殊人群用药	儿童：在灭菌注射水中，作为防腐剂的苯甲醇对新生儿和3岁以下的儿童有毒性 妊娠与哺乳期妇女：禁用
药典	
国家处方集	CNF
其他推荐依据	
■ 药品名称	利妥昔单抗　Rituximab
适应证	用于难治性系统性红斑狼疮、经TNF α拮抗剂治疗无效的类风湿关节炎

续　表

制剂与规格	利妥昔单抗注射液[基,保(乙)]：①10ml：100mg；②50ml：500mg
用法与用量	静脉滴注：成人推荐量，①按体表面积 375mg/㎡，一周静脉滴注 1 次，在 22 天内使用 4 次；②1000mg 静脉滴注，2 周后重复 初次滴注推荐起始滴注速度为 50mg/h；最初 60 分钟过后，可每 30 分钟增加 50mg/h，直至最大速度 400mg/h。利妥昔单抗滴注的开始速度可为 100mg/h，每 30 分钟增加 100mg/h，直至最大速度 400mg/h
注意事项	1. 置于无菌无致热源的含 0.9%氯化钠注射液或 5%葡萄糖注射液的输液袋中，稀释到利妥昔单抗的浓度为 1mg/ml。轻柔的颠倒注射袋使溶液混合并避免产生泡沫。由于本品不含抗微生物的防腐剂或抑菌制剂，必须检查无菌技术。静脉使用前应观察注射液有无微粒或变色 2. 一次滴注利妥昔单抗开始前 30~60 分钟前应预先使用镇痛剂（如对乙酰氨基酚）、抗组胺药（如苯海拉明）或糖皮质激素 3. 对出现严重反应的患者，特别是有严重呼吸困难，支气管痉挛和低氧血症的患者应立即停止滴注，并迅速进行抢救治疗
禁忌	已知对本品的任何组分和鼠蛋白过敏的患者
不良反应	1. 输液相关不良反应主要包括轻微的流感样反应、发热、畏寒和寒战，其他症状有脸部潮红、血管性水肿、荨麻疹/皮疹、头痛、咽喉刺激、鼻炎、恶心、呕吐，约 10%的病例有低血压和支气管痉挛。偶尔会出现原有的心脏疾病如心绞痛和心力衰竭的加重。偶可出现呼吸衰竭和急性肾衰竭等多器官衰竭 2. 血液学不良反应包括严重的血小板减少症、中性粒细胞减少症和严重的贫血 3. 感染机会增多，包括严重的细菌、病毒和真菌感染 4. 心脏不良反应有心律失常、直立性低血压、滴注期间有心绞痛和心肌梗死病史的患者中出现了心肌梗死 5. 消化系统有腹泻、消化不良和畏食症 6. 神经系统有头晕、焦虑、感觉异常、感觉过敏、易激惹、失眠和脱髓鞘病变
特殊人群用药	
药典	
国家处方集	CNF
其他推荐依据	
■ 药品名称	白芍总苷　Total Glucosidesof Paeony
适应证	用于类风湿关节炎
制剂与规格	白芍总苷胶囊[保(乙)]：0.3g（含芍药苷不少于 104mg）
用法与用量	口服：①成人一次 0.6g，一日 2~3 次，餐后用水冲服，或遵医嘱。4 周为一疗程，连服 2~3 个疗程效更佳。建议首期 3 个月，一次 0.6g，一日 3 次，起效后一次 0.6g，一日 2 次，维持；②儿童推荐用量，一日按体重 30mg/kg，分 2 次早晚服
注意事项	少数患者服药初期出现大便性状改变，可从小剂量开始，一次 0.2g，一日 2 次，1 周后加到常规量
禁忌	对白芍及其相关成分过敏者禁用

续 表

不良反应	偶有软便，大便次数增多，不需处理，可自行消失。其他可少见腹胀、腹痛、食欲减退、恶心和头晕等
特殊人群用药	儿童：见“用法与用量”
药典	Chin. P.
国家处方集	CNF
其他推荐依据	
■ 药品名称	氯喹 & 羟氯喹 Chloroquine & Hydroxychloroquine
适应证	用于盘状红斑狼疮、系统性红斑狼疮伴皮损和/或关节病变、类风湿关节炎、青少年慢性关节炎舍格伦综合征以及由阳光引发或加剧的皮肤病变
制剂与规格	磷酸氯喹片[基,保(甲)]：0. 25g 硫酸羟氯喹片[基,保(乙)]：①0. 1g；②0. 2g
用法与用量	口服：用于治疗红斑狼疮或类风湿关节炎 1. 成人：氯喹，开始一次 0. 25g，一日 1~2 次或一日 3. 5~4mg/kg，一次性服用。经过 2~3 周后可改为一日 1 次，一次 0. 25g，长期维持。羟氯喹，一日 0. 2~0. 4g，分 1~2 次服用，或一日≤6mg/kg 分次服。疗程持续数周或数月。长期维持治疗一日 0. 2g 2. 儿童：氯喹，按体重，一日 5~10mg/kg，一次或分次服用。羟氯喹，一日 5~7mg/kg，分次服用
注意事项	1. 长期应用可致视网膜黄斑病变，发生率很低，氯喹服用者较羟氯喹更多见。因此在连续服用 1 年者应做眼底及视野筛查，视网膜病变与超剂量服用有关 2. 本品引起葡萄糖-6-磷酸脱氢酶（G6PD）缺乏者溶血性贫血 3. 羟氯喹有降低血糖作用，有助于糖尿病控制 4. 吸烟可影响抗疟药的疗效
禁忌	1. 因任何 4-氨基喹啉化合物治疗而有视网膜或视野改变的患者 2. 眼睛有黄斑病变的患者 3. 已知对 4-氨基喹啉化合物过敏的患者和银屑病患者 4. 孕妇及哺乳期妇女禁用
不良反应	1. 口服可能出现较轻消化道反应，包括食欲减退、恶心、呕吐、腹痛、腹泻，停药或不停药均可自行消失 2. 久服后可能出现眼黄斑水肿、萎缩、异常色素沉着。检眼镜可见视力减退，影响视力，发生率约 0. 1%。其他罕见眼底反应有视盘萎缩及视网膜小动脉变细 3. 氯喹影响听力，妊娠妇女大量服用可造成儿童先天性耳聋、智力迟钝、四肢缺陷等 4. 羟氯喹可导致心律失常 5. 其他如血细胞减少、皮炎、皮肤色素沉着、脱发、药物性精神异常均较罕见
特殊人群用药	儿童：见“用法与用量” 孕妇及哺乳期妇女：禁用
药典	Chin. P.
国家处方集	CNF
其他推荐依据	

续　表

■ 药品名称	青霉胺　Penicillamine
适应证	用于系统性硬化患者的皮肤肿胀和硬化、类风湿关节炎
制剂与规格	青霉胺片[保(甲)]：①125mg[基]；②250mg 青霉胺胶囊[保(甲)]：①125mg；②250mg
用法与用量	口服：初始剂量一次 0.125g，一日 1 次，逐渐加至一日 0.75~1g，分 3 次服。常规维持量为 0.25g
注意事项	1. 对青霉素过敏者，也可能对本品交叉过敏 2. 本品对肝肾及血液系统均有不良影响，宜密切观察 3. 65 岁以上的老年人用药后易出现血液系统毒性反应 4. 用药前后及用药时应当检查或监测血尿常规、肝肾功能。在开始服药的 6 个月内，应每 2 周检查 1 次血尿常规，以后每月检查 1 次。治疗期间应每 1~2 个月检查肝肾功能 1 次，以便早期发现中毒性肝病和胆汁潴留及肾损伤
禁忌	对本品过敏者、孕妇禁用
不良反应	1. 过敏反应：可出现全身瘙痒、皮疹、荨麻疹、发热、关节疼痛和淋巴结肿大等过敏反应。重者可发生狼疮样红斑和剥脱性皮炎 2. 消化系统：可有恶心、呕吐、食欲减退、腹痛、腹泻、味觉减退、口腔溃疡、舌炎、牙跟炎及溃疡病复发等。少数患者出现肝功异常（AST 及 ALT 升高） 3. 泌尿生殖系统：部分患者出现蛋白尿，少数患者可出现肾病综合征 4. 血液系统：可致骨髓抑制，主要表现为血小板和白细胞计数减少、粒细胞缺乏，严重者可出现再生障碍性贫血。也可见嗜酸性粒细胞增多、溶血性贫血 5. 神经系统：可有眼睑下垂、斜视、动眼神经麻痹等。少数患者在用药初期可出现周围神经病变。长期服用可引起视神经炎 6. 内分泌代谢系统：本品可与多种金属形成和复合物，可能导致铜、铁、锌或其他微量元素的缺乏 7. 呼吸系统：可能加重或诱发哮喘发作
特殊人群用药	肝功能、肾功能不全者：本品对肝肾有不良影响，宜密切观察 老年人：65 岁以上的老年人用药后易出现血液系统毒性反应 妊娠及哺乳期妇女：建议哺乳期妇女服药期间暂停授乳；孕妇禁用
药典	Chin. P.
国家处方集	CNF
其他推荐依据	
■ 药品名称	沙利度胺　Thalidomide
适应证	用于强直性脊柱炎、皮肤黏膜血管炎
制剂与规格	沙利度胺片[保(乙)]：①25mg；②50mg
用法与用量	口服：睡前一次 50mg，1 周后递增至一日 150mg，分 2~3 次服用或睡前服

续　表

注意事项	1. 原用于治疗麻风病和血液系统肿瘤，目前小范围材料证明对强直性脊柱炎有控制病情的作用 2. 本品致畸作用强，用药期间应该严格采取有效避孕措施以防止胎儿畸形 3. 一旦出现手足末端麻木和/或感觉异常，应立即停药 4. 驾驶员和机器操纵者慎用
禁忌	对本品过敏者、孕妇及哺乳期妇女、儿童禁用
不良反应	口鼻黏膜干燥、头晕、倦怠、嗜睡、恶心、腹痛、便秘、面部水肿、面部红斑、过敏反应及多发性周围神经炎、深静脉血栓
特殊人群用药	儿童：禁用 孕妇及哺乳期妇女：禁用
药典	Chin. P.
国家处方集	CNF
其他推荐依据	
■ 药品名称	金诺芬　Auranofin
适应证	用于类风湿关节炎，控制活动性，保持其病情稳定
制剂与规格	金诺芬片：3mg
用法与用量	口服：一日 6mg，一日 1 次或分 2 次餐后服用。或初始剂量一次 3mg，一日 1 次，2 周后增至一日 6mg，分 2 次服。服用 6 个月后，如餐后疗效不显著，剂量可增加至 9mg，分 3 次服用；一日 9mg 连服 3 个月，效果仍不显著者应停药，病情稳定者维持剂量为一日 3~6mg
注意事项	1. 本品起效慢，疗效判定需在服药后至少 3 个月 2. 本品作用不强，现较少单独用于治疗类风湿关节炎，必要时与另一缓解病情的抗风湿药并用。 3. 本品在治疗前和疗程中定期（1~3 个月）监测血尿常规及肝肾功能
禁忌	对金诺芬片有过敏反应、坏死性小肠结肠炎，肺纤维化，剥脱性皮炎，骨髓再生障碍，进行性肾病，严重肝病和其他血液系统疾病，孕妇及哺乳期妇女禁用
不良反应	1. 常见腹泻、稀便，偶见有腹痛、恶心或其他胃肠道不适，通常较轻微短暂，无需停药。必要时可用对症治疗 2. 其他常见皮疹、瘙痒，严重的皮疹需停药。偶见口腔炎、结膜炎、肾病综合征 3. 有资料显示，少数患者在用药期间可出现白细胞计数和血小板数下降、紫癜、纯红细胞性再生障碍性贫血、肝肾功能异常
特殊人群用药	肝功能、肾功能不全患者：进行性肾病、严重肝病禁用 孕妇及哺乳期妇女：禁用
药典	Chin. P.
国家处方集	CNF
其他推荐依据	

第九章

维生素 AD 属药物

■ 药品名称	维生素 A　Vitamin A
适应证	用于防治维生素 A 缺乏症，如角膜软化、干眼病、夜盲症、皮肤角质粗糙等
制剂与规格	维生素 A 胶囊[保(乙)]：①2500U；②5000U 维生素 A 注射液：①0.5ml：25 000U；② 1ml：25 000U 水溶性维生素 A 注射液：1ml：50 000U
用法与用量	1. 成人：口服。①用于预防，一日 5000U；②用于严重维生素缺乏的治疗，成人一日 10 万 U，3 日后改为一日 5 万 U，给药 2 周后一日（1~2）万 U，再用 2 个月；③用于轻度维生素缺乏的治疗，一日 3 万 50 000U，分 2~3 次服用后，症状改善后减量；④用于干眼病，成人一日(2.5~5.0）万 U，服用 1~2 周。肌内注射：一日（6~10）万 U，连续 3 日，以后一日 5 万 U，共用 2 周 2. 儿童：口服。①用于预防，0~3 岁儿童一日 2000U，4~6 岁一日 2500U，7~10 岁一日 3500U；②用于治疗，一日 5000U。肌内注射：①用于维生素 A 缺乏，一日（2.5~5.0）万 U，连续给药至症状及体征好转；②有恶心、呕吐、吸收不良综合征、眼损害较严重或于手术前后时，大于 1 岁儿童一日（0.5~1.0）万 U，共 10 日，大于 8 岁以上儿童剂量同成人
注意事项	1. 大量或长期服用维生素 A 可能引起齿龈出血，唇干裂 2. 长期服用，应随访监测；暗适应试验，眼震颤，血浆胡萝卜素及维生素 A 含量测定
禁忌	维生素 A 过多症患者禁用
不良反应	过量可引起慢性中毒。急性中毒可见异常激动、嗜睡、复视、颅内压增高等症状
特殊人群用药	肝功能、肾功能不全患者：慢性肾功能减退时慎用 儿童：婴幼儿慎用 老年人：长期服用可能因视黄醛廓清延迟而致维生素 A 过量 妊娠与哺乳期妇女：妊娠期一日用量不宜超过 6000U
药典	Chin. P. 、USP、BP、Eur. P. 、Jpn. P.
国家处方集	CNF
其他推荐依据	

■ 药品名称	β-胡萝卜素　Beta-Carotene
适应证	用于各种原因所致的 β-胡萝卜素不足、缺乏症或需求增加
制剂与规格	β-胡萝卜素胶囊剂：6 毫克/粒
用法与用量	口服：一日 1 次，一次 1 粒。或遵医嘱
注意事项	1. 有严重肝、肾功能损害者慎用 2. 服用本品期间不宜再服维生素 A

续 表

禁忌	对本品过敏者禁用
不良反应	服药期间可能出现不同程度的皮肤黄染、稀便，个别患者有淤斑和关节痛，停药后可自行消失
特殊人群用药	肝功能、肾功能不全患者：慎用 儿童：在医师指导下使用 老年人：遵医嘱 妊娠与哺乳期妇女：在医师指导下使用
药典	USP
国家处方集	
其他推荐依据	
■ 药品名称	骨化三醇 Calcitriol
适应证	绝经后骨质疏松、慢性肾衰竭尤其是接受血液透析患者之肾性骨营养不良症、术后甲状旁腺功能减退、特发性甲状旁腺功能减退、假性甲状旁腺功能减退、维生素D依赖性佝偻病、低血磷性维生素D抵抗型佝偻病等
制剂与规格	骨化三醇软胶囊[保(乙)]：①0.25μg；②0.5μg 骨化三醇胶囊[保(乙)]：0.25μg 骨化三醇注射液[保(乙)]：①1ml：1μg；②1ml：2μg 注：①口服常释剂型[保(乙)]限中、重度骨质疏松；肾性肾病；甲状旁腺功能减退症；②注射剂[保(乙)]限肾透析并有低钙血症患者
用法与用量	口服： 1. 成人：①绝经后骨质疏松：推荐剂量为一次0.25μg，一日2次。服药后分别于第4周、第3个月、第6个月监测血钙和血肌酐浓度，以后每6个月监测1次；②肾性骨营养不良（包括透析患者）：起始阶段的一日剂量为0.25μg。血钙正常或略有降低的患者隔日0.25μg即可。如2~4周内生化指标及病情未见明显改善，则每隔2~4周将本品的一日用量增加0.25μg，在此期间至少每周测定血钙2次。大多数患者最佳用量为一日0.5~1.0μg；③甲状旁腺功能低下和佝偻病：推荐起始剂量为一日0.25μg，晨服。如生化指标和病情未见明显改善，则每隔2~4周增加剂量。在此期间，每周至少测定血钙浓度2次。甲状旁腺功能低下者，偶见吸收不佳现象，因此，这种患者需要较大剂量。如果医师决定对患有甲状旁腺功能低下的孕妇用本品治疗时，在妊娠后期应加大剂量，在产后及哺乳期应减小剂量 2. 婴儿及儿童：如同成人一样，应在测定血钙水平的基础上确定一日最佳剂量。2岁以内的儿童，推荐的一日参考剂量按体重为0.01~0.1μg/kg
注意事项	1. 血钙升高易诱发心律失常，故对应用洋地黄类药物的患者应慎用，并严密监控血钙浓度 2. 肾功能正常患者应用本品，应保持适量水摄入，不能引起脱水 3. 青年患者应用仅限于特发性和糖皮质激素过多引起的骨质疏松症
禁忌	高钙血症有关的疾病、已知对本品或同类药品及其任何赋形剂过敏者、有维生素D中毒迹象者
不良反应	长期或大剂量口服可引起软弱无力、嗜睡、头痛、恶心、呕吐、肌肉酸痛、骨痛、口腔金属味等

续　表

特殊人群用药	见“用法与用量”
药典	USP、BP、Eur. P.
国家处方集	CNF
其他推荐依据	

第十章

骨质疏松、骨质增生用药

■ 药品名称	依替膦酸二钠　Etidronate Sodium
□ 其他名称	羟乙磷酸钠
适应证	用于骨质疏松症、绝经后和增龄性骨质疏松症、高钙血症和变形性骨炎
制剂与规格	依替膦酸二钠片：200mg 依替膦酸二钠注射液：6ml∶300mg
用法与用量	口服：用于骨质疏松，一次 0.2g，一日 2 次，两餐间服用 静脉滴注：用于高钙血症，一日 7.5mg/kg，连续 3 日，若需重复则应间隔 7 日；血钙下降后可改为口服一日 20mg/kg，服 30 天，最长不超过 90 天
注意事项	1. 若出现皮肤瘙痒、皮疹等过敏症状时应停止用药 2. 肾功能减退者慎用 3. 服药 2 小时内，避免食用高钙食品（例如牛奶或奶制品）以及含矿物质的维生素或抗酸药 4. 本品需间歇、周期服药，服药 2 周后需停药 11 周为 1 个周期，然后又重新开始第二周期。长期大剂量（按体重一日 10~20 mg/kg）应用可引起骨矿化障碍，导致骨软化和骨折 5. 可能影响骨生长，曾有长期服用引起佝偻病样症状的报告，儿童应慎用。老年患者用药适量减量 6. 体内钙和维生素 D 不足者用药后可引起低钙血症 7. 有症状性食管反流症、裂孔疝者服药后易出现食管黏膜刺激症
禁忌	中重肾衰竭、骨软化症患者、妊娠及哺乳妇女禁用
不良反应	常见口腔炎、咽喉灼烧感、头痛、腹部不适、皮肤瘙痒、有症状的食管反流症、恶心、腹泻；静脉注射过程中或注药后可引起短暂味觉改变或丧失；皮疹、瘙痒等过敏反应
特殊人群用药	肝功能、肾功能不全患者：慎用或禁用 儿童：慎用 老年人：适量减量 妊娠与哺乳期妇女：禁用
药典	Chin. P.、BP
国家处方集	CNF
其他推荐依据	
■ 药品名称	帕米膦酸二钠　Pamidronate Disodium
适应证	肿瘤引起的高钙血症，乳腺癌溶骨性骨转移和多发性骨髓瘤骨质溶解 根据影像学标准，帕米膦酸二钠可延缓骨溶解性病变的发展，对相关合并症（如骨折，死亡率）没有影响

续　表

制剂与规格	帕米膦酸二钠冻干剂：5ml：15mg（以无水物计） 帕米膦酸二钠注射液[保(乙)]：250ml：15mg（以无水物计） 注：注射剂[保(乙)]限癌症骨转移
用法与用量	本品干粉剂溶解后，应使用无钙注射液（如0.9%生理盐水或5%葡萄糖溶液）稀释并缓慢滴注
注意事项	本品不应静脉推注，而应在稀释后缓慢静脉滴注，本品不应与其他二膦酸盐同时给药，因为其联合效应尚未研究。给予本品前，必须确保患者有足够的补液量。这对正在服用利尿药治疗的患者特别重要。本品治疗开始后，应监测患者血清电解质、血钙和磷水平。甲状腺术后病人因引起相应的甲状旁腺功能减退，可能对低钙血症非常敏感。钙剂和维生素D补充，无高钙血症情况下，溶骨性骨转移或多发性骨髓癌患者，若存在钙或维生素D缺乏的风险，以及Paget病患者应口服钙剂和维生素D，避免低钙血症
禁忌	本品禁用于：已知对本品、其他二膦酸盐或本品任何组分过敏者。孕妇、哺乳期妇女禁用
不良反应	本品的不良反应多为轻度和一过性的。最常见不良反应是无症状性低钙血症和发热（体温升高约2℃）。通常发生在滴注后最初48小时内。发热一般不需处理而自行消退。全身症状，非常常见：发热和类流感症状（接近9%），有时合并全身不适、寒战、疲劳及面部发红；常见：注射部位的反应，如疼痛、红、肿、硬结、静脉炎、血栓性静脉炎。肌肉骨骼系统，常见：暂时性骨痛、关节痛、肌痛、全身痛。胃肠道，常见：恶心、呕吐、畏食、腹痛、腹泻、便秘、胃炎。中枢神经系统，常见：有症状的低钙血症（周围神经感觉异常、抽搐）、头痛、失眠、嗜睡。血液系统，常见：贫血、血小板减少症、淋巴细胞减少。生化改变，非常常见：低钙血症、低磷血症；常见：低钾血症、低镁血症、血清肌酐升高
特殊人群用药	肝功能、肾功能不全患者：肾功能损伤者慎用 儿童：一般不用，可能影响骨骼成长 老年人：适当减量 妊娠与哺乳期妇女：禁用
药典	Chin. P.、USP、BP、Eur. P.
国家处方集	CNF
其他推荐依据	
■ 药品名称	阿仑膦酸钠　Alendronate Sodium
适应证	1. 适用于治疗绝经后妇女的骨质疏松症，以预防髋部和脊柱骨折 2. 适用于治疗男性骨质疏松症以预防髋部和脊椎骨折
制剂与规格	阿仑膦酸钠片[基,保(乙)]：①10mg；②70mg 注：[保(乙)]限中重度骨疏松
用法与用量	口服：用于骨质疏松症，一次10mg，一日1次，一日早餐前至少30分钟空腹用200ml温开水送服；或一次70mg，一周1次。连续6个月为一疗程
注意事项	1. 有消化不良、吞咽困难、上消化道疾病的患者慎用 2. 咖啡、橘子汁可使本品的生物利用度降低约60%，在服药2小时内，不宜服用钙剂、牛奶、咖啡、橘子汁等 3. 服用30分钟内及当日首次进食前，避免躺卧，以防引起食管不良反应（如食管炎、食管溃疡、糜烂、食管狭窄等）

续　表

禁忌	导致食管排空延迟的食管异常，如食管弛缓不能、食管狭窄者禁用。不能站立或坐直至少30分钟者、对本品任何成分过敏者、低钙血症者禁用
不良反应	腹痛、腹泻、恶心、便秘、消化不良、食管炎、食管溃疡；无症状性血钙降低、短暂血白细胞计数升高、尿红细胞和白细胞计数升高
特殊人群用药	肝功能、肾功能不全患者：轻、中度肾功能减退者慎用 儿童：禁用 妊娠与哺乳期妇女：禁用
药典	Chin. P.、USP、Jpn. P.
国家处方集	CNF
其他推荐依据	
■ 药品名称	伊班膦酸钠　Sodium Ibandronate
适应证	适用于伴有或不伴有骨转移的恶性肿瘤引起的高钙血症：用于治疗恶性肿瘤溶骨性骨转移引起的骨痛
制剂与规格	伊班膦酸钠注射剂[保(乙)]：①1ml：1mg（以伊班膦酸计）；②2ml：2mg（以伊班膦酸计） 注：[保(乙)]限重度骨质疏松或恶性肿瘤肩转移并有明显癌痛患者
用法与用量	本品应在医院内使用 1. 用于高钙血症：在用本品治疗前应适当给予生理盐水进行水化治疗。用量应依据高血钙的程度及肿瘤种类决定。在大多数重度高血钙的患者（经白蛋白纠正后血钙≥3mmol/L或12mg/dl），可单剂量给予4mg；在中度高血钙的患者（经白蛋白纠正后血钙<3mmol/L或<12mg/dl），2mg即为有效剂量；国外临床研究最高剂量16mg，但本剂量并未使疗效进一步增加。应将本品稀释于不含钙离子的生理盐水或50%葡萄糖溶液500~700ml中，静脉缓慢滴注，滴注时间不少于2小时。一般情况下本品只做一次使用，如有需要可遵医嘱重复使用。在高钙血症复发或疗效不好的患者可考虑再次给药治疗 2. 用于治疗骨痛：4mg稀释于不含钙离子的0.9%生理盐水或5%葡萄糖溶液500ml，滴注时间不少于4小时
注意事项	本品不得与其他种类双膦酸类药物合并使用。肝功能、肾功能损伤者慎用。使用本品过程中，应注意监测血清钙、磷、镁等电解质水平及肝功能、肾功能。有心力衰竭危险的患者应避免过度水化治疗。对司机及使用机器者的反应能力及警觉性的影响尚不明确
禁忌	对本品或其他二膦酸盐过敏者禁用。儿童、孕妇及哺乳期妇女禁用。严重肾功能不全者（血清肌酐>5mg/dl）禁用
不良反应	少数患者可出现体温升高，有时也会出现类似流感的症状，如发热、寒战、类似骨骼和/或肌肉疼痛的情况，多数无需专门治疗。偶见胃肠道不适。由于肾脏钙的排泄减少，常伴有血清磷酸盐水平降低（通常不需治疗）。血清钙的水平可能会降至正常以下
特殊人群用药	肝功能、肾功能不全患者：慎用或禁用 儿童、老年人：尚不明确 妊娠与哺乳期妇女：禁用
药典	Chin. P.
国家处方集	

续　表

其他推荐依据	
■ 药品名称	利塞膦酸钠　Risedronate Sodium
□ 其他名称	利塞屈钠
适应证	肿瘤引起的高钙血症，肿瘤溶骨性骨转移和多发性骨髓瘤骨质溶解
制剂与规格	利塞膦酸钠片[保(乙)]：5mg 利塞膦酸钠胶囊[保(乙)]：5mg 注：[保(乙)]限中重度骨质疏松
用法与用量	本品干粉剂溶解后，应使用无钙注射液（如生理盐水或 5% 葡萄糖溶液）稀释并缓慢滴注。滴注速度不应超过 60mg/h（1mg/min）。本品滴注液的最大浓度为 90ml/250ml 滴注液，正常情况下，90mg 剂量稀释于 250ml 注射液，应滴注 2 小时以上。治疗多发性骨髓瘤和肿瘤引起的高钙血症时，药物推荐浓度不应超过 90mg/500ml，滴注时间应超过 4 小时。为减少注射部位局部反应，注射针头应小心插入相对较粗的静脉中
注意事项	本品不应静脉推注，而应在稀释后缓慢静脉滴注，本品不应与其他二膦酸盐同时给药，因为其联合效应尚未研究。给予本品前，必须确保患者有足够的补液量。这对正在服用利尿药治疗的患者特别重要。本品治疗开始后，应监测患者血清电解质、血钙和磷水平。甲状腺术后患者因引起相应的甲状旁腺功能减退，可能对低钙血症非常敏感
禁忌	本品禁用于：已知对本品、其他二膦酸盐或本品任何组分过敏者。孕妇及哺乳期妇女
不良反应	本品的不良反应多为轻度和一过性的。最常见不良反应是无症状性低钙血症和发热（体温升高1~2℃），通常发生在滴注后最初 48 小时内。发热一般不需处理而自行消退。全身症状，非常常见：发热和类流感症状（接近 9%），有时合并全身不适、寒战、疲劳及面部发红；常见：注射部位的反应，如疼痛、红、肿、硬结、静脉炎、血栓性静脉炎。肌肉骨骼，系统，常见：暂时性骨痛、关节痛、肌痛、全身痛。胃肠道，常见：恶心、呕吐、畏食、腹痛、腹泻、便秘、胃炎。中枢神经系统，常见：有症状的低钙血症（周围神经感觉异常、抽搐）、头痛、失眠、嗜睡。血液系统，常见：贫血、血小板减少症、淋巴细胞减少。心血管系统，常见：高血压。皮肤，常见：皮疹。生化改变，非常常见：低钙血症、低磷血症；常见：低钾血症、低镁血症、血清肌酐升高。特殊感觉系统，常见：结膜炎。上述一些不良反应可能与原发病有关
特殊人群用药	肝功能、肾功能不全患者：重度肾功能损害者慎用 儿童：对哺乳婴儿有严重不良反应 老年人：不排除老年人个体对本品具有高敏性 妊娠与哺乳期妇女：禁用
药典	USP、BP、Eur. P.
国家处方集	
其他推荐依据	
■ 药品名称	降钙素　Calcitonin
适应证	1. 骨质疏松症：早期和晚期绝经后骨质疏松，为防止骨质进行性丢失，应根据个体的需要给予足量的钙和维生素 D 2. 变形性骨炎

续　表

	3. 高钙血症和高钙血症危象 4. 痛性神经营养不良症
制剂与规格	鲑鱼降钙素注射液[保(乙)]：①1ml：200U；②1ml：100U；③1ml：50U 注射用鲑鱼降钙素[保(乙)]：①50U；②100U 鲑鱼降钙素鼻喷剂[保(乙)]：①鼻喷剂 50（每喷 50U）；②鼻喷剂 100（每喷 100U）；③鼻喷剂（每喷 120U）
用法与用量	1. 皮下或肌内注射：①骨质疏松症，标准维持量，一次 50IU，一日 1 次，或 100U 隔日 1 次；②变形性骨炎，一次 100U，一日 1 次，治疗时间应至少持续 3 个月或更长；③高钙血症，高钙血症危象时，一日 5～10U/kg，溶于 500ml 0.9%葡萄糖注射液中，静脉滴注至少 6 小时。慢性高钙血症，一日 5～10U/kg，1 次或分 2 次，皮下或肌内注射；④痛性神经营养不良症或 Sudeck 病，一次 100U，一日 1 次，皮下或肌内注射，持续 2～4 周，以后一周 3 次，一次 100U，维持 6 周以上 2. 鼻喷给药：①骨质疏松症，一次 100U，一日 1 次，或 200U 隔日 1 次；②Paget 病，一次 200U，一日 1 次或分次给药，治疗时间应至少持续 3 个月或更长；③高钙血症，慢性高钙血症，一日 200～400U，单次给药最高剂量为 200U，需要更大剂量时应分次给药；④痛性神经营养不良症或 Sudeck 病，一次 200U，一日 1 次，持续 2～4 周，以后隔日一次 200U，连续 6 周
注意事项	1. 部分患者在用药中会出现抗体而对治疗产生抵抗性 2. 鼻炎可加强鼻喷剂的吸收 3. 鼻喷剂的全身不良反应少于针剂 4. 可疑对本品或蛋白质过敏者，用药前需做皮试
禁忌	对本品过敏者、14 岁以下儿童禁用
不良反应	常见面部潮红、头晕、头痛、面部及耳部刺痛、手足刺痛、腹泻、恶心、呕吐、胃痛、过敏、皮疹、荨麻疹、注射部位红肿及胀痛；少见尿频、高血压、视觉障碍；偶见 AST 及 ALT 异常、耳鸣、抽搐、低钠血症、出汗、哮喘发作；极少见过敏反应、皮疹、寒战、胸闷、鼻塞、呼吸困难、血糖升高
特殊人群用药	儿童：14 岁以下禁用 妊娠与哺乳期妇女：禁用
药典	Chin. P. 、USP、BP、Eur. P. 、Jpn. P.
国家处方集	CNF
其他推荐依据	
■ 药品名称	依普黄酮　Ipriflavone
适应证	改善骨质疏松症的骨量减少
制剂与规格	依普黄酮片：200mg 依普黄酮胶囊剂：200mg
用法与用量	通常成人一次 200mg，一日 3 次，饭后口服。此剂量应根据年龄及患者的症状进行调整
注意事项	本品在给予高龄患者长期应用时，用药过程应仔细观察患者的情况，若出现消化系统的不良反应症状时，要进行适当处理。重度食管炎、胃炎、十二指肠炎、溃疡病和胃肠功能紊乱患者慎用。中重度肝肾功能不全者慎用。服药期间需补钙。对男性骨质疏松症无用药经验

续 表

禁忌	对本品过敏者禁用；低钙血症者禁用
不良反应	1. 重要的不良反应：①消化性溃疡、胃肠道出血：罕见出现消化道溃疡、胃肠道出血或恶化症状。当出现这种情况时，应立即停药，并给予适当的处理。故有消化道溃疡以及有消化道溃疡病史着应慎用；②黄疸：罕见出现黄疸，故应密切观察。如有异常状况，立即停用该药，并进行适当处理 2. 其他不良反应：①过敏反应：出疹、瘙痒等症状偶见，此时应停药；②消化系统：偶见恶心、呕吐、食欲缺乏、胃部不适、胃灼热、腹痛、腹部胀满、腹泻、便秘、口腔炎、口干、舌炎、味觉异常等。偶见胆红素、ALT、AST、ALP、LDH 上升，罕见 γ-GT 上升；③神经系统：偶见眩晕、轻微头痛等；④血液：罕见粒细胞减少，偶见贫血等；⑤肾脏：罕见尿素氮、肌酐上升；⑥其他：罕见男子女性型乳房，若此情况出现，应停药。罕见舌唇麻木，偶见水肿
特殊人群用药	儿童：禁用 老年人：高龄慎用 妊娠与哺乳期妇女：禁用
药典	Chin. P. 、Jpn. P.
国家处方集	
其他推荐依据	
■ 药品名称	骨化三醇　Calcitriol
相关内容	参考“第九章　维生素 AD 属药物”
■ 药品名称	阿法骨化醇　Alfacalcidol
适应证	佝偻病和软骨病；肾性骨病；骨质疏松症；甲状旁腺功能减退症
制剂与规格	阿法骨化醇片[基,保(乙)]：0. 25μg 阿法骨化醇胶囊[基,保(乙)]：①0. 25μg；②0. 5μg 注：[保(乙)]限中、重度骨质疏松；骨性骨病；甲状房腺功能减退症
用法与用量	口服：用于慢性肾功能不全和骨质疏松症，成人一次 0.5μg，一日 1 次，或遵医嘱；儿童遵医嘱
注意事项	见“骨化三醇”
禁忌	对维生素 D 及其类似物过敏、具有高钙血症、有维生素 D 中毒征象者禁用
不良反应	见“骨化三醇”
特殊人群用药	妊娠及哺乳期妇女：只有在妊娠期需要用药而又无其他替代品时可以使用阿法骨化醇。哺乳期用药的安全性尚未最后确定，故哺乳期应考虑停药
药典	BP、Eur. P.
国家处方集	
其他推荐依据	

续 表

■ 药品名称	葡萄糖酸钙 Calcium Gluconate
适应证	用于预防和治疗钙缺乏症，如骨质疏松、手足抽搐症、骨发育不全、佝偻病以及儿童、妊娠和哺乳期妇女、绝经期妇女、老年人钙的补充
制剂与规格	葡萄糖酸钙含片[保(甲)]：0.1g 葡萄糖酸钙颗粒剂[保(乙)]：3.5g∶1.0g（以葡萄糖酸钙计） 葡萄糖酸钙口服溶液：10% 葡萄糖酸钙片[基,保(甲)]：0.5g
用法与用量	葡萄糖酸钙口服溶液，口服，一次1~2支，一日3次。葡萄糖酸钙颗粒剂一日2~12g，分次服用。葡萄糖酸钙含片：一日3~5片，一日3次
注意事项	心肾功能不全者慎用。对本品过敏者禁用，过敏体质者慎用
禁忌	高钙血症、高钙尿症、含钙肾结石或有肾结石病史患者禁用
不良反应	偶见胃肠不适
特殊人群用药	尚无明确数据
药典	BP、Eur. P.
国家处方集	CNF
其他推荐依据	
■ 药品名称	唑来膦酸 Zoledronic acid
适应证	用于治疗绝经期妇女的骨质疏松症。用于治疗Paget病（变形性骨炎）
制剂与规格	唑来膦酸注射液[保(乙)]：100mg∶5mg 注：[保(乙)]限重度骨质疏松或癌症骨转移
用法与用量	对于骨质疏松症的治疗，推荐剂量为1次静脉滴注5mg密固达，每年1次。目前尚无足够证据支持可连续用药3年以上。对于Paget病的治疗，推荐剂量为一次静脉滴注5mg密固达
注意事项	本品给药至少15分钟以上。由于缺乏充分临床使用数据，不推荐严重肾功能不全患者使用（肌酐清除率<35ml/min）。在给予本品前，应对患者的血清肌酐水平进行评估。给药前必须对患者进行适当的补水，对于老年患者和接受利尿剂治疗的患者尤为重要。在给予本品治疗前，患有低钙血症的患者需服用足量的钙和维生素D。对于其他矿物质代谢异常也应给予有效治疗（如副甲状腺贮备降低、肠内钙吸收不良）。医师应当对该类患者进行临床检测
禁忌	对唑来膦酸或其他二膦酸盐或药品成分中任何一种辅料过敏者禁用。低钙血症患者慎用。妊娠和哺乳期妇女禁用
不良反应	本品最常见的用药后症状包括：发热、肌痛、流感样症状、关节痛、头痛，绝大多数出现于用药后3天内。这些症状绝大多数为轻到中度，并在出现不良事件后3天内缓解。之后再使用本品时，这些症状的发生率显著下降。静脉给予二膦酸盐（含唑来膦酸），会导致肾功能损害（血清清除率增加）或罕见情况下出现急性肾衰竭
特殊人群用药	老年人：老年患者与年轻人具有相似的生物利用度、药物分布和清除，因此无需调整给药剂量 儿童：一般情况下不用于儿童

续　表

药典	妊娠与哺乳期妇女：禁用 Chin. P.、USP、BP、Eur. P.、Jpn. P.
国家处方集	CNF
其他推荐依据	
■ 药品名称	结合雌激素　Conjugated Estrogen
适应证	1. 治疗中、重度与绝经相关的血管舒缩症状 2. 治疗外阴和阴道萎缩 3. 预防和控制骨质疏松症。当仅为预防和控制骨质疏松症时，应仅对有明显骨质疏松危险的妇女和被认为不适合非雌激素疗法的妇女才考虑使用 4. 治疗因性腺功能减退、去势或原发性卵巢功能衰退所致的雌激素低下症 5. 治疗某些女性和男性的转移性乳腺癌（仅作症状缓解用） 6. 治疗晚期雄激素依赖性前列腺癌（仅作症状缓解用）
制剂与规格	结合雌激素片[保(乙)]：①0.3mg；②0.625mg 结合雌激素注射液：1ml：25mg 结合雌激素乳膏：1g：0.625mg
用法与用量	1. 口服：①用于与绝经相关的中、重度血管舒缩状态，一次0.625mg，一日1次；②外阴和阴道萎缩，一次0.3~1.25mg，一日1次；③女性性腺功能减退，一次0.3~0.625mg，一日1次，按用药3周，停药1周的周期性服用；④女性去势或原发性卵巢衰竭，一次1.25mg，一日1次，周期性服用，维持量调整至能有效控制病情的最小剂量；⑤乳腺癌，一次10mg，一日3次，至少3个月为1个疗程；⑥雄激素依赖的前列腺癌，一次1.25~2.5mg，一日3次；⑦预防骨质疏松，一次0.625mg，一日1次，可以连续用药，或按用药25天，停药5天的周期用药 2. 肌内注射或静脉注射：体内激素水平失衡引起的异常子宫出血，一次25mg，必要时6~12小时重复1次 3. 阴道内给药：外阴和阴道萎缩，一日0.5~2.0g，通过给药器将乳膏推入阴道深处。乳膏阴道内给药应该短期、周期性使用，如连续使用3周，停用1周。对于症状特别明显的患者，可以首先接受短期口服治疗（如结合雌激素一日0.625mg服用，10天左右），以便使阴道黏膜能够适应乳膏涂敷
注意事项	1. 在雌激素应用周期中加用孕激素10天或10天以上，较单用雌激素治疗可减少子宫内膜增生 2. 对绝经后妇女，雌激素替代治疗与心血管疾病减少的因果关系尚未证实 3. 在开始用雌激素治疗之前，要取得完整的病史及家族史。治疗前及周期性的体格检查必须特别注意包括血压、乳房、腹部和盆腔器官，以及巴氏涂片试验作为常规，在未对患者复查时，开具雌激素处方不能超过1年 4. 用雌激素替代治疗的妇女有高凝状态，主要与抗凝血酶活性下降有关 5. 有家族性脂蛋白代谢缺陷的患者，雌激素治疗会大量增加三酰甘油而导致胰腺炎和其他并发症 6. 雌激素可致某种程度的体液潴留，加重下列病情，如哮喘、癫痫、偏头痛、心肾功能不全，必须密切观察 7. 有些患者可出现意外的雌激素刺激症状，如异常子宫出血和乳房痛 8. 肝功能损害的患者可能影响雌激素的代谢，应慎用 9. 在雌激素应用期间，使用前已经存在的子宫平滑肌瘤的体积可增大 10. 在患有与骨代谢疾病相关的严重低钙血症的患者，应慎用雌激素

续 表

	11. 在进行可能增加血栓栓塞疾患危险性的手术前4周或长期不活动时，应停止使用雌激素 12. 在动物，长期持续使用天然或合成雌激素可使乳腺癌、子宫癌、宫颈癌、阴道癌、睾丸癌及肝癌发生率增加
禁忌	1. 已知或怀疑妊娠的患者 2. 未确诊的异常生殖器出血患者 3. 已知或怀疑患有乳腺癌患者（治疗某些转移性癌的患者除外） 4. 已知或怀疑患有雌激素依赖性肿瘤的患者 5. 活动性血栓性静脉炎或血栓栓塞性疾病患者 6. 以前患有与使用雌激素相关的血栓性疾病患者
不良反应	1. 诱发恶性肿瘤 2. 在绝经期后接受雌激素治疗的妇女中，患需手术治疗的胆囊疾病的危险性增加2~4倍 3. 雌激素替代治疗（单用雌激素或与孕激素联用），可增加患血栓性静脉炎和/或血栓栓塞性疾病的危险性 4. 在雌激素替代治疗期间通常血压维持正常或下降，偶有血压升高 5. 乳腺癌和骨转移患者应用雌激素可能会导致严重的高钙血症 6. 阴道出血形式改变、异常撤退性出血、点状出血、子宫平滑肌瘤体积增大；阴道念珠菌病、宫颈分泌物量的改变 7. 乳房触痛、增大 8. 恶心、呕吐、腹绞痛、腹胀、胆汁郁积性黄疸、胆囊疾病发生率增加、胰腺炎 9. 停药后黄褐斑或黑斑病持续存在、多形红斑、红斑结节、红斑疹、头发脱落、妇女多毛症 10. 静脉血栓栓塞、肺栓塞 11. 眼角膜弯曲度变陡、对隐形眼镜耐受性下降 12. 头痛、偏头痛、头晕、精神抑郁、舞蹈病 13. 体重增加或减轻、糖耐量下降、卟啉症加重、水肿、性欲改变
特殊人群用药	儿童：用药长时间的大量、重复给予的雌激素会加速骨骺闭合，对于正常发育中的儿童，如果在生理的青春期完成之前用药，可能导致身材矮小 妊娠与哺乳期妇女：雌激素不应用于怀孕妇女
药典	USP、BP、Eur. P.
国家处方集	CNF
其他推荐依据	
■ 药品名称	雌二醇 Estradiol
适应证	1. 补充雌激素不足。常用于治疗女性性腺功能不良、双侧卵巢切除术后、萎缩性阴道炎、外阴干燥、围绝经期综合征如潮热、出汗和精神、神经症状等 2. 治疗晚期转移性乳腺癌，缓解症状 3. 治疗晚期前列腺癌，缓解症状 4. 用于停经早期预防由于雌激素缺乏而引起的骨质快速丢失 5. 治疗痤疮（粉刺），在男性可用于较重的病例，在女性可选用雌、孕激素复合制剂 6. 用于恶性肿瘤经化疗或放疗引起的白细胞减少症 7. 用作事后避孕药 8. 退奶
制剂与规格	雌二醇片[保(乙)]：1mg 雌二醇凝胶[保(乙)]：40g：24mg

续　表

	雌二醇控释贴片：①周效片，4.0cm×2.6cm 含 2.5mg；②3~4 日效片，4.0cm×2.6cm 含 4mg
用法与用量	1. 口服：雌二醇片，一次 1mg，一日 1 次。如有子宫，应加用孕激素 2. 外用：①雌二醇凝胶，一次 1.25~2.5g，一日 1 次，涂抹下腹部、臀部、上臂、大腿等处皮肤；②雌二醇控释贴片，揭除贴片上的保护膜后立即贴于清洁干燥、无外伤的下腹部或臀部皮肤。人体皮肤平均渗透量为每日 50μg。周效片，一次 1 片，一周 1 次（每 7 天更换 1 片）；3~4 天片，一次 1 片，一周 2 次（每 3.5 天更换 1 片）。连用 3 周，停药 1 周。每疗程于使用贴片的最后 5 日加用醋酸孕酮，一次 4~5mg，一日 1 次，连服 5 日。贴片的部位应经常更换
注意事项	1. 皮肤涂抹或使用贴片时：①勿涂抹或贴在乳房或外阴；②患有皮肤病和皮肤过敏者不宜使用；③应注意贴片脱落。不宜在热水盆浴浸泡时间过长，避免直接搓擦贴片部位皮肤，脱落后应换新片。贴用时间与脱落片时间一致，按原定日期换片；④凝胶使用时间最好在每日早晨或晚间沐浴后，涂药后稍等片刻，等药物干后再穿内衣 2. 应与孕激素联合应用，以对抗单纯雌激素引起的子宫内膜过度增生而导致腺癌。联合应用方法有两种：序贯连续应用和联合连续应用。绝经时间较短的妇女可用前种方法，绝经较久的妇女可用后种方法以减少前种方法引起的子宫周期性出血
禁忌	严重的肝功能异常、黄疸、妊娠期间持续瘙痒史、Dubin-Johnson 综合征、Rotor 综合征、曾患或正患肝脏肿瘤、曾患或正患血栓栓塞性疾病（如卒中、心肌梗死）、镰刀状红细胞性贫血症、患有或疑有子宫或乳房的激素依赖性肿瘤、子宫内膜异位症、严重糖尿病、脂肪代谢的先天性异常、耳硬化症史等患者
不良反应	1. 不常见或罕见、但应注意的不良反应：不规则阴道出血、点滴出血，突破性出血、长期出血不止或闭经；困倦；尿频或小便疼痛；严重的或突发的头痛；行为突然失去协调，不自主的急动作（舞蹈病）；胸、上腹（胃）、腹股沟或腿痛，尤其是腓肠肌痛，臂或腿无力或麻木；呼吸急促，突然发生，原因不明；突然语言或发音不清；视力突然改变（眼底出血或血块）；血压升高；乳腺出现小肿块；精神抑郁；眼结膜或皮肤黄染，注意肝炎或胆道阻塞；皮疹；黏稠的白色凝乳状阴道分泌物（念珠菌病） 2. 较常发生，但常在继续用药后减少：腹部绞痛或胀气；胃纳不佳；恶心；踝及足水肿；乳房胀痛或/和肿胀；体重增加或减少 3. 应用贴片时，贴片局部皮肤可发生瘙痒、充血潮红、皮疹或水疱，重时可脱皮
特殊人群用药	老年人：本品可用于绝经后妇女 妊娠与哺乳期妇女：已知或可能怀孕时不应使用诺坤复 1mg。哺乳与用本品无关，但是乳汁中会含有雌激素。
药典	Chin. P.、USP、BP、Eur. P.
国家处方集	CNF
其他推荐依据	
■ 药品名称	雷洛昔芬　Raloxifene
适应证	主要用于预防绝经后妇女的骨质疏松症
制剂与规格	雷洛昔芬片剂[保(乙)]：60mg
用法与用量	推荐剂量：口服每日 1 次，每次 60mg（一片）。可以在一天中的任何时候服用且不受进餐的限制。老年人无需调整剂量。由于疾病的自然过程，雷洛昔芬需要长期使用。通常建议饮食钙摄入量不足的妇女服用钙剂和维生素 D。或遵医嘱

续 表

注意事项	见“禁忌”
禁忌	1. 可能妊娠的妇女 2. 患有或既往患有静脉血栓栓塞性疾病者，包括深静脉血栓、肺栓塞和视网膜静脉血栓者 3. 对雷洛昔芬或片中所含的任何赋形剂成分过敏者 4. 肝功能减退包括胆汁淤积者 5. 严重肾功能减退者 6. 原因不明的子宫出血者 7. 雷洛昔芬不能用于有子宫内膜癌症状和体征的患者、因为对这类患者的安全性尚未充分研究
不良反应	1. 临床试验阶段出现的不良反应：①血管异常：血管舒张（潮热）；静脉血栓栓塞事件，包括深静脉血栓、肺栓塞、视网膜静脉血栓、浅静脉血栓性静脉炎；②骨骼肌肉和结缔组织异常：小腿痛性痉挛；③全身异常和给药部位状况：流感症状，外周水肿 2. 上市后报告的不良反应：①血液和淋巴系统异常：血小板减少；②肠胃异常：恶心，呕吐，腹痛，消化不良；③一般异常和给药部位状况：外周水肿；④检查：血压升高；⑤神经系统异常：头痛，包括偏头痛；⑥皮肤和皮下组织异常：皮疹；⑦生殖系统和乳腺异常：轻度乳腺症状，如疼痛、增大和压痛；⑧血管异常：动脉、静脉血栓栓塞反应
特殊人群用药	肝功能、肾功能不全患者：严重肾功能减退者禁用 妊娠与哺乳期妇女：禁用
药典	USP、BP、Eur. P.
国家处方集	CNF
其他推荐依据	
■ 药品名称	氨基葡萄糖 Glucosamine
适应证	用于原发性和继发性各部位的骨性关节炎
制剂与规格	硫酸氨基葡萄糖胶囊[保(乙)]：0.25g 盐酸氨基葡萄糖胶囊[保(乙)]：0.24g 注：[保(乙)]限工伤保险
用法与用量	口服：一次0.25~0.50g（硫酸氨基葡萄糖），一日3次，最好在进食时服用。持续服用4~12周或根据需要延长。每年可重复治疗2~3个疗程
注意事项	有严重肝功能、肾功能不全者慎用。妊娠初期3个月内妇女应避免使用
禁忌	对本品过敏者禁用
不良反应	少见为轻度的胃肠不适，如恶心、便秘、腹胀和腹泻；偶见轻度嗜睡；罕见过敏反应，包括皮疹、瘙痒和皮肤红斑
特殊人群用药	肝功能、肾功能不全患者：慎用 妊娠与哺乳期妇女：妊娠初期3个月禁用
药典	USP、BP、Eur. P.
国家处方集	CNF
其他推荐依据	

续　表

■ 药品名称	鹿瓜多肽　Cervus and Cucumis Polypeptide
适应证	用于风湿、类风湿关节炎、强直性脊柱炎、各种类型骨折、创伤修复及腰腿疼痛等
制剂与规格	鹿瓜多肽粉针剂：①4mg；②8mg；③16mg；④24mg 鹿瓜多肽注射剂：①2ml：4mg；②4ml：8mg
用法与用量	1. 粉针剂： 肌内注射：一次 4~8mg，一日 8~16mg，用适量注射用水溶解稀释后肌内注射；静脉注射：一日 16~24mg，用 5%葡萄糖注射液或 0.9%氯化钠注射液 250~500ml 溶解稀释后静脉滴注，一般10~15 日为一疗程，小儿酌减或遵医嘱 2. 注射剂： 肌内注射：一次 4~8mg，一日 8~16mg，用适量注射用水溶解稀释后肌内注射；静脉注射：一日 16~24mg，用 5%葡萄糖注射液或 0.9%氯化钠注射液 250~500ml 溶解稀释后静脉滴注，一般10~15 日为一疗程，小儿酌减或遵医嘱
注意事项	有严重肝功能、肾功能不全者慎用。妊娠初期 3 个月内妇女应避免使用
禁忌	对本品过敏者禁用
不良反应	少见为轻度的胃肠不适，如恶心、便秘、腹胀和腹泻；偶见轻度嗜睡；罕见过敏反应，包括皮疹、瘙痒和皮肤红斑
特殊人群用药	肝功能、肾功能不全患者：慎用 妊娠与哺乳期妇女：妊娠初期 3 个月内禁用
药典	Chin. P.
国家处方集	
其他推荐依据	
■ 药品名称	骨肽　Ossotide
适应证	用于骨性关节炎；风湿、类风湿关节炎；骨折
制剂与规格	骨肽片：0.3g 骨肽注射液：2ml：10mg
用法与用量	口服：一次 1~2 片，一日 3 次；饭后服用，15 天为 1 个疗程
注意事项	避免与氨基酸类药物、碱类药物同时使用。当药品性状发生改变时禁止使用
禁忌	对本品过敏者禁用
不良反应	偶见胃部不适
特殊人群用药	本品对孕妇及哺乳期妇女安全有效
药典	Chin. P.
国家处方集	
其他推荐依据	

第十一章

抗癫痫药

■ 药品名称	苯巴比妥 Phenobarbital
适应证	用于治疗焦虑、失眠、癫痫及运动障碍
制剂与规格	苯巴比妥片[基,保(甲)]：①15mg；②30mg；③100mg 注射用苯巴比妥钠[保(甲)]：①50mg；②100mg；③200mg
用法与用量	1. 口服：①成人：催眠，30~100mg，晚上一次顿服。镇静，一次15~30mg，一日2~3次。抗癫痫，一次15~30mg，一日3次。抗惊厥，一日90~180mg，晚上一次顿服；或一次30~60mg，一日3次。极量：一次250mg，一日500mg。老年人或虚弱患者应减量。②儿童：用药应个体化。镇静，按体重一次2mg/kg或按体表面积60mg/m^2，一日2~3次。抗癫痫，按体重一次2mg/kg，一日2次。抗惊厥，按体重一次3~5mg/kg 2. 肌内注射：①成人常用量：催眠，一次100mg；极量一次250mg，一日500mg；②儿童常用量：镇静、抗癫痫，一次16~100mg 3. 静脉注射：癫痫持续状态，成人，一次100~250mg，必要时6小时重复1次。剂量一次250mg，一日500mg，注射应缓慢
注意事项	1. 新生儿服用本品可发生低凝血酶原血症及出血，维生素K有治疗或预防作用 2. 神经衰弱者、甲状腺功能亢进、糖尿病、严重贫血、发热、临产及产后、轻微脑功能障碍、低血压、高血压、肾上腺功能减退、高空作业、精细和危险作业者、老年患者慎用 3. 作为催眠治疗，应以几种作用机制不同的药物交替服用，长期服用者不可突然停药 4. 过敏体质者服用后可出现荨麻疹、血管神经性水肿、皮疹及哮喘等，甚至可发生剥脱性皮炎
禁忌	严重肺功能不全、肝硬化、卟啉病、贫血、未控制的糖尿病、过敏等
不良反应	可有过敏性皮疹、环形红斑，眼睑、口唇、面部水肿；严重者发生剥脱性皮炎和史-约综合征；老年、儿童和糖尿病患者可发生意识模糊，抑郁或逆向反应（兴奋）；也可见粒细胞减少、低血压、血栓性静脉炎、血小板减少、黄疸、骨骼疼痛、肌肉无力等、笨拙或行走不稳、眩晕或头晕、恶心、呕吐、语言不清；突然停药后发生惊厥或癫痫发作、昏厥、幻觉、多梦、梦魇、震颤、不安、入睡困难等，则提示可能为撤药综合征
特殊人群用药	儿童：儿童用药可能引起反常的兴奋，应注意 老年人：常用量可引起兴奋神经错乱或抑郁，因此用量宜较小 妊娠与哺乳期妇女：本药可通过胎盘，妊娠期长期服用，可引起依赖性及致新生儿撤药综合征；可能由于维生素K含量减少引起新生儿出血；妊娠晚期或分娩期应用，由于胎儿肝功能尚未成熟引起新生儿（尤其是早产儿）的呼吸抑制；可能对胎儿产生致畸作用。哺乳期应用可引起婴儿的中枢神经系统抑制
药典	Chin. P.、USP、BP、Jpn. P.
国家处方集	CNF
其他推荐依据	

续　表

■ 药品名称	苯妥英钠　Phenytoin Sodium
适应证	用于治疗全身强直阵挛性发作（精神运动性发作、颞叶癫痫）、单纯及复杂部分性发作（局限性发作）、继发性全面发作和癫痫持续状态。可用于治疗三叉神经痛，隐性营养不良性大疱性表皮松解，发作性舞蹈手足徐动症，发作性控制障碍（包括发怒、焦虑和失眠的兴奋过度等的行为障碍疾患），肌强直症及三环类抗抑郁药过量时心脏传导障碍等；本品也适用于洋地黄中毒所致的室性及室上性心律失常
制剂与规格	苯妥英钠片[基,保(甲)]：①50mg；②100mg 注射用苯妥英钠[基]：①100mg；②250mg
用法与用量	口服： 1. 成人常用量：一日 250~300mg，开始时 100mg，一日 2 次，1~3 周内增加至一日 250~300mg，分 3 次口服，极量一次 300mg，一日 500mg。由于个体差异，用药需个体化。应用达到控制发作和血药浓度达稳态后，可改用长效（控释）制剂顿服。如发作频繁，可按体重 12~15mg/kg，分 2~3 次服用，每 6 小时 1 次，第二天开始给予 100mg（或按体重 1.5~2.0mg/kg），一日 3 次，直到调整至恰当剂量为止 2. 小儿常用量：开始一日 5mg/kg，分 2~3 次服用，按需调整，一日不超过 250mg，维持量为 4~8mg/kg 或按体表面积 $250mg/m^2$，分 2~3 次服用
注意事项	1. 嗜酒者、贫血、心血管病、糖尿病、肝肾功能损害、甲状腺功能异常者慎用 2. 用药期间须监测血常规、肝功能、血钙、脑电图和甲状腺功能等，静脉使用本品时应进行持续的心电图、血压监测
禁忌	对本品过敏者、阿斯综合征、二度至三度房室传导阻滞、窦房结阻滞、窦性心动过缓等心功能损害、妊娠及哺乳期妇女
不良反应	常见行为改变、笨拙、步态不稳、思维混乱、持续性眼球震颤、小脑前庭症状、发作次数增多、精神改变、肌力减弱、发音不清、手抖；长期应用可引起的中枢神经系统或小脑中毒所致的非正常兴奋、神经质、烦躁、易激惹、牙龈增生、出血、多毛；少见颈部或腋部淋巴结肿大、发热
特殊人群用药	肝功能、肾功能不全患者：慎用 儿童：应经常检测血药浓度，以决定用药次数和用量 老年人：慎用，用量宜小，并监测血浆浓度 妊娠与哺乳期妇女：禁用
药典	Chin. P.、USP、BP、Eur. P.、Jpn. P.
国家处方集	CNF
其他推荐依据	
■ 药品名称	扑米酮　Primidone
适应证	用于癫痫阵挛性发作、单纯部分性发作和复杂部分性发作的单方或联合用药治疗，也用于特发性震颤和老年性震颤的治疗
制剂与规格	扑米酮片[保(乙)]：①50mg；②100mg；③250mg

续 表

用法与用量	口服：①成人常用量，初始剂量一次50mg，睡前服用，3日后改为一日2次，一周后改为一日3次，第10日改为一次250mg，一日3次，一日总量不超过1.5g；维持量一般为250mg，一日3次；②儿童常用量，8岁以下儿童，初始剂量一次50mg，睡前服用，3日后改为一次50mg，一日2次，一周后一次100mg，一日2次，10日后可增至一次125~250mg，一日3次，或按体重一日10~25mg/kg，分次服。8岁以上同成人
注意事项	1. 对巴比妥类药过敏者对本品也可能过敏 2. 个体间血药浓度差异很大，因此治疗需要个体化 3. 治疗期间应按时服药，漏服应尽快补服，但距下次服药前1小时不必补服，不可一次服双倍量 4. 停药时应逐渐减量 5. 肝肾功能不全、哮喘、肺气肿或其他可能加重呼吸困难或气道不畅等呼吸系统疾患者、轻微脑功能障碍者慎用 6. 用药期间应监测血细胞计数，监测扑米酮及其化合物苯巴比妥的血浆浓度
禁忌	对本品及苯巴比妥过敏者
不良反应	可见视力改变、复视、眼球震颤、共济失调、情感障碍、精神恍惚。呼吸短促或障碍；少见儿童和老人异常兴奋或不安等反应。偶见过敏反应、粒细胞减少、再生障碍性贫血、红细胞发育不良、巨细胞性贫血；有些不良反应，如眩晕、嗜睡、头痛、食欲减退、恶心、呕吐，继续服药后会减缓或消失
特殊人群用药	肝功能、肾功能不全患者：慎用 妊娠与哺乳期妇女：使用应权衡利弊
药典	Chin. P.、USP、BP、Eur. P.、Jpn. P.
国家处方集	CNF
其他推荐依据	
■ 药品名称	乙琥胺 Ethosuximid
适应证	用于癫痫失神发作（小发作）
制剂与规格	乙琥胺胶囊：0.25g 乙琥胺糖浆：100ml：5g
用法与用量	口服： 1. 成人常用量，初始剂量一次0.25g，一日2次，以后每4~7日增加0.25g，直至控制癫痫发作，一日最大剂量不超过1.5g 2. 儿童常用量：①6岁以下，初始剂量为一次0.25g，一日1次，以后每4~7日增加0.25g，直至控制癫痫发作，一日最大剂量不超过1g，分次服用；②6岁以上儿童，用法用量同成人
注意事项	1. 不宜突然停药 2. 有大发作和小发作的混合型癫痫发作的患者，注意联合应用抗大癫痫发作药物 3. 肝肾功能不全、贫血者、孕妇及哺乳期妇女慎用 4. 用药期间须监测肝、肾功能和尿常规
禁忌	对本品及其他琥珀酰亚胺类药过敏者

续　表

不良反应	常见恶心、呕吐、上腹不适、食欲减退；少见头昏、头痛、眩晕、嗜睡、疲乏、精神状态改变、发热、血小板减少、皮疹等；偶见粒细胞减少、再生障碍性贫血及肝肾功能损害；个别患者出现过敏反应
特殊人群用药	肝功能、肾功能不全患者：慎用 妊娠与哺乳期妇女：慎用
药典	Chin. P.、USP、BP、Eur. P.、Jpn. P.
国家处方集	CNF
其他推荐依据	
■ 药品名称	卡马西平　Carbamazepine
适应证	用于治疗癫痫（部分性发作、复杂部分性发作、简单部分性发作和继发性全身发作。全身性发作：强直发作、阵挛发作、强直-阵挛发作），躁狂症，三叉神经痛，神经源性尿崩症，糖尿病神经病变引起的疼痛；预防或治疗躁郁症
制剂与规格	卡马西平片[保(甲)]：①100mg[基]；②200mg[基]；③400mg 卡马西平缓释片[保(乙)]：①200mg；②400mg 卡马西平溶液：①5ml∶100mg 卡马西平栓剂：①125mg；②250mg
用法与用量	口服： 1. 成人：①癫痫治疗，初始剂量一次100~200mg，一日1~2次，逐渐增加剂量至最佳疗效（通常为一日400mg，一日2~3次）。某些患者需增加至一日1600mg、甚至2000mg；②躁狂症的治疗和躁郁症的预防治疗，剂量约一日400~1600mg，通常剂量为一日400~600mg，分2~3次服；③三叉神经痛，初始剂量为一次100mg，一日2~3次，逐渐增加剂量至疼痛缓解（通常为一次200mg，一日3~4次）；④乙醇戒断症状，一次200mg，一日3~4次；⑤中枢性尿崩症，平均剂量一次200mg，一日2~3次；⑥糖尿病神经病变引起的疼痛：平均剂量一次200mg，一日2~4次 2. 儿童：一日10~20mg/kg，1岁以下一日100~200mg，1~5岁一日200~400mg，6~10岁一日400~600mg，11~15岁一日600~1000mg，分3~4次服用。维持量调整到血药浓度为4~12μg/ml之间
注意事项	1. 酒精中毒、冠状动脉硬化等心脏病、肝脏疾病、肾脏疾病或尿潴留者、糖尿病、青光眼、使用其他药物有血液系统不良反应史者（本品诱发骨髓抑制的危险性增加）、ADH分泌异常或有其他内分泌紊乱慎用 2. 用药前、后及用药时应监测全血细胞计数（血小板、网织红细胞）及血清铁检查。在给药前检查1次，治疗开始后应经常复查达2~3年、尿常规、血尿素氮、肝功能检查、血药浓度监测、眼科检查（包括裂隙灯、眼底镜和眼压检查）。有条件者应检查人体白细胞抗原等位基因
禁忌	对本品或三环类抗抑郁药过敏、房室传导阻滞、血常规及血清铁严重异常、骨髓抑制等病史者或急性间歇性卟啉症者、严重肝功能不全者禁用。本品可透过胎盘屏障，妊娠期妇女使用本品，可致胎儿脊柱裂等先天畸形，尤其在妊娠早期，孕妇应禁用。本品可通过乳汁分泌，乳汁中浓度约为血药浓度的60%，哺乳期妇女应禁用

续 表

不良反应	常见中枢神经系统反应，表现为头晕、共济失调、嗜睡、视物模糊、复视、眼球震颤。少见变态反应、史-约综合征、儿童行为障碍、严重腹泻、稀释性低钠血症或水中毒、中毒性表皮坏死溶解症、红斑狼疮样综合征。罕见腺体瘤或淋巴腺瘤、粒细胞减少、骨髓抑制、心律失常、房室传导阻滞等、中枢神经毒性反应、过敏性肝炎、低血钙症等
特殊人群用药	肝功能、肾功能不全患者：慎用或禁用 老年人：老年人对本品较为敏感，可引起认知功能障碍、精神错乱、激动、不安、焦虑、房室传导阻滞或心动过缓，也可引起再生障碍性贫血 妊娠与哺乳期妇女：禁用
药典	Chin. P.、USP、BP、Eur. P.、Jpn. P.
国家处方集	CNF
其他推荐依据	
■ 药品名称	丙戊酸钠 Sodium Valproate
适应证	用于各种类型的癫痫包括失神发作、肌阵挛发作、强直阵挛发作、失张力发作及混合型发作、特殊类型癫痫（West 综合征、Lennox-Gastaut 综合征），也用于部分性发作，如局部癫痫发作，尚可用于双相情感障碍相关的躁狂发作
制剂与规格	丙戊酸钠片[基,保(甲)]：①100mg；②200mg 丙戊酸钠肠溶片[保(甲)]：①250mg；②500mg 丙戊酸钠胶囊[保(甲)]：①200mg；②250mg 丙戊酸钠糖浆[保(乙)]：①5ml：200mg；②5ml：500mg 丙戊酸钠口服溶液[基,保(乙)]：300ml：12g 注射用丙戊酸钠[基,保(乙)]：400mg 丙戊酸钠注射液[保(乙)]：4ml：400mg
用法与用量	1. 口服：①成人常用量，按体重一日 15mg/kg 或一日 600~1200mg，分 2~3 次服。开始时按 5~10mg/kg，一周后递增，至发作控制为止。当一日用量超过 250mg 时应分次服用，以减少胃肠刺激。一日最大剂量为按体重不超过 30mg/kg 或一日 1.8~2.4g；②儿童常用量，按体重计与成人相同，也可一日 20~30mg/kg，分 2~3 次服或一日 15mg/kg，按需每隔一周增加 5~10mg/kg，至有效或不能耐受为止 2. 静脉滴注：用于临时替代时（如等待手术时）末次口服给药 4~6 小时后静脉给药。本品静脉注射溶于 0.9%氯化钠注射液，或持续静脉滴注超过 24h。或在最大剂量范围内［通常平均剂量 20~30mg/（kg·d）］一日分 4 次静脉滴注，一次时间需超过 1 小时。需要快速达到有效血药浓度并维持时：以 15mg/kg 剂量缓慢静脉注射，超过 5 分钟，然后以每小时 1mg/kg 的速度静脉滴注，使血浆丙戊酸浓度达到 75mg/L，并根据临床情况调整静脉滴注速度。一旦停止静脉滴注，需要立即口服给药，以补充有效成分，口服剂量可以用以前的剂量或调整后的剂量
注意事项	1. 用药前、后及用药时应监测全血细胞计数、出凝血时间、肝肾功能，肝功能在最初半年内宜每 1~2 个月复查 1 次，半年后复查间隔酌情延长；必要时监测血浆丙戊酸钠浓度 2. 服用本品患者出现腹痛、恶心、呕吐时应及时检查血清淀粉酶 3. 用药期间禁止饮酒 4. 停药时应逐渐减量

续　表

禁忌	对本品过敏、急慢性肝炎，严重肝炎病史及家族史，特别是与药物相关的肝卟啉病患者，患有尿素循环障碍疾病的患者禁用
不良反应	常见恶心、呕吐、腹痛、腹泻、消化不良、胃肠痉挛、月经周期改变；少见脱发、眩晕、疲乏、头痛、共济失调、异常兴奋、不安和烦躁；偶见过敏、听力下降、可逆性听力损坏，长期服用偶见胰腺炎及急性肝坏死
特殊人群用药	儿童：3岁以下儿童使用本品发生肝功能损害的危险较大，且本品可蓄积在发育的骨骼内，需引起注意 妊娠与哺乳期妇女：孕妇用药应权衡利弊，哺乳妇女慎用
药典	Chin. P.、BP、Eur. P.、Jpn. P.
国家处方集	CNF
其他推荐依据	
■ 药品名称	氯硝西泮　Clonazepam
适应证	用于各种类型癫痫及焦虑状态
制剂与规格	氯硝西泮片：2mg
用法与用量	口服： 1. 成人应从小剂量开始，每次0.5mg，一日2~3次，根据病情逐渐增加剂量，最大剂量不超过一日20mg 2. 儿童，10岁或体重小于30kg，开始一日0.01~0.03mg/kg，分2~3次服用；以后每3日增加0.25~0.50mg/kg，至达到0.1~0.3mg/kg，疗程3~6个月
注意事项	见“地西泮”
禁忌	急性闭角型青光眼、过敏严重、肝脏疾病
不良反应	见“地西泮”
特殊人群用药	儿童：慎用 老年人：慎用 妊娠与哺乳期妇女：慎用
药典	Chin. P.、USP、BP、Eur. P.、Jpn. P.
国家处方集	CNF
其他推荐依据	
■ 药品名称	唑尼沙胺　Zonisamide
适应证	用于部分性发作及全面性发作。亦可用于婴儿痉挛
制剂与规格	唑尼沙胺片[保(乙)]：100mg
用法与用量	口服：每天分1~2次服用。初始剂量为每天100mg，2周后可增至每天200mg，持续2周后再增加至每天300mg甚至400mg。每种剂量都要至少持续2周时间以达到稳态

续 表

注意事项	1. 连续用药中不可急剧减量或突然停药 2. 服药过程中应定期检查肝、肾功能及血常规 3. 本品可引起注意力及反射运动能力降低，故司机、操作机器者慎用
禁忌	对本品过敏者及孕妇禁用
不良反应	常见的有嗜睡、畏食、眩晕、头痛、恶心以及焦虑或急躁
特殊人群用药	儿童：尚不明确 老年人：尚不明确 妊娠与哺乳期妇女：孕妇禁用；哺乳期妇女慎用
药典	USP
国家处方集	
其他推荐依据	
■ 药品名称	拉莫三嗪 Lamotrigine
适应证	用于简单及复杂部分性发作及继发性全身强直-阵挛性发作性患者单药治疗以及也可用于治疗合并有 Lennox-Gastaut 综合征的癫痫发作
制剂与规格	拉莫三嗪片[保(乙)]：①25mg[基]；②100mg[基]；③150mg；④200mg
用法与用量	口服：成人推荐量，对单药治疗（不与丙戊酸钠合用）者，第 1~2 周一次 25mg，一日 1 次，第3~4 周一次 50mg，一日 1 次，通常维持量一日 100~200mg，一日 1 次或分 2 次服用。对联合服用丙戊酸钠者，第 1~2 周一次 25mg，隔日 1 次；第 3~4 周一次 25mg，一日 1 次。以后每 1~2 周增加 25~50mg，直至达到维持量一日 100~200mg，分次服用
注意事项	1. 孕妇、心功能不全者、严重肝功能不全者及肾衰竭者慎用 2. 年老人及体弱者剂量宜减半 3. 不宜突然停药，以避免引起癫痫反弹发作 4. 出现皮疹等过敏反应，应立即停药 5. 服药期间应避免驾车或操纵机器 6. 在初始剂量用药的第 1 个月，应严密观察，防止出现自杀行为
禁忌	对本品过敏者或过敏体质者禁用
不良反应	早期可有皮疹、发热、淋巴结病变、颜面水肿、血液系统及肝功能的异常等过敏反应的表现，还可有头痛、眩晕、疲乏、嗜睡、失眠、抽搐、不安、共济失调、易激惹、攻击行为、自杀倾向、焦虑、精神错乱、幻觉、体重减轻、肝功能异常、恶心、呕吐、便秘、腹泻、腹胀、食欲减退，白细胞、中性粒细胞、血小板减少，贫血，全血细胞减少，复视、视物模糊。有出现锥体外系症状、舞蹈症、手足徐动症的个案报道。也有使用本品加重帕金森病症状的报道。罕见肝衰竭、再生障碍性贫血、粒细胞缺乏、史-约综合征、中毒性表皮坏死溶解（Lyell 综合征）、弥散性血管内凝血、多器官衰竭
特殊人群用药	肝功能、肾功能不全患者：慎用 老年人：剂量减半 妊娠与哺乳期妇女：慎用
药典	Chin. P.、USP、BP、Eur. P.
国家处方集	CNF

续　表

其他推荐依据	
■ 药品名称	加巴喷丁　Gabapentin
适应证	疱疹感染后神经痛：用于成人疱疹后神经痛的治疗。癫痫：用于成人和 12 岁以上儿童伴或不伴继发性全身发作的部分性发作的辅助治疗。也可用于 3~12 岁儿童的部分性发作的辅助治疗
制剂与规格	加巴喷丁胶囊剂[保(乙)]：每粒 0.1g
用法与用量	疱疹感染后神经痛：第一天一次性服用加巴喷丁 0.3g；第二天服用 0.6g，分 2 次服完；第三天服用 0.9g，分 3 次服完。随后，根据缓解疼痛的需要，可逐渐增加剂量至每天 1.8g，分 3 次服用
注意事项	撤药促使癫痫发作以及癫痫持续状态，抗癫痫药物不应该突然停止服用，因为可能增加癫痫发作的频率
禁忌	已知对该药中任一成分过敏的人群、急性胰腺炎的患者禁服加巴喷丁胶囊。加巴喷丁胶囊对于原发性全身发作，如失神发作的患者无效
不良反应	疱疹感染后神经痛：主要是眩晕、嗜睡，以及周围性水肿、全身：衰弱、感染、头痛、意外外伤、腹痛。消化系统：腹泻、便秘、口干、恶心、呕吐、胃肠胀气。代谢和营养紊乱：体重增加、高血糖。神经系统：共济失调、思维异常、异常步态、不配合、感觉迟钝。呼吸系统：咽炎。皮肤和附属器官：皮疹。特殊感官：弱视、复视、结膜炎、中耳炎。癫痫：最常见的不良事件是嗜睡、疲劳、眩晕、头痛、恶心、呕吐、体重增加、紧张、失眠、共济失调、眼球震颤、感觉异常及畏食
特殊人群用药	妊娠与哺乳期妇女：目前尚无孕期妇女使用本品的经验，只有在充分评估利益/风险后，才可以使用本品。哺乳期妇女在必须使用本品时，应暂停授乳或停止使用本品（考虑到对母亲进行抗癫痫治疗的必要性）
药典	Chin. P.、USP、BP、Eur. P.
国家处方集	CNF
其他推荐依据	
■ 药品名称	苯丙氨酯　Phenprobamate
适应证	用于一般焦虑及肌肉痉挛、肌肉强直等肌肉异常紧张引起的疼痛
制剂与规格	苯丙氨酯片：0.2g
用法与用量	成人常用量：口服一次 0.2~0.4g，每日 3 次。抗焦虑，每次 0.4~0.8g，每日 3 次。宜饭后服用
注意事项	尚不明确
禁忌	对本品过敏者禁用
不良反应	偶有嗜睡、头晕、全身乏力、步态不稳、恶心、胃胀、腹痛、胃不适感及胃部钝痛
特殊人群用药	肝功能、肾功能不全患者：尚不明确 儿童：尚不明确 老年人：尚不明确 妊娠与哺乳期妇女：尚不明确

续 表

药典	Chin. P.
国家处方集	
其他推荐依据	
■ 药品名称	托吡酯 Topiramate
适应证	用于成人及2岁以上儿童癫痫发作的辅助治疗，初诊为癫痫的患者的单药治疗或曾经合并用药现转为单药治疗的癫痫患者
制剂与规格	托吡酯片[保(乙)]：①25mg；②50mg；③100mg 托吡酯胶囊[保(乙)]：①100mg；②300mg；③400mg
用法与用量	口服： 1. 抗癫痫治疗：①成人常用量由一日50mg开始，每周增加剂量1次，每次增加25mg，至症状控制为止。维持量为一日100~200mg，分2次服；②儿童剂量一日0.5~1.0mg/kg开始，每周增加一日0.5~1.0mg/kg，维持剂量为一日3~6mg/kg 2. 用于偏头痛的预防性治疗：宜从小剂量开始，一日15~25mg，睡前服用，以后酌情逐增剂量，可达一日100~200mg，分3次服用
注意事项	1. 行为障碍及认知缺陷者、泌尿道结石、感觉异常者、易发生酸中毒者、哺乳期妇女、肝功能、肾功能不全者慎用 2. 停药时应逐渐减量
禁忌	对本品过敏者禁用
不良反应	可有恶心、食欲减退、味觉异常、头晕、头痛、疲乏、嗜睡、感觉异常、共济失调、语言障碍、注意力障碍、意识模糊、情绪不稳、抑郁、焦虑、失眠；可有复视、眼球震颤、视觉异常。也可能引起假性近视及继发性闭角型青光眼、肾结石、体重减轻
特殊人群用药	肝功能、肾功能不全患者：慎用 妊娠与哺乳期妇女：慎用
药典	USP、Eur. P.
国家处方集	CNF
其他推荐依据	
■ 药品名称	奥卡西平 Oxcarbazepine
适应证	用于治疗成年人和5岁及5岁以上儿童的原发性全面性强直-阵挛发作伴有或不伴继发性全面发作和部分性发作
制剂与规格	奥卡西平片[保(甲)]：①150mg[基]；②300mg[基]；③600mg
用法与用量	口服： 1. 用于癫痫的辅助治疗，起始量为一日600mg，分2次服。此后根据临床需要，一周增加1次剂量，一周最大增量为600mg，维持剂量为一日1200mg，分2次服用（剂量超过1200mg时中枢神经系统不良反应增加）

续 表

	2. 癫痫的单独治疗，由其他抗癫痫药物改为单用本品治疗时，起始剂量为一日 600mg，分 2 次给药，同时其他抗癫痫药开始减量。可根据临床指征一周增加 1 次剂量，增量最大为一日 600mg，直至最大剂量一日 2400mg。约 2~4 周达本品的最大剂量，而其他抗癫痫药应在 3~6 周内逐渐减完。未用过任何抗癫痫药治疗者，本品的起始剂量为一日 600mg，分 2 次给药。每 3 日增加 300mg，直到一日 1200mg 3. 肾功能不全时，对肌酐清除率< 30ml/min 者，起始剂量为一日 300mg，且增加剂量时间间隔不少于 1 周。肝功能不全时剂量：轻至中度肝功能不全患者，无需调整剂量；重度肝功能不全患者用药还需进一步研究 4. 儿童用于癫痫辅助治疗，起始剂量按体重 8~10mg/kg，分 2 次服，一日不超过 600mg，在 2 周内达到维持剂量，体重为 20~29kg 时，维持量为一日 900mg；体重为 29.1~39.0kg 时，维持量为一日 1200mg；体重大于 39kg 时，维持量为一日 1800mg
注意事项	1. 本品与卡马西平可能存在交叉过敏 2. 停用本品治疗时应逐减剂量，以避免诱发癫痫发作（发作加重或癫痫持续状态） 3. 本品可引起眩晕及嗜睡，导致反应能力下降，服药期间应避免驾驶和操纵机器 4. 出现低钠血症时，可减少本品用量、限制液体的摄入量或停药。多在停药几日后，血清钠浓度可恢复正常，无需其他治疗
禁忌	对本品过敏者、房室传导阻滞者禁用
不良反应	常见恶心、呕吐、便秘、腹泻、腹痛、头痛、头晕、嗜睡、意识模糊、抑郁、感情淡漠、激动、情感不稳定、健忘、共济失调、注意力不集中、眼球震颤、复视和疲劳。少见白细胞减少、AST 及 ALT 升高、碱性磷酸酶升高。罕见过敏反应、关节肿胀、肌痛、关节痛、呼吸困难、哮喘、肺水肿、支气管痉挛
特殊人群用药	肝功能、肾功能不全患者：肝功能损害者慎用，另参见“用法与用量” 儿童：参见“用法与用量” 老年人：易发生低钠血症 妊娠与哺乳期妇女：孕妇应权衡利弊后使用，哺乳妇女使用本品时应暂停哺乳
药典	Chin. P. 、USP、BP、Eur. P.
国家处方集	CNF
其他推荐依据	
■ 药品名称	左乙拉西坦 Levetiracetam
适应证	用于成人及 4 岁以上儿童癫痫患者部分性发作的加用治疗
制剂与规格	左乙拉西坦薄膜包衣片[保(乙)]：①0.25g；②0.5g；③1.0g
用法与用量	给药途径：口服。需以适量的水吞服，服用不受进食影响 给药方法和剂量：成人（> 18 岁）和青少年（12~17 岁）体重≥50kg 起始治疗剂量为每次 500mg，每日 2 次。根据临床效果及耐受性，每日剂量可增加至每次 1500mg，每日 2 次。剂量的变化应每 2~4 周增加或减少 500 毫克/次，每日 2 次
注意事项	根据当前的临床实践，如需停止服用本品，建议逐渐停药。对驾驶和应用机器影响，不推荐操作需要技巧的机器，如驾驶汽车或者操纵机械
禁忌	对左乙拉西坦过敏或者对吡咯烷酮衍生物或者其他任何成分过敏的患者禁用
不良反应	

续 表

特殊人群用药	妊娠与哺乳期妇女：目前没有孕妇服用本品的资料，动物试验证明该药有一定的生殖毒性。对于人类潜在的危险目前尚不明确。如非必要，孕妇请勿应用左乙拉西坦。突然中断抗癫痫治疗，可能使病情恶化，对母亲和胎儿同样有害。动物试验表明左乙拉西坦可以从乳汁中排出，所以，不建议患者在服药同时哺乳
药典	USP、BP、Eur. P.
国家处方集	CNF
其他推荐依据	

第十二章

中成药治疗用药

■ 药品名称	血塞通软胶囊　Xuesaitong Ruanjiaonang
□ 其他名称	理洫王
药物组成	三七总皂苷
功能与主治	活血祛瘀、通脉活络。用于瘀血闭阻脉络证的中风中经络恢复期，症见偏瘫，半身不遂，口舌歪斜，舌强言蹇或不语。或用于心血瘀阻型冠心病心绞痛，症见胸闷，胸痛，心慌，舌紫暗或有瘀斑
临床应用	中风：用于瘀阻脑络所致的中风，症见偏瘫，半身不遂，口舌歪斜，偏身麻木，舌强言蹇或不语，舌质暗，脉涩；脑卒中见上述症候者 胸痹：用于瘀阻心脉所致的胸痹心痛，症见胸闷，胸痛，甚则胸痛彻背，痛处固定不移，入夜尤甚，心悸气短，舌紫暗，或有瘀斑，脉弦涩；冠心病、心绞痛见上述症候者
制剂与规格	软胶囊剂[保(乙)]：每粒装 0. 33g（含三七总皂苷 60mg）
用法与用量	口服：一次 2 粒，一日 2 次
注意事项	尚不明确
禁忌	孕妇禁用
不良反应	尚不明确
特殊人群用药	肝功能、肾功能不全患者：尚不明确 儿童：尚不明确 老年人：尚不明确 妊娠与哺乳期妇女：妊娠期妇女禁用，哺乳期妇女用药尚不明确
药典	
其他推荐依据	
■ 药品名称	舒眠胶囊　Shumian Jiaonang
药物组成	酸枣仁（炒）、柴胡（酒炒）、白芍（炒）、合欢花、合欢皮、僵蚕（炒）、蝉蜕、灯心草
功能与主治	疏肝解郁、宁心安神。用于肝郁伤神所致的失眠症。症见：失眠多梦，精神抑郁或急躁易怒，胸胁苦满或胸膈不畅，口苦目眩，舌边尖略红，苔白或微黄，脉弦
临床应用	不寐：因肝气郁结，心神暗伤，神不安宁所致。症见不易入睡，心烦多梦，精神抑郁，急躁易怒，胸胁苦满，目眩口苦。睡眠障碍、抑郁、焦虑见上述症候者
制剂与规格	胶囊剂：每粒装 0. 4g
用法与用量	口服：一次 3 粒，一日 2 次，晚饭后临睡前各服用 1 次。疗程为 4 周

续 表

注意事项	注意避免精神刺激，酗酒，过度疲劳；睡前避免摄食过量，不参加导致过度兴奋的活动等
禁忌	尚不明确
不良反应	少数人服药后出现胃部不适
特殊人群用药	尚不明确
药典	Chin. P.
国家处方集	
其他推荐依据	
■ 药品名称	**大株红景天注射液　Dazhu Hongjingtian Zhusheye**
药物组成	大株红景天
功能与主治	活血化瘀，用于治疗冠心病稳定型劳力性心绞痛，中医辨证为心血瘀阻证，症见：胸部刺痛，绞痛，固定不移，痛引肩背及臂内侧，胸闷，心悸不宁，唇舌紫暗，脉细涩
临床应用	有文献报道用于急性脑梗死的治疗
制剂与规格	注射剂：每支装 5ml
用法与用量	静脉滴注。一次 10 ml，加入 250 ml 的 5%葡萄糖注射液中，一日 1 次。10 天为一疗程
注意事项	1. 医护人员应在用药前仔细询问患者的过敏史，对使用该药品曾发生过不良反应的患者、过敏体质的患者（包括对其他药品易产生过敏反应的患者）禁用 2. 临床试验期间发现 1 例高血压病史患者，用药期间血压升高，分析患者用药后的血压升高可能与输液增加血容量有关，与试验药可能无关 3. 哺乳期妇女对受乳婴儿的影响尚不明确 4. 本品应单独使用，禁忌与其他药品混合配伍使用。谨慎联合用药，如确需联合使用其他药品时，应谨慎考虑与本品的间隔时间以及药物相互作用等问题 5. 医护人员应严格按照说明书规定用量用药，不得超剂量、高浓度应用；儿童、老人应按年龄或体质情况酌情减量；本品稀释前温度应达到室温病现配现用 6. 严格控制滴速，一般控制在 50~60 滴/分钟，耐受者方可逐步提高滴速，以 60 滴/分钟为宜 7. 本品是纯中药制剂，保存不当可能影响产品质量。本品使用前应对光检查，发现药液出现浑浊、沉淀或瓶身有漏气、裂纹等现象时不得使用，如经葡萄糖或氯化钠注射液稀释后，出现浑浊亦不得使用 8. 加强用药监护。用药过程中，应密切观察用药反应，特别是开始 30 分钟。发现异常，立即停药，采用积极救治措施 9. 对老人、儿童、肝肾功能异常患者等特殊人群和初次使用本品的患者应慎重使用，加强监测。对长期使用的在每疗程间要有一定的时间间隔
禁忌	妊娠期妇女禁用
不良反应	临床试验期间发现 1 例高敏体质患者用药后出现皮疹、瘙痒，停药后自行恢复
特殊人群用药	肝功能、肾功能不全患者：见“注意事项” 儿童：见“注意事项” 老年人：见“注意事项” 妊娠与哺乳期妇女：妊娠期妇女禁用，哺乳期妇女用药尚不明确
药典	Chin. P.

续　表

国家处方集	
其他推荐依据	
■ 药品名称	灯盏花素　Dengzhanhuasu
药物组成	灯盏花素
功能与主治	活血化瘀，通络止痛。用于中风后遗症、冠心病、心绞痛
临床应用	瘀阻脑脉所致的中风后遗症，临床表现为半身不遂、肢体无力、半身麻木、言语謇涩、舌质黯或有瘀点瘀斑、脉涩。临床主要适用于缺血性脑血管病，如脑供血不足、椎-基底动脉供血不足、脑出血后遗症 瘀血阻络所致胸痹，症见胸部刺痛、痛有定处，心悸失眠，舌质暗紫，脉沉涩。临床主要适用于冠心病、心绞痛、心肌梗死及高黏血症等
制剂与规格	薄膜衣片[保(甲)]：片芯为淡黄色；味淡或微咸，每片 40mg
用法与用量	口服：一次 40mg（1 片），一日 3 次
注意事项	孕妇忌服；不宜用于脑出血急性期或有出血倾向患者
禁忌	见“注意事项”
不良反应	个别有皮疹、乏力、口干等，但不影响治疗
特殊人群用药	妊娠与哺乳期妇女：孕妇忌服
药典	Chin. P.
国家处方集	
其他推荐依据	
■ 药品名称	云南白药胶囊　Yunnan Baiyao Jiaonang
药物组成	国家保密方，本品含草乌（制），其余成分略
功能与主治	化瘀止血，活血镇痛，解毒消肿。用于跌打损伤，瘀血肿痛，吐血、咳血、便血、痔血、崩漏下血，手术出血，疮疡肿毒及软组织挫伤，闭合性骨折，支气管扩张及肺结核咳血，溃疡病出血，以及皮肤感染性疾病
临床应用	1. 瘀血阻络型的跌打损伤：伤后疼痛，活动受阻，常见运动时间长久后伤处附近关节疼痛、乏力、酸软，可有不规则发热、心悸、食欲不振，舌质紫，苔白，脉涩弦 2. 脾不统血所致一切血症：脾不统血在临床表现主要包括两个方面：一为脾气虚则运化无力，气血亏虚，可见食少，腹胀，便溏，肢体倦怠，少气懒言，面色萎黄，舌淡苔白，脉缓弱。一为多种出血症状，如便血，尿血，月经过多，崩漏等。便血而属脾不统血者，以大便下血，血便混杂，或先便后血，血色紫暗，或大便漆黑，兼见脾气虚症状；崩漏而属脾不统血者，表现为暴崩下血，或淋漓不尽，色淡质薄，面色白或虚浮，身体倦怠，四肢不温，气短懒言，纳呆便溏等
制剂与规格	胶囊剂[基,保(甲)]：内容物为灰黄色至浅棕黄色的粉末；具特异香气，味略感清凉，并有麻舌感。保险子为红色的球形或类球形水丸，剖面呈棕色或棕褐色，气微，味微苦。0.25 克/粒

续 表

用法与用量	刀、枪、跌打诸伤，无论轻重，出血者用温开水进服；瘀血肿痛与未流血者用酒送服；妇科各症，用酒送服；但月经过多，红崩，用温开水送服。毒疮初起，服1粒，另取药粉，用酒调匀，敷患处，如已化脓，只需内服。其他内出血各症均可内服。口服一次1~2粒，一日4次（2~5岁按1/4剂量服用，6~12岁按1/2剂量服用）。凡遇较重的跌打损伤可先服保险子1粒，轻伤及其他病症不必服
注意事项	1. 服药一日内，忌食蚕豆、鱼类及酸冷食物 2. 外用前务必清洁创面 3. 临床上确需使用大剂量给药，一定要在医师的安全监控下应用 4. 用药后若出现过敏反应，应立即停用，视症状轻重给予抗过敏治疗，若外用可先清除药物 5. 运动员慎用 6. 保险子放置在标有“保险子”字样的透明胶囊内；本包装内有2粒透明胶囊，每粒透明胶囊内装1粒保险子，共2粒保险子；使用时将透明胶囊的帽体分离即可将其取出；请勿吞服透明胶囊 7. 本品所含草乌（制）为炮制后的乌头属类药材，通过独特的炮制、生产工艺，其毒性成分可基本消除，在安全范围内
禁忌	1. 孕妇忌用；过敏体质及有用药过敏史的患者慎用 2. 外用务必清洁创面
不良反应	极少数患者服药后导致过敏性药疹，出现胸闷、心慌、腹痛、恶心呕吐、全身奇痒、躯干及四肢等部位出现荨麻疹
特殊人群用药	妊娠与哺乳期妇女：孕妇禁用
药典	Chin. P.
国家处方集	
其他推荐依据	
■ 药品名称	**雷公藤多苷　Tripterygium Glycosides**
药物组成	雷公藤多苷
功能与主治	祛风解毒、除湿消肿、舒筋通络。有抗炎及抑制细胞免疫和体液免疫等作用
临床应用	用于风湿热瘀、毒邪阻滞所致的类风湿关节炎、肾病综合征、贝赫切特病、麻风反应、自身免疫性肝炎等
制剂与规格	片剂[基,保(甲)]：10mg
用法与用量	口服：按体重每日1~1.5mg/kg，分3次饭后服用，或遵医嘱
注意事项	1. 服药期间可引起月经紊乱，精子活力及数目减少，白细胞和血小板减少，停药后可恢复 2. 有严重心血管病和老年患者慎用 3. 孕妇忌用 4. 本品在医师指导下严格按照说明书规定剂量用药，不可超量使用 5. 用药期间应注意定期随诊并检查血、尿常规及心电图和肝肾功能，必要时停药并给予相应处理 6. 连续用药一般不宜超过3个月。如继续用药，应由医师根据患者病情及治疗需要决定

续 表

禁忌	1. 儿童、育龄期有孕育要求者、孕妇和哺乳期妇女禁用 2. 心功能、肝功能、肾功能不全者禁用；严重贫血、白细胞和血小板降低者禁用 3. 胃、十二指肠溃疡活动期患者禁用 4. 严重心律失常者禁用
不良反应	1. 消化系统：口干、恶心、呕吐、乏力、食欲不振、腹胀、腹泻、黄疸、转氨酶升高；严重者可出现急性中毒性肝损伤、胃出血 2. 血液系统：白细胞、血小板下降；严重者可出现粒细胞缺乏和全血细胞减少 3. 泌尿系统：少尿或多尿、水肿、肾功能异常甚至急性肾功能衰竭 4. 心血管系统：心悸、胸闷、心律失常、血压升高或下降、心电图异常 5. 生殖、内分泌系统：女子月经紊乱、月经量少或闭经；男子精子数量减少、活力下降 6. 神经系统：头昏、头晕、嗜睡、失眠、神经炎、复视 7. 其他：皮疹、瘙痒、脱发、面部色素沉着
特殊人群用药	肝功能、肾功能不全患者：禁用 儿童：禁用 老年人：慎用 妊娠与哺乳期妇女：禁用
药典	Chin. P.
国家处方集	CNF
其他推荐依据	
■ 药品名称	**醒脑静注射液 Xingnaojing Zhusheye**
药物组成	麝香、郁金、冰片、栀子。辅料为聚山梨酯 80、氯化钠
功能与主治	清热解毒，凉血活血，开窍醒脑。用于气血逆乱，脑脉瘀阻所致中风昏迷，偏瘫口㖞；外伤头痛，神志昏迷；酒毒攻心，头痛呕恶，昏迷抽搐。脑栓塞、脑出血急性期、颅脑外伤，急性酒精中毒见上述症候者
临床应用	中风：由于毒瘀互阻，上扰清窍所致，症见神昏，偏瘫，口眼歪斜，身热，面赤，烦躁，气粗口臭，舌红绛，苔黄脉数；脑血管病急性期见上述证候者 外伤头痛：由于脑部外伤，脉络受损，瘀阻脑髓，蒙蔽清窍所致，症见昏迷，神志朦胧，烦躁不安，忧郁恐惧，恶心呕吐，舌质黯，脉弦涩；颅脑损伤急性期见上述证候者
制剂与规格	注射剂[保(乙)]：2ml 注：[保(乙)]限二级以上医疗机构并有中风昏迷、脑外伤昏迷或酒精中毒昏迷抢救的患者
用法与用量	肌内注射，一次 2~4ml，一日 1~2 次。静脉滴注一次 10~20ml，用 5%~10%葡萄糖注射液或氯化钠注射液 250~500ml 稀释后滴注，或遵医嘱
注意事项	1. 用药后出现过敏反应或严重不良反应立即停药并及时救治 2. 严格按照药品说明书规定的功能主治及用法用量使用 3. 本品为中药注射剂，保存不当可能会影响药品质量：用药前和配制后及使用过程中应认真检查本品及滴注液，发现药液出现浑浊、沉淀、变色、结晶等药物性状改变以及瓶身有漏气、裂纹等现象时，均不得使用 4. 本品为芳香性药物，开启后应立即使用，防止挥发 5. 严禁混合配伍，谨慎联合用药。如确需要联合使用其他药品时，应谨慎考虑本品的间隔时间以及药物相互作用等问题

续 表

	6. 用药前应仔细询问患者情况，用药史和过敏史。过敏体质者、运动员、初次使用中药注射剂的患者应慎用，如确需使用请遵医嘱，并加强监测 7. 用药过程中，应密切观察用药反应，发现异常，应立即停药，并积极救治患者 8. 监测数据显示，有与本品相关的肝生化指标异常病例报告，建议在临床使用过程中注意监测
禁忌	对本品过敏者禁用；孕妇禁用
不良反应	偶见皮疹等过敏反应
特殊人群用药	肝功能、肾功能不全患者：尚不明确，遵医嘱 儿童：不建议儿童使用 老年人：尚不明确，遵医嘱 妊娠与哺乳期妇女：尚不明确，遵医嘱
药典	
国家处方集	
推荐依据	
■ 药品名称	**灯银脑通胶囊 Dengyin Naotong Jiaonang**
药物组成	本品主要成份为灯盏细辛、满山香、银杏叶、三七
功能与主治	彝医：习咪且奴，涡格怒涡革衣，查麻欧咪 中医：行气活血，散瘀通络。用于中风中经络，瘀血阻络证
临床应用	用于脑梗死，也有用于血管性认知功能障碍、后循环缺血性眩晕的临床研究文献报道
制剂与规格	胶囊剂：每粒装 0.26g[保(乙)]
用法与用量	口服。一次 2 粒，一日 3 次，14 天为一疗程；或遵医嘱
注意事项	若发现不良反应，应立即停药，并进行相应的处理
禁忌	孕妇禁用
不良反应	尚不明确
特殊人群用药	尚不明确
药典	
其他推荐依据	刘璐，王旭生．灯银脑通胶囊联合依达拉奉治疗急性脑梗死的临床研究［J］．现代药物与临床，2021，36（05）：906-910.

药品名称索引（汉英对照）

C

D

E

F

G

H

J

K

L

M

N

P

Q

R

S

T

W

X

Y

Z

名词缩略语

ABC	汉语失语症评定量表
ADL	日常生活活动能力
ALP	碱性磷酸酶
ALT	丙氨酸转氨酶
APTT	活化部分凝血活酶时间
AST	天冬氨酸转氨酶
BP	英国药典
CABG	冠状动脉旁路移植术
Chin. P.	中国药典
VCK	肌酸激酶
CNF	中国国家处方集
CSM	药品安全委员会
CT	电子计算机 X 射线断层扫描技术
CTA	CT 血管造影
DIC	弥散性血管内凝血
DSA	数字减影血管造影
dTT	稀释凝血酶时间
ECT	蛇静脉酶凝结时间
ELT	优球蛋白溶解时间
Eur. P.	欧洲药典
FIM	功能独立性测定
G6PD	葡萄糖-6-磷酸脱氢酶
GCS	格拉斯哥昏迷量表
GUSS	吞咽功能评估表
HAMA	汉密尔顿焦虑量表
HAMD	汉密尔顿抑郁量表
HST	肝素诱导血小板减少症
ICD	国际疾病分类
IP	印度药典
Jpn. P.	日本药典
KP	韩国药店
LDH	乳酸脱氢酶
LOTCA	洛文斯基认知功能成套测试
MMSE	简易智力状态检查量表
MMT	下肢肌力
MOCA	蒙特利尔认知评估
MRA	磁共振血管成像
MRI	磁共振成像
NDI	颈椎功能不良指数
NSAID	非甾体抗炎药
NSTEMI	非 ST 抬高心肌梗死
NYHA	纽约心脏病协会
PCI	介入性治疗
PT	凝血酶原时间
rhEPO	重组人红细胞生成素
rhG~CSF	重组人粒细胞集落刺激因子
SAS	焦虑自评量表
SDS	抑郁自评量表
SEE	全身性栓塞
SF-36	健康调查简表
SSA	标准吞咽功能评价量表
SSRIs	血清素重吸收抑制剂
STEMI	ST 段抬高心肌梗死的治疗
t-PA	野生型组织型纤溶酶激活剂
TT	凝血酶时间
US	不稳定型心绞痛
VAS	目测类比法
VTE	静脉血栓形成
WAB	西方失语症成套测验
γ-GT	γ-谷氨酰转肽酶

参考文献

[1] 中华医学会．临床诊疗指南·物理医学与康复分册．北京：人民卫生出版社，2005.

[2] 黄晓琳，燕铁斌．康复医学．5 版．北京：人民卫生出版社，2013.

[3]《脑外伤、脑出血术后和脑卒中早期康复诊疗原则》（卫办医政发〔2013〕25 号）．

[4] 黄晓琳．颅脑损伤康复．北京：人民卫生出版社，2018.

[5] 黄晓琳，燕铁斌．康复医学．6 版．北京：人民卫生出版社，2018.

[6] 王玉龙．康复功能评定学．3 版．北京：人民卫生出版社，2018.

[7] 倪朝民．神经康复学．3 版．北京：人民卫生出版社，2018.

[8] 张元鸣飞，樊静，周谋望，等．2013—2018 年国家三级医院康复医学科住院患者医疗服务与质量安全报告：基于医院质量监测系统病案首页数据．中国康复医学杂志，2020，35（7）：771-774.

[9] 岳寿伟．中国腰痛康复指南·物理医学与康复学指南与共识．北京：人民卫生出版社，2019：8-47.

[10] BAENA-BEATO PÁ，ARTERO EG，ARROYO-MORALES M，et al. Aquatic therapy improves pain，disability，quality of life，body composition and fitness in sedentary adults with chronic low back pain. A controlled clinical trial. Clin Rehabil，2014，28（4）：350-360.

[11] STEFFENS D，MAHER CG，PEREIRA LS，et al. Prevention of Low Back Pain：A Systematic Review and Meta-analysis. JAMA Intern Med，2016，176（2）：199-208.

[12] SHIRI R，KARPPINEN J，LEINO-ARJAS P，et al. The association between obesity and low back pain：a meta-analysis. Am J Epidemiol，2010，171（2）：135-154.

[13] 北京市卫生局．物理医学与康复科诊疗常规．北京：中国协和医科大学出版社，2002.

[14] 南登崑．康复医学．4 版．北京：人民卫生出版社，2011.

[15] 陈孝平．外科学（八年制教材）．2 版．北京：人民卫生出版社，2010.

[16] 中国康复医学会颈椎病专业委员会．颈椎病诊治与康复指南．中国康复医学会颈椎病专业委员会眩晕学组成立大会暨眩晕多学科研讨会，2012.

[17] 杨子明，李放，陈华江．颈椎病的分型、诊断及非手术治疗专家共识（2018）．中华外科杂志，2018，56（6）：401-402.

[18] 章薇，李金香，娄必丹，等．中医康复临床实践指南·项痹（颈椎病）．康复学报，2020，30（5）：337-342.

[19] McCORMICK J R，SAMA A J，SCHILLER N C，et al. Cervical Spondylotic Myelopathy：A Guide to Diagnosis and Management. JAM Board Fam Med，2020，33（2）：303-313.

[20] 王雪强，王于领，张志杰，等．运动疗法治疗颈痛的中国专家共识．上海体育学院学报，2020，44（1）：59-69.

[21] 陈肖敏，王元姣．康复护理临床路径．北京：人民卫生出版社，2019.

[22] 潘海燕．健康教育配合物理疗法对大学生颈椎病患者疗效与心理健康的影响．中国学校卫生，2017，38（8）：1245-1247.

[23] 梅蓉，景蓉．颈椎病健康教育管理的研究进展．中国医药导报，2018，15（35）：43-46.

[24] 曾敏．综合护理干预在颈椎病康复治疗中的应用价值研究．实用临床护理学电子杂志，

2018，3（30）：57.
[25] 王洁．腰椎滑脱病人的术前术后护理探讨．护理学，2020，9（4）：279-283.
[26] 张晓熊．加速康复外科理念在退变性腰椎滑脱症患者围手术期护理中的应用．中国实用医药，2020，15（8）：185-186.
[27] 贾连顺．腰椎滑脱和腰椎滑脱症．中国矫形外科杂志，2001，8（8）：815-817.
[28] REVEL M，POIRAUDEAU S，AULELEY G R，et al. Capacity of the clinical picture to characterize low back pain relieved by facet joint anesthesia. Proposed criteria to identify patients with painful facet joints. Spine，1998，23（18）：1972-1976.
[29] LIPPITT，Alan B．The facet joint and its role in spine pain. Management with facet joint injections. Spine，1984，9（7）：746-750.
[30] Eisenstein S M，Parry C R．The lumbar facet arthrosis syndrome. Clinical presentation and articular surface changes. Journal of Bone & Joint Surgery British Volume，1987，69（1）：3-7.
[31] 姜青峰．腰腿痛的牵引康复护理观察体会．医学信息，2012，25（12）：305.
[32] 武继祥．假肢与矫形器的临床应用．北京：人民卫生出版社，2012.
[33] 励建安．物理医学与康复医学．比胜，黄晓琳主译．北京：科学出版社，2018.
[34] 赵正权，武继祥．康复治疗师临床工作指南：矫形器与假肢治疗技术．北京，人民卫生出版社，2019.
[35] 汪斯衡，蒋佳，陈世益，等．肩关节前方不稳的康复治疗研究进展．中国运动医学杂志，2016，35（12）：1172-1175.
[36] WILK K E，MACRINA L C，REINOLD M M．Non-Operative Rehabilitation for Traumatic and Atraumatic Glenohumeral Instability. International Journal of Sports Physical Therapy，2006，1（1）：16-31.
[37] 王昕．早期护理对肩关节前脱位手法复位后康复的影响研究．中国实用医药，2019，14（3）：179-181.
[38] 张凯搏，唐新，李箭，等．2019 年美国骨科医师学会（AAOS）肩袖损伤临床实践指南解读．中国运动医学杂志，2020，39（5）：403-412.
[39] CHEN R E，ILYA V．Long Head of Biceps Injury：Treatment Options and Decision Making. Sports Medicine and Arthroscopy Review，2018，26（3）：139-144.
[40] NHO S J，STRAUSS E J，LENART B A，et al. Long head of the biceps tendinopathy：diagnosis and management. Journal of the American Academy of Orthopaedic Surgeons，2010，18（11）：645-656.
[41] 郑彩娥，李秀云．实用康复护理学．北京：人民卫生出版社，2012：360-369.
[42] 贾宗海，梁高峰，耿朝萌，等．难复性肘关节脱位合并肱动脉损伤的治疗策略．中国骨与关节损伤杂志，2020，35（5）：464-466.
[43] 蒋协远，查晔军．肘关节损伤治疗之我见．中国骨与关节杂志，2016，5（4）：241-244.
[44] 熊敏芬，王伟．健康教育对骨折患者康复结局的影响．实用临床护理学杂志，2018，3（14）：58-59.
[45] 中华医学会．临床诊疗指南·临床营养科分册．北京：人民卫生出版社，2007.
[46] 陈秀云，刘瑞兰，王莉，等．跟腱断裂的术后护理与康复指导．中国运动医学杂志，2002，21（4）：426-428.
[47] 李宏云，徐翰林，白露，等．跟腱止点性腱病临床治疗专家共识．中国运动医学杂志，2019，38，（10）：829-833.
[48] 施忠民，陈城，马燕红，等．中国慢性踝关节外侧不稳定术后康复专家共识．中华骨与关节外科杂志，2019，12（10）：747-753.
[49] NORMAND E，FRANCO A，MARCIL V．Nutrition and physical activity level of adolescents with idiopathic scoliosis：A narrative review. The Spine Journal，2019，20（5）：785-799.

[50] NEGRINI S, DONZELLI S, AULISA A G, et al. 2016 SOSORT guidelines: Orthopaedic and rehabilitation treatment of idiopathic scoliosis during growth. Scoliosis and Spinal Disorders, 2018, 13.
[51] J. Y. Thompson, E. M. Williamson, M. A. Williams, et al. Effectiveness of scoliosis - specific exercises for adolescent idiopathic scoliosis compared with other non-surgical interventions: a systematic review and meta-analysis, 2019, 105 (2): 214-234.
[52] DUNN JOHN, HENRIKSON NORA B, MORRISON CAITLIN C, et al. Screening for Adolescent Idiopathic Scoliosis: Evidence Report and Systematic Review for the US Preventive Services Task Force, 2018, 319 (2): 173-187.
[53] JANICKI JA, ALMAN B. Scoliosis: Review of diagnosis and treatment. Paediatr Child Health, 2007NOV, 12 (9): 771-776.
[54] 国家药典委员会. 中国药典. 北京: 中国医药科技出版社, 2010.
[55] 厚生大臣津岛雄二. 韩国抗生物质医药品基准（韩抗基）. 厚生省, 1990.
[56] 美国药典委员会. 美国药典/国家处方集. 第 31 版. 沪西书店, 2013.
[57] 欧洲药典委员会. 欧洲药典（中文版）. 北京: 中国医药科技出版社, 2010.
[58] 日本抗生物质学术协议会. 日本抗生物质医药品基准（日抗基）. 药业时报社, 1998.
[59] 日本要局方编辑委员会. 日本药典. 第 16 版. 日本厚生省, 2011.
[60] 世界卫生组织专家委员会. 国际药典. 世界卫生组织, 2011.
[61] 希恩. C. 斯威曼 (Sean C Sweetman) 编, 李大魁, 金有豫, 汤光, 等译. 马丁代尔大药典. 第 35 版. 北京: 化学工业出版社, 2008.
[62] 许桓忠, 张健. 抗菌药合理临床应用指南. 北京: 化学工业出版社, 2008.
[63]《中国国家处方集》编委会. 中国国家处方集. 北京: 科学出版社, 2020.
[64]《中国国家处方集》编委会. 中国国家处方集（儿童版）. 北京: 人民军医出版社, 2013.

致读者

本系列图书中介绍的药物剂量和用法是编委专家根据当前医疗观点和临床经验并参考本书附录中的相关文献资料慎重制订的，并与通用标准保持一致，编校人员也尽了最大努力来保证书中所推荐药物剂量的准确性。必须强调的是，临床医师开出的每一个医嘱都必须以自己的理论知识、临床实践为基础，以高度的责任心对患者负责。本书列举的药物用法和用量主要供临床医师参考，并且主要针对疾病诊断明确、临床表现典型的患者。读者在选用药物时，还应该认真研读药品说明书中所列出的适应证、禁忌证、用法、用量、不良反应等，并参考《中华人民共和国药典》《中国国家处方集》等权威著作为据。此书仅为参考，我社不对使用此书所造成的医疗后果负责。

中国协和医科大学出版社

《临床路径治疗药物释义》专家组